Health Administration

제2판

보건행정학

이 주 열 저

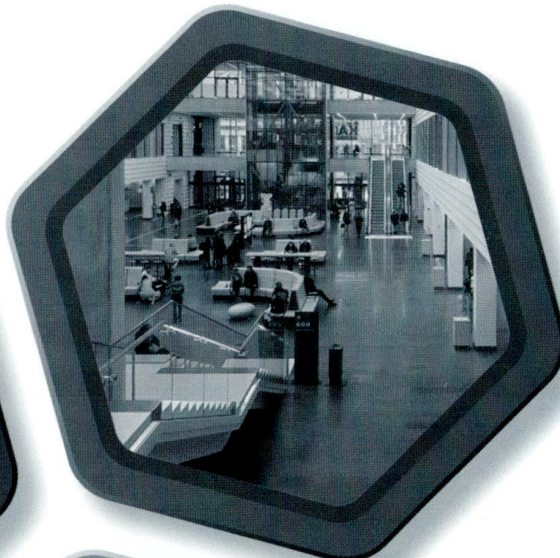
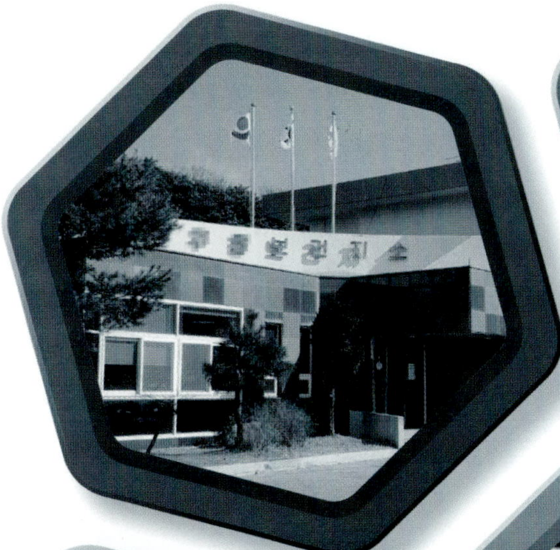
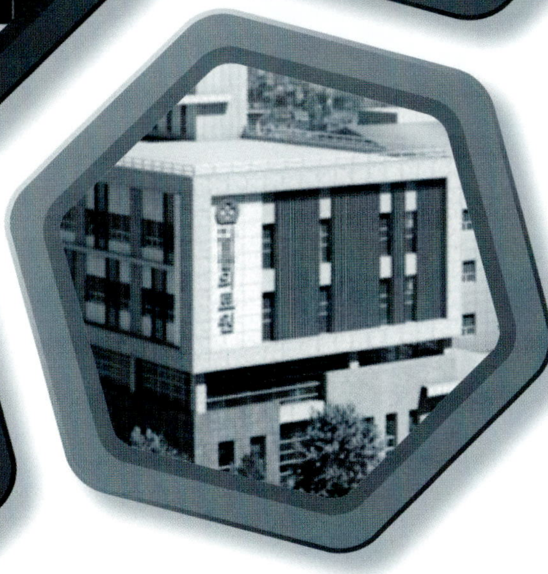
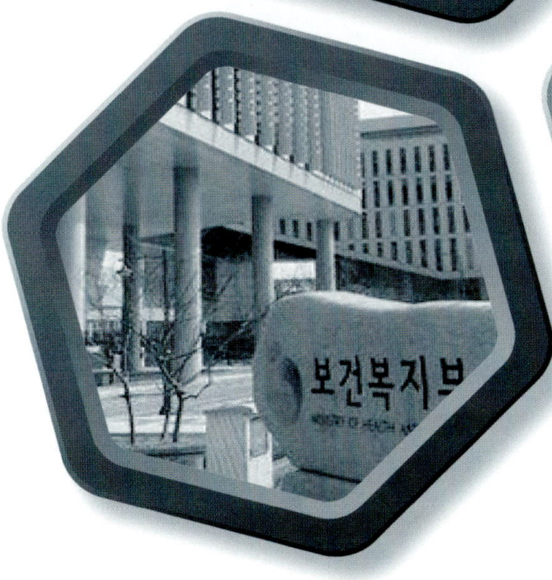

계축문화사

Preface 머리말

이 책은 보건행정학을 처음 배우는 학생들과 각종 시험을 준비하고 있는 수험생들이 활용할 수 있도록 구성되었다. 이런 이유로 학자로서 개인적 의견보다는 보건행정학에서 기본적으로 다루어야 할 내용을 설명하는데 중점을 두었다. 2020년 8월 초판이 발행되고 짧은 기간에 기대 이상으로 많은 학생들로부터 관심을 받았다. 상당기간 준비한 원고라고 생각했는데, 많은 관심을 받고 다시 살펴보니 보완할 내용이 다수 발견되었다, 좀 더 시간을 두고 부족한 내용에 대한 수정 · 보완도 검토하였으나, 지난 1년 동안 보건행정과 관련된 일부 법률 내용과 정부의 보건의료정책이 변경되어 이를 반영하지 않을 수가 없었다. 저자의 고집으로 출판사에게 경제적 부담을 넘겨서 미안한 마음이다.

시중에 출간되어 있는 여러 보건행정학 책과 차별화하여 저자가 이 책에서 특별히 강조하고 싶었던 내용은 정부개입의 철학적 근거, 공공의료, 진료비 지불제도, 우리나라 보건행정 조직, 정부실패, 성과관리, 보건의료기획, 보건의료사업관리 등이다. 제2판에서는 진료비 지불제도와 우리나라 보건행정 조직을 크게 보완하였다.

보건행정이라는 용어가 보건의료 분야뿐만 아니라 일반적인 영역에서도 많이 사용되고 있지만, 보건행정학의 범위와 연구방법이 분명하지 않다. 이것이 학자로서 저자의 고민이었다. 보건행정학이라는 돌탑에 하나씩 돌을 쌓는 것이 아니라 과거에 쌓았던 돌탑에서 돌이 하나씩 무너지는 느낌을 받았다. 이런 느낌이 저자만의 생각이기를 바랄 뿐이다. 화려했던 과거만 기억하는 보건행정학이 되어서는 안 될 것이다. 보건행정학을 처음 배우는 학생들에게 보건행정학을 정확히 알려주는 것이 중요하다고 생각하였다. 그래서 보건행정학의 범위와 세부내용을 분명하게 이해할 수 있도록 최대한 쉽게 설명하려고 노력하였다. 그럼에도 불구하고 보건행정과 관련된 가치, 철학, 이념. 이론 등 다소 어려운 내용들이 포함되어 있다. 이런 내용들은 보건행정학을 배우기 위해서 불가피하므로 반복학습을 통하여 이해를 높이는 방법뿐이다. 이 책이 우리나라 보건행정학 분야를 한 단계 발전시키는데 기여할 수 있다면 저자의 큰 기쁨이 될 것이다. 제2판을 멋진 책으로 꾸며주신 계축문화사 편집부 직원들께 깊은 감사의 마음을 전한다.

2021년 10월 30일

공덕동 자택에서 저자

차 례 Contents

제1부 보건행정학 이해

제1장 보건행정의 원리 3

제2장 보건의료서비스 21

제3장 보건의료체계 45

제4장 보건의료자원 91

제2부 조직관리론

제3부 행정관리론

HEALTH ADMINISTRATION

제1부

보건행정학 이해

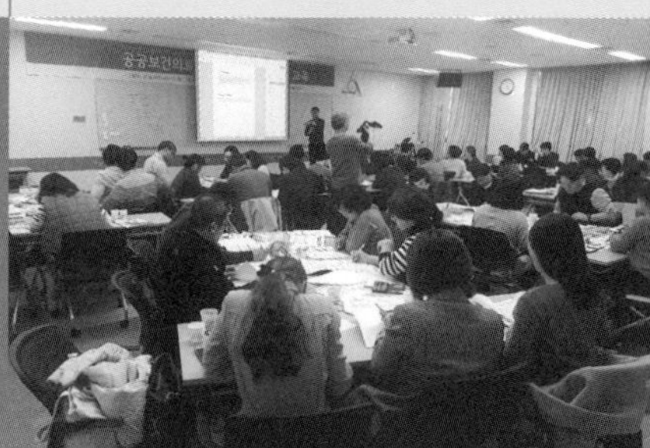

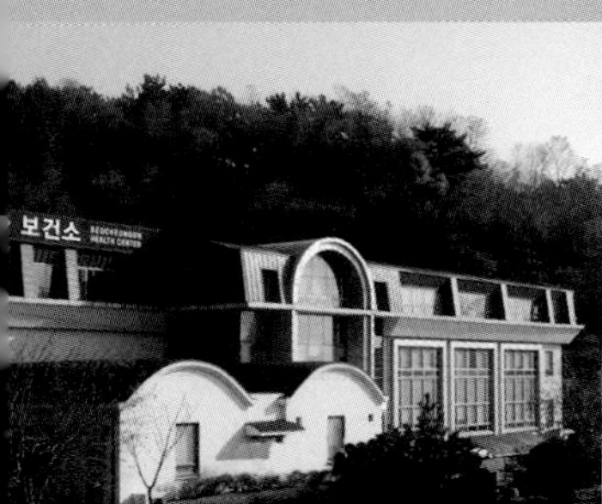

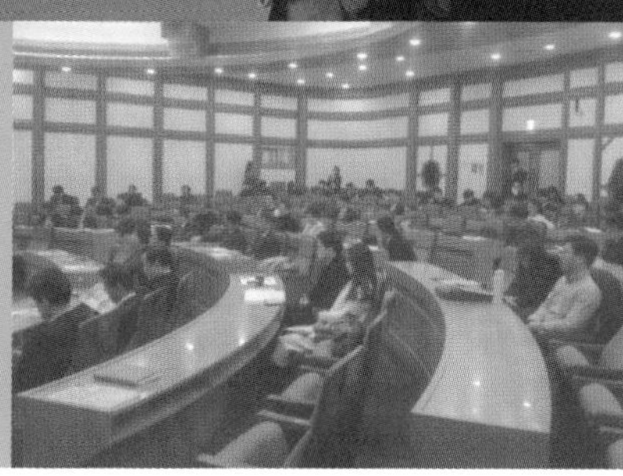

제1장

보건행정의 원리

1. 보건행정의 이해
   1) 행정의 개념
   2) 행정의 이념
   3) 행정의 기능

2. 보건행정의 특성
   1) 보건행정의 영역
   2) 보건행정의 속성
   3) 보건행정의 관리과정
   4) 보건행정학의 개념

3. 행정과 경영
   1) 개념의 비교
   2) 행정과 경영의 공통점
   3) 행정과 경영의 차이점

4. 보건행정의 사적 활동 개입 근거
   1) 공리주의
   2) 공익
   3) 시장실패

5. 보건의료 부문에서 정부의 역할
   1) 보건의료정책 수립
   2) 보건의료재정 확보
   3) 보건의료서비스 제공
   4) 보건의료 조정

HEALTH ADMINISTRATION

학습목표

- 보건행정학과 행정학의 관계를 설명할 수 있다.
- 행정의 주요 이념을 보건행정에 적용하여 설명할 수 있다.
- 행정의 5가지 기능 중에서 보건행정과 관련된 기능을 설명할 수 있다.
- 보건행정의 속성을 구체적인 사례로 설명할 수 있다.
- 보건행정이 개인의 사적 활동에 개입할 수 있는 근거를 설명할 수 있다.

1. 보건행정의 이해

보건행정(health administration)은 모든 국민들이 건강을 유지하고 효과적으로 건강관리할 수 있도록 행정적인 원리와 기법을 활용하는 과정[1]이라고 할 수 있다. 이는 보건의료 분야에 행정학적인 이론이 활용된 것으로 주로 보건의료체계 및 보건의료서비스와 관련된 활동이다. 그런데 보건행정에는 보건의료가 갖는 공공재로서 가치, 목적, 성격뿐만 아니라 행정이 갖는 여러 특성이 함께 포함되어 있다. 따라서 보건행정을 올바르게 이해하기 위해서는 먼저 행정의 기본적인 성격을 알아야 한다.

1) 행정의 개념

행정은 공익(public interest)을 달성하기 위한 공공문제의 해결 및 공공서비스의 생산, 공급, 분배와 관련된 모든 활동을 말한다. 여기에는 정책의 형성과 집행, 행정기관의 내부 관리, 참여자 간 네트워크의 구축 및 관리가 포함된다. 행정은 결정된 정책을 보다 능률적이고 합리적으로 운영하는 것뿐만 아니라 사회와 행정과 국민 간의 관계를 원만하게 조정하는 역할도 담당한다.

행정은 사회적 가치를 구성원들에게 배분하기 위한 정책결정과정에 중점을 두는 공공적, 정치적 측면과 결정된 내용을 집행하는 과정에서 합리적 협동행동에 중점을 두는 관리적,

1 보건행정에 대한 정의는 학자마다 차이가 있다. 국내에 소개된 개념에는 보건행정은 공중보건의 원리와 기법을 행정조직에 적용하는 과정이라는 의견도 있었다. 그러나 저자는 보건행정의 목적이 공중보건과 관련되고 목적을 달성하는 수단으로 행정적인 원리와 기법이 활용된다고 보았다. 여기 제시된 보건행정의 정의는 저자의 의견이며, 이 책에서는 보건행정을 공중보건학적인 접근이 아닌 행정학적인 접근으로 이해하였다.

기술적 측면을 모두 포함한다. 행정은 현실에서 발생하는 문제들을 해결하고 보다 바람직한 방향으로 발전하기 위하여 과학적 방법으로 분석하고 대안을 탐색한다. 그런데 행정활동은 국가형태, 정치철학, 행정이념 등으로부터 영향을 받기 때문에 다양한 방식으로 실현된다. 특히 행정주체의 특성에 따라 활동 내용과 절차가 달라지기도 한다.

2) 행정의 이념

행정이념은 행정을 집행하거나 운영할 때 필요한 규범 및 철학으로 행정이 추구하는 가치를 말한다. 행정이념은 행정목표를 실현하는 행정활동의 기준이 된다. 그래서 행정이념은 활동결과를 평가하고 분석할 때에 중요한 지표가 된다. 특히 행정현장에서 문제해결을 위한 행동지침으로 활용된다. 행정이념은 다양하며 시대적, 사회적 상황에 따라 변화되기도 한다. 여기에서는 일반적인 행정이념으로 알려져 있는 합법성, 능률성, 효과성, 합리성, 민주성, 중립성, 효율성, 형평성, 공익성[2]을 살펴보도록 한다.

(1) 합법성

합법성(legality)은 모든 행정활동은 헌법이나 법률을 준수해야 한다는 의미이다. 이것은 행정과정이 법률 적합성을 가져야 한다는 것으로 행정활동의 한계성을 제시해 준다. 합법성은 가장 보편적인 원리인 동시에 행정활동의 준거 틀이 된다. 합법성은 행정의 안정성, 예측가능성, 통일성, 일관성 등을 높여준다. 그러나 합법성을 지나치게 강조하면 경직성, 형식주의, 법규만능주의, 행정편의주의 등을 초래할 수 있다.

(2) 능률성

능률성(efficiency)은 투입 대비 산출의 비율로 최소 비용과 노력으로 최대 산출을 얻는 정도를 의미한다. 능률성은 행정의 기본 목표인 사회자원의 최소지출 법칙에 의해 최대이윤의 결과를 달성하는 것이다. 전통적 행정학이나 과학적 관리에서 강조되었는데, 귤릭(Luther Gulick)은 행정의 가치척도에서 능률성을 첫 번째 공공의 이익이라고 하였다. 일반적으로 능률성은 주어진 자원을 사용해서 최대의 결과를 산출하는 것이기 때문에 결과를 달성하는 능력의 측정, 달성된 결과의 측정, 의사결정의 기준으로 사용되기도 한다. 파레토(Pareto)

2 대표적인 행정이념인 공익성에 대해서는 1장 뒷 부분(보건행정의 사적 활동 개입 근거)에서 다루기 때문에 여기에서는 생략하였다.

최적화 이론[3] 과 칼도-힉스(Kaldo-Hicks)[4] 이론은 능률성을 이론적으로 뒷받침하고 있다.

(3) 효과성

효과성(effectiveness)은 목표 대비 산출의 비율로 목표달성 정도를 의미한다. 행정기관이 한정된 인적, 물적 자원을 활용하여 최대의 목표를 달성하려는 것이다. 능률성이 단위비용, 노력과 성과, 지출과 소득 등에 관심을 갖는 반면에 효과성은 업무의 완수가 목표달성에 미친 영향에 관심을 둔다. 능률성이 절차나 수단과 관련된다면 효과성은 목표달성과 관련된다. 한편, 효과성은 산출된 서비스의 질과 제공된 서비스의 시의적절성으로부터 영향을 받는다.

최근에는 효과성을 확대해서 보는 경향이 나타나고 있다. 조직의 효과성은 목표달성 정도를 높이는 것 이외에 조직의 생존유지, 성장, 구성원의 사기 등 체제내부의 활력을 확보해야 하며, 외부환경으로부터 물적, 인적 자원의 획득, 적응성 등 대외적 활력도 유지해야 한다.

(4) 합리성

일반적으로 합리성(rationality)은 논리(logic) 또는 이성(reason)에의 적합성을 말하지만, 행정에서 합리성은 행정형성과정이나 집행과정 등 목표달성을 위해 취해야 할 바람직한 행동규범을 의미한다. 어느 상황이든지 객관적이고 타당성이 있으며 과학적, 논리적이어야 한다. 행정활동 중에 수단이나 방법 등이 특정한 개인이나 목적에 부합되는 것이 아니라 전체에 부합되어 공명정대한 이념을 도출해야 한다. 따라서 합리성은 목적에 대한 수단의 적합성이라고 할 수 있다. 그런데 행정 관리론이나 과학적 관리론에서 강조하는 합리성은 경제적, 수량적 계산이 가능한 측면과 관련되기 때문에 사회적, 심리적 합리성은 결여되어 있다.

(5) 민주성

민주성(democracy)은 모든 사회구성원들을 위해서 행정을 수행하는 것을 의미한다. 행정의 목적이라고 할 수 있다. 그러나 현실적으로 행정은 모든 구성원들을 위해서 집행되지 않고, 공통적인 현상을 수렴하여 공평하게 수행할 뿐이다. 각 계층에 따라 사람 요구가 다르

3 파레토의 최적 균형 상태는 어느 한 사람에게도 손실을 끼치지 않고는 다른 사람의 복지를 증가시킬 수 없는 상태, 아무도 나빠지지 않으면서 많은 사람들의 복지가 증가하는 상태, 소득분배를 이미 주어진 것으로 보고 사회 전체 복지의 극대화를 도모할 수 있는 상태를 말한다.

4 어떤 정책으로 인하여 어떤 사람들은 이전보다 더 좋아지고 또 어떤 사람들은 이전보다 더 나빠질 때, 더 좋아지는 사람들이 더 나빠지는 사람들에게 보상을 해 주고도 남을 때 사회 전체적인 복지는 증가하게 되며, 이러한 정책은 바람직하다고 평가된다. 순이익(총편익-총비용)이 있고, 이익을 얻은 집단이 손해를 입은 집단에게 보상할 수 있다면 그 상태는 이전의 상태보다 바람직하다는 입장이다.

고, 경제수준에 따라 기대하는 내용이 다르고, 지역에 따라 관심영역이 다르기 때문에 이러한 상황에서 똑같은 행정집행을 한다는 것은 오히려 민주성에 역행되기 때문이다.

민주성은 대외적 민주성과 대내적 민주성으로 구분할 수 있는데, 대외적 민주성을 확보하는 방안은 행정책임 및 행정통제의 강화, 행정구제[5]나 옴부즈만 제도 확립, 행정참여 확대, 공개행정 확대, 민간교류 강화 등이 있다. 한편, 대내적 민주성을 확보하는 방안으로는 민주적 행정절차 정립, 합의에 의한 갈등 해결, 지식 및 기술에 근거한 업무 체계화, 자유로운 의사소통 촉진, 권한위임, Y이론[6]에 따른 인간관리, 비공식조직의 활성화 등이 있다.

(6) 중립성

중립성(neutrality)은 행정의 정치적 중립을 의미한다. 행정이 정치적 중립을 지키지 않으면 사회구성원들이 요구하는 행정을 충분히 집행할 수 없을 뿐만 아니라 행정영역을 타 분야로부터 보호할 수 없게 된다. 결국에는 행정의 합리성과 능률성을 확보할 수 없게 되어 퇴폐적인 행정현상이 출현하게 된다. 구체적으로는 행정 수행 주체인 공무원이 정당의 목적에 이용되지 않고 정치적으로 중립적인 위치에서 업무를 수행하여 행정의 안정성과 계속성을 유지하는 것을 말한다. 행정의 중립성을 유지하기 위해서는 공무원의 정치적 중립이 보장되어야 한다. 특히 국민위주의 행정, 직업공무원제도, 실적주의 행정 등을 추구하는 국가에서는 공무원의 정치적 중립이 매우 중요하다.

(7) 효율성

효율성은 주어진 자원으로 가장 큰 효과를 달성하는 상태를 의미한다. 경제적 합리성 또는 생산성이라고도 한다. 효율성은 효과성과 능률성을 포괄하는 개념으로 최소의 투입으로 최대의 산출을 가능하게 하고(능률성), 그 산출이 원래 설정한 목표와 비교하여 얼마나 바람직한 효과를 미쳤는지(효과성)를 나타낸다. 따라서 목표의 달성도가 높고 투입 대비 산출의 비율이 높을 때에 효율성이 높게 된다.

(8) 형평성

형평성(equity)은 생산된 재화를 사회구성원들에게 고르게 분배될 수 있도록 하는 기준을

5 이의 신청, 소청, 심사청구, 행정상담 제도 등이 있다.

6 Y이론은 사람에게 노동은 자기능력을 발휘하고 자기실현을 이룩할 수 있는 것으로 본다. 노동은 즐거운 것이며 스스로 정한 목표를 위해 스스로 노력한다고 본다. 관리자는 자율적이고 창의적으로 일할 수 있는 여건을 제공해야 한다. 자세한 내용은 6장 보건행정 조직관리를 참고할 것.

의미한다. 구성원 전체에 대한 행정능률과 배분에 대한 공평성을 강조한다. 형평성은 효율성의 개념과 함께 논의된다. 어떤 재화를 만들 때 최소 비용으로 최대 효과를 추구하는 것이 효율성이라면, 형평성은 둘 이상의 사물이나 대상이 균형을 이루는 상태를 의미한다. 형평성 기준은 철학적 논쟁의 하나였는데 자유주의는 기회균등을 전제로 능력에 따른 평등을 정의로 보았고, 사회주의는 욕구와 평등을 바탕으로 한 배분을 정의로 보았다.

[표 1-1] 행정의 주요 이념

이념	의미
합법성	모든 행정활동은 헌법이나 법률을 준수
능률성	투입 대비 산출의 비율로 최소 투입으로 최대 산출달성 정도
효과성	목표 대비 산출의 비율로 목표달성 정도
합리성	행정의 목표달성을 위해 취해야 할 바람직한 행동규범
민주성	모든 사회구성원들을 위해서 행정을 수행하는 것
중립성	행정의 정치적 중립
효율성	주어진 자원으로 가장 큰 효과를 달성하는 상태
형평성	생산된 재화를 사회구성원들에게 고르게 분배될 수 있도록 하는 기준
공익성	사회구성원 전체에게 영향을 미치는 이익

3) 행정의 기능

행정은 각종 정책을 결정하고 집행되는 과정을 통하여 광범위한 기능을 수행한다. 역사적으로 최소한의 행정권의 관여가 요청되었던 19세기 입법국가시대에는 행정은 소극적으로 집행기능에 한정되었지만, 현대에는 행정에 대한 사회적 요구가 증가하여 행정의 범위가 확대 및 강화되었다. 오늘날 행정은 질서유지기능, 급부기능, 유도기능, 공과기능, 조달기능을 수행하고 있다.

(1) 질서유지기능

질서유지기능은 각종 위험으로부터 국민을 보호하여 공공생활의 안녕과 질서를 유지하는 것이다. 질서유지는 행정의 가장 기본적인 기능이라고 할 수 있다. 행정은 외적의 침입으로부터 국민을 보호하기 위한 국방 기능과 각종 범죄나 질병으로부터 국민을 보호하기 위한 치안질서 유지 기능 및 보건위생 기능을 수행한다. 또한 각종의 재난 위험으로부터 국민의 생명과 안전을 지키기 위해 재난방재 기능도 수행하고 있다.

(2) 급부기능

급부기능은 행정주체가 공공재화나 공공서비스를 제공해 주는 것이다. 오늘날 복지국가의 행정은 공공시설을 설치하거나 관리하고 수도, 가스, 철도, 우편사업 등의 공기업을 운영하기도 하며, 학교, 도서관, 병원, 문화시설 등을 운영하기도 한다. 또한 노인, 장애인 등 취약계층을 보호하거나 경제적으로 지원하기도 한다.

(3) 유도기능

행정은 각종 계획된 활동을 통해 국민의 생활을 일정한 방향으로 유도하고 관련된 활동을 지원한다. 정부가 주도하는 각종 경제계획, 지역개발계획, 도시계획, 국토정비계획, 출산장려정책 등에서 지원하는 보조금 지급과 같은 활동이 유도행정에 해당된다.

(4) 공과기능

행정은 중앙정부나 지방정부가 업무를 수행하는데 필요한 재원을 마련하기 위해 각종 조세, 개발 부담금, 수익자 부담금 등을 징수 및 관리하는 기능을 수행한다. 이것을 공과행정이라고 한다.

(5) 조달기능

행정은 행정활동에 필요한 인적, 물적 수단을 확보하고 관리하는 기능을 수행한다. 신규인력 채용, 시설 부지 확보, 물품 구매 등이 조달행정에 해당된다.

[표 1-2] 행정의 주요 기능

구분	의미
질서유지기능	각종 위험으로부터 보호하여 공공생활의 안녕과 질서 유지
급부기능	행정주체가 공공재화나 공공서비스 제공
유도기능	계획적으로 국민을 일정한 방향으로 유도하고 관련된 활동 지원
공과기능	정부가 업무를 수행하는데 필요한 재원 마련
조달기능	행정활동에 필요한 인적, 물적 수단을 확보하고 관리

2. 보건행정의 특성

1) 보건행정의 영역

보건행정을 보건의료서비스와 관련된 공공부문의 활동으로 인식하는 경향이 있는데, 보건행정의 영역을 공공부문으로만 한정하는 것은 매우 제한적인 접근이라고 할 수 있다. 왜냐하면, 병원경영이나 의약산업 등 보건의료서비스와 관련된 민간부문에서도 보건행정의 특성이 강하게 나타나기 때문이다. 비록 민간부문일지라도 보건의료서비스 그 자체가 공공재의 성격을 지니기 때문에 공공부문의 특성을 갖는다고 보아야 한다. 따라서 수행주체와 관계없이 보건의료서비스와 관련된 활동을 보건행정의 영역으로 보는 것이 적합하다. 이러한 경향은 일반행정에서 사용되는 거버넌스(governance)[7] 개념을 통해서도 알 수 있다. 거버넌스는 정부업무와 민간업무를 엄격하게 구분하지 않고 공공(public)이라는 개념을 통하여 공공부문 이외의 조직들과 네트워크를 강조한다. 따라서 보건행정의 영역은 공공부문뿐만 아니라 보건의료서비스와 관련된 민간부문의 활동도 포함한다.

2) 보건행정의 속성

행정을 규율하는 법률 가운데에는 국가, 공공조직 등의 행정주체가 사회구성원들에게 일방적으로 명령하거나 강제할 수 있는 힘을 인정[8]하고 있는 경우가 많다. 이와 같이 행정주체가 우월적 지위를 갖는 대표적 영역[9]이 보건행정이다. 그러나 질서행정이 갖는 우월적 지위가 모든 보건행정활동에서 인정되는 것은 아니다. 보건행정활동이 관련 당사자들에게 불이익을 주게 될 경우에는 그러한 사실을 알려서 당사자들이 스스로를 방어할 수 있는 기회를 제공하거나 행정계획을 확정하기 전에 여러 이해관계자들의 의견을 충분히 반영해야 한다.

7 거버넌스는 일방적인 정부 주도적 경향에서 벗어나 정부, 기업, 비정부기구 등 다양한 행위자가 공동의 관심사에 대한 네트워크를 구축하여 문제를 해결하는 공공 의사결정 방식을 말한다. 자세한 내용은 9장 보건의료정책을 참고할 것.

8 각종 인허가 및 인허가 취소 등이 여기에 해당된다. 2020년 우리 사회는 신종 감염병인 '코로나19' 발생으로 행정기관이 마스크 배급제, 자가 격리, 사회적 거리두기 등을 강제로 실시하는 것을 경험하였다.

9 경찰행정, 세무행정도 행정주체의 우월적 지위가 인정되는 대표적인 영역이다.

보건행정은 질서행정 속성 외에도 보건의료서비스와 관련하여 공공성 및 사회성, 봉사성, 조장성 및 교육성, 과학성 및 기술성 등의 성격을 갖고 있다.

(1) 공공성 및 사회성

보건의료는 건강권 실현이라는 공익을 목적으로 한다는 점에서 기본적으로 공공적 성격을 갖는다. 아울러 보건행정은 전체 인구집단의 건강수준 향상에 관심을 두기 때문에 사회적 성격을 갖고 있다.

(2) 봉사성

보건행정은 본질적으로 서비스 행정이기 때문에 봉사적 성격을 갖는다. 최근 공공행정은 과거 소극적인 질서유지 기능에서 국민의 행복과 복지를 위해 직접 개입하고 지원하는 봉사행정으로 바뀌었다.

(3) 조장성 및 교육성

보건행정은 국민의 건강수준 향상이나 보건의료 문제를 해결하는 수단으로 교육적 방법을 주로 활용한다. 특히 지역사회 보건사업은 주민들과 함께 추진할 때 더 큰 성과를 얻을 수 있기 때문에 주민들이 참여할 수 있도록 여건을 조장하고 분위기를 옹호하는 활동을 한다.

(4) 과학성 및 기술성

보건행정은 의학, 면역학, 생리학 등의 자연과학적 지식과 기술을 기반으로 행정을 수행한다. 보건의료 분야에는 첨단 과학기술이 적용되기 때문에 보건행정은 새로운 과학적 지식과 기술 발전에 관심을 두고 있으며, 행정관리에서도 근거 중심의 과학적 지식과 기술을 활용한다.

[표 1-3] 보건행정의 속성

속성	의미
공공성 및 사회성	공공재인 보건의료서비스와 인구집단을 대상으로 활동
봉사성	본질적으로 서비스 행정
조장성 및 교육성	교육적 방법과 주민참여를 유도하는 조장 활동
과학성 및 기술성	자연과학적 지식과 기술을 기반으로 행정 수행

3) 보건행정의 관리과정

보건행정활동은 관리과정이라고 할 수 있다. 관리는 조직목표를 달성하기 위해서 행해지는 조직 내의 상호작용이라고 할 수 있다. 조직의 관리기능을 최초로 제시한 페욜(Henri Fayol)은 관리의 순환과정을 계획(planning), 조직(organizing), 지휘(commanding), 조정(coordinating), 통제(controlling)로 나누어 설명하였는데, 이를 더욱 세분화하여 1937년 귤릭(Luther Halsey Gulick)은 가장 능률적인 행정원리로 최고관리자의 7가지 기능을 제시하였다. 흔히 귤릭의 포스드코르브(POSDCoRB)라고 부르는데 기획(Planning), 조직화(Organizing), 인사(Staffing), 지휘(Directing), 조정(Coordinating), 보고(Reporting), 예산(Budgeting)으로 구성되어 있다.

(1) 기획

기획(planning)은 어떤 활동을 시작하기 전에 무엇을 어떻게 해야 할지를 결정하는 것이다. 기획은 미래 지향적이며, 의식적으로 최적수단을 찾고 선택하는 의사결정과정이다. 기획은 계획을 작성하는 과정이며, 계획(plan)은 기획을 통해 산출된 결과이다. 기획은 절차와 과정을 의미하고 계획은 문서화된 활동목표와 수단이다. 기획의 기본 철학은 미래지향성, 합리성, 통제성으로 요약될 수 있다.

(2) 조직화

조직화(organizing)는 기관의 목표를 효율적인 방법으로 달성할 수 있도록 기관의 구성형태를 결정하고 각종 자원을 배분하고 조정하는 활동을 말한다. 기관의 목표를 달성하기 위해 인적자원과 물적자원, 예산, 정보 등 모든 자원을 단위별로 나누어 배분하고 조정하는 활동이라고 할 수 있다. 조직화는 하나의 완성된 조직(organization)과는 차이가 있다. 조직화는 조직을 형성시켜 나가는 과정이며, 조직은 조직화 과정을 통해서 만들어진 형태라고 할 수 있다.

(3) 인사

인사(staffing)는 조직 구성원을 소중한 자원으로 인식하여 그들의 잠재능력을 최대로 발휘할 수 있도록 분위기를 최적으로 조성하고 이를 효율적으로 활용하여 개인목표를 만족시킬 뿐만 아니라 조직목표도 달성하는 일련의 활동이다. 인사관리는 직원을 선발하고 채용하며, 배치하고 임금을 지급하는 것과 같은 단순기능에 국한된 것이 아니라 조직의 지속적인 경쟁력을 높일 수 있도록 유능한 인적자원을 개발 · 육성할 수 있는 효과적이고 효율적인 제도를 만들어 운영하는 활동이다.

(4) 지휘

지휘(directing)는 일정한 목적을 보다 효과적으로 실현하기 위하여 집단행동을 통솔하는 것이다. 지휘는 인간을 다루는 것이기 때문에 조직 내의 관리자와 피관리자 사이에 일어나는 인간 상호간의 관계에 대한 이해가 필요하다. 지휘기능을 원만히 수행하기 위해서는 의사소통 기술이 필요하며, 지휘과정에서 발생하는 갈등관리가 중요하다.

(5) 조정

조정(coordinating)은 공동 목표를 달성하기 위하여 조직구성원의 행동이 통일되도록 질서 정연하게 배열하는 것이다. 일정한 목표를 향하여 조직구성원의 활동이나 기능이 조화를 이루도록 결합시키는 과정이라고 할 수 있다. 잘 구성된 조직이라 할지라도 각 부서의 업무수행에는 문제가 발생할 수 있기 때문에 조정은 불가피하다. 그런데 조정은 전문화와는 상반되는 관계를 가지고 있다. 전문화가 심화될수록 조정이 어려워지고 조정을 쉽게 하려면 전문화가 제한되므로 양자의 균형 있는 관계 설정이 필요하다.

(6) 보고

보건의료사업을 효율적으로 관리하기 위해서는 보고내용이 정확하고 성실하게 작성되어야 한다. 보고활동은 체계화된 지휘체계 내에서 운영되어야 하고, 보고과정에서 정보가 변질되지 않도록 관리되어야 한다. 보고내용을 문서로 작성한 보고서는 보고자의 주관적인 생각을 배제하고 사실과 정보를 정확하게 전달하는 수단이 되어야 한다.

(7) 예산

예산(budgeting)은 한정된 자원을 배분하는 의사결정 과정으로 조직의 목표를 달성하기 위하여 화폐단위로 표시한 계획이다. 예산은 회계의 한 형태이며 조직의 책임자가 회계연도 동안 수행하고자 하는 내용을 자금이라는 숫자로 표현한 업무계획서라고 할 수 있다. 따라서 예산관리는 조직 전체의 효율성을 제고하기 위한 차원에서 예산을 편성하고, 그것을 근거로 하여 한 해 동안 조직 각 분야의 모든 활동을 종합적으로 계획, 조정, 통제하며, 예산과 실적의 차이를 분석하여 조직의 업적을 객관적으로 평가하는 과정이다. 예산을 미래에 대한 추정 및 계획이라고 한다면, 회계는 실제로 발생한 내용과 과거에 대한 사실 기록이라고 할 수 있다.

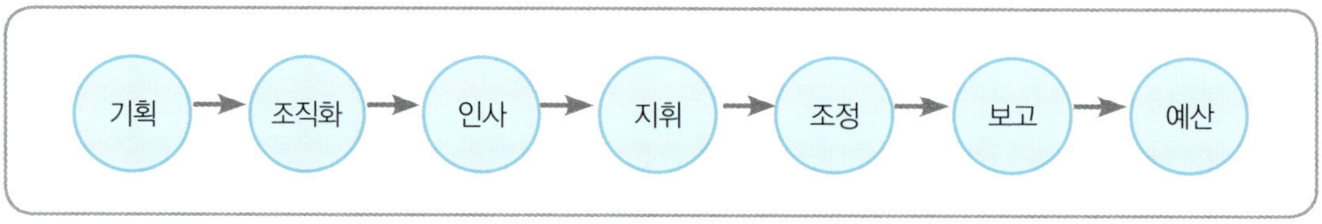

[그림 1-1] 귤릭의 포스드코르브

4) 보건행정학의 개념

보건행정학은 보건의료 분야에 행정학의 원리와 기법을 적용한 응용학문이라고 할 수 있다. 단순히 보건학과 행정학을 물리적으로 결합한 학문이 아니라 건강과 관련된 주제에 행정학적 방법론을 적용하여 형성된 학문이다. 보건행정학은 보건학과 행정학이 융합되어 새로운 학문으로 발전되었다. 그러나 국내에서 보건행정학은 학문적 정체성의 위기에 직면해 있다. 독자적인 학문적 범위와 연구방법이 명확하지 않아서 보건행정학의 특성을 분명히 드러내지 못하고 있는 실정이다. 보건행정학 영역으로 간주되었던 보건의료관리, 보건사업관리, 보건기획, 보건정책 등이 독자적인 영역으로 분리되고 있어서, 보건행정학은 이들 영역을 모두 담고 있는 과일바구니처럼 보이기도 한다. 오늘날 보건행정학의 정체성 확립은 보건의료 분야에서 중요한 과제가 되고 있다.

3. 행정과 경영

1) 개념의 비교

행정은 공행정(public administration)과 사행정(business administration)으로 구분되며, 전자를 행정이라고 하고 후자를 경영이라고 한다. 행정은 공공성에 입각하여 공익을 추구하며, 경영은 사익 또는 이윤 추구를 목적으로 한다. 또한 행정의 주체는 국가, 정부, 행정부, 관료 등 국가 또는 공공단체인데 반하여 경영의 주체는 개인, 집단, 기업 등 사적 영역에 속한다. 그런데 행정의 본질을 목적에 두지 않고 주어진 목표 달성을 위한 집행을 강조하게 되면 경영과 구별이 모호하게 된다.

2) 행정과 경영의 공통점

행정과 경영은 공통적으로 조직의 목표 달성이라는 관리적 성격을 가지고 있다. 관리(management)는 조직목표를 달성하기 위해서 행해지는 조직 내의 상호작용이라고 할 수 있다. 윌슨(Woodrow Wilson)[10]은 행정은 정치 영역 밖에 존재하는 경영이라고 하였다. 행정은 주어진 정책을 합리적, 능률적으로 집행[11]하는 것이라고 보았고, 이를 위해 경영학의 과학적 관리론과 인간관계론[12]이 행정학에 도입되었다. 기본적으로 행정학은 경영학적 관리 기법을 활용하여 집행의 능률성을 추구하는 특성을 갖게 되었다. 이런 이유로 행정학에서는 인사, 재무, 체제분석, 동기부여, 리더십 등을 주요 연구대상으로 하였다.

최근에는 행정과 경영의 유사성이 행정에서 많이 나타나고 있다. 공기업의 경우 사기업 성격을 갖지만 정부에 의해 형성된 기관 형태라든지, 기업의 사회적 책임[13]이라는 가치가 기업 활동에 큰 영향을 미치고 있다. 또한 신자유주의 등장과 함께 기업가적 정부가 강조되면서 행정에도 능률성이 강조되고 있다. 그러나 행정과 경영이 유사한 측면이 있긴 하지만 행정과 경영은 목적과 추구하는 가치가 다르기 때문에 경영기법을 공공관리 업무에 그대로 적용하는 것은 신중해야 한다.

3) 행정과 경영의 차이점

경영이 사익의 극대화를 추구하는 것과 달리 행정은 공익과 사회가치의 실현에 중점을 두고 있다. 그러나 경영이 공익성을 무시하는 것은 아니다. 행정은 국민을 대상으로 하기 때문에 전체성을 띠고 그 목표가 다원적이지만, 경영은 개인이나 제한된 계층 또는 집단을 대상

---

10 일반적으로 현대 행정학은 윌슨(Woodrow Wilson)의 행정 연구(The study of administration, 1887) 논문에서 출발하였다고 본다,

11 오늘날 행정국가에서 행정은 정책의 집행내지 현실화 기능뿐만 아니라 행정입법(시행령, 시행규칙 등)을 통해서 정책결정 과정에서 실질적인 영향력을 발휘하고 있다.

12 자세한 내용은 5장 보건행정조직을 참고할 것

13 기업의 사회적 책임은 기업 본연의 역할 수행이 사회적 공익에 부응하는지 여부를 일컫는다. 기업 활동의 공공성을 강조한 개념이라고 할 수 있다.

으로 하기 때문에 목표가 단일한 면을 보인다. 이러한 목표의 차이점은 평가에도 반영된다. 행정과 경영은 최대의 효과를 추구하는 이념은 같을 수 있지만 그 조직평가에서는 다르다. 기업의 실적은 이윤 내지 손익의 관점에서 조직을 평가하고 관리하는 능률개념을 사용하고 있으나 공공조직은 공익의 실현을 위해서 손해를 볼 만한 사업에도 투자를 해야 하는 경우도 있다. 행정은 법을 합리적으로 집행하고 법의 테두리 속에서 그 활동이 인정되기 때문에 법적 규제가 강하게 작용된다. 이와 달리 경영은 자의적인 조직과 관련되기 때문에 법적규제가 상대적으로 약하게 적용되고 자율적인 측면이 많다.

[표 1-4] 행정과 경영의 특성 비교

구분	행정	경영
목적	공익 추구	이윤 극대화
주체	국가, 정부, 행정부 등	개인, 집단, 기업 등
영향 범위	모든 국민 대상	관련된 고객 범위로 한정
정치적 성격	본질적으로 정치적 성격	기본적으로 정치적 성격 없음
독점성	경쟁자 없는 독점성	자유로운 시장 진입
평등성	모든 국민은 법 앞에 평등	고객 간 차별 대우 존재

4. 보건행정의 사적 활동 개입 근거

자유민주주의 국가에서는 사회구성원 각자가 스스로의 판단에 의해 자신의 이익을 극대화할 수 있는 자유권적 기본권이 헌법에 보장되어 있다. 그럼에도 불구하고 행정이 기능을 수행하는 과정에서 사회구성원 각 개인의 사적 활동에 개입하는 경우가 발생하고, 개인의 자유권적 기본권을 제한하는 경우도 발생할 수 있다. 이런 경우에는 행정이 사적 활동에 개입하는 정당한 근거가 있어야 한다. 우리나라 헌법 제37조 제2항에는 국민의 자유와 권리는 국가의 안전보장, 질서유지 또는 공공복리를 위하여 필요한 경우에 한하여 법률로써 제한할 수 있으며, 제한되는 경우에도 자유와 권리의 본질적 내용을 제한할 수 없다고 규정되어 있다. 이 규정에 따르면 행정이 국민의 자유와 권리를 제한할 수 있는 정당성의 근거는 국가의 안전보장, 질서유지, 공공복리라고 할 수 있다. 그렇지만 행정활동이 개인의 기본권을 무한

정으로 제한할 수는 없고, 그 제한의 한계가 헌법에 규정되어 있는 것이다. 여기에서는 보건행정이 개인의 사적 활동에 개입할 수 있는 이론적 근거를 살펴보려고 한다.

1) 공리주의

공리주의(utilitarianism)는 행복의 최대화가 모든 인간행위의 궁극적인 목표라고 주장하는 학설을 말한다. 넓은 의미에서 공리주의는 효용 · 행복 등의 쾌락에 최대 가치를 두는 철학적 경향을 말한다. 공리주의는 이기주의에 반대하며 어떤 행위를 그 결과와 무관하게 행위자의 동기를 바탕으로 옳고 그름을 따지는 윤리이론과도 다르다. 공리주의는 행위의 결과를 중요시하기 때문에 나쁜 동기에서 한 행위도 좋은 결과를 초래하면 옳은 것이 될 수 있다고 본다. 공리주의에서는 행복의 증진 여부가 어떤 행위의 정당성을 판별하는 기준이 되고, 가능한 최선의 결과를 산출하는 행위를 해야 한다고 주장한다.

공리주의 원리는 행정활동을 정당화하는 대표적인 근거로 사용되고 있다. 최선의 행정은 최대 다수에게 최대의 본래적으로 좋은 것(intrinsic good)을 결과하는 행정이라는 것이다. 벤담(Jeremy Bentham)[14]의 공리주의는 본래적으로 좋은 것을 쾌락(pleasure)으로 보았다. 따라서 벤담의 공리주의는 쾌락주의에 근거하고 있다. 다만, 그의 공리주의는 사회 전체의 쾌락을 강조한다. 공리주의는 쾌락주의의 근대적 형태로 영국의 전통적인 경험주의 기반 위에 18세기 합리주의 사상이 결합되어 탄생된 근대적 쾌락주의라고 할 수 있다. 공리주의가 최대 행복의 원리를 표방함과 동시에 최대 다수의 원리를 내세워 다수의 사람에게 다량의 행복을 주려는 것이 공리주의 원칙이라는 점은 공리주의가 개인적인 쾌락주의가 아니라 사회적 쾌락주의라는 것을 의미한다. 최대 다수의 최대 행복의 원리는 행정에서 복수의 정책 대안을 두고 의사결정을 할 때에 기준으로 활용되어 왔다. 복수의 정책 대안 중에서 어느 것이 결과적으로 사회를 구성하는 더 많은 사람들의 만족을 최대화할 수 있느냐에 따라 결정하는 방식이다. 공리주의는 19세기 후반에 노동, 보건위생, 사회안전망 같은 문제를 해결하는데 중요한 지침이 되었고, 그 이후 행정의 중요한 이론적 근거가 되었다.

그런데 최대 다수의 원리와 최대 행복의 원리 간에 상충될 수 있다. 최대 다수의 원리를 강조하면, 다수의 행복을 위해 소수의 행복이 희생될 수 있기 때문이다. 문제는 다수가 얻게

14 벤담(Jeremy Bentham)은 1789년에 출간한 '도덕과 입법 원리 개론(An introduction to the plinciple of morals and legislationn)'에서 인간은 어느 시대, 어느 장소에 있든지 행동을 하는 동기는 자신의 쾌락(pleasure)을 극대화하고 고통을 최소화하려는 욕구로부터 나온다고 하였다. 따라서 그는 쾌락과 고통이 인간행위의 원인이자 규범적 행위 기준의 토대라고 주장했다.

될 이득이 사소한 것이거나 다수를 위해 소수가 엄청난 희생을 해야 하는 경우에도 그대로 적용될 수가 있다. 이렇게 될 경우 이것은 소수자에 대한 다수자의 횡포가 된다. 이와 달리 최대 행복의 원리를 강조하게 되면, 소수자의 이득이 다수자의 이득보다 클 경우에는 다수의 행복이 소수의 행복을 위해서 희생될 수가 있다. 이런 점 때문에 보건행정에서 공리주의 원리를 활용하여 의사를 결정할 때에는 최대 다수의 원리와 최대 행복의 원리 간에 발생할 수 있는 상충 가능성을 항상 고려하여야 한다.

2) 공익

공익(public interest)은 사회구성원 전체에게 영향을 미치는 이익을 말한다. 공공의 이익은 행정윤리와 행정 책임의 기준을 제시해 주며, 국가가 개인에게 요구하는 행위를 정당화시켜 준다. 공익에 대한 철학적 기초는 공리주의이며, 여기서 이익은 모든 사람의 행복을 의미한다. 따라서 공익은 사익들의 단순한 결합이거나 상반된 사익 간의 타협물이 아니라 일반성, 보편성, 공통성을 가진 이익이어야 한다.

공익에 관한 대표적인 학설에는 실체설, 과정설, 절충설이 있다. 실체설은 공익은 사익과 구별되는 실체가 있다고 본다. 공익은 사익의 단순한 총체가 아닌 공익의 존재를 인정한다. 부분의 합과 전체는 다르다는 입장으로 전체의 이름으로 부분을 희생할 수 있다고 본다. 과정설은 공익은 하나의 사회적 신화일 뿐 그 자체에 특별한 내용이 없다고 본다. 이해관계가 상반되는 특수이익 및 사익과 본질적으로 구별되는 사회 전체의 이익은 존재하지 않는다고 보기 때문에 공익을 상호 경쟁적, 대립적인 여러 사익이 타협 및 협상으로 조정된 결과라고 본다. 한편, 절충설은 사익의 집합이 아닌 공익의 존재를 인정하면서도 사익과 관련시켜 본다. 정책 내용에 따라 적용되는 공익에 관한 학설에 차이가 있다. 일반적으로 보건의료정책에서는 공익을 과정설로 이해한다.

3) 시장실패

경제학 관점에서 완전경쟁 상태에서 파레토 최적이 이루어질 경우에는 사적 활동에 정부가 시장개입을 할 필요가 없다. 이 상태에서는 소비자나 생산자 모두가 경제적 능력의 극대화라는 최적 배분상태를 이루고 있다고 할 수 있기 때문이다. 완전경쟁 하에서는 소비자는 효용 극대화를 이루기 위해서 그리고 생산자는 이익 극대화를 이루기 위해서 행동할 경우 보이지 않는 손에 의한 자동조절 원리에 의해 파레토 최적 상태에 이를 수 있다고 보는 것이다. 그러나 현실의 시장기구에서는 자원의 최적 배분에 도달하는 과정에서 시장기구의 기능을 가로막는 여러 가지 요인이 존재하기 때문에 파레토 최적상태를 실현시킬 수 없게 된다. 이러한 상태를 시장실패(market failure)라고 한다. 시장실패는 정부가 시장에 개입할 수 있는 정당성을 제공해 준다. 자원의 최적 배분이 제대로 이루어져 있지 못한 상태에서 이를 시정하고, 자원의 최적 배분을 이루기 위해서는 정부가 재화를 공급하거나 시장에 대한 규제 등의 정책을 통해 현실적으로 존재하는 여러 저해 요인을 제거해야 한다. 일반적으로 공공재 존재, 독점 또는 불완전한 경쟁 상태, 외부효과, 정보 불균형 등이 시장실패의 요인으로 간주된다. 이러한 이유로 특정한 분야에서 시장실패가 나타나고 이를 해결하려는 목적으로 정부가 시장에 개입하게 된다.

그러나 정부개입은 또 다른 종류의 문제[15]를 야기할 수 있다. 정부는 정책결정과 관련된 모든 지식과 정보를 가질 수 없을 뿐만 아니라 모든 의사결정권자나 행정집행자가 이성적, 합리적일 수는 없기 때문이다. 특히 공공정책은 정당, 관료조직, 이익집단 등으로부터 영향을 받으면서 추진되므로 당초 계획이 실행과정에서 왜곡되어 부작용을 초래하기도 한다. 또한 행정기관의 경직성으로 새로운 과학기술 및 사회문화의 변화에 적절하게 대응하지 못하는 문제점도 있다. 이런 관점에서 본다면, 정부가 정책을 합리적으로 결정한다는 것은 거의 불가능하다고 보아야 한다. 따라서 시장실패를 해결하는 방법이 정부개입이라는 이분법적 접근은 위험할 수밖에 없다. 그래서 최근에는 시장실패 요인을 최소화시키면서 시장기능의 장점을 활용하는 방안들이 모색되고 있다.

5. 보건의료 부문에서 정부의 역할

앞에서 특정한 분야에서 시장실패(market failure)가 나타나고, 이를 해결하려는 목적으로 정부가 시장에 개입한다고 설명하였다. 대표적인 특정 분야가 보건의료 부문이라고 할 수 있다. 보건의료서비스의 특성[16] 때문에 일반적인 시장원리를 보건의료 부문에 그대로 적용하는 것은 적절하지 않아서 정부가 국민을 대신하여 자원배분과 관련된 결정을 하거나 영향력을

15 자세한 내용은 9장 보건의료정책(정부실패)을 참고할 것

16 제2장의 보건의료서비스의 특성을 참고할 것

미치게 된다. 정부는 보건의료체계가 정상적으로 기능을 할 수 있도록 시장 기능을 보완하는 일정한 역할을 담당하게 된다. 보건의료 부문에서 정부가 담당하는 주요 역할은 다음과 같다.

1) 보건의료정책 수립

정부는 정책을 통하여 보건의료 부문에 적극적으로 개입한다. 국민의 건강권을 보장할 수 있는 중장기 보건의료정책을 수립하여 추진한다. 보건의료정책은 건강생활, 질병예방, 치료 및 재활과 관련된 의료기술 등 보건산업까지 모두 포함한다.

2) 보건의료재정 확보

정부는 보건의료 부문에 필요한 재정을 확보한다. 정부는 보건의료체계의 운영과 보건의료서비스를 제공하기 위해서는 필요한 비용을 조달하게 된다. 정부는 필요한 보건의료재정을 조세, 사회보험, 이용자 본인부담금, 기부금 등을 통해 확보한다. 보건의료에 소요되는 비용은 최종적으로 국민이 부담하게 된다.

3) 보건의료서비스 제공

정부는 공공보건의료기관을 통하여 직접 보건의료서비스를 제공한다. 국민보건서비스(NHS)에서는 정부가 공공보건의료기관을 통하여 대부분 서비스를 직접 제공한다. 이와 달리 사회보험체계(SHI)와 민간보험체계에서는 정부가 공공보건의료기관을 통하여 제한된 서비스를 제공하고 민간조직이 대부분 보건의료서비스를 제공한다.

4) 보건의료 조정

정부는 보건의료와 관련된 다양한 이해당사자들 간의 의견을 조정한다. 다른 분야와 달리 보건의료에는 다양한 이해당사자들 간에 상충되는 의견이 많다. 정부는 보건의료재정이나 규제를 통하여 조정자의 역할을 수행하기도 한다. 정부가 조정자로서 역할을 충실히 수행하기 위해서는 정확한 정보가 이해당사자들 간에 공유되어야 하고 의사소통이 적극적으로 이루어져야 한다.

제2장

보건의료서비스

1. 보건의료서비스의 이해
   1) 개념

2. 보건의료서비스 분류
   1) 예방서비스 유형
   2) 의료서비스 유형

3. 보건의료서비스의 특성
   1) 지식과 정보의 비대칭성
   2) 수요의 불확실성 및 불규칙성
   3) 치료의 불확실성
   4) 생산의 독점성
   5) 공익성
   6) 외부효과

4. 일차의료
   1) 개념
   2) 일차의료 속성
   3) 우리나라 일차의료 현황

5. 세계보건기구의 일차보건의료
   1) 개념
   2) 사업내용
   3) 접근방법

6. 보건의료서비스의 질 관리
   1) 보건의료의 질 개념
   2) 보건의료의 질 구성요소
   3) 보건의료의 질과 관련된 문제
   4) 보건의료의 질 관리 방법

학습목표

- 1, 2, 3차 예방수준별로 서비스 내용을 제시할 수 있다.
- 보건의료서비스의 특성을 설명할 수 있다.
- 일차의료의 개념 및 속성을 구체적으로 설명할 수 있다.
- 세계보건기구의 일차보건의료 개념과 사업내용을 설명할 수 있다.
- 보건의료의 질 관리 방법 6가지를 각각 설명할 수 있다.

1. 보건의료서비스의 이해

1) 개념

보건행정은 기본적으로 보건의료서비스와 관련된 활동을 대상으로 한다. 그래서 보건의료서비스의 범위와 내용을 살펴보는 것이 필요하다. 보건의료기본법에서는 보건의료서비스를 국민의 건강을 보호 · 증진하기 위하여 보건의료인이 행하는 모든 활동이라고 규정하고 있다. 그런데 보건의료인력지원법에 규정된 보건의료인[1]은 의사, 치과의사, 한의사, 조산사, 간호사, 간호조무사, 약사, 한약사, 임상병리사, 방사선사, 물리치료사, 작업치료사, 치과기공사, 치과위생사, 보건의료정보관리사, 안경사, 응급구조사, 영양사, 위생사, 보건교육사이다.

위의 관련 법률에 근거할 경우, 보건의료서비스는 20개 직종의 보건의료인이 제공하는 서비스를 말하며, 그 범위는 건강증진, 예방, 치료, 재활까지 포함한다고 볼 수 있다. 보건의료서비스 개념을 좀 더 세부적으로 이해하기 위하여 관련된 용어들을 살펴보도록 한다.

(1) 의료와 보건의료

의료(medical care)는 인간 개체나 신체의 일부 기관을 대상으로 의학(medicine)을 적용한 기술이라고 할 수 있다. 의학은 치료의학에서 예방의학, 재활의학, 건강증진으로 그 범위를 넓혀왔고, 의료도 사회적 요구에 따라 그 범위가 개인적 접근에서 지역사회 전체 주민을 대상으로 하는 보건의료(health care)[2]로 확대되었다. 의료 활동이 자연과학적 접근이라면 보건의료 활동

1 자세한 내용은 4장 보건의료자원을 참고할 것

2 보건의료기본법에서는 보건의료를 국민의 건강을 보호·증진하기 위하여 국가·지방자치단체·보건의료기관 또는 보건의료인 등이 행하는 모든 활동이라고 규정하고 있다.

은 사회과학적 접근이 추가되었다고 할 수 있다. 보건의료의 주된 관심은 질병이 아니라 건강이며, 그 대상도 환자뿐만 아니라 건강한 사람을 포함하여 지역사회 인구집단 전체가 된다.

[표 2-1] 의료와 보건의료의 특성 비교

	의료	보건의료
용어	medical care	health care
관심	질병치료	건강관리
주요 내용	임상검사, 진단, 처방, 진료(의료서비스)	건강생활, 일차 · 이차 · 삼차 예방(포괄적 서비스)
접근 방법	자연과학적 접근	자연과학적 접근 + 사회과학적 접근
대상	환자	지역사회 주민(환자 + 건강인)

(2) 포괄적 보건의료

보건의료서비스의 범위는 다양한 보건의료인의 활동 영역을 모두 포함하기 때문에 대단히 넓다. 최근에 건강관리와 관련하여 포괄적 보건의료(comprehensive health care) 개념이 강조되고 있는데, 보건의료서비스의 범위와 같다고 볼 수 있다. 보건의료인이 제공하는 포괄적 보건의료가 보건의료서비스에 해당된다고 할 수 있다.

과거에는 예방에 초점을 두는 보건사업과 치료에 초점을 두는 의료사업으로 구별하였으나 치료만으로 건강을 확보하는 것이 불가능하다는 인식 때문에 치료와 예방이 조화를 이루는

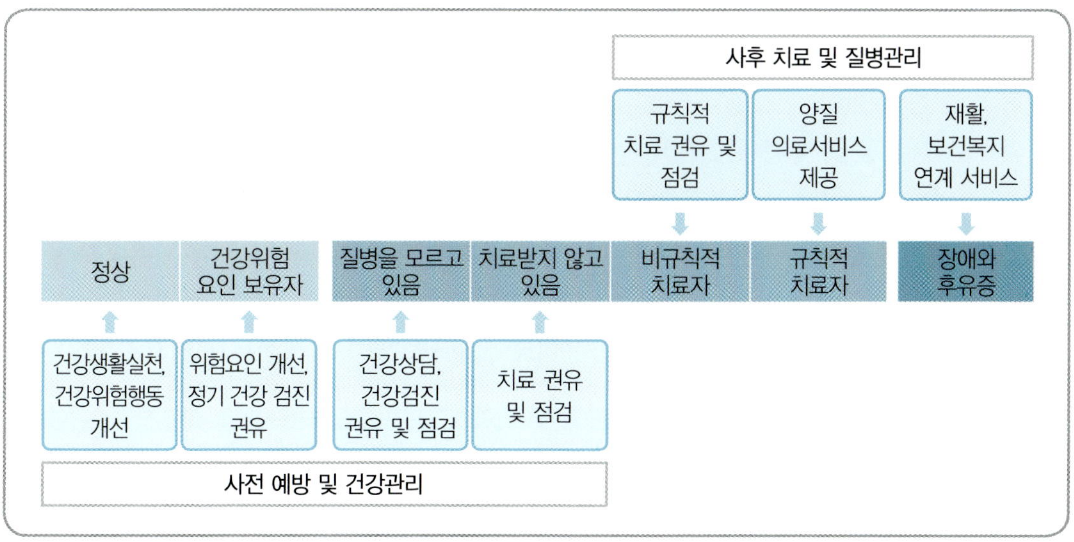

[그림 2-1] 포괄적 보건의료 영역

출처 : 이주열(2021). 공중보건학(제2판). 235p. 계축문화사

포괄적 의료(comprehensive medical care) 개념이 등장하였다. 그러다가 최근에는 질병의 치료뿐만 아니라 질병예방, 재활, 건강증진 등 모든 건강관리 영역을 포함하는 포괄적 보건의료 접근이 강조되고 있다.

(3) 공공보건의료

① 공공보건의료기관

2000년 제정된 공공보건의료에 관한 법률에는 공공보건의료를 국가, 지방자치단체 및 보건의료기관이 지역 · 계층 · 분야에 관계없이 국민의 보편적인 의료이용을 보장하고 건강을 보호 · 증진하는 모든 활동으로 규정하고 있다. 또한 공공보건의료 수행기관 요건으로 공공보건의료기관[3] 외에 보건복지부장관 및 지방자치단체장과 협약을 체결한 의료기관으로 규정하여 민간의료기관도 협약을 체결하면 공공의료 역할을 수행할 수 있도록 하였다. 과거 공공의료 개념이 주로 취약계층을 대상으로 공공병원 또는 보건기관이 제공하는 의료서비스였다면, 최근에는 모든 국민의 생명 · 안전 및 기본적 삶의 질을 보장하는 필수의료로 규정하고, 공공보건의료기관뿐만 아니라 민간의료기관도 수행기관이 될 수 있다고 본다. 공공보건의료의 본질적 역할이 국민의 건강증진과 보편적인 보건의료서비스 접근을 보장하는 것이라고 한다면, 그 개념을 서비스 주체 중심에서 공공 · 민간 관계없이 서비스 기능 중심으로 해석하는 것이 적합할 것이다. 우리나라는 모든 의료기관이 국민건강보험을 통해 의료의 가격과 진료량을 통제받고 있기 때문에, 기본적으로 의료의 공공성이 확보된다고 볼 수 있다.

의료기관의 공급 측면에서 2019년 12월 현재 공공보건의료기관은 전체 의료기관의 5.1%, 병상 수는 전체의 8.9%, 의사 인력은 10.7%이다. 유럽 국가[4]들이나 경제협력개발기구(Organization for Economic Cooperation and Development: OECD) 국가들과 비교할 때 매우 취약하다. 우리나라의 보건의료체계는 민간 위주의 의료공급체계와 국가 주도의 재정관리체계를 특징으로 한다. 공공의료가 활성화되기 위해서는 지역사회 공공부문

---

3 공공보건의료기관은 공공부문의 두 축인 공공보건기관과 공공의료기관으로 구성된다. 공공보건기관에는 보건소, 보건지소, 보건진료소가 해당되고, 공공의료기관에는 서울대병원 등 국립대병원, 국립중앙의료원, 국민건강보험 일산병원, 국립암센터, 보훈병원, 국군병원, 원자력병원, 경찰병원, 근로복지공단병원, 지방의료원, 적십자병원, 산재의료원, 재활병원, 시도립 노인병원 등이 대표적이다.

4 공공병상을 기준으로 보면 국가보건의료서비스(NHS) 국가에서는 약 80% 수준, 사회보험(NHI) 국가에서는 약 55% 수준, 민간보험 국가에서는 약 20% 수준을 유지하고 있다. 우리나라 공공병상이 매우 취약하다는 것을 알 수 있다.

과 민간병원 간의 연계와 네트워크가 중요하다. 이를 위해서 공공보건의료에 관한 법률[5]에서는 시 · 도별로 공공보건의료 지원단을 설치할 수 있도록 규정하고 있다.

[표 2-2] 우리나라 공공보건의료기관 현황(2019.12.)

구분	공공보건기관 (A)	공공의료기관 (B)	공공보건의료기관 (C=A+B)	민간의료기관 (D)	전체 (E=C+D)	공공/전체 (C/E)
기관 수	3,478	221	3,699	68,655	72,354	5.1%
병상 수	341	62,240	62,581	642,003	704,584	8.9%
의사인력(명)	3,505	12,691	16,196	135,693	151,889	10.7%

출처 : 보건복지부(2020). 2019 보건복지백서

② 공공의료기관

공공의료기관은 근거 법령에 따라 소관 부서가 보건복지부, 지방자치단체, 교육부, 국방부, 고용노동부 등 여러 기관으로 분산되어 각각 관리되고 있다. 국가 전체 차원에서 포괄적인 계획의 수립과 집행이 어려운 실정이다. 지방의료원[6]은 지방자치단체가 설립한 지역거점 공공병원으로 전국에 35개(2020년 12월말 기준)가 있다. 1987년 전국지방의료원연합회가 설립되어 회원병원의 활성화를 지원하고 있다.

우리나라 공공의료기관은 관리 주체가 여러 중앙 부처와 각 지방자치단체로 나누어져 있어 연계 체계가 미흡하고, 기초–광역–중앙 단위의 공공의료전달체계도 구축되어 있지 않은 실정이다. 또한 국가 보건의료체계에서 공공의료기관의 목표와 기능이 분명하지 않아 정책적 지원을 충분히 받지 못하고 공공성과 경제성을 동시에 요구받고 있다.

[표 2-3] 소관 부서별 공공의료기관 현황(2020.12.)

유형	소관 부서	개소	의료기관 현황
국립대학교병원	교육부	23	병원(1), 종합병원(4), 상급종합병원(11), 치과병원(6), 한방병원(1)
특수병원	보건복지부	2	국립암센터(1), 국립중앙의료원(1)
	대한적십자사	7	병원(3), 요양병원(1), 종합병원(3)
	과학기술정보통신부	2	한국원자력의학원(2)

5 제22조(공공보건의료 지원단의 설치·운영)에 시·도지사는 공공보건의료에 관한 업무 수행을 지원하게 하기 위하여 공공보건의료 지원단을 설치·운영할 수 있다고 규정하고 있다.

6 과거에는 지방자치단체들이 지방공기업(지방공사) 형태로 의료기관을 설립·운영하였으나, 2005년 지방의료원의 설립 및 운영에 관한 법률이 제정되어 지방자치단체가 법인으로 설립한다. 지방의료원의 명칭은 해당 지방의료원을 설립한 지방자치단체의 명칭에 "의료원"을 붙여 사용한다.

공단 소속 병원	국가보훈처	6	한국보훈복지의료공단(병원1, 종합병원5)
	보건복지부	1	국민건강보험공단(종합병원1)
	고용노동부	10	근로복지공단(병원3, 요양병원3, 종합병원6)
지방의료원	지방자치단체	35	병원(5), 종합병원(30)
지자체 병원[7]	지방자치단체	103	의원(1), 요양병원(85), 병원(13), 치과병원(1), 한방병원(1), 종합병원(2)
중앙정부 소속병원	국방부	19	병원(18), 종합병원(1)
	경찰청	1	종합병원(1)
	법무부	1	요양병원(1)
	보건복지부	9	요양병원(2), 병원(7)
	국토교통부	1	병원(1)

2. 보건의료서비스 분류

보건의료서비스는 목적과 서비스의 기술적 복잡성에 따라 예방서비스와 의료서비스로 분류할 수 있다. 목적에 따라 보건의료서비스를 일차예방, 이차예방, 삼차예방으로 구분하고, 서비스의 기술적 복잡성에 따라 일차의료, 이차의료, 삼차의료로 구분한다. 예방서비스와 의료서비스 유형의 구체적인 내용은 다음과 같다.

1) 예방서비스 유형

예방(prevention)은 어떤 사건이 일어나기 전에 미리 막는 것을 의미한다. 여기에서 어떤 사건을 무엇으로 보느냐에 따라 예방의 대상과 내용이 달라진다. 공중보건에서는 질병의 자연사(natural history of disease)와 예방서비스 개입 시점에 따라 예방을 일차예방, 이차예방, 삼차예방 단계로 구분한다.

(1) 일차예방

일차예방(primary prevention)은 질병이 발생하지 않도록 하는 것이다. 질병이 발생하지 않은 시점에서 질병발생 자체를 억제하는 것으로 진정한 의미의 예방이라고 할 수 있다. 일차예

7 서울특별시 서남병원의 경우는 서울특별시에서 세운 의료기관이지만 지방의료원은 아니다.

방은 건강증진과 특수 예방서비스로 구성된다. 건강증진은 질병발생과 무관하게 보다 적극적이고 능동적으로 건강상태를 유지하고 향상시키려는 활동이고, 특수 예방서비스는 예방접종과 같이 특정한 질병의 예방을 목적으로 한다. 건강증진은 전문가의 도움 없이 일반인들이 스스로 수행하는 경우가 대부분이었는데, 최근에는 전문가가 특정한 건강위험요인을 갖는 대상자에게 운동프로그램, 영양프로그램 등의 건강관리서비스를 제공하는 경우도 증가하고 있다.

(2) 이차예방

이차예방(secondary prevention)은 어떤 증상의 원인이 되기 전에 질병을 찾는 것이다. 조기발견과 조기치료의 단계로 질병을 효과적으로 치료할 수 있도록 한다. 질병을 조기에 발견하기 위한 건강검진 뿐만 아니라 증상이 나타난 후에 이루어지는 모든 진단과 치료서비스가 포함된다. 이차예방은 질병의 악화를 지연시켜 중증이 되는 것을 예방하여 고통, 후유증 등을 줄이는데 도움을 준다.

(3) 삼차예방

삼차예방(tertiary prevention)은 치유된 질병의 재발을 예방하거나 합병증이나 장애가 유발되지 않도록 하는 것이다. 질병이 치료된 후에 제공되는 서비스로 재활 및 사회복귀 단계에 해당된다. 질병으로 인해 신체적, 정신적 장애가 남아 정상적인 활동이 어려운 경우 이를 정상적으로 되돌리기 위해서 제공되는 모든 서비스가 삼차예방에 해당된다. 만일 장애가 생겼을 경우에는 사회복귀를 위한 의학적 재활과 직업적 재활을 함께 실시하게 된다.

[표 2-4] 예방서비스의 내용

일차예방	이차예방	삼차예방
• 보건교육 • 금연상담 • 개인위생관리 • 예방접종 • 영양섭취 • 안전사고예방	• 건강검진 • 조기진단 • 조기치료 • 악화 및 장애방지를 위한 진단과 치료	• 의학적 재활 • 사회적 재활 • 지역사회 재활 • 고용서비스 제공

2) 의료서비스 유형

질병의 종류 및 질병의 진행 정도에 따라 그 질병을 진단하고 치료하는데 필요한 의료기술의 복잡성이 다르다. 의료서비스를 분류하는 것은 복잡성에 따라 의료를 생산하는 비용에 차이가 있기 때문이며, 적절하게 의료자원을 배분하려는 것이다. 의료서비스를 의료기술의 복잡성에 따라 분류하면 다음과 같다.

(1) 일차의료

일차의료는 지역사회에서 발생하는 흔한 질병이나 손상의 진단과 치료, 건강증진 및 질병예방 서비스를 말한다. 일차의료에서는 보다 복잡한 의료서비스가 필요한 환자를 선별하여 해당 서비스를 제공하는 의료기관으로 환자를 의뢰하는 기능을 담당한다. 일차의료가 제공하는 서비스에는 질병 치료 외에도 예방접종, 보건교육, 정상적인 임신의 산전관리와 분만 등이 포함된다.

(2) 이차의료

이차의료는 일차의료의 수준에서 해결하기 어려운 환자 중에서 지역사회 단위에 설립될 수 있는 수준의 의료기관이 감당할 수 있는 서비스를 말한다. 일차의료와 비교하여 보다 전문적인 인력과 보조인력이 필요하며, 입원시설이나 보다 복잡한 장비가 있어야 의료서비스가 제공될 수 있다. 예를 들어, 정상적인 분만은 일차의료지만 제왕절개 분만은 이차의료에 해당된다.

(3) 삼차의료

삼차의료는 이차의료로 해결할 수 없는 질병에 대한 의료서비스이다. 특정 의료영역에 대해서 보다 전문적인 훈련을 받은 전문의들이 팀을 이루어 제공하며, 특수한 시설과 장비가 필요하다. 삼차의료를 필요로 하는 대상자는 소수이지만 의료서비스를 생산하기 위한 인적자원과 물적 자원을 갖추는데 많은 비용이 필요하다. 우리나라의 경우 대부분의 삼차의료는 의과대학 부속 상급병원이 담당하고 있다.

3. 보건의료서비스의 특성

보건의료서비스의 특성은 지식과 정보의 비대칭성, 수요의 불확실성 및 불규칙성, 치료의 불확실성, 생산의 독점성, 공익성, 외부효과 등이다. 이러한 특성 때문에 정부가 적극적으로 보건의료서비스에 개입하게 된다. 보건의료서비스의 특성을 구체적으로 살펴보면 다음과 같다.

1) 지식과 정보의 비대칭성

일반인들은 질병과 관련해서 매우 제한된 지식과 정보만 가지고 있기 때문에 질병이 발생하면 보건의료서비스 제공자에게 의존할 수밖에 없다. 질병에 대한 많은 지식과 정보를 가지고 있는 보건의료인이 환자의 상태를 확인한 후 치료받을 보건의료서비스의 종류나 범위를 결정하게 된다. 이러한 지식과 정보의 비대칭성 때문에 의사는 환자의 대리인 역할을 담당하게 된다. 질병에 대한 소비자의 지식과 정보 부족은 의사가 환자의 의료수요를 유발하는 의사유인 수요(physician induced demand)의 직접적 원인이 되기도 한다. 최근에는 각종 인터넷 등 정보매체의 발달로 소비자들이 다양한 건강정보에 접근할 수 있어서 과거와 비교하면 지식과 정보의 비대칭성은 크게 감소하였다. 그럼에도 불구하고, 일반상품의 구매과정에서 발생하는 공급자와 소비자 간의 관계와 비교하면 여전히 비대칭성은 크다고 할 수 있다.

2) 수요의 불확실성 및 불규칙성

우리는 일생을 살아가는 동안 언제 질병이 발생할지를 알 수가 없다. 또한 몸에 이상 증상이 나타났을 때도 적절한 의료기관 방문시점을 결정하기가 쉽지 않다. 보건의료서비스는 다른 재화나 서비스와는 달리 적절한 제공시기를 놓치면 동일한 보건의료서비스를 받아도 효력이 크게 감소할 뿐만 아니라 경제적으로도 부담을 가중시킨다. 이러한 수요의 불확실성과 불규칙성에 대응하기 위하여 만들어진 것이 건강보험제도이다. 건강보험은 의료에 대한 접근성을 높여서 질병발생을 사전에 예방할 수 있도록 도와줄 뿐만 아니라 질병이 발생하더라도 적절한 치료를 받을 수 있도록 경제적 부담을 줄여준다.

3) 치료의 불확실성

과학의 발전으로 과거에는 치료가 불가능했던 여러 질병들이 극복되고 있지만, 여전히 인간이 완치할 수 있는 질병종류는 매우 제한적이다. 또한 의학 교육과정의 표준화로 근거 기반의 임상치료방법이 보편화되었지만, 여전히 의료기관에 따라 제공하는 의료서비스에 질적 차이가 존재한다. 이런 이유로 환자는 질병 완치에 대한 확신을 갖기 어렵게 되고, 의료기관에서 실시한 검사결과와 치료에 불신을 갖게 되어 여러 의료기관을 다니면서 치료를 받는 경향을 보인다. 양질의 의료서비스에 대한 요구는 치료의 불확실성에서 비롯된다.

4) 생산의 독점성

질병 치료와 관련된 보건의료서비스 제공자는 관련 면허권자로 제한되어 있다. 인간의 생명을 다루는 서비스이기 때문에 일정수준 이상의 교육과 훈련을 받고 관련 자격증을 취득한 사람들만이 보건의료서비스를 제공할 수 있다. 또한 의료법에서는 의료기관을 개설할 수 있는 자의 자격을 의사, 치과의사, 조산사, 한의사, 국가, 지자체, 의료법인, 비영리법인, 준정부기관 등으로 엄격하게 제한하고 있다. 이러한 보건의료서비스 생산의 제한은 법률이 인정한 독점이라고 할 수 있다.

5) 공익성

헌법에 명시된 건강권에 근거하여 모든 국민은 생존에 필요한 최소한의 보건의료서비스를 제공받을 권리가 있으며, 국가는 기본서비스를 제공할 의무가 있다. 보건의료서비스는 공공재로 취급된다. 이에 따라 의료법인은 비영리목적으로 운영되어야 한다. 보건의료서비스의 공익성 때문에 생산, 소비, 분배를 시장경제에만 맡기지 않고 정부가 적극적으로 개입하고 있다. 만일 보건의료서비스가 시장경제 원리로만 운영될 경우 서비스 제공자들은 수익이 큰 이차 및 삼차 서비스의 제공에 치중하고, 수익이 작은 일차 및 질병예방 서비스를 등한시하여 질병발생이 증가할 뿐만 아니라 건강관리에 필요한 의료비도 증가하게 될 것이다.

6) 외부효과

외부효과(external effect)는 다른 사람에게 의도하지 않은 혜택이나 손해를 유발하는 것을 말한다. 경제 분야에서 주로 사용되는 용어인데, 최근에는 보건 분야에서도 사업효과를 설명하면서 많이 사용되고 있다. 예를 들어, 감염성질환은 환자 당사자뿐만 아니라 주변 사람들에게도 영향을 미친다. 인구집단의 약 70% 정도가 예방접종으로 집단면역(herd immunity)이 형성되면 나머지 30%는 예방접종을 받지 않더라도 해당 감염성질환으로부터 안전하게 된다. 이런 이유로 정부가 적극적으로 개입하여 예방접종이나 보건교육을 실시하고 외부효과가 큰 보건의료사업을 우선적으로 추진한다.

[표 2-5] 보건의료서비스의 특성

특성	내용
지식과 정보의 비대칭성	소비자의 건강과 관련된 지식과 정보 부족
수요의 불확실성 및 불규칙성	질병 발생시점을 알 수 없음
치료의 불확실성	완치할 수 있는 질병종류는 매우 제한
생산의 독점성	서비스 제공자는 관련 면허권자로 제한
공익성	보건의료서비스는 공공재로 정부 개입
외부효과	의도하지 않은 혜택이나 손해 유발

4. 일차의료

1) 개념

일차의료는 개인, 가족, 지역사회가 사람들이 거주하거나 일하는 곳 가까이에서 건강관리를 위하여 가장 먼저 접촉하게 되는 공식 의료시스템을 말한다. 미국 학술원 의료정책분과(Institution of Medicine)에서는 일차의료는 대부분의 보건의료 요구 해결을 책임지는 임상의사가 제공하는 통합적이고 접근성이 높은 보건의료서비스라고 규정하였다. 일차의료를 의사의 전문 분야 또는 의료기관 종류를 기준으로 정의하는 것이 가장 일반적이다. 영국과 네덜란드 등 유럽의 다수 국가에서는 가정의(general practitioner: GP)가 일차의료 의사로 활동하는 반면에 미국에서는 가정의학과 전문의(family physician), 일반 내과 전문의, 소아청소년과 전문의, 경우에 따라 산부인과 전문의를 일차의료 의사로 분류한다. 이 경우 일차의료는 일차의료 의사가 참여하는 팀이 제공하는 의료서비스가 된다. 의료기관 종류를 기준으로 일차의료를 정의하면, 우리나라의 경우 의료법에서 의원을 일차의료기관으로 보는 것이 대표적이다.

일차의료(primary care) 용어는 1920년 영국의 도슨보고서에서 유래하는 것으로 알려져 있다. 그런데 국내 간호 및 보건 분야에서는 영어 번역 용어로 일차의료 보다는 일차보건의료를 더 선호하였고, 일차보건의료를 일차의료와 분리하여 지역사회 중심의 건강서비스로 접근하였다. 이런 경우 1978년 세계보건기구가 제안한 일차보건의료(primary health care)와 혼동을 일으킬 수 있다.

2) 일차의료 속성

일차의료의 속성에 대해서는 여러 의견들이 제시되었으나 공통적인 것은 최초 접촉(first contact), 지속성(continuity), 포괄성(comprehensiveness), 조정 기능(coordination)이라고 할 수 있다.

(1) 최초 접촉

일차의료는 사람들이 건강문제가 있을 때 가장 먼저 찾는 공식적인 의료시스템이다. 최초 접촉은 이런 특성을 가리킨다. 일차의료의 건강문제는 처음에는 증상이나 징후 등 분화되지 않은 임상표현으로 나타나는 것이 보통이다. 특정 질병이 아니라 총체적인 건강결과를 보게 되며, 이것은 이차 및 삼차 의료에서 건강문제가 비교적 잘 확립된 진단명으로 표현되는 것과 대비된다. 일차의료에 적합한 기록 및 분류체계가 필요한 실정이다.

(2) 지속성

일차의료가 최초 접촉 기능을 발휘하려면 지속성이 보장되어야 한다. 지속성은 정보 지속성(informational continuity), 관리 지속성(management continuity), 대인 지속성(inter-personal continuity)으로 구분할 수 있다. 정보 지속성은 환자를 진료하는 여러 의료인 또는 의료기관이 환자정보를 공유하는 것을 말한다. 관리 지속성은 환자진료 및 관리 계획을 공유하는 것을 말한다. 이것은 환자의 건강문제가 복잡하여 여러 종류의 의료인이나 의료기관이 협력할 필요가 있을 때 중요하다. 일차의료에서 중요한 것은 대인 지속성이다. 대인 지속성은 환자 개인과 의료인 개인이 지속적인 관계를 맺는 것을 가리킨다. 일차의료에서 팀 접근이 강화되면 상대적으로 대인 지속성이 약화되고 정보 및 관리 지속성의 중요성이 커지지만 대인 지속성은 전통적으로 일차의료의 가장 대표적인 특징으로 간주되어 왔다. 주치의 제도는 일차의료의 최초 접촉과 지속성을 보장하는 제도로 볼 수 있다.

(3) 포괄성

일차의료의 포괄성은 여러 의미를 지닌다. 첫째, 일차의료 대상 인구집단의 포괄성이다. 일차의료의 대상은 특정 성별이나 일부 연령이 아니라 생애주기별 모든 사람이다. 둘째, 일차의료가 다루는 건강문제의 포괄성이다. 대상 인구집단의 다양성으로 인하여 일차의료는 다양한 건강문제를 다루게 된다. 셋째, 일차의료가 제공하는 서비스의 포괄성이다. 일차의료는 지역사회에서 발생하는 흔한 질병이나 손상의 진단과 치료, 모유수유, 금연상담, 예방접종 등과 같은 건강증진 및 질병예방 서비스를 제공한다.

(4) 조정 기능

일차의료기관이 단독으로 환자의 건강문제를 진단하고 해결할 수 없을 때 적절한 기관에 의뢰하는 것이다. 일차의료의 포괄성에도 한계가 있으므로 조정 기능은 불가피하다. 환자 입장에서는 조정을 통하여 의료서비스가 분절되지 않기 때문에 도움이 된다. 환자를 의뢰하는 기관은 이차의료기관일 수도 있고 심리치료, 언어치료 등이나 운동시설 등 비의료기관일 수도 있다. 환자의뢰 기관이 무엇이든 그와 같은 조정이 일차의료기관이 속한 지역사회 자원 사이에서 일어나는 수평적 조정, 지역사회 외부 자원과 연계는 수직적 조정으로 구분한다. 우리나라에서 조정은 주로 이차의료기관으로 환자를 의뢰하는 것이다.

3) 우리나라 일차의료 현황

(1) 인력

일차의료를 제공하는 인력의 범위를 규정하는 것은 간단하지 않다. 의사는 핵심 인력인데, 우리나라의 경우 가정의학과 전문의가 수련 내용이나 역량에서 외국의 가정의와 가장 유사하다고 할 수 있다. 미국의 일차의료 의사 범위를 준용하면 내과 및 소아청소년과 전문의도 일차의료 의사에 포함될 수 있다. 의사 인력을 제너럴리스트(generalist)와 전문의(specialist)로 구분하는데, 우리나라의 제너럴리스트에는 가정의학과 전문의 및 전공의, 일반의[8], 인턴 수련의, 전문의가 아닌 한의사, 한방 수련의가 포함된다. 한편, 의료법상 의료기관 종류를 기준으로 의원급[9] 의료기관에 일하는 의사를 일차의사로 보는 경우가 있는데, 우리나라의 경우 가정의학과, 내과, 소아청소년과 이외에도 성형외과, 피부과, 안과 등의 의원도 개설되어 있어서 의료기관 종류를 기준으로 적용하기는 어렵다. 우리나라 의원의 인력 구성은 매우 다양하다. 흔히 볼 수 있는 의사, 간호사, 간호조무사 외에도 물리치료사, 방사선사, 임상병리사가 근무하고 있으며 비록 소수이지만 영양사, 사회복지사 등도 있다.

(2) 조직

일차의료기관을 명확하게 규정하기는 쉽지 않지만 일반적으로 일반의원, 가정의학과 의원, 내과 의원, 소아청소년과 의원, 보건소, 보건의료원, 보건지소, 보건진료소가 해당된다. 일차의료조직은 특정 의료인력이 아니라 의료팀의 관점에서 보아야 한다. 일차의료는 미분화된 다양한 건강문제를 다루기 때문에 의사에게만 의존해서는 안 된다. 주요 일차의료문제가 되고 있는 만성질환관리를 위해서는 건강행태 개선과 관련된 자기건강관리 지원이 필요한데 간호사 등 다른 보건의료전문가의 역할이 중요하다.

5. 세계보건기구의 일차보건의료

1) 개념

1977년 세계보건기구 총회에서 2000년까지 인류 건강목표(Health for all by the year 2000) 실천을 결의하였다. 그 후속 조치로 1978년 알마아타(Alma-Ata)에서 개최된 세계보건기구 회의에서 모든 국가는 건강을 인간의 기본권으로 규정하고 국가 간 또는 계층 간에 존재하는 건강수준에 있어서의 불평등을 해소하기 위하여 일차보건의료(primary health care: PHC)를 새로운 전략으로 채택하여 권고하였다.

일차보건의료는 단순히 일차진료만을 의미하는 것이 아니라 개인, 가족 및 지역사회를 위한 건강증진, 예방, 치료 및 재활 등 모든 서비스를 포함하는 포괄적 보건의료를 의미한다.

8 일반의는 의사 면허는 있으나 전문의 자격이 없는 의사를 말한다.

9 의료법상 의원은 30개 미만의 병상을 보유할 수 있다.

세계보건기구의 일차보건의료에서 의미하는 보건의료체계는 보건의료서비스 주체를 보건의료시설에 국한한 것이 아니라 지역사회와 가족까지 확장된 개념이다. 일차보건의료는 보편적인 질병과 재해에 대한 적절한 치료뿐만 아니라 예방보건서비스, 환경관리, 필수 의약품의 공급 등이 포함된다. 이러한 방식이 채택된 것은 전문화된 의료보다는 이러한 기본서비스가 건강증진에 보다 효과적이며, 전문화된 의료는 그 혜택이 소수에게만 돌아가고 이를 위하여 너무 많은 지역사회 자원이 사용되고 있다는 문제의식에서 출발한 것이다.

2) 사업내용

알마아타 선언은 일차보건의료의 사업으로 8가지 필수영역을 제시하였다. 이것은 기본적인 건강문제를 일차적으로 조치할 수 있는 내용들이다. 사업내용을 보면 국민들의 기본적인 건강요구를 충족시키기 위한 일차적인 조치라는 것을 알 수 있다.

- 주요 보건문제와 그 예방 및 관리방법에 대한 교육
- 식량공급의 촉진과 적절한 영양의 증진
- 안전한 식수의 공급과 기본적 위생
- 가족계획을 포함한 모자보건
- 주요 감염병에 대한 예방접종
- 지방병의 예방과 관리
- 흔히 볼 수 있는 질병과 외상의 적절한 치료
- 필수 의약품의 공급

3) 접근방법

일차보건의료의 접근방법은 일차보건의료의 8개 필수서비스 전달을 위한 기본 틀을 마련해 준다. 세계보건기구는 일차보건의료의 접근방법으로 네 가지를 제시하였다.

첫째, 쉽게 이용 가능해야 한다. 지역적, 지리적, 경제적, 사회적 등으로 일차보건의료를 이용하는 데 차별이 있어서는 안 된다는 것이다. 일차보건의료는 모든 인간에게 평등하고 쉽게 이용가능 하도록 사업이 전개되어야 한다.

둘째, 지역사회가 쉽게 받아들일 수 있는 방법이 제공되어야 한다. 그 지역사회의 주민들이 편안하게 받아들일 수 있는 건강문제 해결접근을 일차보건의료에서 연구하여 사업방법으로 활용해야 한다. 일차보건의료는 지역사회의 기본적인 건강요구에 기초를 두고 일차적으로 조치를 하는 것이므로 이미 지역사회에서 활용하고 있는 조치를 분석하여야 한다.

셋째, 지역사회의 적극적인 참여에 의해서 사업이 이루어져야 한다. 일차보건의료를 제공하는 사람과 지역사회가 대등한 관계로 일차보건의료사업의 동업자가 되는 것이다. 전통적으로 시행해 오던 보건의료는 보건의료전문가가 능동적으로 지역사회 주민들에게 보건의료를 제공하는 것으로 지역사회 주민은 수동적 자세였다. 그러나 일차보건의료사업은 지역사회가 적극적으로 참여하여 사업요구 파악, 계획, 실행, 평가가 이루어져야 한다.

넷째, 지역사회의 지불능력에 맞는 보건의료 수가로 사업이 제공되어야 한다. 지역사회 주민이 일차보건의료를 이용하는데 경제적으로 부담을 느끼지 않는 범위에서 지역사회가 보건의료 수가를 결정해야 한다.

6. 보건의료서비스의 질 관리

1) 보건의료의 질 개념

보건의료의 질은 전체 인구집단에게 최대의 편익이 돌아갈 수 있는 수준이라고 할 수 있다. 그러나 보건의료의 질은 기술적인 측면에서부터 만족도까지 다양하게 설명될 수 있기 때문에 관점에 따라 보건의료 질에 대한 개념은 달라질 수 있다. 한편, 도너베디언(Avedis Donabedian, 1980)은 보건의료의 질을 절대적 정의(absolutist definition), 개별적 정의(individualized definition), 사회적 정의(social definition)로 구분하여 설명하였다.

(1) 절대적 정의

절대적 정의는 보건의료전문가 입장에서 규정하는 것이다. 전문가 입장에서 건강상태를 규정하고 건강에 대한 위험과 편익이 가장 적절하게 균형을 이룰 수 있는 의료과정을 양질의 보건의료라고 정의한다. 주로 보건의료제공자의 기술 능력에 관심을 둔다.

(2) 개별적 정의

개별적 정의는 보건의료이용자 입장에서 규정한 것이다. 보건의료를 이용하는 개개인의 요구, 기대, 가치 등에 부응하는 정도에 따라 보건의료의 질이 판단된다. 이용자가 느끼는 서비스에 대한 만족도와 이용가능성과 관련된다. 개인마다 사회적인 편익과 위험에 대한 가치가 다르기 때문에 보건의료제공자들이 이용자 요구와 사회적 의무 사이에서 도덕적으로 갈등하는 경우가 발생하기도 한다.

(3) 사회적 정의

사회적 정의는 인구집단 전체가 누리게 되는 편익의 사회적 분포를 집합적으로 파악하는 관점에서 규정한 것이다. 보다 많은 사람들에게 편익이 돌아가는 경우를 양질의 보건의료라고 본다. 이 관점에서는 인구집단 전체의 건강과 보건의료 비용에 관심을 둔다.

2) 보건의료의 질 구성요소

보건의료의 질 구성요소는 보건의료 질에 대한 개념이나 바라보는 관점, 정책목적 등에 따라 범위나 항목이 달라질 수 있다. 구성요소는 보건의료서비스와 관련된 것도 있고, 보건의료 제공체계와 관련된 것[10]도 있다. 보건의료의 질을 구성하는 요소로 미국의학한림원(2001)은 안전성, 효과성, 환자중심성, 적시성, 효율성, 형평성을 제시하였고, 경제협력개발기구(OECD, 2006)는 효과성, 안전성, 반응성/환자중심성을 제시하였다.

보건의료의 질 구성요소와 관련하여 가장 일반적으로 활용되는 설명은 도너베디언(Donabedian)과 부오리(Vuori)가 제시한 것이다. 도너베디언(1980)은 보건의료의 질을 기술적 영역, 대인관계 영역, 편의시설로 구분하였다. 기술적 영역(technical domain)은 위험을 증가시키지 않으면서 건강의 편익을 극대화시키는 방식으로 보건의료 지식과 기술을 적용하는 것을 의미한다. 대인관계 영역(interpersonal domain)은 보건의료 제공자와 이용자 간의 상호작용을 지배하고 있는 사회적 가치와 규범을 충족시키는 것을 말한다. 편의시설(amenities)은 보건의료의 부수적인 측면으로 관련 시설의 쾌적성, 편리성, 청결성 등을 말한다. 그런데 보건의료 제공자가 기술적 영역을 중요하게 생각하는 것과 달리 이용자들은 기술적 영역에 대한 지식은 부족하지만 대인관계 영역이나 편의시설에 대해서는 판단할 수 있기 때문에 이러한 영역들을 더 중요하게 생각하는 경향이 있다.

한편, 부오리(1982)는 구성요소로 효과성, 효율성, 적합성, 과학기술적 질을 제시하였다. 효과성(effectiveness)은 이상적인 상황에서 보건의료서비스가 달성할 수 있는 최대한의 효

10 접근성, 가용성, 지속성 등이 해당된다.

과와 비교했을 때 통상적인 상황에서 실제로 나타난 영향 정도를 말한다. 효율성(efficiency)은 보건의료서비스 단위 생산 비용당 실제로 나타난 영향 정도를 말한다. 적합성(adequacy)은 제공된 보건의료서비스가 이용자의 필요에 부합되는 정도를 말한다. 과학기술적 질(scientific technical quality)은 현재 이용 가능한 보건의료 지식과 기술을 적용한 정도를 말한다.

[표 2-6] 보건의료의 질 구성요소

학자 및 기관	구성요소
미국의학한림원(2001)	안전성, 효과성, 환자중심성, 적시성, 효율성, 형평성
경제협력개발기구(2006)	효과성, 안전성, 반응성/환자중심성
도너베디언(1980)	기술적 영역, 대인관계 영역, 편의시설
부오리(1982)	효과성, 효율성, 적합성, 과학기술적 질

3) 보건의료의 질과 관련된 문제

보건의료의 질과 관련하여 나타나는 문제는 과다(overuse), 과소(underuse), 과오(misuse)로 구분할 수 있다.

(1) 과다

과다는 보건의료가 이용자에게 편익을 줄 가능성보다 해를 줄 가능성이 더 큰 상황에서 제공되는 경우를 말한다. 예를 들어, 가벼운 감기에 항생제를 사용하거나 불필요한 방사선 검사 등이 해당된다. 과다[11]는 불필요한 보건의료서비스를 제공한 것이라고 할 수 있다.

(2) 과소

과소는 이용자에게 바람직한 결과를 나타낼 수 있는 보건의료가 제공되지 않는 경우를 말한다. 예를 들어, 임상진료지침에서 권고된 기본 검사를 하지 않는 경우이다. 과소는 필요한 보건의료서비스를 제공하지 않은 것이라고 할 수 있다.

(3) 과오

과오는 이용자에게 보건의료 제공 여부 선택은 적절하였으나 예방 가능한 문제가 발생하

11 과잉진료는 공급자뿐만 아니라 소비자가 유발하기도 한다. 의학적으로 필요가 없는데도 의료기관을 방문하거나 경증질환을 종합병원급 이상 의료기관에서 진료를 받는 사례가 있다.

여 이용자가 보건의료 제공으로 인한 편익을 충분하게 받지 못한 경우를 말한다. 예를 들어, 진료 오류로 환자 안전이 위협을 받게 되는 경우이다.

4) 보건의료의 질 관리 방법

보건의료의 질을 관리하기 위해서는 지속적인 관심이 필요하다. 행정규제 강도에 따라 보건의료의 질 개선을 유도하는 방법은 크게 직접규제, 간접규제, 자율규제, 자발적 활동으로 구분될 수 있다. 직접규제에는 형사 또는 민사상의 처벌 및 배상, 면허 취소 및 정지, 면허 갱신 등이 있다. 간접규제는 규제자를 통하여 보건의료 제공자를 간접적으로 규제하는 것으로 자율규제의 의무화, 특정업무 보고 의무화, 성과지표 공개 등이 해당된다. 자율규제에는 자발적 인증제도, 동료심사, 정보공개 강화 등이 있다. 자발적 활동으로는 임상진료지침, 보수교육, 신기술 활용 등이 있다. 좀 더 구체적으로 보건의료의 질 개선을 위하여 채택하고 있는 주요 방법을 살펴보면 다음과 같다.

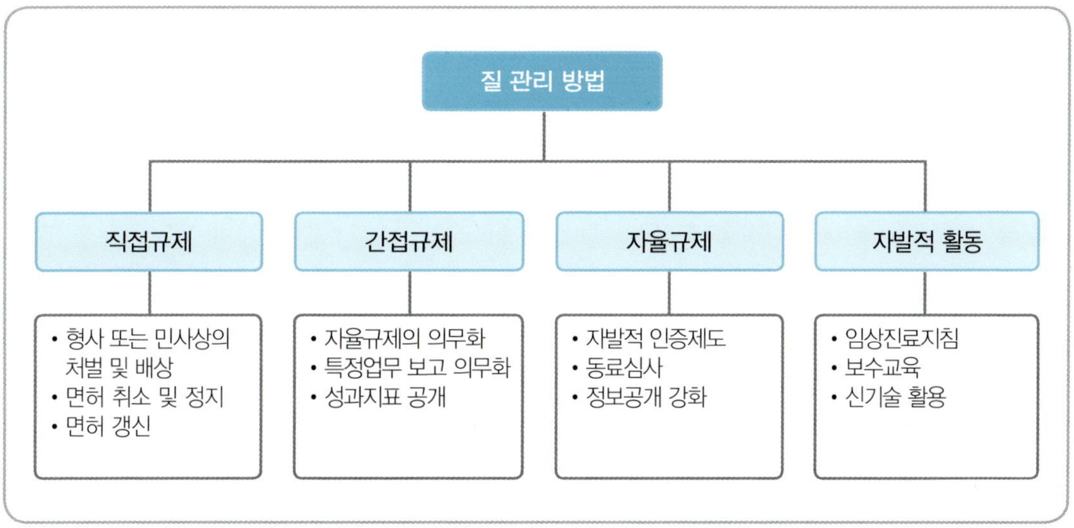

[그림 2-2] 보건의료의 질 관리 방법

(1) 의료기관 인증

인증(accreditation)은 독립적인 외부 동료심사자가 보건의료기관의 성과수준을 표준과 비교하여 평가하고, 해당 보건의료기관이 인증 표준을 달성하고 있다는 것을 공개적으로 인

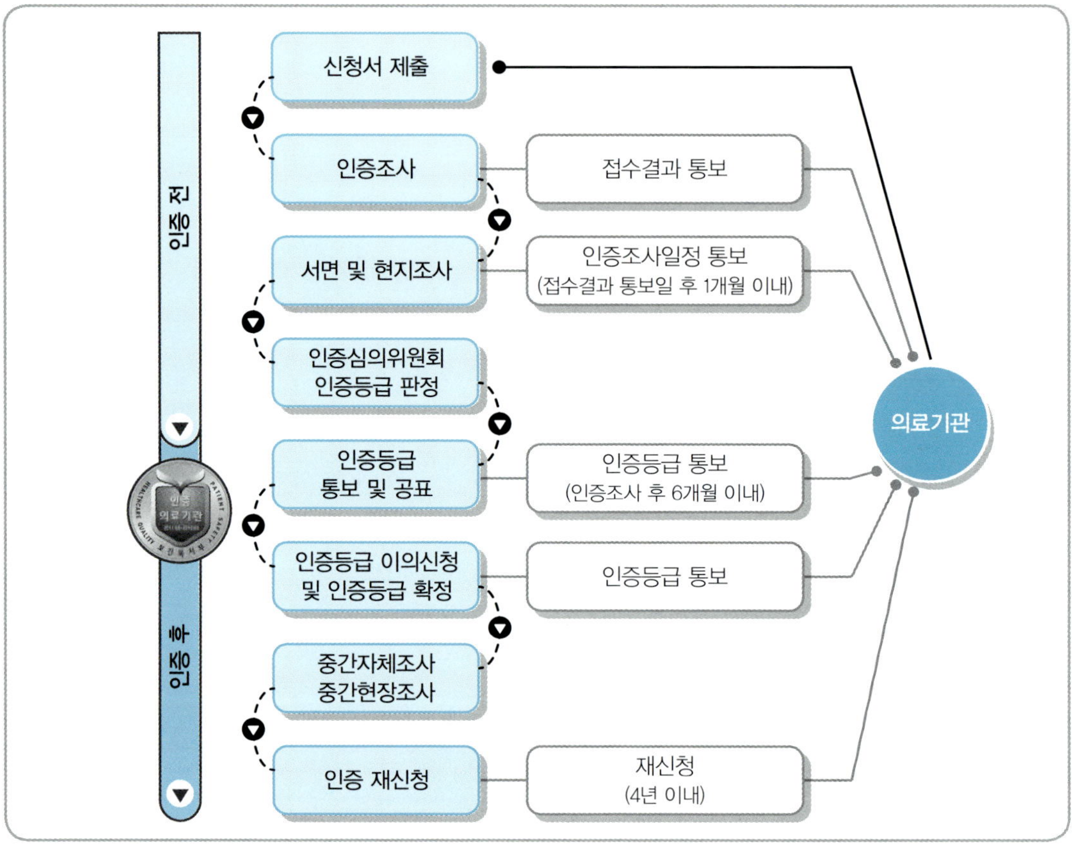

[그림 2-2] 의료기관 인증 절차

출처 : 보건복지부(2020). 2019 보건복지백서

정하는 것이다. 보통 비정부 민간기구에서 자발적으로 추진하지만, 일부 국가에서는 정부가 직접 인증사업을 운영하기도 하고 의무적으로 인증을 받도록 요구하기도 한다. 우리나라의 경우 의료기관 인증은 의료법[12]에 근거하여 보건복지부가 주관하고 있으며, 실제 인증업무는 보건복지부 산하의 비영리법인 의료기관평가인증원이 담당하고 있다.

인증은 평가 대상에 따라 서비스 기능에 대한 인증과 교육 수련 기능에 대한 인증으로 구

12 제58조(의료기관 인증) ① 보건복지부장관은 의료의 질과 환자 안전의 수준을 높이기 위하여 병원급 의료기관 및 대통령령으로 정하는 의료기관에 대한 인증(이하 "의료기관 인증"이라 한다)을 할 수 있다. 〈개정 2020. 3. 4.〉 ② 보건복지부장관은 대통령령으로 정하는 바에 따라 의료기관 인증에 관한 업무를 제58조의11에 따른 의료기관평가인증원에 위탁할 수 있다. 〈개정 2020. 3. 4.〉 ③ 보건복지부장관은 다른 법률에 따라 의료기관을 대상으로 실시하는 평가를 통합하여 제58조의11에 따른 의료기관평가인증원으로 하여금 시행하도록 할 수 있다. 〈개정 2020. 3. 4.〉 [전문개정 2010. 7. 23.]

분될 수 있다. 우리나라에서는 1981년부터 대한병원협회가 병원 표준화 사업을 시작하였으며, 현재는 전공의 수련기관을 대상으로 병원 신임평가 사업을 시행하고 있다. 이 사업은 병원의 교육 수련 기능에 대한 인증에 속하는 것으로 볼 수 있다. 한편, 의료기관의 진료기능 인증사업은 2004년부터 정부가 강제평가방식으로 일정 규모 이상의 병원을 대상으로 시작되었다. 그 이후 제기된 의료기관평가의 문제점을 개선하기 위하여 2010년에 의료기관평가인증원을 설립하여 2011년부터 의료기관의 자율신청에 의한 의료기관 인증제[13]를 시행하고 있는데, 예외적으로 2013년[14]부터 요양병원은 의무적으로 인증을 신청해야 하고 입원병상이 있는 정신의료기관[15]도 3년 주기로 평가를 받아야 한다.

(2) 면허 및 자격 제도

면허(licensure) 및 자격(certification) 제도는 정부 또는 전문인 단체가 사전에 설정한 일정한 능력을 개인이 갖추었다는 것을 증명하면 특정한 직업 또는 업무에 종사할 수 있도록 허가 또는 인정을 해 주는 것이다. 면허제도는 보건의료 이용자를 보호할 목적으로 마련되었기 때문에 최소한의 표준을 설정하여 운영하는 경우가 많다. 면허 종류에 따라 일정한 시간의 보수교육을 의무화하기도 한다.

자격은 일정한 신분이나 지위를 가지거나 일정한 일을 하는 데 필요한 조건이나 능력을 말한다. 자격의 종류에는 국가기술자격, 국가전문자격, 국가공인자격, 민간자격이 있다. 면허가 없는 사람은 법적으로 해당되는 일을 할 수 없지만 자격의 경우는 그것이 없다고 해도 반드시 해당되는 일을 법적으로 못하는 것은 아니다. 의사, 치과의사, 한의사, 간호사, 물리치료사, 보건의료정보관리사 등은 면허에 해당되고, 보건교육사 등은 자격에 해당된다. 보건의료인력의 면허 및 자격제도와 관련된 국가시험은 1952년 의사, 치과의사, 한의사 면허를 부여하기 위하여 처음 실시되었다. 1955년 약사, 1962년 간호사 등으로 확대되어 현재는 10개 법률에 근거하여 26개 종류의 국가시험이 운영되고 있다.

---

13 우리나라 인증제는 의료기관의 인증기준 충족 여부를 조사하는 절대평가 성격을 가진 제도이다. 공표된 인증조사 기준의 일정수준을 달성한 의료기관에 대하여 4년간 유효한 인증마크를 부여하고 있다.

14 의료법 제58조의4(의료기관 인증의 신청 및 평가) ① 의료기관 인증을 받고자 하는 의료기관의 장은 보건복지부령으로 정하는 바에 따라 보건복지부장관에게 신청할 수 있다. ② 제1항에도 불구하고 제3조제2항제3호에 따른 요양병원(「장애인복지법」 제58조제1항제4호에 따른 의료재활시설로서 제3조의2에 따른 요건을 갖춘 의료기관은 제외한다)의 장은 보건복지부령으로 정하는 바에 따라 보건복지부장관에게 인증을 신청하여야 한다. 〈개정 2020. 3. 4.〉 [본조신설 2010. 7. 23.]

15 정신건강증진 및 정신질환자 복지서비스 지원에 관한 법률 제31조(정신건강증진시설의 평가)에 의거하여 정신의료기관에 대한 정신건강증진시설평가(평가주기: 3년)는 의료기관 인증으로 갈음할 수 있다. 따라서 입원병상이 있는 정신의료기관은 의료기관 인증을 받게 된다.

[표 2-7] 보건의료인력의 국가시험 근거 법령

근거 법령	시험 종목
의료법(시행령 및 시행규칙) (간호조무사 및 의료유사업자에 관한 규칙)	의사, 치과의사, 한의사, 간호사, 조산사, 간호조무사
의료기사 등에 관한 법률(시행령 및 시행규칙)	임상병리사, 방사선사, 물리치료사, 작업치료사, 치과기공사, 치과위생사, 보건의료정보관리사, 안경사
약사법(시행령 및 시행규칙)	약사, 한약사, 한약조제자격
국민영양관리법(시행령 및 시행규칙)	영양사
위생사에 관한 법률(시행령 및 시행규칙)	위생사
응급의료에 관한 법률(시행령 및 시행규칙)	1급 및 2급 응급구조사
장애인복지법(시행령 및 시행규칙)	의지 · 보조기사, 1급 및 2급 언어재활사, 1 · 2 · 3급 장애인재활상담사
국민건강증진법(시행령 및 시행규칙)	보건교육사 1급, 2급, 3급
노인복지법(시행령 및 시행규칙)	요양보호사
장애인 · 노인 등을 위한 보조기기 지원 및 활용 촉진에 관한 법률(시행령 및 시행규칙)	보조공학사

출처 : 보건복지부(2020). 2019 보건복지백서

(3) 의료이용 심사

의료이용 심사(utilization review)는 보건의료 제공자가 이용자에게 권고하거나 제공한 보건의료서비스의 적절성을 이용자 또는 제공자가 아닌 제3자가 판단하는데 사용하는 기법을 말한다. 의료이용 심사에서는 의무기록 또는 관련 정보를 활용하여 이용자에게 제공된 보건의료서비스가 적절한 수준, 강도 및 비용이었는지를 검토한다. 우리나라의 건강보험심사평가원에서 수행하는 진료비 심사가 대표적인 사례가 된다. 진료비 심사에서 불필요한 진료로 판단될 경우 해당 진료비의 일부 또는 전부에 대한 지급이 거부될 수 있다. 한편, 약물사용을 대상으로 하는 의료이용 심사를 약물사용평가(drug utilization review: DUR)라고 한다. 2010년부터 건강보험심사평가원이 의사와 약사에게 제공하고 있는 의약품안전사용서비스[16]는 약물사용평가라고 할 수 있다.

의료이용 심사는 심사 주체에 따라 보험자가 담당하는 외부심사와 보건의료기관에서 담당

16 의약품안전사용서비스(DUR)는 의약품을 처방하고 조제할 때 실시간으로 중복 처방 여부를 점검할 수 있는 의약품 처방조제 지원 전산시스템을 말한다. 의사와 약사가 의약품 처방·조제 시 환자에게 금기되거나 중복된 약물을 실시간으로 건강보험심사평가원 데이터베이스로 확인하여 부적절한 약물 사용을 사전에 점검할 수 있도록 한다.

하는 내부심사[17]로 구분된다. 또한 심사 시점에 따라 의료이용 심사를 진료 전 심사, 진료 중 심사, 진료 후 심사로 구분할 수 있다.

[표 2-8] 심사 시점에 따른 의료이용 심사 유형

심사 시점	사례
진료 전	입원 승인, 고비용 시술 사전 승인 등
진료 중	환자 재원일 수 관리, 의약품안전사용서비스 등
진료 후	진료비 심사 등

(4) 진료감사

진료감사(clinical audit)는 과거에는 의료감사(medical audit)라는 표현으로 사용되기도 하였다. 명시적 기준을 적용하여 진료를 체계적으로 검토하고 질 향상을 위하여 필요한 경우 진료과정과 결과를 개선하려는 활동을 말한다. 유사한 활동으로 임상진료를 개선하기 위하여 진료팀이 제공한 진료의 질을 평가하는 동료심사(peer review)가 있다. 동료심사는 동료들이 함께 개발 사례들에 대하여 토론하여 최선의 진료가 제공되었는지 여부를 판단한다.

(5) 진료지침

진료지침(clinical practice guideline)[18]은 특정한 상황에서 의사와 환자간의 의사결정에 도움을 주기 위해 적절한 진료의 내용을 기술한 도구이다. 진료지침은 보건의료서비스 질과 관련된 과정 및 결과를 개선하는데 효과적인 수단이 될 수 있다. 진료지침은 과학적 근거에 대하여 어떤 중재가 편익이 있는지를 알려주고 이를 지지하는 자료를 제시하여 의사들에게 효과적인 치료방법을 알려주며 위험한 치료에 대한 주의를 하게 한다. 또한 치료의 여러 대안을 제시하여 장단점을 요약하고 가능한 결과의 크기를 객관적으로 제시하여 최신 정보를 제공한다. 궁극적으로 진료지침은 효과가 입증된 치료를 증진하고 효과가 없는 것은 지양하게 하여 건강결과를 향상시킬 수 있도록 한다. 현재 진료지침을 개발하는 방법으로는 합의유도 접근법[19]과 근거중심 접근법[20]이 활용되고 있다.

---

17 보건의료기관은 건강보험심사평가원에 청구하는 진료비가 삭감되지 않도록 전담 부서 또는 담당 인력을 배치하여 사전에 의료이용 심사 활동을 하게 된다.

18 우리나라의 경우 대한의학회에서 웹사이트로 운영하는 임상진료지침정보센터가 대표적이다.

19 합의유도 접근법은 특정 주제를 놓고 전문가들이 모여 토론과 협의를 통해 진료권고안을 도출하는 기법이다. 1980년대까지 주로 활용되었다. 이 방법은 전문가들이 다년간 시술해온 자기만의 치료법을 권고안에 그대로 포함시키는 경우가 있어 합의된 의견의 타당성 자체에 대한 논란을 야기할 수 있다.

20 근거중심 접근법은 합의유도법의 문제점인 명시적인 기준과 방법의 부재라는 약점을 보완하기 위하여 개

(6) 진료계획표

진료계획표(critical pathway)는 환자진료 목표를 설정하고 이를 효율적으로 달성하기 위하여 진료활동의 순서와 시점을 제시한 관리계획이다. 환자에게 제공되어야 할 진료내용을 시간적 순서에 따라 정리한 표라고 할 수 있다. 진료계획표는 특정한 진료 실시가 결정된 후에 진료의 질적 수준을 유지하고 효율성을 높이는데 초점을 두고, 환자진료와 관련이 있는 여러 분야의 보건의료 제공자가 함께 참여하여 개발하게 된다. 환자의 진료계획을 사전에 파악할 수 있기 때문에 담당 진료팀 내에서 의사소통이 원활하게 될 수 있다. 아울러 환자 및 보호자 입장에서도 진료계획을 사전에 알 수 있어 치료에 필요한 일을 준비할 수 있게 된다.

발된 접근법이다. 문헌검색 소프트웨어 등장으로 메타분석 등 문헌들을 체계적으로 검토할 수 있고, 근거 선택과정에서 오류를 제거할 수 있게 되면서 발전하기 시작하였다.

제3장

보건의료체계

1. 보건의료체계의 이해
   1) 개념
   2) 구성요소

2. 국가 보건의료체계의 유형
   1) 보건의료체계 분류기준
   2) 보건의료체계의 유형
   3) 의료서비스 급여체계
   4) 진료비 지불제도
   5) 진료비 본인부담제도

3. 국가별 보건의료체계 비교
   1) 뢰머의 보건의료체계 분류
   2) 경제협력개발기구의 보건의료체계 분류

4. 외국의 보건의료체계
   1) 영국
   2) 독일
   3) 미국

학습목표

- 보건의료체계의 5가지 하부구조를 설명할 수 있다.
- 보건의료체계 유형 중 국민보건의료서비스(NHS)의 특성을 설명할 수 있다.
- 뢰머가 분류한 보건의료체계의 유형을 설명할 수 있다.
- 진료비 지불제도의 종류와 그 특성을 설명할 수 있다.
- 영국, 독일, 미국의 보건의료체계를 비교 설명할 수 있다.

1. 보건의료체계의 이해

1) 개념

보건의료체계(health system)는 건강을 증진, 회복, 유지하는 것과 관련된 모든 활동을 말한다. 보건의료체계는 보건의료서비스를 제공하는 공급자, 보건의료서비스를 이용하는 소비자, 보건의료서비스의 공익성과 효율성을 관리 · 감독하는 중재자와 관련된 모든 활동이라고 할 수 있다. 이것은 총체적 관점에서 국가의 보건의료시스템과 건강의 사회적 결정요인을 바라본 것으로 국민들에게 필요한 보건의료서비스를 전달하는 방식이다. 세계보건기구(2000)는 보건의료체계의 목적을 건강수준 향상, 의료비 부담으로부터 보호, 국민들의 기대에 대한 충족이라고 하였다. 보건의료체계라는 용어는 건강에 대한 사회적 책임이 증가하고 국가가 국민들의 건강수준을 향상시키기 위하여 자원과 기능을 배분하기 시작하면서 발전된 개념이다. 우리나라에서는 보건의료체계와 보건의료제도가 같은 의미로 사용되고 있다.

체계(system)이론[1]으로 보면, 보건의료체계는 국가의 하부구조(infra-structure)이며 사회적, 물리적 환경으로부터 영향을 받으면서 형성된 역사적 산물이라고 할 수 있다. 따라서 보건의료체계는 국가의 정치, 경제, 사회 등 모든 다른 체계와 긴밀하게 연계되어 있으며, 그것으로부터 계속해서 영향을 받는다. 아울러 보건의료체계도 사회를 구성하는 여러 하부구조에 영향을 미치기 때문에 각 하부구조 간에는 끊임없이 상호작용을 한다. 또한 보건의료체계도 그 자체가 하부구조를 가지고 있으며 이들 간에도 유기적인 상호작용이 이루어진다.

1 체계(system)는 일련의 목표를 달성하기 위하여 특정한 방식이나 양식으로 서로 결합된 부분들의 총체를 말한다. 이런 관점으로 이해한다면, 보건의료체계는 국민들의 건강을 향상시키기 위한 모든 활동을 말한다.

2) 구성요소

보건의료체계를 이해하기 위해서는 각 구성요소들 간의 관계를 파악하여야 한다. 이때 보건의료체계의 개념 틀과 모형을 활용하면 체계적으로 이해하는데 도움이 된다. 이것은 보건의료체계의 목적과 이를 달성하기 위한 각 구성요소들 간의 기능을 명확하게 보여주기 때문이다.

보건의료체계의 구성요소를 설명하는 대표적인 모형은 클레츠코브스키 등(Bogdan M. Kleczkowski, Milton I. Roemer & Albert Van Werff, 1984)이 제안한 것이다. 이 모형에서는 보건의료체계의 기능으로 보건의료자원의 개발(development of health resources), 자원의 조직화(organized arrangement of resources), 보건의료서비스의 제공(delivery of health care), 경제적 지원(economic support), 관리(management)를 제시하였고, 이를 수행하는 5가지 하부구조를 설명하고 있다. 보건의료체계 하부구조의 기능과 구성요소를 살펴보면 다음과 같다.

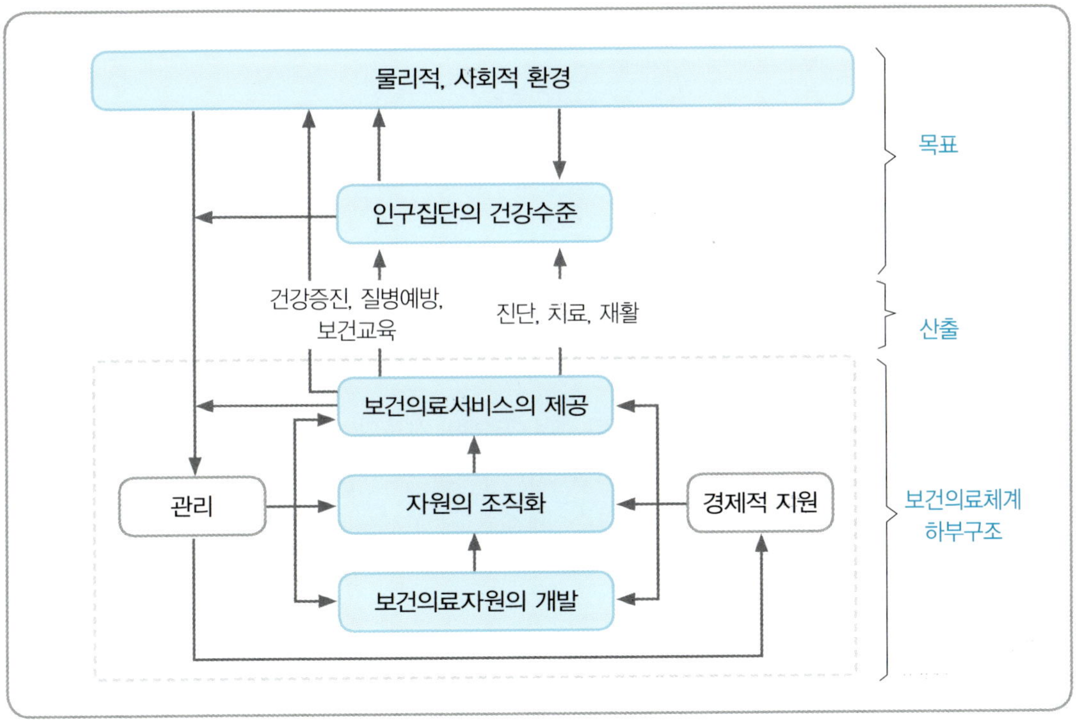

[그림 3-1] 클레츠코브스키 등의 보건의료체계 모형

출처 : Kleczkowski,BM., Roemer,MI. & Werff, AV.(1984)

(1) 보건의료자원의 개발

보건의료자원은 보건의료체계가 그 기능을 수행하는데 필요한 투입요소를 말한다. 인적 자원, 시설, 장비 및 물자, 지식과 기술 등이 여기에 해당된다.

① 인적 자원

보건의료인력은 특화된 지식과 기술을 가지고 보건의료서비스를 생산하는 전문가들을 말한다. 의사, 치과의사, 간호사, 약사, 보건기사, 보건행정요원 등이 여기에 해당된다. 보건의료인력은 필요한 보건의료서비스를 공평하고 효율적인 방식으로 제공할 수 있어야 한다. 이를 위해서는 적정한 수의 인력이 양성되어야 하고, 필요한 교육과 훈련을 받아야 하며, 지리적으로 적절하게 분포되어야 한다.

② 시설

시설은 보건의료인력이 기능을 수행하기 위해서 활동하는 공간을 말한다. 병원, 의원, 약국, 보건소, 보건지소, 보건진료소, 조산원 등이 여기에 해당된다.

③ 장비 및 물자

장비 및 물자는 보건의료인력이 기능을 수행하는데 필요한 장치나 설비, 재료를 말한다. 보건의료장비, 실험기기, 의약품, 기타 소모품과 재료 등이 여기에 해당된다. 과학적 근거에 기반하여 비용–효과적으로 안전하게 장비와 물자를 사용하여야 한다.

④ 지식과 기술

지식은 보건의료인력이 기능을 수행하는데 필요한 정보와 기술을 말한다. 보건의료체계가 원활한 기능을 수행하기 위해서는 적합하고 신뢰할 수 있는 지식과 기술이 필요하다. 양질의 보건의료서비스를 제공하기 위해서는 새로운 지식과 기술을 계속해서 도입해야 한다.

(2) 자원의 조직화

자원의 조직화는 보건의료자원을 체계적으로 배열하는 것이다. 보건의료체계에 투입된 자원을 보건의료 활동으로 전환하기 위해서는 보건의료조직이 필요하다. 보건의료조직은 다양한 보건의료자원이 서비스를 생산할 수 있도록 자원을 기능적 연관성에 따라 구조적으로 묶어 준다. 보건의료조직은 다음과 같이 5가지 유형으로 분류될 수 있다.

① 정부조직

모든 국가에는 보건의료 활동을 관장하는 정부조직이 있다. 이 조직은 중앙정부뿐만 아니라 지방정부에도 있고 서로 간에 네트워크가 형성되어 있다. 중앙정부와 지방정부의 역할과 책임은 국가마다 채택하고 있는 보건의료체계 유형에 따라 차이가 있다.

② 건강보험조직

건강보험조직의 기능과 역할은 사회보험체계와 민간보험체계를 채택하고 있는 국가에 따라 차이가 있다. 건강보험조직은 재원을 마련할 뿐만 아니라 가입자에게 보건의료서비스를 제공하기 위해 보건의료기관을 직접 운영하기도 한다. 사회보험체계에서는 정부기관이 아닌 보험자가 보험료를 활용하여 의료를 보장하며, 민간보험체계에서는 보험자가 직접 운영하는 보건의료기관이 증가하고 있다.

③ 기타 정부기관

기타 정부기관은 주도적으로 보건의료 활동을 관장하는 정부조직은 아니지만 국민들의 건강과 관련된 업무를 담당하고 있는 부서를 말한다. 우리나라의 경우 학생건강관리 관련 업무는 교육부에서, 근로자 건강관리 관련 업무는 고용노동부에서, 군인 건강관리 관련 업무는 국방부에서, 환경유해물질 관련 업무는 환경부에서 각각 담당하고 있다. 이런 정부기관은 국가 보건의료기관은 아니지만, 보건의료자원을 조직화할 때에는 반드시 고려대상에 포함시켜야 한다.

④ 비정부기관

비정부기관(non-government organization: NGO)은 회원 활동 지원, 직접 보건의료서비스 제공, 이익집단 의견 표출 등을 통해서 보건의료자원의 조직화에 영향을 미친다. 우리나라의 경우 대한의사협회 등 보건의료인 전문단체, 대한결핵협회 등 특정 질환과 관련된 단체, 대한산업보건협회 등 근로자 건강관리와 관련된 단체, 대한보건협회 등 보건의료분야 의견을 대변하는 단체 등이 있다.

⑤ 민간영역

보건의료 활동은 공공부문에서 주로 담당하는 것으로 간주되어 민간영역의 참여는 제한된 범위에서 허용되었다. 정부기관이 민간영역을 관리 및 통제하는 방식으로 관계를 설정하였다. 보건의료자원을 효율적으로 조직화하기 위해서는 민간 보건의료기관, 기업, 언론기관, 학계 등 광범위한 민간영역과 파트너십을 구축하는 것이 필요하다.

(3) 보건의료서비스의 제공

보건의료서비스[2]의 제공은 다양한 서비스가 생산되는 과정이며, 조직화된 보건의료자원을 통해 보건의료와 관련된 요구가 충족되는 과정이라고 할 수 있다. 이용자의 요구에 부합되는 서비스를 효과적으로 제공하기 위해서는 일차, 이차, 삼차 각 단계별 보건의료서비스가 지속적으로 보장되어야 한다. 그런데 보건의료서비스는 수직적 또는 수평적으로 제공할 수 있다.

① 수직적 제공

수직적 접근(vertical approach)은 각 건강문제별로 전문가들이 해결방안을 지침으로 만들고, 중앙에서부터 지방으로 하향식 방식으로 접근하는 방법이다. 담당자들의 전문화가 쉽고, 중앙부서로부터 예산 획득이 수월하고 평가가 단순하다는 장점이 있다. 한 대상자가 여러 건강문제를 가지고 있을 경우에 여러 보건의료서비스 제공자가 독립적으로 서비스를 제공하기 때문에 서비스의 중복과 누락이 발생할 수 있다.

② 수평적 제공

수평적 접근(horizontal approach)은 대상자를 중심으로 한 접근방법으로 대상자가 지니고 있는 모든 건강문제를 통합적으로 관리하는 방법이다. 제공자 입장에서는 기능과 역할 중복을 피할 수 있으며, 대상자의 입장에서는 여러 건강문제를 동시에 관리 받을 수 있으며 대상자의 요구나 수요 변화에 유연하게 대처할 수 있다. 그러나 보건의료서비스 통합제공체계를 만드는 것이 쉽지가 않다. 수평적 접근이 가능하려면 조직문화와 리더십 변화, 담당인력 역량 강화, 조직성과 측정 기준변화, 예산관리 방식의 변화, 조직개편, 정보체계 지원 등이 선행되어야 한다.

(4) 경제적 지원

보건의료체계의 운영과 서비스 제공을 위해서는 비용이 필요하다. 이에 따라 모든 국가에서는 전체 사회의 경제적 여력 중 일부를 보건의료체계로 조달할 수 있는 경제적 지원체계를 마련하고 있다. 일반적으로 보건의료체계에 필요한 예산은 조세, 사회보험, 민간보험, 이용

2 자세한 내용은 2장 보건의료서비스를 참고할 것

자 본인부담금, 기부금 등을 통해 조달된다.

세계보건기구는 재원의 성격에 따라 공공재원(예: 중앙정부기관, 건강보험조직 등), 조직화된 민간기관(예: 자선단체, 민간의료보험), 지역사회의 기부, 외국의 원조, 개인(예: 의료 이용 시 직접 지불), 기타 재원(예: 복권, 기부금 등) 등으로 구분하고 있다. 세계보건기구는 경제적 지원으로서 재원을 보건의료자원이 아니라 지원요소로 보는 경향이 있다. 이것은 재원 그 자체는 보건의료자원이 아니며 보건의료 부문에 투자된 후에 보건의료자원으로 전환되어야 한다는 것을 의미한다.

(5) 관리

관리(management)는 건강 우선순위를 결정하고, 정책을 실행할 서비스를 개발하며, 실행에 필요한 예산을 확보하고, 보건의료체계를 통해 서비스를 제공하며, 적절한 정보를 보건의료체계 전반 또는 각 구성요소에 제공하는 과정을 말한다. 이것은 보건의료체계의 모든 기능이 원활히 수행될 수 있도록 지원하는 활동이라고 할 수 있다. 국가별로 보건의료체계 관리방식은 그 나라의 사회적, 경제적, 정치적 여건에 따라 다르다. 그렇지만 모든 국가에서 보건의료체계를 관리하기 위해서는 필수적으로 리더십(leadership), 의사결정(decision making), 규제(regulation)가 필요하다. 관리에 필요한 3가지 요소의 내용은 다음과 같다.

① 리더십

리더십[3]은 조직의 목적을 달성하기 위하여 구성원을 일정한 방향으로 이끌어 성과를 창출하는 능력을 말한다. 보건의료체계는 건강수준 향상이라는 목적을 공유하는 다양한 이해관계자와 기관의 네트워크라고 할 수 있다. 비록 공통의 목적을 공유한다고 하더라도 여전히 각 개인들의 관심과 이해관계가 얽혀 있다. 이러한 상황에서 리더십은 매우 중요하다. 보건의료체계에서 리더십은 보건의료체계의 바람직한 방향을 결정하고, 구성요소들의 동기를 강화하며, 자원을 동원하게 된다.

② 의사결정

의사결정은 어떤 문제를 해결하기 위해 여러 대안 중 가장 적합한 대안(alternatives)을 선택하는 것이다. 보건의료체계 내에서 의사결정은 다양하게 나타난다. 모든 기관이 일상적으로 수행하는 과정이라고 할 수 있다. 의사결정구조의 네 가지 측면은 기획, 실행 및 실

3 자세한 내용은 6장 보건행정 조직관리를 참고할 것

현, 감사 및 평가, 정보지원 등이다. 우리나라의 경우 국가 보건의료체계 전반에 대한 의사결정은 대부분 보건복지부 등 중앙정부 조직에서 수행하고, 지역사회 보건의료체계와 관련된 의사결정은 보건소 등 지방정부 조직이 수행한다.

③ 규제

규제는 규칙, 법률, 관습 등을 활용하여 일정한 한도를 정하고 그 이상을 넘지 못하도록 제한하는 것을 말한다. 보건의료체계를 건전하게 운영하기 위한 규제는 대개 법적으로 이루어진다. 보건의료인에 대한 면허, 보건의료기관의 인가, 의약품에 대한 통제 등이 법적 규제에 해당된다. 모든 국민에게 보건의료서비스 접근성을 보장하고 불필요한 낭비를 막기 위해서 법적 규제가 실시된다.

2. 국가 보건의료체계의 유형

1) 보건의료체계 분류기준

보건의료체계에 대한 이론적 모형은 우리나라 보건의료체계의 장단점을 이해하는데 도움을 준다. 특히 정책 결정자들이 효과적인 의사결정을 할 수 있도록 도움을 줄 수 있을 것이다. 다양한 모습을 갖는 보건의료체계를 분류 기준을 사용하여 유형화할 수 있다면 세계 각국의 보건의료제도를 이해하는데 도움이 될 것이다. 가장 일반적으로 활용되는 보건의료체계 분류 기준에는 재원조달, 보건의료서비스 제공, 규제가 있다. 각 영역에서 국가의 역할을 기준으로 보건의료체계를 분류하게 된다.

(1) 재원조달

재원조달(financing)기전은 세금, 사회보험, 민간보험으로 구분할 수 있다. 세금을 재원으로 하면 모든 국민들이 보건의료서비스를 받을 수 있지만, 사회보험료를 재원으로 할 경우 의무가입이라고 하더라도 원칙적으로 보험료를 납부한 경우에만 보험을 적용받을 수 있다.

세금과 사회보험은 고소득층이 저소득층 보다 비용을 더 많이 부담하기 때문에 사전에 재정의 재분배가 이루어진다. 이와 달리 민간보험은 재분배가 이루어지지 않는다. 그런데 대부분의 국가들은 세 가지 재원조달기전을 혼합하여 사용하고 있다. 이러한 경우 가장 주된 재원조달기전을 기준으로 유형을 구분하게 된다. 우리나라의 경우 전체 국민의료비에서 사회보험료가 차지하는 비중이 가장 높지만 세금으로 충당되는 정부 일반재정과 민간의료보험료도 있다.

(2) 보건의료서비스 제공

보건의료서비스 제공(health service provision)은 제공자의 소유권과 영리성을 기준으로 공공, 비영리 민간, 영리 민간으로 구분할 수 있다. 대부분의 국가에서는 앞에서 설명한 세 가지 유형의 제공자가 모두 존재하기 때문에 특정 유형으로 구분하기가 쉽지 않다.

선진국에서는 주로 입원은 공공 또는 비영리 민간의료기관에서 담당하는데, 우리나라는 입원과 외래 모두 민간의료기관에서 담당한다. 그런데 민간의료기관은 법적으로는 비영리이지만 실제 진료행태는 영리병원과 구분이 쉽지 않다. 반면 재정은 사회보험으로 충당되기 때문에 영리성이 강한 민간의료기관과 보험자 간에 갈등이 생길 수 있다.

(3) 규제

규제는 국가와 보건의료 제공자 및 가입자 사이의 관계를 말한다. 국가는 다양하게 영향력을 발휘하여 보건의료체계의 여러 하위 영역별로 어떤 유형의 규제를 적용할지를 결정하게 된다.

규제에는 국가 규제(state-led regulation), 자율 규제(corporate self-regulation), 시장기전(market mechanism)으로 구분할 수 있다. 국가가 직접 규제를 행사하지 않더라도 자율 규제의 결과를 어떻게 활용할 것인지를 결정하고, 시장이 작동하는 규칙을 정하여 영향력을 미친다. 우리나라의 경우 국가 규제는 강력하여 자율 규제 및 시장기전은 취약하다.

2) 보건의료체계의 유형

오늘날 세계 각국에서 실시되고 있는 보건의료체계를 단순히 몇 개의 유형으로 구분하는 것은 쉬운 일이 아니다. 각 나라마다 문화적 특성에 따라 다양한 제도를 운영하고 있을 뿐만 아니라 각 제도들이 갖는 단점을 보완하기 위하여 보건의료체계 사이에 수렴현상이 뚜렷하게 나타나고 있기 때문이다. 그렇지만 재원조달방식, 보건의료서비스 제공, 규제에 근본적인 변화가 있는 것은 아니기 때문에 이를 기준으로 보건의료체계 유형을 크게 국민보건서비스, 사회보험체계, 민간보험체계로 구분할 수 있다.

(1) 국민보건서비스

국민보건서비스(National Health Service: NHS)[4]에서는 일반조세로 재원을 마련하고 모든 국민에게 무상으로 의료서비스를 제공한다. 국가는 보건의료체계 전반에 대한 포괄적인 계획을 수립하고 이에 따라 직접적으로 의료를 관리한다. 대부분 입원 의료기관은 국유화되어 있다. 국가가 관리하기 때문에 의료비 증가에 대한 통제가 강하고 조세를 통한 재원조달로 소득재분배 효과도 크다. 그러나 의료의 질이 저하될 수 있고, 정부의 과다한 의료비 지출이 문제가 될 수 있다. 영국, 스웨덴, 이탈리아 등이 국민보건서비스를 채택하고 있다. 이들 나라에서도 기존 제도의 단점을 보완하기 위하여 시장기전이나 사회보험체계의 자율 규제 방식을 부분적으로 도입하고 있는 실정이다.

(2) 사회보험체계

사회보험체계(Social Health Insurance: SHI)[5]에서는 정부기관이 아닌 보험자가 보험료를 통해 재원을 마련하여 의료를 보장한다. 관련 법률이 정한 범위 내에서 보험자와 의료제공자의 단체협상[6]에 근거하여 규제가 이루어진다. 정부에 대해 상대적으로 자율성을 지닌 기구를 통한 자치적 운영을 근간으로 하며 의료제공자가 국민과 보험자 간에서 보험급여를 대행하는 방식이다. 민간의료기관 중심으로 운영되기 때문에 의료비 증가에 대한 억제 기능이 취약하여 보험재정이 불안정할 수 있다. 독일, 프랑스, 한국 등이 사회보험체계를 채택하고 있다. 우리나라의 경우 사회보험체계이면서 단일보험자가 운영하는 국민건강보험 방식(National Health Insurance: NHI)[7]이다. 사회보험체계에서는 자율규제가 전통적인 방식이었으나 최근에는 단체협상에 국가가 개입하여 다수의 보험자 간 보험료율 격차를 줄여 나가고, 가입자가 보험자를 선택할 수 있도록 허용하여 경쟁에 의한 규제방식이 도입되고 있다.

(3) 민간보험체계

민간보험체계(private insurance system)는 가입자 개인의 위험에 비례하여 책정되는 보

---

4 모든 사람들에게 의료서비스 접근성을 보장하는 형평성(equity)을 핵심 가치로 추구한다.

5 모든 가입자에게 의료서비스 접근성을 보장하는 사회연대(solidarity)를 핵심 가치로 추구한다.

6 사회보험체계에서는 참여하는 의료제공자의 자격, 보상방식, 급여범위 등 대부분의 세부적인 제도 운영내용은 보험자와 의료제공자 간의 협상을 통해서 결정된다.

7 학자에 따라 사회보험체계에서 국민건강보험 방식을 별도로 구분하기도 한다.

험료를 재원으로 한다. 개인의 지불능력에 따라 의료서비스를 이용하는 것과 보험료 수입과 지출이 균형을 이루는 것을 원칙으로 한다. 주로 민간 의료제공자가 서비스를 공급하고 시장기전에 의해 규제된다. 국가는 매우 제한적으로 개입하게 된다. 미국이 대표적으로 민간 보험체계를 채택하고 있다. 미국의 경우 관리의료조직(managed care organization)이 등장하면서 환자와 민간의료기관에 대한 통제가 강화되고 있다. 예를 들어, HMO(health maintenance organization)는 급여범위를 통제하여 소속된 의료인과 의료기관의 진료에 개입하고 있다. 환자의 경우에도 소속된 관리의료조직 이외의 의료기관을 이용할 경우 더 많은 진료비를 지불해야 한다.

3) 의료서비스 급여체계

의료서비스를 어떤 방법으로 제공하느냐에 따라 질이나 접근성이 달라진다. 의료서비스의 급여하는 방식에는 직접제공 방법과 간접제공 방법이 있다.

(1) 직접제공 방식

직접제공 방식은 보험자가 의료서비스의 재원을 조달하여 의료시설을 건립하고 의료인을 고용하여 적용 대상자에게 의료서비스를 직접 제공한다. 여기에는 세 가지 유형이 있다. 첫째, 국민보건서비스(NHS)를 시행하고 있는 국가로 중앙정부 또는 지방정부의 재정으로 국민들에게 의료서비스를 제공한다. 둘째, 사회보험체계 국가로 보험자가 보험료를 징수할 뿐만 아니라 동시에 직접 의료시설[8]을 건립하여 적용 대상자에게 의료서비스를 제공한다. 셋째, 민간보험회사가 의료기관을 소유하여 적용 대상자에게 의료서비스를 제공한다.

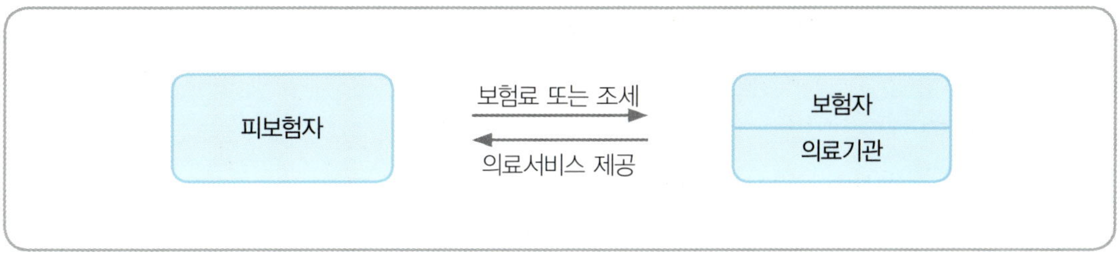

[그림 3-2] 직접제공 방식

8 우리나라의 경우 국민건강보험공단에서 운영하는 일산병원이 있다. 경기도 고양시에 소재한 일산병원은 국내 유일의 보험자 직영 병원으로 2000년 3월 3일 개원하였다.

(2) 간접제공 방식

간접제공 방식은 보험자는 재원을 조달하고 기존의 의료시설이나 인력과 의료서비스 공급 계약을 맺어 의료서비스를 간접적으로 적용 대상자에게 제공한다. 제3자 지불제도와 상환제가 있다.

① 제3자 지불제도

제3자 지불제도(third party payment)는 피보험자는 필요한 경우에 의료서비스를 이용하고, 의료제공자가 제3자인 보험자에게 환자의 진료비를 청구하며, 청구된 의료비를 심사하여 의료제공자에게 지불한다. 우리나라, 일본 등 사회보험체계를 채택하고 있는 대부분 국가에서 이 방법을 사용하고 있다. 환자는 의료를 이용할 때에 본인부담금만 지불하면 되고, 의료기관이 진료비를 보험자에게 청구하여 보상받기 때문에 상환제에 비하여 훨씬 편리한 점이 있다. 이 제도는 의료기관의 입장에서 보면 상환제의 의미를 갖지만 피보험자의 입장에서 보면 제3자 지불제도가 된다. 의료이용자와 진료비 지불자가 다르기 때문에 이용자는 과다 이용의 가능성이 있으며, 의료기관은 과잉 공급할 가능성과 함께 부당청구의 가능성도 있다.

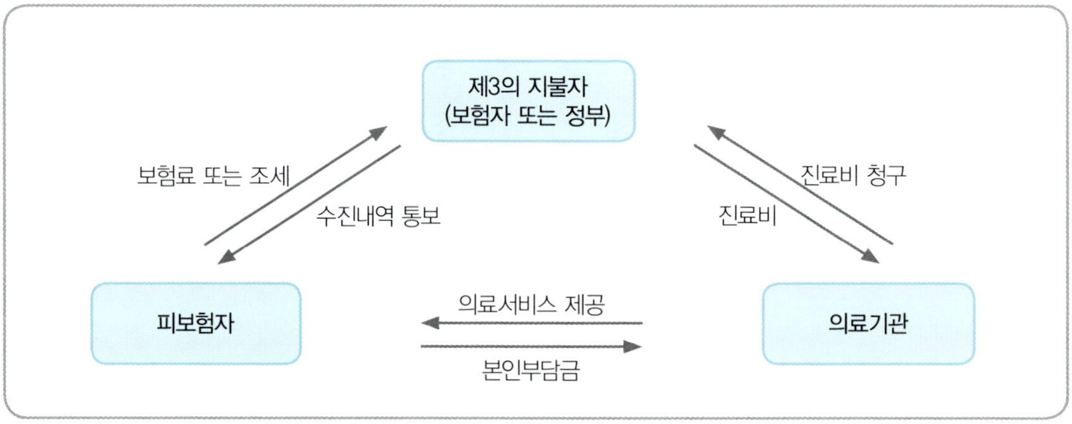

[그림 3-3] 제3자 지불방식

② 상환제

상환제(reimbursement)는 현금보상형이라고도 한다. 피보험자가 자유의사에 따라 의료기관을 이용하여 진료비를 직접 지급한 후 영수증을 보험자에게 제출하여 진료비 전액을 환불

받는다. 이 제도는 피보험자가 의료기관을 이용할 때에 진료비 전액을 직접 지불하기 때문에 의료남용을 다소 방지할 수 있고, 의료기관의 보험자에 대한 부당 청구를 원칙적으로 방지할 수 있다. 그러나 진료비 전액을 피보험자가 먼저 부담해야 하기 때문에 저소득층에게는 경제적 부담이 될 수 있다. 또한 소액 진료비의 경우 피보험자가 보험자에게 보험청구하는데 불편으로 청구를 포기할 수 있다. 미국의 민간보험회사와 프랑스에서 채택하고 있다.

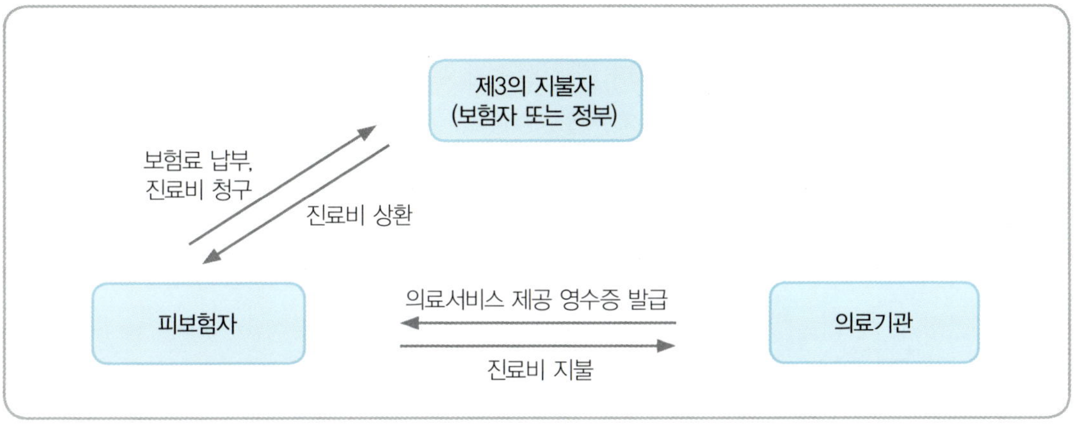

[그림 3-4] 상환제

4) 진료비 지불제도

(1) 의미

진료비 지불제도는 진료의 대가로 의료제공자에게 지불되는 보상 방식을 말한다. 진료비 지불제도는 의료서비스 공급량과 서비스 가격에 영향을 미쳐 의료비 지출 규모를 결정하게 된다. 불필요하고 낭비적인 의료행위를 예방하고, 의료제공자에게 합당한 수입을 보장하도록 설계되어야 한다. 의료보장 제도가 도입되기 이전에는 의료제공자가 서비스를 제공하고 소비자는 서비스를 제공받은 대가로 제공자에게 일정 금액의 보수를 지불하는 방식으로 진행되었다. 그러다가 의료보장 제도가 도입되면서 국가나 보험자 같은 제3의 관리자가 의료제공자와 소비자의 양자관계에 개입하게 되어 다양한 방식의 진료비 지불제도가 개발되었다. 그런데 진료비 지불제도는 단순히 제공자에 대한 보수 지불방법 이상의 기능을 하게 되어 의료의 질, 의료비, 진료비 심사 및 관리방식에도 영향을 미치게 된다.

진료비 지불은 보상하고자 하는 비용에 따라 의사에 대한 지불과 의료기관에 대한 지불로 구분된다. 의사에 대한 지불은 주로 의료행위라는 전문기술에 대한 보상을 의미하며, 의료기관에 대한 지불은 시설, 장비, 물자, 의사를 제외한 나머지 진료인력의 인건비, 운영비용 등 투입비용에 대한 보상을 의미한다. 우리나라에서는 의사에 대한 지불과 의료기관에 대한 지불이 구분되어 있지 않다. 각 나라마다 다양한 진료비 지불제도를 채택하고 있으며, 보건의료체계에 따라 기본 방식을 변형하거나 여러 유형을 복합적으로 사용하기도 한다.

(2) 분류

진료비 지불제도는 지불단위[9]에 따라 행위별수가제(fee for service), 포괄수가제(case payment), 인두제(capitation), 총액예산제(global budget)로 구분할 수 있다. 지불단위에 따른 네 가지 지불방법 이외에 의사에 대한 지불방법으로 봉급제(salary)가 있다. 또 다른 분류 기준으로 환자가 의료기관을 이용하는 시기에 따라 사전결정 방식[10]과 사후결정 방식[11]으로 구분할 수 있다. 사전결정 방식에는 포괄수가제, 인두제, 봉급제, 총액예산제가 해당되고, 사후결정 방식에는 행위별수가제가 해당된다. 각 진료비 지불제도의 특성을 살펴보면 다음과 같다.

[표 3-1] 진료비 지불제도의 특성 비교

지불제도 유형	비용절감	의료의 질	행정관리
행위별수가제	매우 낮다	매우 좋다	매우 어렵다
포괄수가제	좋다	보통	어렵다
인두제	매우 좋다	보통	매우 쉽다
봉급제	보통	낮다	쉽다
총액예산제	매우 좋다	보통	쉽다

① 행위별수가제

행위별수가제는 개별 서비스 항목별로 가격을 매겨서 보상하는 방식이다. 진료에 소요

9 행위별수가제는 검사나 수술 처치 등 개별 의료서비스를, 포괄수가제는 외래방문당, 일당, 입원 건당 등으로 정의된 환례를, 인두제는 일정 기간 등록 환자 1인의 진료비를, 총액계약제는 일정 기간 특정 의료기관의 총진료비를 지불단위로 한다.

10 사전결정 방식은 의료기관 이용 이전에 의사의 수입이 미리 결정되는데 총수입이 고정되어 있으므로 제공자는 총비용의 감소를 통하여 이윤을 극대화하거나 의료이용을 사전에 감소시켜 효용 극대화를 이루려고 한다.

11 서비스 제공량에 따라 수입이 결정되기 때문에 제공자는 가능한 많은 서비스를 비싸게 공급하려는 경향을 보인다.

되는 약제와 치료재료 비용을 별도로 산정하고, 의료인이 제공하는 각 의료행위 하나하나에 수가를 고시해 두고 서비스 내용에 따라 진료비 총액을 지불하게 된다. 행위수가에는 의료서비스 생산에 소요되는 의사, 간호사, 의료기사 등 인력의 인건비, 사용한 장비들의 감가상각비, 재료비에 대한 보상뿐 아니라 각종 행정 비용이나 건물 감가상각비 등 간접비용에 대한 보상이 포함되어 있다. 포함되는 비용이 다양하고 복잡하기 때문에 이를 객관적으로 평가하여 수가를 책정하는 방법론이 개발되어 있다. 행위별수가제는 가장 널리 사용되고 있는 지불방법으로 우리나라, 미국, 호주, 프랑스, 독일 등에서 사용되고 있다.

행위별수가제에서 진료비는 수가표(fee schedule)에 기초하여 산출된다. 수가표는 각 행위별 실제 가격을 표시하거나 행위별 점수와 점당 단가로 표시된다. 수가는 모든 의료서비스 제공자에게 강제로 적용되며 청구되는 진료비의 상한선과 하한선을 결정한다. 수가표는 보험자와 국가 보건당국의 협의로 결정되거나 보험자와 의료서비스 제공자 간의 협상으로 결정된다. 이 두 방법을 혼합하여 의사협회와 보험자 간에 협상으로 결정하고, 국가 보건당국이 협상된 수가를 승인하는 방식도 있다,

행위별수가제의 장점은 의사의 환자 진료재량권이 크고 자율성이 보장될 수 있다. 환자는 원하는 서비스를 충분히 제공받을 수 있고, 진료행위가 타당했다면 모든 진료행위에 대해 비용을 보상받기 때문에 의료 발전에 기여할 수 있다. 단점은 이 지불방법을 채택할 경우에 의료제공자는 적은 횟수의 더 철저한 검사보다는 짧고 빈도가 많은 진료를 유도하게 되어 의료비를 상승시킬 수 있다. 특히 의료제공자는 예방보다는 수가에 포함되는 치료에 중점을 두게 된다. 또한 이 지불방법은 각 서비스 항목별로 수가를 정하기 때문에 제공자와 보험자 간의 마찰이 발생할 수 있다. 관리 측면에서 가장 비용이 많이 소요되는 지불제도이다. 의료서비스 제공자에게 있어서 청구절차는 복잡하고 비용이 필요하다. 보험자가 부정청구를 근절하기 위하여 감시체계를 가동하는데도 많은 비용이 소요된다.

[표 3-2] 행위별수가제의 장 · 단점

장점	단점
• 환자에게 충분한 양질의 의료서비스 제공 가능 • 신의료기술 및 신약개발 등에 기여 • 의료의 다양성이 반영될 수 있어 의사 · 의료기관의 제도 수용성이 높음	• 환자에게 많은 진료를 제공하면 할수록 의사 또는 의료기관의 수입이 늘어나게 되어 과잉진료, 과잉검사 등을 초래할 우려가 있음 • 과잉진료 및 지나친 신의료기술 등의 적용으로 국민 의료비 증가 우려 • 수가 구조의 복잡성으로 청구오류, 허위 · 부당 청구 우려

출처 : 건강보험심사평가원 홈페이지(2020)

② 포괄수가제

포괄수가제는 치료행위가 아닌 건(case)에 기초하여 진료비를 부과한다. 진단명에 관계없이 건당 정액을 부과하는 방식과 진단명에 따라 정액을 부과하는 방식으로 구분된다. 첫 번째 방식은 포괄수가제의 가장 간단한 형식으로 질환이 아무리 심각하거나 환자를 치료하는데 어떤 자원이 소요되었든지 상관없이 의사들은 건당 정액을 지불받는다. 두 번째 방식은 건 분류체계(case classification)에 기초하여 진료비를 책정하는데, 상병에 따라 지불하는 진단군별 포괄수가제(diagnosis related group; DRG)이다. 의료서비스 제공자는 환자가 속하는 진단군에 따라 진료비를 보상받는다. 진단군별 포괄수가제는 입원환자에 대한 진료비를 책정하는데 많이 사용된다. 행위별수가제가 중간 산출물에 대해서 하나하나 보상하는 제도라고 한다면, 포괄수가제는 최종 생산물인 치료결과를 대상으로 보상하는 제도라고 할 수 있다. 치료결과에 일정액을 보상하기 때문에 의료제공자는 일정 수준의 질을 유지하면서도 비용을 최소화 할 수 있는 원가절감 방안을 모색하게 된다.

건당 정액 포괄수가제에서 진료비는 의사들이 특정 기간에 평균적으로 다룬 총 건수를 추정하고, 같은 기간에 의료기관이 지출한 평균 총비용을 평균 총 건수로 나누어 건당 정액을 계산한다. 건당 정액은 전문과목이나 의료기관의 종류에 따라 다르다. 건당 정액 포괄수가제는 비슷한 난이도의 건을 다루는 의료서비스 제공자에게 주로 적용된다. 진단군별 포괄수가제에서 진료비는 적용 가능한 진단명 목록을 나열하고, 각 진단명 치료에 요구되는 요소들과 각각의 단위 가격을 곱한 것을 합산하여 계산한다. 이 과정은 행위별수가제에서 진료비를 계산하는 방법과 유사하지만 차이점은 의사는 표준화된 진료지침에 따라 질병을 치료한다고 가정한다.

포괄수가제의 장점은 제공되는 서비스 양과는 상관없이 상병명에 따라 진료비가 지불되기 때문에 의사들에 의한 과잉진료 행위가 줄어들고, 이로 인해 의료비 증가를 억제시킬 수 있다. 의료비용을 사전에 예측할 수 있기 때문에 장기입원 유도를 방지할 수 있다. 또한 진료 표준화를 유도하거나 경제적 진료를 수행할 수 있고 행정 업무가 간편하다. 단점은 의사들이 과소 또는 최소 서비스만 제공하려는 경향을 보일 수 있어서 의료서비스에 대한 환자의 만족도가 저하될 수 있다. 관리 측면에서 건당 일정 비용 포괄수가제는 행위별수가제보다 행정비용이 훨씬 적게 소요되지만, 진단명별 포괄수가제는 행위별수가제 보다 행정비용이 크게 절감되지는 않는다.

[표 3-3] 포괄수가제의 장 · 단점

장점	단점
• 경영과 진료의 효율화 • 과잉진료, 의료서비스 오남용 억제 • 의료인과 심사기구 · 보험자간의 마찰 감소 • 진료비 청구방법의 간소화 • 진료비 계산의 투명성 제고	• 비용을 줄이기 위하여 서비스 제공을 최소화하여 의료의 질적 수준 저하와 환자와의 마찰 우려 · 조기 퇴원 • DRG 코드조작으로 의료기관의 허위 · 부당청구 우려 • 의료의 다양성이 반영되지 않으므로 의료기관의 불만이 크고 제도 수용성이 낮음

출처: 건강보험심사평가원 홈페이지(2020)

③ 인두제

인두제는 일정 기간 의료기관에 등록한 주민의 수를 기준으로 보수를 지불한다. 보험가입자가 선택한 제공자에게만 적용된다. 주민이 의사를 선택하고 등록을 마치면, 등록된 주민이 환자로서 해당 의사의 의료서비스를 받든지 안 받든지 간에 보험자 또는 국가로부터 각 등록된 환자 수에 따라 일정수입을 지급받게 된다. 진료보수가 진료의 양이나 질에 상관없이 결정되기 때문에 의사는 경미한 환자를 더 원하게 되고 복잡한 환자는 일차진료 후에 전문의에게 의뢰하는 경향을 보이게 된다. 따라서 인두제는 기본적이고 비교적 단순한 일차의료에 주로 적용되며, 의료전달체계의 확립이 선행되어야 한다.

간단한 인두제에서는 제공자는 각 환자별로 일정한 진료비를 제공받고, 복잡한 인두제에서는 환자의 나이, 성별, 거주지 등에 따라 차등적으로 진료비를 보상받는다. 인두제는 두당 비용과 인두제에 등록된 제공자와 각각의 제공자에게 할당된 환자들을 기록한 인두제 등록목록으로 구성되어 있다. 보험자가 인두제 등록목록을 관리한다. 진료비가 제공자에게 지불되기 위해서는 환자들은 보험자에게 어떤 의사와 병원을 선택했는지를 알려야 한다. 의료의 질을 보장하기 위해 의료기관에 할당되는 환자 수는 제한된다.

인두제의 장점은 진료비를 절감하는데 매우 효과적이다. 등록된 주민에게 사용되는 진료비용이 적을수록 의사의 수입이 증가하기 때문에 의사들은 의료비를 절감하기 위해서 예방활동이나 질병의 조기발견과 치료에 관심을 기울이게 된다. 인두제는 양질의 진료를 제공하려는 유인을 감소시킬 수 있다. 단점은 자신의 업무량과 비용을 줄이기 위해서 과소진료를 하거나 환자를 과도하게 전문 의료기관으로 후송하는 문제가 발생할 수 있다. 이러한 문제를 예방하기 위해서는 환자에게 담당의사와 병원을 자유롭게 변경할 수 있는 권한을 주거나, 특정한 기준에 미치지 못하는 제공자를 인두제 등록목록에서 삭제하는 것이다.

[표 3-4] 인두제의 장 · 단점

장점	단점
• 진료비 지불의 관리 운영이 편리지출 비용의 사전 예측 가능 • 자기가 맡은 주민에 대한 예방의료, 공중보건, 개인 위생 등에 노력 • 국민의료비 억제 가능	• 의사들의 과소 진료 우려 • 고급의료, 최첨단 진료에 대한 경제적 유인책이 없어 신의료기술의 적용 지연 • 중증 질병환자의 등록기피 발생 우려

출처: 건강보험심사평가원 홈페이지(2020)

④ 봉급제

봉급제는 의료제공자와 보험자 간의 노동계약에 기초한다. 보험자는 의료제공자에게 월급여와 사회보장 기여분 등 추가보수를 지급한다. 월급여를 받는 의료제공자는 시간제로 일하기 때문에 제공한 의료 공급량이나 진료한 환자 수와 상관없이 일한 시간에 기초하여 항상 일정한 급여를 받는다. 의료장비, 의료재료, 추가적인 인건비는 보험자로부터 지급받는다. 노동계약은 상근 또는 비상근으로 맺을 수 있다. 보험자와 계약된 근무시간 외에는 민간진료 등 추가적인 진료를 할 수 있다.

봉급제를 적용하기 위해서는 보험자의 요구사항을 충족시킬 수 있는 의료인들이 노동계약서에 서명하여야 하며, 보험자는 이들 의료진들과 노동계약을 규정하고 협상하여야 한다. 의료진을 고용하는 보험자는 의료시설을 조직하고 관리하여야 한다.

봉급제의 장점은 과잉진료나 진료비용의 산정에 부정적인 염려가 없으며, 수입의 안정성이 보장되므로 진료에 집중할 수 있다. 단점은 최소한의 자기 책임만을 수행하여 과소진료를 초래할 수 있고 의사가 환자 진료보다는 승진과 보수를 좌우하는 상급자에게 보다 많은 관심을 기울일 수 있다.

[표 3-5] 봉급제의 장 · 단점

장점	단점
• 의료서비스 제공을 위한 직접비용이 독립계약 하에서 보다 상대적으로 적음	• 개인적 경제적 동기가 적어 진료의 질을 높인다거나 효율성 제고 등의 열의가 낮음 • 관료화, 형식주의화, 경직화 등 우려 • 진료의 질적 수준 저하

출처: 건강보험심사평가원 홈페이지(2020)

⑤ 총액예산제

총액예산제는 일정 기간 동안 제공되는 진료서비스와 약품에 대한 총비용을 사전에 미리 책정하여 지불한다. 사전에 보험자 측과 의사단체 간에 제공되는 의료서비스에 대한 진료비 총액을 정하고 의료기관에 일괄적으로 지급한다. 의사단체는 결정된 진료비 총액을 개별 의료제공자에게 행위별수가제, 포괄수가제, 인두제 등의 지불방법을 적용하여 진료비를 배분하게 된다. 의사단체는 총액의 범위 내에서 진료를 담당하고, 환자는 진료비에 구애받지 않고 의료서비스를 이용하게 된다. 이 방법은 독일에서 일차진료의에게 적용되고 있다.

총예산은 투입요소 또는 결과물을 기준으로 설정할 수 있다. 투입요소 기준예산은 제공자의 과거 비용경험을 기준으로 설정된다. 비용경험은 특정 제공자의 실제비용과 같은 규모와 종류의 공급자간 평균비용을 제시해 준다. 결과물 기준예산은 제공자의 수행정도에 기초하여 책정된다. 수행정도를 추정하는 것은 비용을 추정하는 것 보다 훨씬 어렵다. 수행정도는 진료 행위수나 제공된 약품수를 의미하는 것이 아니라 제공자가 보험자에게 제출한 건수를 의미한다.

총액예산제의 장점은 진료보수의 배분을 의사단체에 위임하기 때문에 과잉진료에 대한 자체통제가 가능하여 의료비 절감을 가져올 수 있다. 비용에 대한 효과적 조정이 가능하므로 진료의 가격과 양을 동시에 통제 및 조정할 수 있게 된다. 단점은 의료제공자가 과소진료를 제공하거나 건강상태가 좋지 못한 환자를 기피하는 현상도 발생할 수 있다. 또한 매년 진료비 계약이 원만하지 않을 경우에는 의료공급의 혼란을 초래할 수 있다.

[표 3-6] 총액예산제의 장 · 단점

장점	단점
• 과잉 진료 · 청구의 시비가 줄어들게 됨 • 진료비 심사 · 조정과 관련된 제공자 불만이 감소됨 • 의료비 지출의 사전 예측이 가능하여 보험 재정의 안정적 운영 가능 • 의료제공자의 자율적 규제 가능	• 보험자 및 의사단체 간 계약 체결의 어려움 상존 • 전문과목별, 요양기관별로 진료비를 많이 배분 받기 위한 갈등 유발 소지 • 신기술 개발 및 도입, 의료의 질향상 동기가 저하되며, 의료의 질관리가 어려움(과소 진료의 가능성)

출처: 건강보험심사평가원 홈페이지(2020)

5) 진료비 본인부담제도

본인부담(cost sharing)제도는 보험방식으로 조달되는 재원에 한계가 있어 본인에게 의료비의 일부를 부담하게 하여 불필요한 의료이용을 줄이고 의료비 증가를 억제하여 재정의 안정성을 도모하는 것을 말한다. 그러나 모든 소득계층에 일률적으로 본인부담금을 부과하게 되면, 저소득층에게는 상대적으로 과중한 부담이 되기 때문에 꼭 필요한 의료서비스를 충분히 받지 못하는 부작용을 유발할 수도 있다. 일반적으로 각 진료비 본인부담제도는 단독으로 적용되는 경우보다는 몇 가지 본인부담제가 부분적으로 조합된다. 우리나라에서는 정률제와 본인부담상한제를 채택하고 있다. 진료비 본인부담제도에는 정액공제제, 정률제, 급여상한제, 정액부담제, 정액수혜제가 있다.

(1) 정액공제제

정액공제제(deductible)는 의료이용시 일정금액까지의 의료비는 본인이 전액 부담하고 그 이상의 의료비만 급여대상으로 인정하는 방법이다. 일정액 공제제라고도 한다. 소액의료비는 본인이 전액 본인부담으로 하고 그 이상의 의료비에 대해서만 건강보험을 적용하게 된다. 장점은 불필요한 의료서비스의 이용을 줄일 수 있고, 소액 진료비 청구서에 대한 심사 및 지불이 사라지기 때문에 행정비용을 절약할 수 있다. 단점은 반드시 필요한 의료서비스에 대한 접근성을 제한시킬 수 있고, 본인부담금은 고소득층보다는 저소득층에게 상대적으로 더 큰 경제적 부담을 줄 수 있다.

(2) 정률제

정률제(coinsurance)는 보험자가 의료비용의 일정비율을 지불하고 나머지 부분을 의료이용자가 부담하는 방법이다. 본인일부부담제라고도 한다. 정률제는 의료의 가격을 감소시켜 의료이용자는 보다 값싼 의료제공자를 찾게 된다. 의료이용자의 가격탄력성과 본인 부담비율의 크기에 따라 성공여부가 달려있다. 본인부담 비율이 너무 높게 되면 의료이용시 경제적 부담을 느끼는 소비자들은 추가적으로 민간보험에 다시 가입하게 되는 경우가 발생한다. 이렇게 되면 소비자들이 이중 보험료를 부담하게 되는 결과를 초래하게 된다.

(3) 급여상한제

급여상한제(limit)는 보험급여의 최고 금액을 정하여 그 이하의 의료비에 대해서는 의료서비스 이용자가 부담하게 하는 방법이다. 급여상한제는 이용할 확률이 낮은 고액의 진료비가 요구되는 의료서비스에 대해서는 보험급여 대상에서 배제하는 제도이다. 이렇게 하면 사치성 의료서비스 이용은 급격히 줄어들어 의료비 절감효과가 크지만, 사치성 의료서비스가 아니면서 꼭 필요한 고액진료비를 발생시키는 질병치료의 경우에는 의료비 부담이 가중되게 된다. 개별적으로 민간보험에 추가 가입하는 경우가 발생할 수 있다.

(4) 정액부담제

정액부담제(copayment)는 의료서비스 이용의 내용에 상관없이 이용하는 의료서비스의 건당 일정액만 소비자가 부담하고 나머지는 보험자가 지불하는 방법이다. 예를 들어, 건당 1만원으로 결정하면 5천원하는 의료서비스도 1만원을 부담해야 한다. 이렇게 되면 불필요한 값싼 의료서비스 이용을 억제하는 효과를 기대할 수 있다.

(5) 정액수혜제

정액수혜제(indemnity)는 이용하는 의료서비스 건당 일정액만을 보험자가 부담하고 나머지는 의료이용자가 전액 부담하는 방법이다. 이 제도는 의료이용자에게 상당한 부담을 주게 된다. 환자는 가능한 한 보험자가 부담하는 비용 범위 내에서 치료받기를 희망하게 되고 그런 요구에 따라 의료제공자는 의료서비스 가격을 그 수준에 맞추거나 최소한의 치료만을 제공하게 될 것이다. 환자로 하여금 값싼 의료제공자를 찾도록 하는 동기부여가 제공되고, 제공자 간에 의료서비스의 가격과 질에 경쟁이 유도될 수 있다.

3. 국가별 보건의료체계 비교

앞에서 재원조달, 의료서비스 제공, 규제를 기준으로 적용하여 보건의료체계 유형을 국민보건서비스, 사회보험체계, 민간보험체계로 분류한 내용을 살펴보았다. 여기에서는 국가별 보건의료체계를 비교한 뢰머(1991)의 보건의료체계 유형과 경제협력개발기구(2011)의 보건의료체계 유형을 살펴보도록 한다.

1) 뢰머의 보건의료체계 분류

뢰머(Milton I. Roemer, 1991)는 세계 각국의 보건의료체계를 각국의 경제적 수준과 보건의료체계를 지배하는 정치적 이데올로기를 기준으로 분류하였다. 경제적 수준은 1인당 국민총생산(GNP)[12]을 적용하였고, 정치적 이데올로기는 보건의료체계에 대한 정부의 시장개입(market intervention) 정도를 적용하였다. 정부의 시장개입 정도에 따라 보건의료체계를 자유기업형, 복지지향형, 보편적 포괄형, 사회주의형으로 분류하였다.

[표 3-7] 뢰머의 보건의료체계 분류

경제 수준	정치적 이데올로기(시장개입 정도)			
	자유기업형	복지지향형	보편적 포괄형	사회주의형
부유한 국가	미국	독일, 캐나다, 일본	영국, 뉴질랜드, 노르웨이	구 소련, 구 체코공화국
개발도상국가	대만, 필리핀, 남아프리카공화국	브라질, 이집트, 말레이시아	이스라엘, 니카라과	쿠바, 북한
저개발국가	가나, 방글라데시, 네팔	인도, 미얀마	스리랑카, 탄자니아	중국, 베트남
자원 풍요 국가		리비아, 가봉	쿠웨이트, 사우디아라비아	

출처 : Milton I. Roemer,(1991). National health systems of the world. Oxford University Press.

(1) 자유기업형

자유기업형(entrepreneurial health system)은 의료자원의 대부분을 민간부문에 의존하고 있다. 이 유형의 국가에서는 보건의료비가 개인적으로 조달되는 것이 특징이다. 보건의료전문직에 대한 면허나 자격 인정을 전문직 단체에서 관장하는 것이 일반적이고, 민간의료보험이 활성화되어 있다.

(2) 복지지향형

복지지향형(welfare-oriented health system)은 사회보험이나 조세로 보건의료서비스를 제공한다. 의사들은 개원할 수 있고 진료비는 제3자 지불기구로부터 지급받는다. 의료공급이 민간 중심으로 되어 있지만, 사회보험을 통해 의료제공자에 대한 정부의 개입이 비교적 강한 편이다. 사회보험이 중심이지만 민간의료보험이 보완적으로 발달해 있고, 의료의 질이 높지만 국민의료비의 증가 추이가 높은 편이다. 정부 세출에서 보건의료비가 차지하는 비중이 크다는 것이 큰 특징이다.

12 뢰머가 1991년 책을 발간할 당시 각 국가의 상황과 오늘날에는 차이가 있을 수 있다는 점을 고려하여야 한다. 특히 각 국가의 국민총생산 자료는 1985년 무렵 것이며, GNP가 5,000달러 이상을 부유한 국가, 500-5,000달러를 개발도상국가, 500달러 미만을 저개발국가로 구분하였다.

(3) 보편적 포괄형

보편적 포괄형(universal and comprehensive health system)은 조세를 재원으로 모든 국민들에게 포괄적 보건의료서비스를 제공한다. 대부분의 의료시설은 정부의 통제를 받고, 의사를 포함한 보건의료인력은 정부에 고용되어 월급을 받는다. 진단과 치료 중심으로 의료서비스를 제공하는 것뿐만 아니라 지역사회 중심의 질병예방과 건강증진, 재활까지 포괄적으로 보건의료서비스를 제공한다.

(4) 사회주의형

사회주의형(socialist health system)은 국가가 보건의료서비스에 대한 모든 책임을 진다. 보건의료서비스는 교육, 주택, 사회복지서비스, 고용 등과 마찬가지로 국가의 책임하에서 전체 사회구성원에게 일정한 원칙에 따라 분배된다. 사회주의 국가에서 모든 보건의료인은 국가에 고용되어 있으며, 보건의료 시설은 국유화되어 있다. 이런 이유로 국가가 활용할 수 있는 보건의료인력이나 시설은 상대적으로 많다.

2) 경제협력개발기구의 보건의료체계 분류

경제협력개발기구(Organization for Economic Cooperation and Development: OECD, 2011)는 회원 국가들의 보건의료체계를 근거로 유형을 분류하였다. 경제협력개발기구는 의료서비스 제공 주체, 재원조달기전, 일차의료 문지기 기능, 소비자 선택권을 분류기준으로 적용하여 보건의료체계를 6개 유형으로 분류하였다. 재원조달기전의 세부기준으로 경쟁방식 의료보험, 공보험과 민간보험간의 관계, 민간의료보험의 역할을 선택하여 적용하였다.

[표 3-8] 경제협력개발기구의 보건의료체계 분류

유형	보건의료체계 특성	해당 국가
1군	민간 중심 의료제공, 경쟁방식 의료보험	독일, 네덜란드, 스위스
2군	민간 중심 의료제공, 공보험과 보완적 민간의료보험, 약간의 일차의료 문지기 기능	호주, 벨기에, 캐나다, 프랑스
3군	민간 중심 의료제공, 공보험과 미약한 민간의료보험, 일차의료 문지기 기능 없음	오스트리아, 그리스, 룩셈부르크, 일본, 한국
4군	국가 책임 의료제공, 일차의료 문지기 기능 없음, 소비자 선택 보장	아이슬란드, 스웨덴

5군	국가 책임 의료제공, 일차의료 문지기 기능, 소비자 선택 제한, 엄격하지 않은 예산 통제	덴마크, 핀란드, 포르투갈, 스페인
6군	국가 책임 의료제공, 일차의료 문지기 기능, 소비자 선택 보장, 엄격한 예산 통제	영국, 아일랜드, 이탈리아, 뉴질랜드, 노르웨이

4. 외국의 보건의료체계

외국의 보건의료체계에 대한 학습은 우리나라의 제도를 이해하는 데 도움이 될 뿐만 아니라 우리가 직면하고 있는 여러 문제의 해결 방안을 모색할 수 있다. 여기에서는 국민보건서비스, 사회보험체계, 민간보험체계를 각각 대표할 수 있는 영국, 독일, 미국의 제도를 간략히 살펴보려고 한다.

1) 영국

영국은 1948년 국민보건서비스(National Health Service: NHS)를 시작하였다. 그 동안 정치적 상황이나 사회경제적 환경의 변화에 따라 제도적으로 많은 변화가 있었다. 특히 2012년 보건과 사회복지법(Health and Social Care Act)에 따라 대대적인 구조개혁이 이루어졌다. 그렇지만 무상의료서비스 제공[13], 서비스의 보편성과 포괄성[14]이라는 핵심 원칙은 계속해서 유지되고 있다. 오늘날 영국은 일차의료와 관련된 인력과 시설이 잘 갖추어져 있고, 보건의료에 대한 보편적 접근성이 보장되고 있는 대표적인 국가로 알려져 있다. 여기에서는 영국의 국민보건서비스와 관련된 내용을 간략히 살펴보도록 한다.

(1) 국민보건서비스 발전과정

① 국민보건서비스 도입

1900년 이전에는 민간보험이 시행되었지만 대다수 국민이 의료서비스를 받지 못하였다.

13 국민보건서비스는 기본적으로 무료이지만 처방약, 안과 및 치과 진료에 대해서는 본인부담금이 일부 있다. 그러나 본인부담금은 16세 이하, 60세 이상, 임신부, 저소득층 등에 대해서는 면제된다.

14 일차 보건의료서비스를 이용할 때 일반의(GP)를 통한 포괄적 의료서비스를 제공받도록 하며, 모든 사람들이 이용할 수 있도록 권리를 보장하고 지불 능력과 상관없이 필요한 의료를 제공받도록 운영한다.

1911년 최초의 사회보험법이라고 할 수 있는 국민보험법(National Insurance Act)을 제정하여 건강보험제도를 시작하였다. 노동자는 소득에 비례하여 보험료를 납부하였으며, 1915년까지 노동자의 75%, 전국민의 35%가 급여대상이었다. 1942년 베버리지(Beveridge) 보고서[15]는 국가 차원에서 모든 국민에게 의료서비스를 제공할 것을 제안하였다. 1945년 집권한 노동당 정부는 베버리지 보고서의 제안에 따라 1946년 국민보건서비스법(National Health Service Act)을 제정하고, 1948년 7월 5일부터 국민보건서비스(NHS)가 시작되었다. 당시 보건장관 베번(Aneurin Bevan)은 맨체스터에 파크 병원(Park Hospital)을 개원하여 국민보건서비스를 제공하기 시작하였다.

② 국민보건서비스의 개혁 활동

국민보건서비스 초기에는 재정적으로 큰 어려움에 직면하였다. 최초 3년으로 예상했던 운영비용이 초과되어 1952년 처방료와 일반 치과치료에서 본인부담이 일부 도입되었다. 1973년 제정된 국민보건서비스 개혁법(National Health Service Reorganization Act)에 따라 1974년에 국민보건서비스에 포괄적이고 체계적인 행정개혁[16]이 진행되었다. 이러한 노력에도 불구하고 새로운 의료기술의 발전으로 의료수요가 급속히 증가하여 재정위기를 초래하여 1987년 전국적으로 4,000병상이 폐쇄되었다. 결국 1990년에 내부시장(internal market)제도를 도입하게 되었다. 지역의 보건당국은 해당 지역의 일반의(GP) 가운데 일정한 요건을 갖춘 의사에게 예산을 지급하여 등록된 환자를 위한 비응급 수술을 포함한 일정한 병원서비스 및 지역사회 의료서비스를 구매하도록 하였다. 만약 예산이 남으면 일반의가 사용할 수 있는 권한을 주었다. 이에 따라 서비스 제공자들은 일반의의 고객을 확보하기 위하여 병원 간에 경쟁적으로 서비스 비용을 낮추게 되었다. 1994년부터는 총액구매방식(Total Purchasing Pilot: TPP)제도가 도입되어 일반의가 서비스 제공자를 선택하여 환자가 필요로 하는 모든 서비스를 구매하게 되었다. 그러나 서비스 제공자 간의 경쟁으로 불필요한 서비스 중복이 초래되어 1997년 노동당은 내부시장제도를 폐지하였다. 의료서비스의 접근성을 높이기 위하여 1998년에 콜센터(NHS Direct), 2000년에 상설진료소(NHS Walk-in Center)를 도입하였다. 2000년 국민보건서비스 계획(NHS Plans)을 발표하였다. 자원 투입을 확대하고 모든 환자가 48시간 이내에 일반의를 만날 수 있도록 환자 예약

15 Social Insurance and Allied Services

16 행정개혁의 주요 내용은 첫째, 중앙-지방-지역 수준으로 편재된 국민보건서비스의 행정단위를 일원화된 통제체제로 재편하여 경영효율성을 높이고, 둘째, 각 지역별 위원회와 병원에 의사, 보건행정인, 주민대표가 참여하는 경영팀을 설치하고, 셋째, 전문의에게 부여된 특권과 특혜를 줄인다.

시스템을 도입하여 운영의 효율성을 향상시켰다. 2002년에 일차의료위원회(Primary Care Trusts: PCTs)와 국립임상개선위원회(National Institute for Health and Clinical Excellence: NICE)를 설립하였다. 2004년에 파운데이션 트러스트(Foundation Trust)를 설립하였고, 2008년에 자유선택제(Free Choice)를 도입하여 환자들이 국민보건서비스 기준을 충족하는 병원 및 의원을 자유롭게 선택할 수 있도록 하였다. 2009년에 의료질관리위원회(CQC)를 신설하였다. 2012년 건강 및 사회복지법(Health and Social Care Act)이 개정되어 일차의료트러스트(PCTs)가 제공자를 일괄 관리하던 체계를 폐지하고, 분야별 제공자 위탁(Commissioning)을 별도로 두어 일차의료, 급성기 이차의료, 정신보건, 학습장애, 지역보건서비스 등 각 보건의료서비스별로 별도 위탁 운영하는 임상위탁그룹(Clinical Commissioning Groups: CCGs) 체계[17]로 전환하였다.

(2) 국민보건서비스의 운영체계

국민보건서비스는 의료제공자, 관리조직, 감시 및 규제 조직으로 구성되어 있다. 의료제공자는 일반의 중심의 일차의료 제공자와 병원 중심의 이차의료 제공자로 구성된다. 관리조직으로 재무부(HM Treasury), 보건사회부(DHSC), 국민보건서비스 잉글랜드(NHS England), 임상위탁그룹(CCGs)이 행정을 지원하고 있다. 의료제공자를 감시 및 규제하는 조직으로는 모니터(Monitor), 의료질관리위원회(CQC), 헬스워치(Health Watch)가 있다.

① 의료제공자

㉠ 일차의료

ⓐ 서비스 내용

일차의료는 국민보건서비스의 핵심으로 전체 예산의 약 75%를 배당받으며 환자의 90%를 담당하고 있다. 일차의료서비스에는 가벼운 상처나 질병의 치료와 예방접종, 금연치료 등이 포함된다. 전문적인 검사 및 치료가 필요한 환자는 이차의료(secondary care)를 담당하는 기관으로 의뢰한다. 일차의료 치과서비스는 개별 치과의사 또는 치과진료소(dental practice)와 계약을 통해 제공된다. 대부분 치과의사는 국민보건서비스와 민간의료를 모두 제공하고 있다. 안과치료는 대부분 민간

17 임상위탁그룹은 전국에 약 200여개가 있고, 약 8,500개의 일차의료 의원(GP Practice)이 속해 있으며 지역단위로 재정을 관리하고 있다. 일차의료트러스트(PCTs)를 총괄 감독하던 보건전략국(SHAs)은 폐지되고 국민보건서비스커미셔닝위원회(NHSCB)로 대체되었다.

의료에서 제공한다.

ⓑ 제공자

일반의(GP)[18], 치과의사, 안경사, 약사, 상설진료소(NHS Walk-in Center), 콜센터(NHS Direct) 등이 일차의료서비스를 제공한다. 이외에 치료는 아니지만 돌봄 서비스를 제공하는 지역사회 보건서비스(Community Health Service)[19]가 있다. 일차의료의 핵심 기능은 일반의[20]가 담당하고 있다. 가장 중요한 업무는 관리하고 있는 주민들에 대한 연평균 2회의 정기 건강검진이며, 이외에도 환자면담을 통한 건강상담, 질병의 증상 및 원인 진단, 처방, 환자 치료계획 수립, 전문적인 검사나 진료가 필요한 환자는 이차의료기관으로 의뢰한다. 환자는 필요한 경우 주치의와 전화로 상담하거나 예약하면 주치의를 만날 수 있다. 주치의로부터 처방을 받는 경우 처방전을 약국에 제출하고 약을 받는다. 상설진료소는 지하철역 근처와 같이 사람들이 언제든 이용할 수 있는 장소에 위치하여 긴급치료센터의 역할을 한다. 사전예약 없이 방문하여 긴급한 진료, 감기, 가벼운 상처 등을 치료받을 수 있다. 여기에는 일반의가 근무하며, 주중 매일 12시간 이상 운영한다. 한편, 콜센터는 직통 전화 및 인터넷으로 24시간 운영되며, 주로 간호사 및 전문상담사가 건강관련 정보를 제공한다.

㉡ **이차의료**

ⓐ 서비스 내용

이차의료는 병원단위에서 제공되고 통합서비스를 위해 병원 간 네트워크가 이루어진다. 인구 12~30만 단위로 지역마다 병원이 1개소씩 설치되어 있다. 외래환자는 진료하지 않으며, 주로 일반의가 의뢰한 환자에 대한 전문의에 의한 치료나 수술 등 입원 치료 및 외래 진료를 담당한다. 응급치료는 4시간 이내 치료가 이루어진 후 퇴원하거나 추가치료를 위한 입원이 이루어진다. 가벼운 우울, 불안장애 등은

18 영국에서 일반의(GP)가 되기 위해서는 5년 의과대학 졸업 후에 2년의 기초 수련과정과 3년의 일반의 수련과정을 거친 후 시험을 통과하여야 한다. 의과대학은 전문의 과정(7년)과 일반의 과정(3년)이 분리되어 있다. 의대생은 두 과정 중 하나를 선택해야 하기 때문에 만약 전문의 과정을 선택하면 일반의가 될 수 없고, 반대로 일반의는 이차 의료기관에서 진료할 수가 없다.

19 지역보건서비스는 통합서비스(integrated service)로 알려져 있으며, 지역보건서비스는 치료는 아니지만 돌봄이 필요한 사람들에게 지역간호, 물리치료 등의 서비스를 제공하는 장기요양의 의미가 강하다.

20 일반의 급여는 기초적 보수, 담당환자 수에 따른 인두제 보수, 서비스에 따른 성과보수로 구성되며, 국민보건서비스(NHS)에서 받는다.

주로 일반의가 진료하지만 입원치료를 포함해서 전문적 치료가 필요한 경우에는 정신보건 트러스트 또는 병원 트러스트에서 담당한다. 병원 정신건강서비스의 약 1/4 정도는 민간병원에서 담당한다.

ⓑ 제공자

병원 트러스트(Hospital Trust), 정신건강 트러스트(Mental Health Trust), 급성기 트러스트(Acute Trust), 응급의료 트러스트(Ambulance Trust)가 있다. 트러스트는 중앙정부의 관할에 있는 여러 개의 공공병원들의 결합체로 일차의료 제공자에게서 치료 · 검사를 의뢰받은 환자를 다시 치료하는 기관이다. 2013년부터 파운데이션 트러스트(Foundation Trust)[21]로 전환시키고 있다. 국민보건서비스(NHS)에서는 민간병원의 서비스도 구매하는데, 약 4% 수준으로 그 비중은 증가하는 추세이다. 전문의들은 국민보건서비스의 병원에서 급여를 받고 추가적으로 민간병원에서도 환자를 진료할 수 있다.

② 관리조직

㉠ 재무부

중앙정부의 재무부(Her Majesty's Treasury: HM Treasury)는 세금을 이용하여 보건의료 예산을 잉글랜드, 스코틀랜드, 웨일즈 및 북아일랜드에 바넷 공식(Barnett Formula)에 따라 배분한다.

㉡ 보건사회부

보건사회부(Department of Health & Social Care: DHSC)는 공중보건과 사회서비스 관련 업무를 총괄하는 중앙정부 조직이다. 국민보건서비스(NHS)의 목표를 설정하고 운영 등에 대한 최종적인 책임이 있다. 보건사회부는 총 6명의 장관(Ministers)이 있으며, 그 중 1명이 보건사회부의 전체적인 업무를 책임(Secretary of State for Health and Social Care)지고 있다.

21 파운데이션 트러스트는 국민보건서비스에 소속되어 있으나 보건부의 통제로부터 자유로운 독립적인 비영리조직으로 독립채산제 방식으로 운영된다. 파운데이션 트러스트는 보건사회부의 중앙통제로부터 벗어남에 따라 자본의 차용, 자산 매각, 잉여금 보유 등 재정적 자율성을 높일 수 있다. 보건사회부장관이 지명한 독립적인 조정자(Monitor)에 의해 관리된다.

ⓒ 국민보건서비스 잉글랜드

국민보건서비스 잉글랜드(NHS England)는 실제적인 최고관리조직이다. 보건사회부로부터 독립된 조직으로 서비스 제공을 감독하고 계약하는 업무를 담당하고 있다. 임상위탁그룹(CCGs)을 감독하고 예산을 배분한다. 일반 의료서비스는 임상위탁그룹(CCGs)에서 구매 및 계약을 하지만 군인, 범죄자 등 특정인을 대상으로 하는 의료서비스는 국민보건서비스 잉글랜드가 직접 구매한다. 2019년 4월에 국민보건서비스 잉글랜드와 국민보건서비스 개선(NHS Improvement)은 조직이 통합되었다.

ⓓ 임상위탁그룹

임상위탁그룹(Clinical Commissioning Groups: CCGs)[22]은 2013년 4월에 설립되었으며, 일반의, 간호사 등 임상전문가들로 구성된다. 일반 의료서비스를 구매하는 역할과 급성 및 응급처치, 선택적 병원진료, 지역사회 보건서비스, 재활치료, 정신건강 및 학습장애 등을 관리하는 역할을 하고 있다. 또한 각 지역의 건강 및 웰빙 이사회(Local authority Health and Wellbeing Boards)와 협력하여 의료제공 계획을 수립한다.

③ 감시 및 규제 조직

㉠ 모니터

모니터(Monitor)는 국민보건서비스에서 제공하는 서비스의 가격을 결정하고 병원 활동을 규제하기 위하여 2004년 설립되었다. 주요 업무는 의료기관 간 공정한 경쟁촉진, 환자의 접근성 보장, 인수 · 합병의 자율성 부여, 병원 인센티브 관리 등이다. 제공자가 환자에게 안전하고 고품질의 서비스를 제공하는데 필요한 지원을 하고, 제공자의 성과가 심각히 저하되는 경우에는 규제할 수도 있다. 모니터는 2016년 4월 국민보건서비스 개선(NHS Improvement)의 일부로 조직이 통합되었고, 다시 2019년 4월에는 국민보건서비스 잉글랜드와 국민보건서비스 개선이 통합되었다.

㉡ 의료질관리위원회

의료질관리위원회(Care Quality Commission: CQC)는 의료서비스, 정신보건서비

22 2019년 4월 기준으로 전국적으로 191개가 있다.

스, 사회서비스 부분의 질적 향상을 목적으로 하는 비영리 준정부기관이다. 중앙정부는 서비스 품질을 보장하기 위해서 병원, 요양기관, 재가 등 모든 성인대상 사회서비스기관을 의료질관리위원회에 등록하여 서비스 품질을 모니터링하고 있다. 제공자를 등록시켜서 안전 및 품질에 대한 표준을 감독하고 있다. 심각한 의료의 질 문제가 확인되면 해당 기관에 서비스 중단을 요구할 수 있다.

㉢ 헬스워치

헬스워치(Health Watch)는 소비자를 보호하고 정보제공을 강화하기 위하여 의료질관리위원회 내에 독립된 기구로 설립되었다. 전국적으로 지역 헬스워치가 있으며, 지역주민들의 요구 및 서비스 질이나 불만에 대한 의견을 수렴한다. 소비자들이 서비스에 대한 불만을 헬스워치에 신고하면 헬스워치는 의료질관리위원회가 필요한 조치를 하도록 제안한다.

(3) 진료비 지불제도

① 사전총액계약

사전총액계약(block contract)은 특정한 서비스를 제공하기 위해서 제공자에게 일괄적인 금액을 지불한다. 서비스가 제공되기 전에 금액이 지불되며, 계약된 금액은 실제 치료받는 환자 수나 제공되는 서비스와는 무관하다. 사전총액계약의 지불금액은 환자 치료의 필요성, 특정 서비스에 대한 과거의 지출을 근거로 결정한다. 사전총액계약은 국민보건서비스(NHS)의 진료비 지불제도에서 가장 큰 부분을 차지하고 있다. 사전총액계약은 서비스가 제공되기 전에 금액이 지불되므로 서비스 제공자들은 환자 수, 서비스 공급량을 예측할 수 있어 서비스를 유연하게 조절할 수 있다. 그러나 단점은 제공자에게 지불된 금액의 투명성과 이후 서비스에 대한 책임성이 부족하다.

② 인두제

인두제(capitation)는 치료서비스 공급량을 고려하지 않고 환자 수에 따라 일정 금액을 일시불로 지불한다. 일반의 서비스에 대한 지불방식으로 주로 사용되며 다른 진료기관에서는 거의 사용되지 않는다. 인두제의 장점은 의료서비스 제공자는 환자에게 최상의 결과를 보장하는 서비스에 유연하게 재원을 활용할 수 있어서 질병예방 및 지역사회 보건의료사업에 대한 투자가 활성화될 수 있다. 단점은 제공자가 비용 절감을 위해서 서비스를 최소로 제공하려는 경향이 발생한다. 또한 여러 제공자가 협업으로 서비스를 제공한 경우에 환자 치료활동에 쓰는 비용과 서비스 질을 파악하기 어려워 적절하게 지불금액을 나누기 어렵다.

③ 서비스별 전국단일가격

서비스별 전국단일가격(national tariff)은 포괄수가제 방식으로 의료서비스의 가격을 결정한다. 이 지불제도는 현재 병원 및 기타 급성 의료제공자에 대한 지불액의 60%를 차지하고 다양한 가격으로 급여가 지불되고 있다. 서비스별 전국단일가격은 2003년 노동당 정부가 국민보건서비스 개혁 방안으로 도입하였다.

④ 성과기반 지불제도

성과기반 지불제도(pay for performance)는 의료서비스 제공자가 고품질을 달성한 것에 대해 재정적으로 보상을 지급하는 제도이다. 환자치료의 성과[23]는 측정하기가 어렵기 때문에 대부분의 성과기반 지불제도는 임상과정을 잘 준수한 제공자에게 보상을 지급한다. 영국의 의료질관리제도(Quality and Outcome Framework)는 일차의료 부문의 가장 대표적인 성과기반 지불제도이다. 모든 일차의료 의사가 참여하고 포괄적으로 평가되는 프로그램이다. 모든 일반의(GP)에 대한 금전적 인센티브와 성과지표를 연계시켜 일차의료 수준을 개선하고 의료의 질을 높이기 위해서 도입되었다. 주로 만성질환자를 치료하는데 투입한 노력과 호전 상태 등의 평가항목을 바탕으로 포인트를 부여한다. 예를 들어, 당뇨병 환자의 관리에는 혈압, 콜레스테롤, 혈당 등의 목표를 활용한다.

2) 독일

독일은 사회보험 방식으로 건강보장체계를 운영하고 있다. 보건의료체계의 가장 큰 특징은 연방정부[24] 및 주정부, 의료제공자, 수요자, 보험자 등 관련된 주요 이해관계자들이 협상

23 일반적으로 의료서비스 질에 대하 성과지표는 세 가지 범주로 구분된다. 환자의 치료 상태(예: 사망률 및 재입원율), 프로세스 측정(예: 대기시간 및 심사율), 임상과정 측정(예: 혈압 측정 등)이다.

24 독일은 16개 자치주로 구성되어 있는 연방제 국가이다. 연방정부는 보험자와 제공자 대표로 구성된 연방공동위원회에서 급여 범위와 수가를 결정하고 있다. 이를 토대로 주정부는 실질적인 책임과 권한을 가지고 구체적 실행 방침을 마련하여 집행한다.

과 계약에 기초하여 의사결정이 이루어진다. 특히 지역, 직역, 직종에 따라 다양한 건강보험조합으로 구성된 공공건강보험제도는 초창기 우리나라 건강보험제도 수립과정에도 영향을 미쳤다. 여기에서는 독일의 건강보험제도와 의료서비스 운영체계를 간략히 살펴보도록 한다.

(1) 건강보험제도

① 공공건강보험

1884년 생산직 노동자를 위한 공공건강보험이 도입된 이후 독일의 건강보장체계는 공공건강보험을 중심으로 확립되기 시작하였다. 초창기 독일의 공공건강보험은 모든 국민을 대상으로 하는 보편적인 제도가 아니라 국가가 건강보장을 통해서 보호해야 할 대상자는 일정한 소득 미만의 임금 근로자와 그 가족이었다. 이 원칙은 오늘날에도 유지되고 있다.

㉠ 가입대상자

공공건강보험의 강제가입 기준은 매년 연방보건부가 고시하는 의무가입 소득상한액이다. 공공건강보험제도로 보호하는 대상자는 연간 일정소득 미만의 생산직 근로자 및 산업화 추징을 위하여 국가 차원에서 관리하고 보호해야 하는 철도종사자와 광부에서 시작하여 도시지역 수공업자, 일정 소득 미만의 사무직 근로자, 농어업인, 노령연금 생활자, 대학생 등으로 확대되었다.

공공건강보험은 6개 범주의 건강보험조합들이 보험자로서 관리운영을 담당하고 있다. 6개 범주의 건강보험조합은 크게 1차 건강보험조합과 2차 건강보험조합으로 구분된다. 1차 건강보험조합은 지역, 직장, 수공업자, 광산 · 철도 · 해운, 농업인으로 구분되어 126개 건강보험조합으로 구성되어 있다. 한편, 2차 건강보험조합은 1차 건강보험조합을 대신한다는 의미에서 대체질병금고라고도 한다. 여기에는 공공건강보험의 강제가입 기준인 의무가입 소득상한액 미만의 근로소득을 가진 근로자 중에서 상대적으로 고소득 근로자를 대상으로 한다. 현재 질병대체금고는 6개 조합으로 구성되어 있다. 공공건강보험은 형식적으로는 조합방식으로 보험자가 운영되지만 실질적으로는 연방정부에서 관리하는 이중 구조로 되어 있다.

ⓛ 재원

공공건강보험의 재원은 보험료, 건강보험기금의 분배금[25], 연방정부 보조금[26]으로 구성된다. 2008년까지는 개별 건강보험조합이 보험료를 징수하여 지출에 바로 사용하였다. 그렇지만 2009년부터는 개별 건강보험조합은 연방정부가 결정한 일반보험료율에 따른 보험료를 징수한 후 보험료 수입 전체를 연방보험청이 운영하는 건강보험기금으로 이전한다. 연방보험청은 개별 건강보험조합 가입자의 건강 및 질병상태와 가입자 규모를 기준으로 건강보험기금에 모인 보험료 수입을 분배하게 된다. 만약 분배받은 보험료 수입이 급여비 지출에 충분하지 않으면 개별 건강보험조합은 추가보험료를 가입자에게 부과할 수 있다. 그러나 건강보험조합을 자유롭게 선택할 수 있는 경쟁체재에서 개별 조합들이 임의로 추가보험료를 부과하는 것은 현실적으로 쉽지 않다.

② 민간건강보험

연간 일정소득 이상의 고소득 근로자, 자영업자인 전문직 종사자, 예술가와 언론인, 도시지역 자영자, 공무원은 공공건강보험의 강제 가입대상자가 아니다. 이들은 직종별로 자체 공제조합 방식으로 건강보험을 조직하여 운영하거나, 각 개인이 개별적으로 또는 고용관계를 기반으로 민간건강보험에 가입한다. 그런데 민간건강보험은 공공건강보험과 달리 피부양자를 인정하지 않기 때문에 가입자의 비경제활동 배우자와 자녀도 민간건강보험에 개인으로 가입해야 한다. 이러한 차원에서 독일의 민간건강보험은 국가의 관리감독을 받는다. 수백 개의 공공건강보험조합뿐만 아니라 수십 개의 민간건강보험사의 보험료 부과도 법률로 규정하고 있다.

민간건강보험은 대체형과 보충형으로 구분된다. 대체형 민간건강보험은 공공건강보험에 가입하지 못하거나 가입하지 않은 거주민을 위한 것이다. 보충형 건강보험은 대체형과 달리 누구나 복수로 가입할 수 있다. 공공건강보험이나 대체형 민간건강보험에 가입한 사람들이 추가 급여서비스를 제공받기 위해서 가입한다. 그 동안 건강보장 개혁에 따라 공공건강보험에서 치과진료 등 다양한 급여항목이 축소되어서 최근에는 보충형 민간건강보험 가입자는 계속해서 증가하고 있다. 연방정부는 민간건강보험에도 가입자 유치 및 유지를 위한 경쟁체제를 도입하였다. 만약 가입자가 보험사를 변경하는 경우에는 기존 보험사에 적

25 공공건강보험조합 간 가입자의 건강위험에 따른 진료비 지출의 차이를 사전에 보전하는 위험균등화 프로그램에 따른 조합들 간 보험료 이전이다. 가입자의 위험균등화 프로그램은 1994년부터 시작되었다.

26 2015년을 기준으로 전체 공공건강보험조합 수입 중 연방보조금이 차지하는 비율은 약 5.1% 수준이다.

립한 해당 가입자의 노후의료비 적립금을 새로운 보험사가 인수하게 하여 가입자의 보험자선택의 자유를 보장하고 있다.

[표 3-9] 독일의 건강보장별 가입대상자

	공공건강보험	기타 공적 건강보장	민간건강보험
대상자	• 의무가입 소득상한선 미만의 연간 근로보수를 받는 다양한 직종의 근로자 • 노령연금생활자 • 대학생 • 임의가입자 등	• 공공부조 수급자 • 연방원호법에 의한 전쟁피해 보상연금 수급자 • 교도소 수감자 • 징병제에 의한 의무 군복무자 등	• 공공건강보험 의무가입 소득 상한선을 초과하는 소득을 가진 민간 경제활동 종사자 • 연금생활자 및 그들의 피부양자 • 연방정부 및 주정부 일반공무원 및 국방 · 치안담당 특수직역 공무원 등

(2) 의료서비스 운영체계

① 의료기관

㉠ 일차의료기관

일차의료기관에는 의원 및 의료센터[27]의 주치의나 일반의(GP), 병원 내의 외래의사, 공공보건진료소[28] 등이 있다. 급성 및 만성 질환자의 90%가 일차의료기관에서 치료를 받는다. 공공건강보험 가입자는 공공건강보험과 계약관계에 있는 의사[29]나 병원을 본인이 직접 선택할 수 있다. 공공건강보험조합은 반드시 주치의와 계약을 맺고 환자에게 주치의 중심의 의료서비스를 제공할 의무가 있다. 그러나 모든 환자는 원칙적으로 모든 의사나 병원을 방문할 수 있다. 반드시 주치의를 먼저 방문하지 않아도 된다. 개인이 주치의제도에 참여하는 것을 자유롭게 결정할 수 있다. 환자가 자발적으로 주치의 중심의 의료서비스에 참여할 경우, 그 환자는 질병이 발생할 때마다 반드시 정

27 의료센터는 진료과목이 다른 2명 이상의 의사가 공동으로 운영하는 공동의원이다. 의료센터에는 보통 4-5명의 의사가 고용된다.

28 공공보건진료소는 전국적으로 524개소가 있다. 업무는 외래 진료와 입원 진료 감독, 진단, 상담 등이며, 환자진료는 계약에 따라 의사들이 담당한다.

29 독일은 6년제 의과대학을 이수하는 동안 3차례 국가시험을 본다. 첫 2년간은 임상 전 교육과정으로 이수 후에 전국 규모의 예비의사시험을 통과해야 임상과정으로 넘어가며, 임상과목을 이수한 후에 국가시험을 통과해야 지정된 병원에서 임상수련을 받을 수 있다. 1년간 임상수련 후에 세 번째 국가시험을 통과해야 의사면허가 부여된다. 전문의가 되기 위해서는 연방의사회가 인정하는 4-6년간의 수련과정을 거쳐야 한다. 일차의료를 담당하는 종합의(가정의)의 수련기간은 4년이다.

해진 주치의에게서 진료를 받아야 한다. 다만, 안과와 산부인과는 예외가 인정된다. 환자가 주치의제도에 참여할 경우, 공공건강보험조합은 일정 금액을 환자에게 돌려주거나 보험료 할인 혜택을 준다.

㉡ 이차의료기관

이차의료기관은 전문의가 있는 외래의원과 병원이다. 일차의료기관에서 이송된 환자를 진료한다. 이차의료기관에는 응급실, 집중치료실, 수술실, 실험실, 촬영실, 물리치료실 등이 갖추어져 있다.

병원은 대개 10개 이상의 병상을 보유하고 있으며, 입원환자의 치료와 간호를 담당하고 퇴원환자의 사후관리에 대해서만 외래진료가 허용된다. 외래진료와 병원진료 사이에 엄격한 구분이 있어서 병원은 외래진료를 하지 않고 외래진료를 담당하는 의사는 병원진료를 하지 않는다. 예외적으로 개원의 중 일부는 지역병원과 계약을 체결하고 그 병원의 시설을 활용하여 외래 및 입원진료를 한다. 또한 경력이 많은 병원의 분과전문의들은 병원에서 일정한 환자에 대한 외래진료를 할 수 있는데, 이들은 외래진료수입의 일부를 병원에 지불한다. 대학병원의 경우에는 수련목적으로 외래진료환자를 위한 진료과목을 개설할 수 있다.

㉢ 삼차의료기관

삼차의료기관은 최고 진료기관으로 특정 종합병원 또는 센터가 포함된다. 여러 지역을 대상으로 고비용 또는 고난이도의 의료를 제공한다. 산업재해병원, 암센터, 화상병원, 신생아센터 등이 여기에 해당된다.

② 진료

㉠ 외래진료

외래진료는 허가된 의사, 치과의사, 자연치료, 물리치료, 심리치료사[30]에 의해서 이루어진다. 공공건강보험체계에서 외래진료는 주치의 및 전문의로 구성된 계약의사[31]가 담당

30 심리학과 교육학을 전공한 심리치료사도 외래진료를 담당한다. 2015년 기준으로 약 3만명이 심리치료 분야에서 진료를 담당하고 있다.

31 공공건강보험가입자를 진료하는 의사를 계약의사라고 한다. 개원의는 보험의사협회에 등록하여 계약의사 면허를 받아야 비로소 계약의사가 될 수 있다. 대다수 의사는 보험계약의사이다.

한다. 민간건강보험가입자는 의사를 자유롭게 선택할 수 있으나 공공건강보험가입자는 계약의사들 중에서 선택해야 한다. 자신의 환자를 병원에 입원시켜 진료할 수 있는 계약의사를 특임의사라고 한다. 이들은 병원과 병상사용, 간병 관련 계약을 체결하고 병원에서 치료를 한다. 병원은 보험의사협회가 인정하는 경우에만 외래환자를 진료할 수 있다. 계약의사는 공공건강보험 급여환자뿐만 아니라 비급여 환자도 진료할 수 있다.

㉡ 입원진료

공공건강보험체계에서는 외래진료와 입원진료가 엄격히 구분되어 있으며, 입원진료를 받기 위해서는 외래의사의 진료의뢰가 필요하다. 입원진료는 병원소속 의사와 외래전문의가 담당한다. 입원진료는 병원진료와 재활진료로 분리된다. 입원진료는 급성기 병원에서 재활진료는 재활병원에서 이루어진다. 병원의 입원진료는 원칙적으로 개원의의 진료의뢰를 통해서만 가능하다. 그러나 응급이거나 공공건강보험 환자가 아닌 경우에는 예외가 인정된다. 건강보험이 지정한 병원의 진료에 대해서만 공공건강보험의 급여대상이 된다.

3) 미국

미국의 보건의료체계에는 자유주의적 성격이 강하게 자리매김하고 있어서 보건의료는 풍요로움과 어둠을 함께 갖고 있다. 특히 민간보건의료시장이 중심적 역할을 담당하고 있다. 미국의 건강보장제도는 민간건강보험을 기본으로 한다. 다수의 국민[32]은 직장을 통하거나 개인적으로 민간건강보험에 가입하며, 공공건강보험은 취약한 계층을 대상으로 한다. 그런데 공공건강보험 대상자가 아니면서 민간건강보험에 가입되지 않은 무보험자가 약 10% 정도 된다. 여기에서는 미국의 건강보험제도와 의료서비스 운영체계를 간략히 살펴보도록 한다.

(1) 건강보험제도

① 발전과정

1930년대 초반에 민간보험회사가 비영리법인으로 설립되어 병원입원서비스(Blue Cross)

32 2015년 기준으로 민간보험에 67.2%가 가입하고 있다. 고용관계를 통한 민간의료보험 가입은 55.7%이고 개인가입은 16.3%이다.

와 외래진료서비스(Blue Shield)를 판매하였다. 민간건강보험 가입자는 1940년대와 50년대에 급격히 증가하여 전국민의 약 50%가 되었다. 이렇게 가입자가 급격히 증가한 이유는 고용주가 피고용인에게 건강보험을 제공할 경우에 국가에서 세금면제 혜택을 주었고, 노동조합도 민간건강보험 가입을 중요한 혜택으로 보았기 때문이다.

1935년 사회보장법[33]이 제정되었으나 건강보험은 포함되지 못하였다. 1946년 전국민건강보험을 시도하였으나 좌절되어, 1965년 특정계층을 대상으로 하는 공공건강보험제도가 도입되었다. 1990년대에 의료비용이 급속히 증가하여 보험자가 서비스에 직접적으로 관여할 필요성이 대두되어 관리의료(managed care)가 등장하였다. 클린턴 대통령은 전국민건강보험을 위한 의료개혁을 시도하였으나 실패하였고, 2010년 오바마 대통령이 차상위 계층에 대한 공적의료 혜택을 확대시키고 무보험자를 줄이기 위한 의료개혁법(Patient Protection and Affordable Care Act: ACA)을 제정하였고, 2014년 1월부터 시행[34]되고 있다.

② 공공건강보험제도

공공건강보험은 메디케어(Medicare), 메디케이드(Medicaid)와 아동건강보험(CHIP), 특정계층대상 건강보험으로 구성된다. 특정계층대상 건강보험에는 보훈처에서 퇴역군인을 대상으로 하는 퇴역군인 건강보험(Veterans Affairs), 국방부에서 운영하는 현역 군인 및 가족들 대상 군인 건강보험(Tricare), 인디언대상 건강보험이 있다. 여기에서는 메디케어, 메디케이드와 아동건강보험에 대해서 살펴보도록 한다.

㉠ 메디케어

메디케어(Medicare)[35]는 65세 이상 노인이 주 대상이며, 65세 미만 인구 중 특정 장애를 가진 사람과 말기 신장병 또는 루게릭병을 앓고 있는 사람을 대상으로 하는 연방정부의 공공건강보험이다. 메디케어는 파트A, 파트B, 파트C, 파트D로 나누어져 있다. 파트A와 파트B는 연방정부에서 직접 서비스를 제공하고, 파트C와 파트D는 메디케어에서 민간보험회사에 위탁하고 있다.

33 1935년 루즈벨트(Franklin Roosevelt) 대통령은 전국민 건강보험 도입을 제안하였으나 의회의 무관심과 건강보험 의무가입에 대한 사회적 논란의 확산으로 추진되지 못하였다.

34 2010년 의회를 통과했지만 시행 방식을 놓고 공화당의 강력한 반발에 부딪쳤다. 기업과 개인의 자유를 침해하고, 재정 부담을 폭증시킨다는 이유 때문이었다. 2014년 1월1일부로 건강보험 혜택을 제공하기 시작했다.

35 2019년 기준으로 전체 인구의 18.6%가 혜택을 받고 있다.

ⓐ 파트A

파트A는 주로 병원 입원진료 이용을 보장하며, 너싱홈, 특수 요양원, 가정 돌봄, 호스피스 서비스를 포함한다. 최소한 10년 이상 일을 하여 사회보장 및 메디케어에 필요한 연방세를 납부한 사람 또는 그 배우자가 65세 이상인 경우 메디케어 파트A의 자격을 얻게 된다. 재원은 가입자가 근로기간 동안 납부한 임금세(payroll tax)에 기반하기 때문에 대부분의 가입자는 파트A에 대한 보험료를 별도로 내지는 않는다. 가입자가 근로기간동안 낸 임금세가 충분하지 않을 경우와 파트A 수혜 자격은 있으나 근로를 하는 경우 등에 대해서는 별도 구매를 하여야 파트A 서비스를 받을 수 있다. 근로소득이 충분하지 않은 경우에는 거주하는 주에서 파트A를 구매할 때 보조를 해주기도 한다.

ⓑ 파트B

파트B는 의사의 진료서비스에 대한 보장을 담당한다. 병원의 외래서비스, 의료검사, 검진, 가정 돌봄, 예방적 서비스 등을 보장한다. 자격조건은 파트A와 같으나 파트B는 자발적으로 가입해야 한다. 메디케어 대상자의 95%가 파트B에 가입한다. 재원은 보험료 25%, 연방정부 재원 75%로 구성된다. 가입자는 보험료를 월단위로 지불해야 하며, 가입자가 최초로 가입자격이 되었을 때에 바로 가입을 하지 않고 나중에 한 경우 보험료가 인상될 수 있다. 해마다 일정공제액(deductible)이 적용되어 일정공제액까지는 전액본인이 부담하고, 한도를 넘는 경우에는 본인정액부담금(co-payment)이 적용된다. 거주하는 주에서 보험료와 본인정액부담금의 일부를 보조해 주기도 한다.

ⓒ 파트C

파트C는 연방정부가 운영하는 기본패키지인 파트A와 파트B 서비스를 합친 성격의 보험으로 메디케어에서 민간보험회사에 위탁하고 있다. 급여는 파트A와 파트B 서비스를 포함하며, 급여 외에 추가적인 비급여 서비스를 제공할 수도 있다. 메디케어 대상자는 파트A · B 대신에 파트C를 선택할 수 있다. 메디케어는 파트C를 담당하는 보험회사에 월별로 가입자의 특성을 기반으로 개인별로 차등된 일정금액을 지불하며, 가입자는 파트B의 보험료를 내는 대신 파트C에 추가적인 보험료를 지불한다. 파트B 가입자는 모든 가입자가 동일한 보험료를 내는 반면, 파트C의 경우에는 개인별로 차등된 보험료를 낸다.

ⓓ 파트D

파트D는 메디케어 대상자의 처방의약품 비용을 보장하는 서비스이다. 메디케어 가입자의 약 60%가 가입되어 있다. 파트C 처럼 민간보험회사에 위탁되어 서비스가 제공되며 보험료와 급여가 보험회사별로 차이가 있다. 보험료, 연방세, 주세를 재원으로 한다.

ⓛ 메디케이드와 아동건강보험

메디케이드(Medicaid)[36]는 저소득층에 대한 공공의료부조제도이다. 연방정부와 주정부가 공동으로 재원을 부담하며 연방정부의 가이드라인에 따라 주정부가 상당한 자율성을 가지고 직접 운영한다. 아동건강보험(Children's Health Insurance Program: CHIP)은 메디케이드의 수급자격이 없는 차상위 가구의 아동을 대상으로 하는 제도로 메디케이드와 함께 관리되고 있다. 아동건강보험은 주정부가 적용대상 및 서비스를 자율적으로 할 수 있다. 각 주별로 연방기준 내에서 메디케이드 서비스의 유형, 양, 기간, 범위를 독자적으로 결정할 수 있다. 모든 주에서 특정서비스는 의무적으로 제공하고, 부가적 서비스는 각 주별로 결정할 수 있다.

③ 민간건강보험제도

ⓖ 민간건강보험의 유형

민간건강보험 초창기에는 민간보험회사들은 의료제공자들과 계약을 맺으며 환자는 계약된 의료제공자를 선택할 수 있는 자유가 있었다. 또한 보험자는 의사의 진료과정에 개입하지 않았으며, 진료비 지불방식은 제공자에게 행위별수가제가 적용되었다.

36 메디케이드는 1965년 사회보장법안(Social Security Act)으로 제정되었다. 주정부가 운영하기 때문에 각각의 주마다 이름이 다를 수 있으며, 메디케이드를 해당 주의 다른 의료프로그램과 묶어서 제공할 수 있다. 메디케이드는 모든 주가 의무적으로 참여해야 하는 프로그램은 아니지만, 1982년 애리조나가 마지막으로 참여한 이후 모든 주가 참여하고 있다. 메디케어는 연방정부에서 지원하고 운영하는 프로그램으로 65세 이상의 노인들과 65세 미만이더라도 특정한 장애나 질병을 가지고 있는 사람들을 대상으로 한 의료프로그램이고, 메디케이드는 주로 소득과 관련해 저소득층을 위해 주정부차원에서 운영하는 프로그램이다. 메디케이드는 연방정부와 주정부가 공동으로 운영하는 프로그램으로 연방정부의 가이드라인만 지키면 그 외 부분은 주정부의 자립 운영이 인정된다. 연방정부의 가이드라인에 부합하지 않는 경우 연방정부의 재정지원을 받을 수 없다.

그런데 환자에게서 의료서비스를 과도하게 이용하는 도덕적 해이(moral hazard)가 나타났고, 의료제공자들은 불필요한 의료서비스까지 제공하려는 유인수요(demand inducement)가 발생하였다. 이러한 문제와 새로운 의료기술의 발달로 의료의 비효율 문제가 제기되었다. 의료의 효율성을 높이기 위한 관리의료(managed care) 방식이 민간건강보험에 도입되어 다양한 유형으로 발전되고 있다.

ⓐ HMO

HMO(Health Maintenance Organization)는 주로 민간영리보험회사로 구성되어 있다. HMO는 가입자로부터 매월 일정액의 보험료를 징수하여 이를 재원으로 의료제공자에게 사전에 인두제(capitation)로 진료비를 지급하고, 의료제공자는 지급받은 진료비로 가입자에게 의료서비스를 제공한다. 의료제공자는 환자가 건강할수록 의료이용량이 감소하고, 이를 통해 비용을 낮출 수 있어서 이익을 낼 수 있다. 따라서 의료제공자는 가입자의 질병예방에 관심을 기울이게 된다.

초기에 등장한 의사를 고용하는 스텝형태(Staff Model HMO)와 그룹형태(Group Model HMO)의 HMO에서는 지정된 주치의를 두고, 계약된 의료제공자만 이용하도록 하였다. 그러나 이후 변형된 HMO 유형으로 독립개원협회(Independent Practice Association: IPA)와 네트워크형태(Network Model)가 등장하였다. IPA는 의사협회가 보험회사처럼 일정한 보험료를 받아 소속 의사들에게 행위별수가제로 진료비를 지불한다. 네트워크형태는 한명의 의사가 여러 HMO와 계약을 맺을 수 있으며 해당 환자를 진료할 수 있을 뿐 아니라 계약되지 않은 HMO 이외의 환자들에게도 치료서비스를 제공할 수 있다. HMO에서는 전문의 진료 및 병원 입원진료를 지나치게 제한하였다. 그 결과로 1990년대 이후 HMO 가입자 수는 계속해서 감소하기 시작하였다.

ⓑ PPO

PPO(Preferred Provider Organization)는 계약된 의료제공자 이외의 의료제공자를 이용할 수 있으며, 계약되지 않은 의료제공자를 이용하는 경우에는 계약된 제공자를 이용하는 것 보다 추가적인 비용을 부담하는 방식이다. 다만, 계약된 의료제공자에게서 진료를 받게 되면 의료비가 줄게 된다. 행위별수가제로 진료비를 지불한다. PPO는 문지기 기능이 없고 환자 스스로가 방문할 의사를 결정하게 된다.

장점은 추가적인 본인부담금만 부담하면 네트워크 이외의 다른 제공자에게서 의료 서비스를 받을 수 있는 유연성이다.

ⓒ POS

POS(Point of Service)는 HMO와 PPO의 특징들을 결합한 형태의 민간의료보험이다. POS는 HMO와 마찬가지로 일차진료 의사가 문지기 기능을 하면서 필요한 경우에 전문의에게 의뢰하는 역할을 한다. 다만, POS는 HMO를 다소 완화한 것으로 PPO와 마찬가지로 추가적인 본인부담금을 부담하면 원하는 전문의에게서 진료를 받거나 계약되지 않은 의료제공자에게도 진료를 받을 수 있다.

[표 3-10] 민간건강보험의 유형

구분	HMO	POS	PPO
진료 의뢰	일차 진료의가 전문의에게 의뢰	일차 진료의가 전문의에 의뢰. 다만, 추가부담을 하고 원하는 전문의에게 진료 받을 수 있음	불필요
진료의 조정	일차 진료의사가 문지기 역할(반드시 거쳐야 함)	일차 진료의사가 조정	환자본인
계약된 제공자 이외의 진료가능 여부	불가능	추가부담으로 원하는 제공자. 네트워크를 벗어나 진료가능	추가부담으로 원하는 외부 제공자에게 진료 받을 수 있음
예방진료	제공(본인 일부부담)	제공(본인 일부부담), 계약된 제공자 이외에는 일정액 전액 본인부담제 적용	제공(본인 일부부담), 계약된 제공자 이외에는 일정액 전액 본인부담제 적용

출처 : 국민건강보험공단(2019). 주요국의 건강보장제도 현황과 개혁동향.

ⓓ 고액공제의료보험

고액공제의료보험(High Deductible Health Plan with a Saving Option: HDHP/SO)은 무보험자를 줄이고 과도한 의료이용을 억제하기 위한 목적으로 2006년 도입되었다. 타 보험보다 보험료가 낮은 반면 공제액이 높아 젊은 연령층에서 선호한다. 회원은 보험료를 지불하고 계약된 의료기관 네트워크에서 진료를 받는다. 고액공제의료보험은 저렴한 보험료로 건강한 사람에게 유리하게 설계되어 있어 대부분 젊고 건강한 사람이 주로 가입한다. 따라서, PPO 및 HMO, POS의 보험가입자 중 건강한 사람들이 빠져나가기 때문에 다른 유형의 보험자의 재정건전성에 나쁜 영향을 미친다.

ⓔ ACO

ACO(Accountable Care Organization)는 개별적으로 의료서비스를 제공하는 병원 및 의사를 조직화하여 보다 효율적이고 통합적인 의료서비스를 제공하도록 한다. 메디케어 환자를 진료할 때 개업의사, 병원, 기타 의료제공자가 자발적으로 협력하여 비용절감을 유도한다. 그리고 절약된 비용의 일부를 참여한 의료제공자들에게 인센티브로 제공하는 제도이다. 제휴된 제공자들이 의료서비스 제공 및 진료보수를 공동으로 부담하는 것을 의미한다. ACO와 HMO는 진료비 지불제도와 참여의사의 위험 책임정도에서 차이가 있다. HMO는 인두제이고 ACO는 주로 행위별수가제가 적용된다. HMO에 소속된 의사는 진료내용에 따라 비용손실을 볼 위험이 상대적으로 높아서 이에 대한 불만이 있는데, ACO는 이러한 불만을 해소하기 위해 참여의사의 위험에 대한 책임을 상당 부분 경감시켰다.

(2) 의료서비스 운영체계

① 의료전달체계

미국의 의료전달체계는 기능적으로 구분되어 있다. 일차의료는 하나 또는 둘 이상의 전문의들이 공동으로 개업하는 집단개업(group practice) 형태가 핵심을 이루고 있으며, 이들이 외래환자에 대한 의료서비스를 제공하고 있다. 입원이 필요한 환자의 경우에는 일차의료 담당 의사와 연계된 개방형 병원[37]에 입원시켜 환자를 직접 진료하는 형태로 운영된다.

가벼운 질병은 일차 진료의사를 통해 의료서비스를 제공받을 수 있다. 만약 간단한 외과적 수술이 필요한 경우에는 일차 진료의사의 의뢰를 받아 해당 전문의를 통해 외래 수술센터에서 통원수술을 받는다. 그 이후에는 외래 재활시설이나 가정간호를 이용한다. 한편, 위중한 질병으로 입원이 필요한 경우에는 병원에서 수술을 받고, 치료시설에서 회복기를 거쳐 입원 재활시설에서 재활치료를 받는다. 그 이후에 환자의 상태가 호전되면 요양시설이나 가정간호 등을 이용하며, 말기환자 혹은 치매환자는 호스피스를 이용한다.

미국병원협회는 병원은 최소 6개 이상의 병상을 갖추고 24시간 이상 입원한 환자를 의

37 미국의 전문의는 병원근무를 전제로 만들어진 자격이지만 실제로는 많은 전문의와 세부전문의가 의원형태로 개원하고 있다. 개원한 전문의들은 병원에 입원할 필요가 있는 환자가 있으면 연계를 맺은 병원에 입원시키고, 직접 그 진료를 담당하는 경우가 많다. 중소병원의 대부분은 전임의사가 없고 개원한 세부전문의나 일차진료의가 입원시킨 환자를 직접 진료하는 형태로 운영된다. 이런 병원체계를 개방형 병원(open hospital)이라고 한다.

료전문인이 진료하는 시설로 규정하고 있다. 일반병원, 특수병원, 재활병원, 정신병원으로 구분된다. 미국은 영리목적의 병원을 인정하고 있다. 연방정부나 주정부가 운영하는 병원이 있으며, 전통적으로 지역사회 비영리병원(community hospital)이 대다수를 차지하고 있다. 비영리병원으로 인정받으면 연방정부 차원의 소득세를 면제받고 채권을 발행하거나 기부금을 받아 운영할 수 있다.

② 공공보건의료조직

공공보건의료조직에는 각 주나 지방정부가 운영하는 공공병원, 재향군인병원, 지역보건센터 등이 있다. 공공병원은 취약계층의 진료에 집중하고 있다. 지역보건센터(Federally Qualified Health Center: FQHC)는 지방정부가 소유하거나 비영리 조직으로 운영된다. 이 기관은 건강보험이 없는 사람과 빈곤층뿐만 아니라 노숙자, 불법체류자 등에게 일차의료를 포함한 치료, 예방, 정신건강서비스 등을 제공하고 있다. 농촌지역의 경우에는 지역보건센터와 별개로 농촌진료소가 운영되고 있다. 이 조직은 정부가 지정한 취약 농촌지역에 설립되기도 하고 병원에 부속되어 운영되기도 한다.

③ 진료비 지불제도

㉠ 지불방식의 특성

미국은 건강보장 유형 및 의료서비스 제공형태에 따라 진료비 지불제도가 다양하게 적용되고 있다. 일반적으로 적용되는 지불방식은 행위별수가제, 인두제, 포괄수가제라고 할 수 있다. 각 진료비 지불방식의 특성은 다음과 같다.

ⓐ 행위별수가제

행위별수가제는 의료서비스, 약품, 재료 등의 항목별 가격을 책정하여 보상하는 방식으로 시장적 거래관행에 가장 부합하는 전통적 지불방식이다. 의학기술의 발달과 고급의료서비스의 제공 등에 있어서 긍정적일 수 있으나 과잉진료와 의료비용의 증가를 초래할 수 있다.

ⓑ 인두제

인두제는 실제 의료서비스의 제공과 상관없이 등록된 환자 수에 근거하여 비용을 지불한다. 이 방식은 의료비 통제에 대해서는 상당한 장점을 가지고 있으나, 양질의 의료서비스 제공에 대한 유인이 약하다는 한계를 가지고 있다.

ⓒ 포괄수가제

포괄수가제 방식은 항목에 대한 가격 책정이 아닌 사례(case), 기간, 방문 등 일정한 서비스 단위를 기초로 보상하는 방식으로 이는 의료비의 억제방식의 일환으로 도입되었다. 주로 병원 입원환자에 대한 지불체계로 활용되는 진단명 기준 질병군(diagnosis related groups: DRG) 방식이 대표적이다. 이 방식은 효율적인 의료서비스의 제공과 의료비 억제에 장점이 있으나 의료서비스의 질 저하 가능성과 특정 환자를 기피할 수 있는 단점이 있다.

㉡ **건강보장 유형별 지불방식**

ⓐ 메디케어

메디케어는 병원 입원진료는 포괄수가제를 적용하며, 의사의 외래진료서비스는 행위별수가제를 적용한다. 처방약에 대해서는 보조금을 지급한다. 장기요양서비스 및 가정돌봄은 제한된 기간 동안 급여를 제공하며, 사전정액지불 방식을 적용한다.

ⓑ 메디케이드와 아동건강보험

메디케이드와 아동건강보험은 병원서비스는 주로 포괄수가제를 사용하며 간혹 일당정액제 및 비용상환제를 적용하기도 한다. 의사의 외래진료서비스는 각 지역별로 차이가 있긴 하지만 주로 행위별수가제를 적용하고 간혹 인두제를 적용하기도 한다. 처방약은 할인된 평균도매가격을 적용한다. 장기요양서비스 및 가정돌봄은 주로 사전정액지불방법을 적용한다.

ⓒ 민간건강보험

민간보험회사는 주로 병원과 계약을 통해서 매년 지불금액을 정한다. 병원서비스는 주로 행위별수가제 및 일당정액제를 통하여 지불한다. 간혹 포괄수가제 방식을 적용하기도 한다. 의사의 외래진료서비스는 많은 보험회사들이 메디케어의 포괄수가제를 변형하여 사용하는데, 인두제를 사용하는 보험회사도 있다. 병원을 소유하고 있는 보험회사들은 봉급제를 실시하기도 한다. 처방약은 처방권장목록을 이용한다. 장기요양과 장기요양서비스 및 가정돌봄은 제한된 기간 동안 일당정액제를 적용한다.

제4장

보건의료자원

HEALTH ADMINISTRATION

학습목표

- 보건의료자원의 구성 원리를 설명할 수 있다.
- 보건의료인력 계획과 개발에 정부가 개입하는 이유를 설명할 수 있다.
- 뢰머의 보건의료시설 6가지 유형에 대해서 설명할 수 있다.
- 우리나라 의료법에 규정된 의료기관의 특성을 설명할 수 있다.
- 우리나라 의료전달체계의 법적 근거와 문제점을 설명할 수 있다.

1. 보건의료자원의 이해

1) 개념

보건의료자원은 보건의료체계가 그 기능을 수행하는데 필요한 투입요소를 말한다. 보건의료체계에서 가장 기본이 되는 하부구조이며, 인력, 시설, 장비 및 물자, 지식과 기술 등이 여기에 해당된다. 고령화로 인한 인구·사회경제적 환경의 변화와 이에 따른 질병구조의 변화, 건강보험 보장성 강화 등 보건의료정책의 변화는 보건의료서비스 이용에 변화를 가져올 것으로 예상된다. 따라서 보건의료자원의 중장기계획에서는 이러한 수요 측면의 주요 영향요인을 충분히 고려하여야 한다. 오늘날 보건의료체계가 당면한 핵심과제는 한정된 자원을 적절히 사용하여 국민의 건강을 증진시킬 수 있는 지속가능한 체계를 만드는 것이다.

2) 구성 원리

적절한 보건의료자원을 개발하기 위해서는 계획과 평가가 필요하다. 그런데 효율적인 계획과 평가를 위해서는 적절한 항목으로 나누어서 점검하는 것이 바람직하다. 일반적으로 보건의료자원을 계획하거나 평가할 때 활용되는 세부기준은 양적 공급, 질적 수준, 분포, 효율성, 적합성, 계획성, 통합성 등이다. 이들 항목의 상대적 중요성은 보건의료자원의 구성요소에 따라 달라질 수 있다.

(1) 양적 공급

수요를 충족시킬 수 있는 적절한 자원의 공급은 중요하다. 많은 분야에서 제기되는 문제의 하나가 자원 부족이긴 하지만 보건의료자원에서 양적 공급은 특히 중요하다. 필요한 보건의료서비스 양을 생산하기 위해서는 양적으로 충분한 자원이 공급되어야 한다. 인구당 자원의 양은 보건의료자원의 양적 공급 상태를 확인하는 지표로 사용된다.

(2) 질적 수준

필요한 양의 보건의료서비스가 생산된다고 하더라도 질적 수준이 낮다면 적절한 서비스라고 할 수는 없다. 보건의료서비스의 질적 수준을 결정하는 것은 보건의료자원의 질이라고 할 수 있다. 보건의료인력의 역량, 시설의 규모, 장비구비 정도, 물자의 품질 정도, 최신 지식과 기술 등의 질적 수준이 생산되는 보건의료서비스의 질을 결정하기 때문에 보건의료자원의 질 관리가 중요하다.

(3) 분포

보건의료자원의 지리적, 직종 간, 시설 간 분포가 이용자의 수요에 따라 적절하게 배치되어야 한다. 그동안 분포와 관련해서는 특정 지역에 편중 분포된 보건의료기관의 문제에 주로 관심을 기울였는데, 앞으로는 인력 및 시설 등을 포함하여 보건의료자원 전반에 대해서 관심을 두어야 할 것이다.

(4) 효율성

효율성은 보건의료자원을 개발 및 유지하는데 투입되는 비용에 대한 효과를 말한다. 예를 들어, 의원급 의료기관에서 고가의료장비를 도입하는 것은 비효율적이라고 할 수 있다. 또한 가벼운 질병 치료에도 본인부담금을 더 많이 지불하는 종합병원을 이용할 수 있도록 허용하는 것은 효율성에 문제가 있다.

(5) 적합성

적합성은 제공된 보건의료자원이 이용자의 요구에 부합하는 보건의료서비스를 생산할 수 있는지를 말한다. 예를 들어, 의료수요가 많은 내과, 소아청소년과 관련 인력이나 시설보다 수익이 많은 성형외과, 피부과에 더 많이 투입하는 것은 적합성에 문제가 있다.

(6) 계획성

계획성은 보건의료자원의 수요와 공급을 사전에 예측하여 준비하는 것을 말한다. 보건의료자원의 효율적인 관리와 원활한 수급을 위해서는 미래의 환경변화와 보건의료서비스의 수요 및 이용을 예측하여 적절한 계획을 수립하여야 한다. 보건의료자원에 대한 투입에는 일정한 시간과 노력이 필요하기 때문에 미래에 대한 계획을 미리 준비해야 한다.

(7) 통합성

통합성은 보건의료자원 개발을 계획, 실행, 관리 평가, 환류의 연속과정으로 진행하는 것을 말한다. 각 개발과정뿐만 아니라 인력, 시설, 장비 및 물자, 지식과 기술 등 보건의료자원의 구성요소를 통합적으로 검토하고 수행해야 효율적인 자원개발이 가능하다.

2. 보건의료자원 구성요소

1) 보건의료인력

2019년 4월 제정된 보건의료인력지원법(제2조)에 규정된, 보건의료인력은 의료법에 따른 의료인(의사, 치과의사, 한의사, 조산사 및 간호사) 및 간호조무사, 약사법에 따른 약사 및 한약사, 의료기사 등에 관한 법률에 따른 의료기사(임상병리사, 방사선사, 물리치료사, 작업치료사, 치과기공사 및 치과위생사), 보건의료정보관리사 및 안경사, 응급의료에 관한 법률에 따른 응급구조사이다. 그리고 보건의료인력지원법 시행령(제2조)에 국민영양관리법에 따른 영양사, 공중위생관리법에 따른 위생사, 국민건강증진법에 따른 보건교육사가 제시되어 총 20개 직종이 보건의료인력으로 규정되어 있다. 우리나라에서 보건의료인력을 보건의료서비스 제공자 중심으로 이해하는 것과 달리 세계보건기구(2006)에서는 서비스 제공자뿐만 아니라 보건의료관리 및 지원 인력[1]도 보건의료인력에 포함시키고 있다.

(1) 정부의 개입

보건복지부는 보건의료인력지원법에 근거하여 보건의료인력 양성과 원활한 수급, 근무환

1 병원의 회계사, 병원 행정인력, 사무보조원, 운전기사, 전기공 등 기술자가 여기에 해당된다.

경 개선을 위해 3년마다 실태조사를 실시하고 5년마다 보건의료인력 종합계획을 수립하고 있다. 이와 같이 보건의료인력 개발과정에 정부가 개입하는 이유는 면허 및 자격제도가 갖는 공급의 독점성과 수요와 공급의 시간적 격차 등으로 시장실패가 일어나기 때문이다. 보건의료인력의 계획과 개발에 정부가 개입하는 이유는 다음과 같다.

① 보건의료인력의 특성

어떤 조직에서든지 인력은 핵심 자본이지만 특히 보건의료기관에서는 인력의 양적, 질적 수준에 따라 생산되는 보건의료서비스가 확연하게 달라진다. 필요한 보건의료인력이 공급되지 못할 경우 발생할 수 있는 사회경제적 부담이 다른 분야보다 크다. 교육과정의 부실로 보건의료인력의 질이 저하될 경우에 국민의 건강을 직접적으로 위협하게 된다. 이런 이유로 보건의료기관 간에 우수한 인력을 확보하려고 경쟁하고, 전체 예산에서 인건비가 차지하는 비율이 높은 경향이 있다.

② 보건의료체계 개선

국민의료비의 급속한 상승으로 효율적이고 지속가능한 보건의료체계의 구축에 관심이 높다. 이러한 국민들의 기대감을 충족시켜주는 것이 정부의 중요한 기능이 되고 있다. 정부에서는 불필요한 사회적 비용을 초래하는 보건의료인력의 과잉공급을 방지하기 위하여 사전에 인력양성과 관련된 계획을 수립하게 된다. 그런데 보건의료인력 양성은 국가교육계획에 속하는 활동이기 때문에 보건복지부에서 단독으로 결정할 수는 없다. 또한 보건의료서비스 접근성에 대한 인식이 강화되면서 농어촌 등 보건의료인력이 부족한 지역에 기존 인력이 재배치될 수 있도록 정부는 다양한 방안을 지원한다.

③ 보건의료인력의 예측

사회적 변화와 과학기술의 발전으로 새로운 지식과 기술을 계속해서 배워야 한다. 인구고령화는 더 많은 보건의료 공급을 요구하고 있으며 기존 시설 중심의 인력뿐만 아니라 지역사회 돌봄 인력도 필요로 한다. 향후 첨단 과학기술과 접목된 보건의료서비스가 건강한 사람뿐만 아니라 환자 치료에도 적용될 것으로 예측된다. 이러한 변화에 부응하기 위해서는 정부는 새로운 보건의료인력 직종을 계속해서 발굴하고 기존 인력에 대한 보수교육도 강화하여야 한다.

(2) 보건의료인력 불균형

보건의료인력의 불균형은 인력이 양적, 질적, 분포적으로 균형을 이루지 못한 상태를 말한다. 이것은 보건의료서비스의 수요와 공급이 불균형된 상태라고 할 수 있다. 구체적으로 양적 불균형은 이용자들이 필요로 하는 보건의료서비스를 제공할 수 있는 인력이 부족하거나 과잉된 상태를 말한다. 이용자의 요구에 부합되는 보건의료서비스를 제공할 수 있는 양질의 인력이 적절한 시기에 필요한 수만큼 공급될 수 있도록 인력 계획[2]이 마련되어야 한다. 한편, 질적 불균형은 보건의료인력이 적절한 보건의료서비스를 제공할 수 있는 자격요건을 갖추지 못한 것을 말한다. 질적 수준이 이용자의 서비스 요구를 충족시킬 수 있도록 보건의료인력의 기술 및 지식수준, 보수교육 경력 등을 평가하게 된다. 분포적 불균형은 크게 직종, 지역, 기관과 서비스[3], 성별로 구분할 수 있다.

보건의료인력의 양성과 이용은 보건의료체계의 한 부분이기 때문에 보건의료체계의 특성 자체가 인력의 수급에 영향을 준다. 서비스 제공자와 이용자 간의 정보격차로 인한 시장실패 가능성, 다양한 이해관계자들이 정책결정에 참여, 고용시장에서 보건의료기관의 독점적 경향, 필요한 인력 공급에 일정 시간 소요는 보건의료인력의 수요와 공급에 영향을 미치게 된다.

(3) 우리나라 보건의료인력의 현황

① 의료인

의료법에서는 의료인을 보건복지부장관의 허가를 받은 의사, 한의사, 치과의사, 조산사 및 간호사로 규정하고 있다. 각 의료인의 세부적인 내용은 다음과 같다.

㉠ 의사

의사는 의료와 보건지도를 임무로 한다. 의사가 되고자 하는 사람은 의과대학(예과 2년, 본과 4년) 또는 의학전문대학원(4년)을 졸업한 뒤 국가시험에 합격한 후 보건복지부장관의 면허를 받아야 한다. 의사면허는 국민에 대한 의료와 보건지도에 종사할 수 있다는 허가증이라고 할 수 있다. 의사의 종류는 일반의, 인턴, 레지던트, 전문의가

2 의료법 제60조의2(의료인 수급계획 등)에는 ① 보건복지부장관은 우수한 의료인의 확보와 적절한 공급을 위한 기본시책을 수립하여야 한다. ② 제1항에 따른 기본시책은 「보건의료기본법」 제15조에 따른 보건의료발전계획과 연계하여 수립한다고 규정하고 있다.

3 보수와 근무조건이 좋은 보건의료기관으로 우수한 인력이 집중되고 근무조건 등이 열악한 기관은 인력 구인에 어려움을 겪게 된다. 또한 특정서비스 분야로 인력이 편중되어 다른 분야에서는 인력 충원이 어렵게 된다.

있다. 전문의는 의사면허를 취득한 후에 의료법(제77조) 및 전문의의 수련 및 자격 인정 등에 관한 규정에 따라 보건복지부장관이 지정하는 수련병원에서 인턴 1년(가정의학과 제외)과 레지던트 4년(가정의학과, 결핵과, 예방의학과, 내과, 외과, 소아청소년과 3년)의 수련과정을 이수하고 대한의학회에서 시행하는 해당 전문의자격시험에 합격한 후 보건복지부장관으로부터 전문의 자격을 인정받은 자를 말한다. 현재 전문의 수련 과목은 26개과이며, 2019년도 12월 현재 전체 의사의 79.0%가 전문의이다.

[표 4-1] 의사의 종류

구분		내용	비고
일반의		의과대학 또는 의학전문대학원을 졸업한 자가 의사국가시험에 합격한 후 보건복지부장관의 면허를 받은 사람을 말한다.	
전공의	인턴	의사 면허를 받은 사람으로서 일정한 수련병원에 전속되어 임상 각 과목의 실기를 수련하는 사람을 말한다.	1년
	레지던트	인턴과정을 이수한 사람(가정의학과는 의사 면허를 받은 사람) 또는 보건복지부장관이 이와 동등하다고 인정한 사람으로서 일정한 수련병원 또는 수련기관에 전속되어 전문과목 중 1과목을 전공으로 수련하는 사람을 말한다.	3~4년[4]
전문의		의사 면허를 취득한 뒤, 인턴 및 레지던트 과정을 모두 마치고, 전문의 시험에 합격한 사람을 말한다.	

㉡ 치과의사

치과의사는 건강한 치아를 유지하기 위하여 치아를 포함한 구강의 질환을 치료, 교정, 대치하여 예방하는 의료인이다. 치과의사가 되려면 치과대학(예과 2년, 본과 4년) 또는 치의학전문대학원(4년)을 졸업하고 국가고시에 합격한 후 보건복지부장관의 면허를 받아야 한다. 2004년에 치과의사전문의제도가 도입되었다. 치과전문의가 되려면 수련병원에서 인턴 1년, 레지던트 3년의 수련과정을 이수한 후에 전문의 시험을 통과해야 한다. 전문분야는 구강외과, 구강내과, 보철과, 보존과, 치주과, 교정과, 구강병리과, 예방치과, 소아치과, 구강방사선과 등 10개가 있다. 일반적으로 치과의사는 30% 정도가 전문의 과정을 선택한다. 치과는 그 처치내용으로 볼 때 의과분류상 외과에 속한다고 할 수 있으나, 치과의사의 의료수행은 완전히 독립되어 있다.

4 가정의학과, 결핵과, 예방의학과, 내과, 외과, 소아청소년과는 3년이다.

㉢ 한의사

한의사는 한약과 침술 등 한방의료 원리 및 기술을 바탕으로 인체의 질병과 장애를 진료하는 의료인이다. 한의사가 되고자 하는 자는 한의학과(예과 2년, 본과 4년)를 전공하여 한의학사 학위를 받은 자로서(보건복지부장관이 인정하는 외국의 동등한 대학을 졸업하고 한의학사 학위를 받은 자와 한의사의 면허를 받은 자도 포함) 한의사 국가고시에 합격한 후 보건복지부장관의 면허를 받아야 한다.

㉣ 간호사

간호사(nurse)는 의료기관에서 의사의 의료행위를 보조하고 환자를 간호하는 일을 수행한다. 의료법에 규정된 간호사의 업무는 첫째, 환자의 간호요구에 대한 관찰, 자료수집, 간호판단 및 요양을 위한 간호, 둘째, 의사, 치과의사, 한의사의 지도하에 시행하는 진료의 보조, 셋째, 간호 요구자에 대한 교육 · 상담 및 건강증진을 위한 활동의 기획과 수행, 그 밖의 보건활동, 넷째, 간호조무사가 수행하는 업무보조에 대한 지도이다. 2000년 3월 의료법이 개정되어 전문간호사(advanced practice nurse: APN)제도가 도입되었다. 전문간호사는 간호의 특정영역에 있어서 지식, 기술에 정통하고 실천능력 및 지도능력이 높은 간호사를 말한다. 전문간호사 자격을 취득하기 위해서는 간호실무 3년 이상 경력과 대학원 전문간호사 과정을 이수한 후에 국가 자격시험에 합격하여야 한다. 현재 13개 분야의 전문간호사[5]가 있다.

㉤ 조산사

조산사(midwife)는 임산부의 분만을 돕고 임산부 및 신생아에 대한 보건과 양호지도를 담당한다. 조산사가 되기 위해서는 간호사 면허를 가지고 보건복지부장관이 인정하는 의료기관에서 1년간 조산 수습과정을 마친 자 또는 보건복지부장관이 인정하는 외국 조산사의 면허를 받은 자로서 조산사 국가시험에 합격한 후 보건복지부장관의 면허를 받아야 한다. 조산사는 조산원을 개업하거나 병원 · 의원 등의 분만실에서 근무할 수 있다. 조산사가 조산원을 개설할 경우에는 반드시 지도의사를 정하여 관할 지방자치단체에 신고하여야 한다.

---

5 13개 분야의 전문간호사는 가정전문간호사, 감염관리전문간호사, 보건전문간호사, 마취전문간호사, 노인전문간호사, 산업전문간호사, 응급전문간호사, 정신전문간호사, 중환자전문간호사, 호스피스전문간호사, 종양전문간호사, 아동전문간호사, 임상전문간호사이다.

② 보건의료인력 현황

우리나라의 보건의료인력은 그 동안 꾸준히 증가되었다. 비록 선진국과 비교하면 여전히 양적으로 미흡하다고 평가되고 있지만 보건의료인력의 증가율은 높은 편이다. 주요 보건의료인력의 연도별 면허 등록 현황은 [표 4-2]와 같다.

[표 4-2] 주요 보건의료인력의 면허 등록 현황

연도	의사	한의사	치과 의사	약사	조산사	간호사	간호 조무사	의료 기사	보건의료 정보관리사	안경사	응급 1급	응급 2급
1991	45,496	6,120	10,137	38,396	7,862	95,335	143,760	49,482	2,486	11,627	–	–
2000	71,045	11,481	17,748	49,538	8,733	160,301	242,262	94,432	7,645	20,168	3,032	2,429
2010	101,569	19,097	25,425	61,114	8,614	270,393	470,954	187,417	15,390	33,334	8,720	7,690
2018	123,106	24,861	30,910	69,366	8,266	394,662	729,264	50,192	24,608	43,376	18,168	17,696
2019	126,724	25,524	31,629	70,905	8,247	414,983	752,920	316,602	25,590	44,736	19,731	19,029

출처 : 보건복지부(2020). 2019 보건복지백서

③ 주요 보건의료인력의 교육기관

보건의료인력 양성은 대학교육제도와 관련된다. 보건의료인력을 양성하는 교육기관은 의과대학 40개교(3,058명), 치과대학 11개교(750명), 한의과대학 12개교(750명), 약학대학 35개교(1,700명), 간호대학 203개교(20,383명)이다.

2005년부터 전국 40개 의과대학 중에서 27개 대학이 의학전문대학원을 도입하였으나 2013년부터 대부분 대학이 다시 의과대학 체제로 전환하고 있다. 다양한 학문적 배경을 가진 의사 양성을 목표로 의학전문대학원 제도를 도입하였지만, 실패한 정책이 되고 있다. 한의과대학은 11개 대학 및 1개 한의학전문대학원으로 구성되어 있다. 2007년 한·양방 협진과 한의학의 과학화 및 세계화를 달성하기 위하여 국립부산대학교에 한의학전문대학원을 설립하였다. 약학대학은 2009년부터 이공계열 등 다른 전공 학부 2년을 마치고 약학전문대학원(4년)으로 편입하는 체제로 운영되고 있다. 그러나 2022년부터 다시 학부제로 전환될 예정이다. 간호대학은 3·4년제인 전문대학과 일반 4년제 종합대학에 설치되어 있다. 정부의 간호대학 4년제 일원화 정책에 따라 전문대학의 간호학과도 4년제로 전환하였다.

[표 4-3] 주요 보건의료인력의 교육기관 현황

대학	학교 수(개)	2019년 입학 정원(명)
의과대학	40	3,058
치과대학	11	750
한의과대학	12	750
약학대학	35	1,700
간호대학	203	20,383

출처 : 보건복지부(2020). 2019 보건복지백서

2) 시설

보건의료시설은 보건의료서비스가 제공되는 물리적 공간이다. 대부분 국가에서는 질 좋은 포괄적 보건의료서비스를 제공하기 위하여 적절한 보건의료시설을 개발하고 있다. 보건의료시설은 각 시설별로 효과적인 서비스를 효율적으로 제공할 수 있는 범위와 영역이 다르기 때문에 지역사회의 특성에 따라 필요한 서비스를 제공할 수 있도록 보건의료시설 개발에 자원을 투입해야 한다. 필요한 서비스가 포괄적이고 지속적으로 제공되기 위해서는 보건의료시설 간의 연계와 협력이 필수적이고, 이를 기반으로 서비스 전체과정이 적절하게 안내되고 조정될 필요가 있다. 이러한 과정은 보건의료전달체계(health care delivery system) 내에서 보건의료시설을 어떻게 개발하고 서비스를 조직화하느냐에 따라 결정된다.

(1) 보건의료시설의 종류

뢰머(Roemer, 1991)는 보건의료시설을 병원(hospital), 일반적 외래진료시설(general ambulatory care units), 전문과목별 의원(special categorical clinics), 장기치료시설(long-term care facilities), 보건위생시설(environmental health facilities), 기타 보건의료시설(other specialized health facilities)로 분류하였다. 6가지 유형의 구체적인 내용은 다음과 같다.

① 병원

병원은 아픈 사람에게 병상과 치료를 제공하는 곳으로 기본적으로 입원환자의 진료를 수행한다. 입원환자의 진료 이외에 외래환자와 응급환자 진료를 위한 시설, 장비, 인력을 갖추고 있으며, 재활, 호스피스, 장기요양서비스를 제공하기도 한다. 또한 의료인력의 교육 및 훈련, 의학연구를 담당하기 때문에 보건의료 지식과 기술 발전에도 기여한다. 병원은 의식주를 해결하는 호텔 기능, 진료, 연구 및 교육 기능이 복합된 조직이라고 할 수 있다.

병원은 사람의 기술과 노동력에 의존도가 높은 노동집약적이며, 대부분의 구성원이 면허나 자격을 가진 전문인력으로 구성되어 있다. 병원의 종류도 매우 다양하게 분류될 수 있다. 병원을 소유와 운영주체에 따라 구분하는 대표적인 기준은 공공(public)병원[6], 비영리 민간(nonprofit private)병원[7], 영리(proprietary)병원[8]이다. 국내에서는 의료법 제33조에 근거하여 병원을 설립할 수 있는 주체는 국가나 지방자치단체, 비영리법인, 의료법인, 의료인 개인[9]에 한정된다. 영리법인은 의료기관을 세울 수 없으며, 모든 병원 설립은 목적이 영리추구가 아닌 환자 진료에 있는 비영리법인만 가능하다. 비영리법인도 수익을 얻을 수 있으나 생긴 수익은 의료기관에 재투자해야 한다.

② 일반적 외래진료시설

일반적 외래진료시설은 일정 지역의 인구집단을 대상으로 외래진료서비스를 책임지고 제공하는 시설로 주로 공공에서 운영을 담당한다. 헬스센터(health centers)와 폴리클리닉(polyclinic)이 여기에 해당된다. 헬스센터에서 제공하는 서비스의 범위는 일차의료와 같으며, 건강문제 해결을 위하여 필요한 경우 이차 및 삼차 의료기관으로 안내 및 조정하는 역할을 담당한다. 영국 국민보건서비스(NHS)의 일반의 사무소(general practitioners' office)가 헬스센터 개념에 적합한 시설이라고 할 수 있다.

한편, 폴리클리닉은 여러 전문과목 전문의들이 진료팀을 구성하여 외래진료를 전문적으로 제공하는 시설을 말한다. 그런데 뢰머가 제시한 일반적 외래진료시설은 우리나라에서 적합한 사례를 찾기는 어렵다. 보건소가 일부 유사한 기능이 있지만 동일한 개념이라고 보기는 어렵다.

③ 전문과목별 의원

전문과목별 의원은 특정 질환을 전문으로 외래환자를 진료하는 시설을 말한다. 우리나라의 의원이 유사한 사례라고 할 수 있다. 그러나 우리나라와 일본의 경우에는 일부 의원에서 병상을 두고 입원진료를 제공하고 있기 때문에 전문과목별 의원의 개념과 완전히 일

---

6 공공병원은 정부가 소유 및 운영하는 병원을 말한다,

7 비영리 민간병원은 종교재단이나 비영리법인이 설립 및 운영하는 병원이다.

8 영리병원은 투자자로부터 자본을 투자 받아 병원을 운영하고 이를 통해 발생한 수익을 투자자에게 다시 돌려주는 주식회사 형태의 병원을 말한다.

9 개인 의료인으로 의사, 치과의사, 한의사만 병원 개설이 가능하다.

치하지는 않는다.

④ 장기치료시설

장기치료시설은 정신병원, 결핵병원, 요양병원, 재활병원, 요양원과 같이 만성질환자를 돌보는 병원과 시설을 말한다. 만성질환자를 대상으로 하는 장기치료시설은 대부분의 국가에서 오래전부터 일반병원과 다른 형태로 설립 및 운영되어 왔고, 일반병원과 분리하여 전문병원 또는 장기병원으로 분류하였다. 장기치료시설을 별도 범주로 구분하게 된 이유는 인구 고령화에 따라 만성질환자 관리의 중요성이 부각되고 있기 때문이다. 노인인구가 많아지면서 노인치료를 전문으로 하는 병원이 등장하기 시작하였고, 간호사가 중심이 되어 장기적인 돌봄이 필요한 환자에게 서비스를 제공하는 요양시설이 등장하게 되었다.

⑤ 보건위생시설

보건위생시설은 지역사회 주민들을 환경위해로부터 보호하기 위하여 공중보건 활동을 담당하는 시설을 말한다. 우리나라의 경우 공중보건 업무를 담당하는 보건소, 사업장 보건관리 담당부서 또는 사업장 보건관리 업무를 대행하는 기관들이 여기에 해당된다.

⑥ 기타 보건의료시설

기타 보건의료시설에는 약국, 임상검사 전문기관, 혈액원 등이 포함된다.

(2) 우리나라 보건의료시설의 현황

① 의료법에 의한 의료기관 구분

의료기관은 진료내용, 설립운영 주체, 교육기능, 영리적 측면 등 여러 기준에 따라 분류할 수 있다. 의료법에 의하면 의료기관은 의원, 조산원, 병원, 종합병원, 상급종합병원으로 분류된다.

㉠ 의원

의원은 의사, 치과의사 또는 한의사가 주로 외래환자를 대상으로 각각 그 의료행위를 하는 의료기관이다. 의원, 치과의원, 한의원이 여기에 해당된다.

㉡ 조산원

조산원은 조산사가 조산과 임산부 및 신생아를 대상으로 보건활동과 교육 · 상담을 하는 의료기관이다.

㉢ 병원

병원은 의사, 치과의사 또는 한의사가 주로 입원환자를 대상으로 의료행위를 하는 의료기관이다. 병원, 치과병원, 한방병원, 요양병원이 여기에 해당된다. 30개 이상의 병상(병원 · 한방병원만 해당) 또는 요양병상(요양병원만 해당하며, 장기입원이 필요한 환자를 대상으로 의료행위를 하기 위하여 설치한 병상을 말한다)을 갖추어야 한다.

㉣ 종합병원

종합병원은 다음과 같은 요건을 갖추어야 한다. 첫째, 100개 이상의 병상을 갖춘다. 둘째, 100병상 이상 300병상 이하인 경우에는 내과 · 외과 · 소아청소년과 · 산부인과 중 3개 진료과목, 영상의학과, 마취통증의학과와 진단검사의학과 또는 병리과를 포함한 7개 이상의 진료과목을 갖추고 각 진료과목마다 전속하는 전문의를 두어야 한다. 셋째, 300병상을 초과하는 경우에는 내과, 외과, 소아청소년과, 산부인과, 영상의학과, 마취통증의학과, 진단검사의학과 또는 병리과, 정신건강의학과 및 치과를 포함한 9개 이상의 진료과목을 갖추고 각 진료과목마다 전속하는 전문의를 두어야 한다.

㉤ 상급종합병원

보건복지부장관은 종합병원 중에서 중증질환에 대하여 난이도가 높은 의료행위를 전문적으로 하는 종합병원을 상급종합병원[10]으로 지정할 수 있다. 상급종합병원이 갖추어야 할 요건은 다음과 같다.

- 보건복지부령으로 정하는 20개 이상의 진료과목을 갖추고 각 진료과목마다 전속하는 전문의를 둘 것
- 전문의가 되려는 자를 수련시키는 기관일 것
- 보건복지부령으로 정하는 인력 · 시설 · 장비 등을 갖출 것
- 질병군별 환자구성 비율이 보건복지부령으로 정하는 기준에 해당할 것

10 상급종합병원으로 지정받은 종합병원에 대하여 3년마다 제2항에 따른 평가를 실시하여 재지정하거나 지정을 취소할 수 있다.

② 지역보건법에 의한 보건의료기관 구분

㉠ 보건소

보건소는 지역주민의 건강을 증진하고 질병을 예방 · 관리하기 위하여 시 · 군 · 구에 설치되어 있는 지역보건의료기관을 말한다. 기본적으로 시 · 군 · 구별로 1개씩 설치되지만, 시 · 군 · 구의 인구 30만명 초과하는 등 지역주민의 보건의료를 위하여 특별히 필요하다고 인정되는 경우에는 필요한 지역에 해당 지방자치단체의 조례로 보건소를 추가로 설치 · 운영할 수 있다. 보건소 중 의료법(제3조)에 따른 병원의 요건을 갖춘 보건소는 보건의료원이라는 명칭을 사용할 수 있다. 보건소가 수행하는 기능 및 업무는 다음과 같다.

ⓐ 건강 친화적인 지역사회 여건의 조성

ⓑ 지역보건의료정책의 기획, 조사 · 연구 및 평가

ⓒ 보건의료인 및 보건의료기관 등에 대한 지도 · 관리 · 육성과 국민보건 향상을 위한 지도 · 관리

ⓓ 보건의료 관련기관 · 단체, 학교, 직장 등과의 협력체계 구축

ⓔ 지역주민의 건강증진 및 질병예방 · 관리를 위한 지역보건의료서비스의 제공

- 국민건강증진 · 구강건강, 영양관리사업 및 보건교육
- 감염병의 예방 및 관리
- 모성과 영유아의 건강유지 · 증진
- 여성 · 노인 · 장애인 등 보건의료 취약계층의 건강유지 · 증진
- 정신건강증진 및 생명존중에 관한 사항
- 지역주민에 대한 진료, 건강검진 및 만성질환 등의 질병관리에 관한 사항
- 가정 및 사회복지시설 등을 방문하여 행하는 보건의료 및 건강관리사업
- 난임의 예방 및 관리

㉡ 보건지소

지방자치단체는 보건소의 업무수행을 위하여 필요하다고 인정하는 경우에는 읍 · 면[11] 마다 1개씩 지방자치단체의 조례로 보건지소를 설치할 수 있다. 다만, 지역주민의 보건의료를 위하여 특별히 필요하다고 인정되는 경우에는 필요한 지역에 보건지소를

11 보건소가 설치된 읍·면은 제외한다.

설치 · 운영하거나 여러 개의 보건지소를 통합하여 설치 · 운영할 수 있다. 보건지소장[12]은 보건소장의 지휘 · 감독을 받아 보건지소의 업무를 관장하고 소속 직원을 지휘 · 감독하며, 보건진료소의 직원 및 업무에 대하여 지도 · 감독한다.

㉢ 건강생활지원센터

지방자치단체는 보건소의 업무 중에서 특별히 지역주민의 만성질환 예방 및 건강한 생활습관 형성을 지원하는 건강생활지원센터를 읍 · 면 · 동[13]마다 1개씩 지방자치단체의 조례로 설치할 수 있다.

③ 농어촌 등 보건의료를 위한 특별조치법에 의한 보건진료소

보건진료소는 의사가 배치되어 있지 아니하고 계속하여 의사를 배치하기 어려울 것으로 예상되는 의료 취약지역에서 보건진료 전담공무원[14]으로 하여금 의료행위를 하게 하기 위하여 시장 · 군수가 설치 · 운영하는 보건의료시설을 말한다. 보건진료소는 의료 취약지역을 인구 500명 이상(도서지역은 300명 이상) 5천명 미만을 기준으로 구분한 하나 또는 여러 개의 리 · 동을 관할구역으로 하여 주민이 편리하게 이용할 수 있는 장소에 설치한다. 다만, 인구 500명 미만(도서지역은 300명 미만)인 의료취약지역 중 보건진료소가 필요하다고 인정되는 지역이 있는 경우에는 보건복지부장관의 승인을 받아 그 지역에 보건진료소를 설치할 수 있다. 보건진료소 운영을 원활히 하기 위하여 보건진료소가 설치되어 있는 지역마다 주민으로 구성되는 보건진료소운영협의회를 둔다.

④ 약사법에 의한 약국

약국(pharmacy)은 보건의료 관련 기관으로 의약품의 조제업무나 판매업무가 이루어지는 시설이다. 약국은 약사법에 따라 약사 또는 한약사가 아니면 개설할 수 없다. 약국을 개설하려는 자는 시장 · 군수 · 구청장에게 개설등록을 하여야 한다. 약국에는 조제실, 저온

12 지방의무직공무원 또는 임기제공무원을 보건지소장으로 임용한다.

13 보건소가 설치된 읍·면·동은 제외한다.

14 보건진료 전담공무원은 간호사·조산사 면허를 가진 사람으로서 보건복지부장관이 실시하는 24주 이상의 직무교육을 받은 사람이어야 한다. 보건진료 전담공무원은 근무지역으로 지정받은 의료 취약지역에서 질병·부상상태를 판별하기 위한 진찰·검사, 환자의 이송, 외상 등 흔히 볼 수 있는 환자의 치료 및 응급 조치가 필요한 환자에 대한 응급처치, 질병·부상의 악화 방지를 위한 처치, 만성병 환자의 요양지도 및 관리, 정상분만 시의 분만 도움, 예방접종, 의료행위에 따르는 의약품의 투여와 같은 경미한 의료행위를 할 수 있다. 의료행위를 할 때에는 보건복지부장관이 정하는 환자 진료지침에 따라야 한다.

보관 및 빛가림을 위한 시설, 수돗물이나 먹는물의 수질 기준에 맞는 지하수 등을 공급할 수 있는 시설, 조제에 필요한 기구 등의 시설이 갖추어져 있어야 한다. 현재 약국은 지역사회 보건의료체계의 일원으로 일차보건의료를 담당하고 있다.

3) 장비 및 물자

보건의료 장비 및 물자에는 보건의료인력이 보건의료서비스를 생산하는데 필요한 의료기기, 의약품, 진단도구, 검사장비 등 뿐만 아니라 이용자들이 사용하는 휠체어, 보조기구, 마스크, 손세정제 등도 포함된다. 오늘날 과학기술의 발달로 보건의료 장비 및 물자는 빠르게 발전하고 있다. 이중에서 전산화단층 촬영장치(computed tomography: CT), 자기공명영상 촬영장치(magnetic resonance imaging: MRI), 양전자단층 촬영장치(positron emission tomography: PET)의 도입은 진단기술을 급속히 발전시키고 있다. 이러한 의료장비를 적정하게 사용하지 않을 경우 과잉진료를 유발하고 국민의료비를 증가시키는 원인이 될 수 있다. 따라서 특수의료장비의 적정공급과 효율적 활용방안이 매우 중요한 보건의료정책 과제가 되고 있다.

의료법 제38조(특수의료장비의 설치 · 운영)에 따라 의료기관 특수의료장비를 설치 · 운영하려면 지방자치단체장에게 등록하여야 하며, 보건복지부령(특수의료장비의 설치 및 운영에 관한 규칙)으로 정하는 설치인정기준에 맞게 설치 · 운영하여야 한다. 또한 특수의료장비를 설치하면 정기적인 품질관리검사를 받아야 하고, 검사에서 부적합하다고 판정받은 특수의료장비를 사용하여서는 아니 된다. 전산화단층 촬영장치 및 자기공명영상 촬영장치는 200병상 이상인 의료기관만 설치할 수 있다. 그러나 종합병원은 전산화단층 촬영장치의 시설기준을 적용받지 아니한다. 200병상 미만인 의료기관이 특수의료장비를 설치하려면 다른 의료기관과 공동활용[15]하여야 하고, 이 경우 공동활용 의료기관과의 병상 합계[16]가 200병상 이상이어야 한다. 그러나 자기공명영상 촬영장치의 경우 군 지역(인구가 10만 명 이하인 시 지역 포함)에서는 설치 적용 기준이 100병상 이상이다.

---

15 자기공명영상 촬영장치 및 전산화단층 촬영장치의 공동활용에 관한 동의는 각각의 장비에 대하여 둘 이상의 의료기관에 중복하여 할 수 없다. 특수의료장비를 공동활용할 수 있는 의료기관은 특수의료장비를 설치한 의료기관이 소재한 시·군·구(자치구)와 동일한 시·군·구에 소재하거나 지리적으로 경계가 인접한 시·군·구에 소재한 의료기관으로 한정한다.

16 치과병원, 한방병원, 요양병원, 치과의원, 한의원 및 조산원, 정신병원·정신과의원, 결핵병원 등의 병상은 공동활용 병상으로 인정되지 않는다. 다만, 의과 진료과목을 추가로 설치한 한방병원은 인정된다.

4) 지식과 기술

보건의료인력이 역할을 수행하는데 필요한 지식과 기술도 보건의료자원에 포함된다. 사회적 편익을 극대화하기 위해서는 보건의료의 지식과 기술에 대한 적절한 관리가 필요하다.

(1) 보건의료지식

보건의료지식에는 건강과 질병 현상에 관한 지식, 질병 치료와 관련된 중재 조치에 관한 내용이 포함된다. 지식은 경험 또는 과학적 지식을 통하여 축척되어 왔다. 오늘날 근거기반 지식의 중요성이 강조되면서 과학적 연구에 대한 관심이 높다. 보건의료 분야의 연구는 크게 생의학 연구(biomedical research), 사회의학 연구(socio-medical research), 보건의료체계 연구(health system research)로 구분되기도 한다.

세계보건기구(2005)에서는 양질의 연구근거를 정책결정에 포함하는 것을 보건의료체계 개선의 핵심전략으로 간주하고 근거기반의 보건의료체계 또는 근거에 의한 정책결정을 지원하는 지식확산체계(knowledge translation system)의 정착을 권고하고 있다. 포괄적 보건의료서비스 향상을 위하여 계속해서 과학적이고 새로운 보건의료지식이 도입되어야 한다.

(2) 보건의료기술

지식을 특정한 목적에 적용하는 것을 기술이라고 한다. 개인 또는 집단의 건강수준을 향상시키기 위하여 보건의료지식을 적용한 것을 보건의료기술이라고 한다. 우리나라 보건의료기술진흥법에서는 보건의료기술을 첫째, 의과학, 치의학, 한의학, 의료공학 및 의료정보학 등에 관련되는 기술, 둘째, 의약품 · 의료기기, 식품, 화장품, 한약 등의 개발 및 성능 향상에 관련되는 기술, 셋째, 인체의 건강과 생명의 유지 · 증진에 필요한 상품 및 서비스와 관련되는 보건의료 관련 기술로 규정하고 있다. 그동안 보건의료기술의 혁신적 발전은 평균수명 연장과 삶의 질 개선에 기여해 왔다. 하지만 고령화와 더불어 만성질환이 증가하면서 의료비에 대한 사회적 부담도 늘어나고 있다.

보건의료기술의 이용에 있어 효과가 없는 기술이나 해로운 기술이 널리 이용되기도 하고, 비용-효과적인 것으로 알려져 있는 기술이 충분히 이용되지 못하는 경우도 있다. 이러한 문제를 최소화하기 위해서는 보건의료기술에 대한 적절한 관리가 필요하며, 이와 관련된 활동을 보건의료기술평가(health technology assessment)라고 한다. 평가에서는 보건의료기술의 성질, 효과 및 그 적용으로 발생하는 장단기 사회적 결과를 검토하게 된다. 보건의료기술

평가의 목적은 보건의료 분야에서 기술과 관련된 의사결정에 정보를 제공하는 것이다. 보건의료기술평가[17]는 보건의료정책 결정과 관련되기 때문에 정책적인 질문이 보건의료기술평가 내용으로 구체화되고, 그 평가결과를 근거로 정책이 결정되게 된다.

3. 보건의료전달체계

1) 개념

보건의료전달체계(health care delivery system)는 보건의료자원을 효율적으로 운영하여 보건의료서비스를 필요로 하는 사람에게 필요한 시기에 적정한 장소에서 적정한 의료를 이용할 수 있도록 하는 제도이다. 보건의료전달체계는 적정 보건의료자원의 개발 및 생산, 보건의료 접근성의 향상, 가용자원의 효율적 운영과 관련된다고 볼 수 있다. 흔히 의료기관 간에 환자를 의뢰하고 이송하는 환자의뢰체계로 불러지기도 하였다. 그러나 이것은 보건의료전달체계를 의료기관 간에 환자를 의뢰하고 이송하는 제도로만 바라보는 잘못된 이해라고 할 수 있다. 환자의뢰체계는 보건의료전달체계의 부분적 속성으로 볼 수는 있지만 보건의료전달체계와 동일한 개념은 아니라고 할 수 있다.

2) 구성요소

보건의료전달체계의 3가지 구성요소는 적정 보건의료자원의 개발 및 생산, 보건의료 접근성의 향상, 가용자원의 효율적 운영이다. 적정 보건의료자원의 개발 및 생산은 보건의료인력 및 시설 등의 보건의료자원을 양적, 질적으로 적정하게 개발하고 생산하는 것과 관련된다. 보건의료 접근성의 향상은 보건의료를 필요로 하는 모든 사람에게 보건의료서비스를 제공할 수 있도록 지리적, 경제적, 시간적 접근성을 높여주기 위한 노력이다. 가용자원의 효율적 운영은 유한한 보건의료자원을 필요한 모든 사람들에게 제공하기 위해서는 단계적이고 체계적으로 접근해야 하고, 이 과정에서 최소의 투자로 최대의 효과를 얻을 수 있도록 하는 것이다.

17 이 업무를 담당할 조직으로 보건의료기술진흥법에 따라 2009년 보건복지부 산하에 한국보건의료연구원(National Evidence-based healthcare Collaborating Agency, NECA)이 설립되었다. 보건의료기술 및 제품에 대한 경제성 분석, 임상 성과평가 등을 담당하고 있다.

3) 접근방법

보건의료전달체계의 접근방법은 보건의료의 지역화를 고려하여 보건의료자원의 개발 및 배치계획을 세우고, 보건의료기관별로 기능 분담과 역할을 정립하며, 아울러 환자 후송체계를 유기적으로 확립하는 것이다. 접근방법으로서 지역화와 단계화의 내용은 다음과 같다.

(1) 보건의료제공의 지역화

보건의료시설이 있는 곳에서 보건의료서비스가 제공되기 때문에 보건의료자원의 균형 있는 지역적 분포는 서비스 제공의 형평성(equity)을 확보하는데 매우 중요한 결정요인이 된다. 보건의료제공의 지역화 방식에는 의도적으로 형성한 진료권(catchment area)과 자연적으로 형성된 진료권(service area)이 있다. 우리나라는 기본적으로 자연적으로 형성된 진료권 형태이나 건강보험제도를 통하여 환자의 흐름을 규제하는 독특한 방식을 갖고 있고, 전국 시 · 군 · 구에 설치되어 있는 보건소는 의도적으로 형성한 진료권 성격을 갖고 있다.

① 의도적으로 형성한 진료권

의도적으로 형성한 진료권은 중앙정부 또는 지방정부가 보건의료시설을 배치하고, 그 소재 지역에 보건의료서비스를 제공하는 책임을 부여한 것이다. 해당 보건의료기관이 담당하는 지역적 범위가 비교적 명확하다. 뉴질랜드와 스웨덴은 의도적으로 형성한 진료권 형태에 속한다.

② 자연적으로 형성된 진료권

자연적으로 형성된 진료권은 자유롭게 설립된 의료기관들이 상호경쟁을 하면서 의료서비스의 시장을 점유하여 자연스럽게 지역적 범위를 형성하게 된다. 일본과 미국은 자연적으로 형성된 진료권 형태에 속한다.

(2) 보건의료제공의 단계화

보건의료서비스의 단계화는 앞에서 설명한 지역화 정의와 동시에 연결될 때에 효과적으로 작동될 수 있다. 따라서 단계화는 전국적으로 단계별 자원이 고르게 분포하지 않으면 성립될 수가 없다.

① 소진료권과 기본 보건의료기관

주민들은 간단한 서비스는 거주지와 가까운 곳에서 제공받기를 원한다. 공급자 입장에서도 비교적 단순한 시설로 제공이 가능하기 때문에 진료권 인구가 소규모라고 하더라도 경제적으로 타당성이 있어 광범위한 분포가 가능하다. 우리나라의 경우 읍 · 면 · 동이 소진료권(locality)에 해당된다고 볼 수 있다.

② 중진료권과 첫 번째 의뢰

중진료권(district)은 지역병원이 여기에 해당되며, 대략 5-50만 정도의 진료권 인구를 대상으로 한다. 내과, 외과, 산부인과, 소아과 등의 전문과목 개설과 이를 뒷받침할 수 있는 시설과 장비가 필요하다. 소진료권의 기본 보건의료기관(basic health service unit)에서 해결하지 못한 문제들을 첫 번째로 의뢰(first referral level)받게 된다. 우리나라의 경우 시 · 군 · 구가 중진료권에 해당된다고 볼 수 있다.

③ 대진료권과 두 번째 의뢰

대진료권(region)은 지방병원(regional hospital)이 여기에 해당되며, 대략 50-500만 정도의 진료권 인구를 대상으로 한다. 다양한 전문과목이 개설되어 있어야 하고, 희귀성 질환을 제외하고 모든 질병을 치료할 수 있어야 한다.

4) 우리나라 의료전달체계 현황

(1) 경과 과정

우리나라의 경우 1920년대 영국에서 제기된 의료지역화 정의로부터 영향을 받아 1970년대에 보건의료제공체계에 관심을 갖기 시작하였다. 1984년 환자의뢰 시범사업을 실시하고 1989년 전국민의료보험제도와 함께 시작되었다. 이때의 의료전달체계는 전국을 행정구역과 생활권에 따라 8개 대진료권과 142개 중진료권으로 구분하였다. 이와 함께 의료기관을 일차, 이차, 삼차 진료기관으로 분류하여 의료기관 간의 기능을 분담하였다. 일차진료의 경우 환자들은 중진료권 내 모든 일차의료기관을 이용해야 하고, 중진료권 이차, 삼차 진료의 경우 일차의료기관에서 발행한 진료의뢰서를 제출하도록 하였다. 타 진료권 내 삼차의료기관을 이용하려면 진료의뢰서와 타 진료권 확인서를 제출하도록 하였다. 이렇게 하여 환자들이 근거리의 의료기관을 이용하고 단순한 기술수준의 진료능력을 갖춘 기관에서부터 의료이용을 시작하여 필요에 따라 복합적 기술수준의 기관으로 옮겨가도록 하였다.

그러나 1995년 지역 간의 공급 불균형에 따른 불평등을 해소하기 위한 규제개혁 차원에서 대진료권 구분이 없어지고, 1998년 공·교의료보험과 지역의료보험이 통합되면서 중진료권의 구분도 없어져 의료이용의 지역화 추진은 중단되었다. 그 이후 1단계 요양급여와 2단계 요양급여로 구분하여 현재까지 운영되고 있다. 1단계는 환자들이 상급종합병원을 제외한 요양기관에서 진료를 받고, 2단계에서는 상급종합병원에서 진료를 받게 되어 있다. 2단계 요양급여를 받기 위해서는 요양급여의뢰서를 제출하여야 하며, 미제출시에는 건강보험수가 기준 금액으로 본인이 전액을 부담해야 한다. 다만, 예외적인[18] 경우에는 상급종합병원에서 1단계 요양급여를 받을 수 있다.

(2) 의료전달체계의 법적 근거

우리나라 의료전달체계는 의료법과 국민건강보험법에 근거하고 있다. 의료기관의 종류와 기능은 의료법에 규정되어 있는데, 의료기관은 의원급과 병원급(종합병원 포함)으로 구분되고 병원급에서 상급종합병원을 따로 구분하고 있다. 주된 기능은 의원급은 외래환자, 병원급은 입원환자, 상급종합병원은 중증질환자를 대상으로 한다. 그러나 의료법에 규정된 의료기관의 종별 구분과 기능은 선언적 역할만 담당하고 있는 실정이다.

의료이용체계와 관련된 내용은 국민건강보험법에 규정되어 있는데, 이 법에서는 건강보험급여를 두 단계로 구분하고 있다. 상급종합병원을 이용하려면 의원, 병원(종합병원 포함)의 의사소견이 기재된 건강진단·검사결과서 또는 요양급여의뢰서를 제출해야 한다. 다만, 국민건강보험 요양급여의 기준에 관한 규칙(제2조)에서 응급, 분만, 치과, 가정의학과 등 7가지 예외 경로를 인정하고 있다. 그러나 본인이 비용을 부담하는 경우에는 이용단계에 제한을 두고 있지 않다. 요양급여 절차에 따르지 않고 요양기관을 이용한 경우에는 그 비용총액을 본인이 부담하도록 하고 있다. 다만, 단계적인 의료기관 이용을 유도하기 위해서 의료기관 종별 가산율 및 환자 본인부담률의 진료비 차등제도를 실시하고 있다. 종별가산율은 의원 15%, 병원 20%, 종합병원 25%, 상급종합병원 30%이며, 환자 본인부담률은 의원 30%, 병원 35~40%, 종합병원 45~50%, 상급종합병원 60%이다. 의료기관 이용에 대한 제한은 환자 본인부

---

18 국민건강보험 요양급여의 기준에 관한 규칙 제2조 3항에 규정된 예외적인 조항은 ① 응급환자인 경우, ② 분만의 경우, ③ 치과에서 요양급여를 받는 경우, ④ 등록 장애인 또는 단순 물리치료가 아닌 작업치료·운동치료 등의 재활치료가 필요하다고 인정되는 자가 재활의학과에서 요양급여를 받는 경우, ⑤ 가정의학과에서 요양급여를 받는 경우, ⑥ 당해 요양기관에서 근무하는 가입자가 요양급여를 받는 경우, ⑦ 혈우병환자가 요양급여를 받는 경우이다.

담률에서만 차이가 있을 뿐 다른 제재는 없다.

(3) 의료전달체계 개선 방향

우리나라 의료전달체계는 보건의료자원을 효율적으로 활용하는데 기여하지 못하고 있는 실정이다. 우리나라 의료전달체계는 두 단계로 구성되어 있고, 2단계 요양급여를 받기 위해서는 건강진단 · 검사결과서나 요양급여의뢰서가 있어야 한다. 하지만 각 의료기관의 기능과 역할이 명확하게 구분되지 않고 있는 상황에서 환자의 요구에 따라 의뢰서가 발급되고 있다. 이러한 진료의뢰서 남발로 인해 병원급 의료기관은 중환자실, 입원 및 수술보다는 외래진료에 치중하게 되어 일차의료기관의 기능은 축소되고 있다. 또한 의원급 및 병원급 의료기관 간 병상 및 고가의료장비 보유 등 경쟁 양상까지 보여 비효율적인 진료현상이 나타나고 있다. 의료전달체계에서 중요한 역할을 담당하는 일차의료기관이 환자들로부터 불신을 받고 있어서 대형병원 특히 수도권으로 환자 쏠림이 증가하고 있다. 대다수의 의사들이 일차의료를 담당하는 의료기관에서 활동을 하지만 일차의료에 적합한 수련을 받지 못하고 있다. 종합병원 이상에서 받은 수련 내용이 개원의로서 역할과 연결되지 못하고 있는 실정이다.

이러한 문제점을 개선하기 위해서 우선적으로 고려하여야 할 것은 일차의료기관의 문지기 역할을 강화시키는 것이다. 상급의료기관을 이용하려면 반드시 일차의료기관을 거치도록 해야 한다. 이를 위해서는 현재 국민건강보험 요양급여의 기준에 관한 규칙에 규정된 예외 경로 조항을 재검토해야 할 것이다. 또한 중앙정부 차원에서 일차, 이차, 삼차 의료기관에서 제공하는 보건의료서비스 제공 영역[19]을 재정립하는 노력이 필요하다.

---

19 대한의사협회(2020)에서는 일차의료기관은 진료, 만성질환 등 포괄적 건강관리, 외과적 수술이나 처치 등을 담당하고, 이차의료기관은 진료, 입원, 수술, 취약지역 필수의료 등 지역사회 의료의 중심역할 수행 등을 담당하며, 삼차의료기관은 중증질환 진료, 입원, 수술, 의료인 교육, 연구·개발 등을 역할로 제시하였다.

HEALTH ADMINISTRATION

제2부

조직관리론

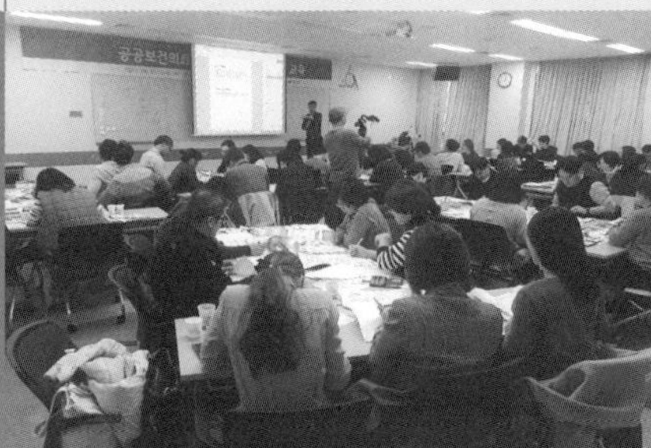

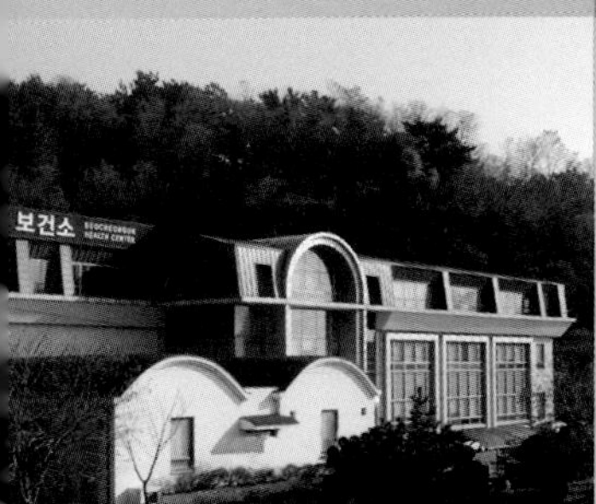

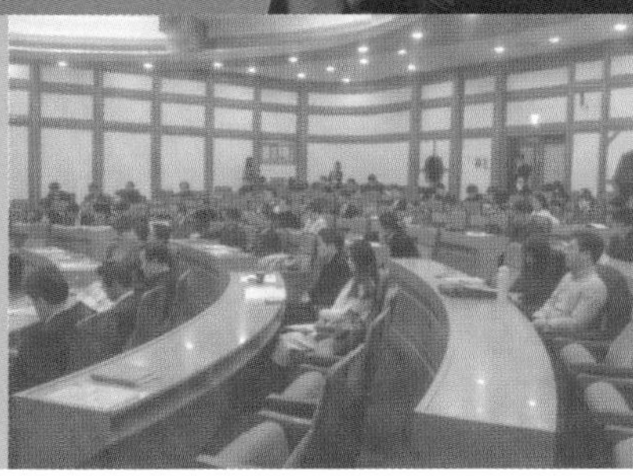

제5장

보건행정조직

HEALTH ADMINISTRATION

학습목표

- 조직의 일반적 특성을 설명할 수 있다.
- 조직의 원리 5가지를 구체적으로 설명할 수 있다.
- 조직이론 3가지의 특성을 비교 설명할 수 있다.
- 조직설계의 기본 관점을 변화과정별로 설명할 수 있다.
- 우리나라 지방 보건행정조직을 광역과 기초단체로 나누어 설명할 수 있다.

1. 조직의 이해

1) 개념

조직(organization)은 집단 또는 공동체가 특정한 목표를 달성하기 위하여 구성한 사회적 단위(social unit)를 말한다. 이것은 특정한 목표를 추구하기 위하여 의도적으로 구성된 사람들의 집합체라고 할 수 있다. 조직은 달성하고자 하는 목표를 가지고 있으며, 이를 달성하기 위하여 의도적으로 정립한 체계화된 구조에 따라 조직구성원들이 상호작용하며, 경계를 가지고 외부환경에 적응하는 인간의 사회집단으로 볼 수 있다.

2) 조직의 특성

조직의 특성에 대한 견해는 각 분야별로 다양하게 제시되고 있다. 보건행정학에서 다루는 조직의 개념을 좀 더 명확히 이해하기 위해서는 조직의 개념에 포함된 일반적 특성을 살펴보는 것이 필요하다. 조직의 일반적 특성은 다음과 같다.

(1) 공동의 목표

모든 조직은 달성하려는 특정한 목표를 가지고 있고, 조직구성원들은 공동의 목표를 달성하기 위하여 노력한다. 조직은 서로 상충될 수도 있는 다양한 목표를 가지고 있다. 이러한 목표는 조직구성원 각 개인이 갖는 목표와 관련이 없거나, 때로는 서로 상충되는 경우가 발생한다. 그런데 조직이 목표를 잃게 되면 조직으로서 존속할 이유가 사라지게 된다.

(2) 체계화된 구조

조직은 목표를 달성하기 위하여 조직의 업무를 분류하여 해당 부시에 할당하고, 조직구성원들의 역할을 명확히 하며, 그 역할 간의 관계를 결정하는 규정과 절차 등을 정한다. 이렇게 체계화된 구조의 테두리를 바탕으로 구성원들이 상호작용하면서 조직의 목표를 달성하게 된다.

(3) 조직의 경계

조직은 경계를 통하여 조직의 내부요소와 외부요소를 구분한다. 특히 조직구성원과 외부인을 구별하게 된다. 조직은 외부환경과 계속적으로 상호작용을 하지만 조직의 경계를 분명히 하여 다른 조직과 구별되는 집단을 형성한다. 따라서 조직 외부의 사람들은 조직에 대한 의무와 권리가 없다.

(4) 환경에의 적응

모든 생명체가 생존을 위해서 환경변화에 계속해서 적응하는 것처럼, 조직이 존속하기 위해서는 환경변화에 적응해야 한다. 환경은 조직에 필요한 인적 · 물적 자원과 기술정보뿐만 아니라 시장도 제공한다. 따라서 조직은 환경과 지속적으로 교류하면서 기술이나 시장의 변동에 적응해야 생존할 수 있다. 또한 조직이 발전하기 위해서는 정부정책이나 사회의 압력과 요구를 적절히 수용하고 대처할 수 있어야 한다.

(5) 인간의 사회집단

조직은 집단 또는 공동체로 구성된다. 조직이 사용하는 유형 자산인 사무실, 건물 등이나 무형 자산인 기술, 정보 등은 조직에 포함되지 않는다. 이러한 것들은 조직이 목표를 달성하기 위하여 수단으로 사용하는 자원일 뿐이다. 그러나 자산이 하나도 없더라도 특정한 목표를 가지고 그것을 달성하기 위하여 상호작용하는 복수의 사람들이 모여 있다면 조직이라고 할 수 있다.

3) 조직의 원리

조직의 원리는 조직목표를 효율적으로 달성하기 위하여 복잡한 조직을 합리적으로 구성하고, 그것을 능률적으로 관리하는데 적용되는 원칙을 말한다. 조직관리에는 계층제의 원리,

통솔범위의 원리, 명령통일의 원리, 전문화의 원리, 조정의 원리가 적용된다.

(1) 계층제의 원리

계층제(hierarchy)는 조직 구성원들을 권한과 책임의 정도에 따라 상하의 등급을 설정하고, 각 계층 간에 권한(authority)[1]과 책임(responsibility)[2]을 배분하여 명령계통과 지시, 감독 관계를 확립하는 것이다. 계층제에는 조직의 전체 활동을 총괄하는 리더십이 존재하고, 조직목표의 효율적 달성을 위하여 권한이 하위계층에 위임되며, 조직의 각 계층에 따라 기능이 배정됨으로써 직무가 결정될 때 형성된다. 계층제는 명령, 의사전달, 업무분담, 권한위임, 내부통제의 통로가 되며, 조직내부의 분쟁을 조정하고 해결하는 수단이 되기도 한다. 한편, 계층제는 통솔범위의 한계로 발전되었으며, 단일의 의사결정 주체를 중심으로 운영되기 때문에 통솔범위의 원리와는 상반관계라고 할 수 있다.

조직에 계층제의 원리를 적용할 경우 기대할 수 있는 장점은 명령, 권한위임, 의사소통, 통제의 경로가 되고, 조직의 질서와 통일을 확보할 수 있으며, 업무의 적정배분과 회계책임의 한계 설정이 쉽다. 단점은 계층의 수가 많아짐에 따라 의사전달의 왜곡을 초래하고, 환경의 변화에 조직이 신축성 있게 대응하기 어렵다. 엄격한 계층제는 개인의 개성을 상실시키고 구성원들의 소속감을 감소시켜 대립과 갈등을 초래할 수도 있다.

(2) 통솔범위의 원리

통솔범위(span of control)는 한 사람의 관리자가 직접 지도 · 감독할 수 있는 부하 직원의 수 또는 조직 단위의 수를 말한다. 통솔범위의 원리는 관리자가 효과적으로 지도 · 감독할 수 있는 직원의 수를 초월해서는 안 된다는 것을 의미한다. 일반적으로 통솔범위는 6명 정도가 적당한 것으로 알려져 있으나, 통솔범위를 결정하는 데는 여러 요인이 작용하게 된다.

신설된 조직과 비교하여 기존 조직이나 안정된 조직에서 더 많은 부하를 통솔할 수 있고, 직무수행 장소가 한 곳에 모여 있으면 여러 장소로 분산되어 있는 경우보다 많은 부하들을 통솔할 수 있다. 또한 직무의 특성에 따라 전문적, 창의적 직무를 담당하는 부하를 감독하는 것보다 단순직무를 반복적으로 수행하는 부하를 더 많이 감독할 수 있다. 감독자의 능력이나 부하의 능력이 클수록 통솔범위는 확대된다. 감독자가 부하로부터 받는 신뢰나 부하 집단의 사기, 인간관계 등으로부터 영향을 받는다. 특히 정보관리체제가 구축되었을 때는 통

1 권한은 자기의 직무를 공적으로 수행함에 있어 부여되는 권리 또는 힘을 말한다.

2 책임은 직무상 마땅히 수행해야 할 임무이다.

솔범위가 넓어진다.

(3) 명령통일의 원리

명령통일(unity of command)의 원리는 조직의 구성원은 오직 한 사람의 상관으로부터 명령을 받고 그에게만 보고하는 것을 말한다. 어떠한 조직이든 계층의 각 층에 있어서 결정을 내리는 최종권한은 명백히 유지되고 이해되어야 한다는 것을 의미한다.

명령통일의 원리가 조직에 적용되면 구성원들은 각자가 누구에게 보고를 하고 누구로부터 보고를 받는지를 명백히 알 수 있게 된다. 이렇게 되면, 업무 책임이 명확하게 되어 각 지위는 안정감을 갖게 되고 조직의 관리자는 전체적인 조정이나 통제를 쉽게 할 수 있다. 그러나 명령통일의 원리는 의사전달에 과중한 부담을 주고, 기능적 전문가들의 영향력이 감소되고, 관리가 지연되는 단점이 있다. 명령통일의 원리를 적용하게 되면 계선조직과 참모조직은 명령복종 보다는 협조에 중점을 두어야 하기 때문에 업무 추진에 어려움이 있을 수도 있다.

(4) 전문화의 원리

전문화(specialization)는 업무를 종류와 성질별로 구분해 조직구성원에게 가능한 주된 업무를 하나씩 분담시켜 능률을 향상시키는 것이다. 일의 전문화는 업무를 세분화하여 반복적 · 기계적 업무로 단순화시키는 것이고, 사람의 전문화는 사람이 교육과 훈련을 통하여 이전에 할 수 없었던 일을 할 수 있는 능력 또는 타인이 할 수 없는 능력을 얻어 전문가가 되는 것이다.

전문화는 조직의 목표달성을 위한 능률적 수단이 되며, 업무를 세분화할수록 업무를 습득하는 데 걸리는 시간을 단축시킬 수 있다는 장점이 있다. 그러나 지나친 전문화는 정형화된 업무를 반복시켜 일에 대한 흥미를 잃게 할 뿐만 아니라 인간성 상실로 구성원은 소외감을 느끼고 참여의식을 갖기 어렵게 된다. 특히 전문화 정도가 높아질수록 조정과 통합이 어렵고, 자기분야는 잘 알지만 다른 분야에 대해서는 잘 모르기 때문에 전체적인 관점에서 바라보는 통찰력을 갖기 어렵다. 전문화의 단점을 극복하기 위해서는 직무를 확대시키거나 직무수행에서 의사결정의 자율성을 높이는 노력이 필요하다.

(5) 조정의 원리

조정(coordination)은 공동의 목표를 달성하기 위한 여러 기능 및 업무 수행이 통일되도록 질서정연하게 배열하는 과정이다. 특정한 목표를 향하여 조직구성원의 활동이나 기능이 조화를 이루도록 결합시키는 것이다. 오늘날 조직은 전문화 및 대형화되어 있으므로 전체적인 조화와 통일을 위하여 조정이 중요하며, 목표달성 과정에서 야기되는 각종 이해관계의 조정, 갈등의 해결 등을 위하여 조정이 필요하다.

조직의 업무를 성공적으로 달성하려면 조정은 필수적이다. 적절하고 명확한 지시와 조직을 위해 일하려는 욕망은 조정을 효과적으로 하는데 도움을 준다. 그러나 아무리 잘 구성된 조직이라고 하더라도 각 부서의 업무수행에는 많은 문제가 발생할 수밖에 없다. 이러한 문제를 해결하기 위해서는 각 부서가 톱니바퀴가 맞물려 있는 것처럼 협조하는 관계가 이루어져 있어야 하고, 관리자의 태도가 강압적이거나 형식적이지 않아야 한다. 그런데 조정은 전문화와는 상반되는 성격이 강하다. 조직이 지나치게 각 부서로 전문화되어 있으면 부서 간에 조정이 어려워지는 경향이 있다.

2. 조직이론

조직이론(organization theory)은 조직구조 및 조직요소를 연구하여 조직을 보다 바람직하게 유지 발전시키는데 도움을 주려는 논리적인 체계를 말한다. 왈도(Dwight Waldo)는 다양한 관점에서 발전해온 조직이론들을 시대별로 구분하여 그 특징을 분석하였다. 그는 조직이론을 크게 고전적 조직이론(1910년대), 신고전적 조직이론(1930년대), 현대적 조직이론(1950년대)으로 나누어 고찰하였다. 여기에서는 왈도의 분류방식으로 조직이론을 구분하여 살펴보도록 한다.

[표 5-1] 조직이론 분류

<table>
<tr><th>시대별 구분</th><th colspan="2">주요 이론</th></tr>
<tr><td rowspan="4">고전적 조직이론</td><td rowspan="2">과학적 관리론</td><td>테일러 관리론</td></tr>
<tr><td>포드 관리론</td></tr>
<tr><td rowspan="2">고전적 관리론</td><td>행정관리론</td></tr>
<tr><td>관료제론</td></tr>
<tr><td rowspan="2">신고전적 조직이론</td><td colspan="2">호손연구</td></tr>
<tr><td colspan="2">인간관계론</td></tr>
<tr><td rowspan="3">현대적 조직이론</td><td colspan="2">개방체계론</td></tr>
<tr><td colspan="2">의사결정론</td></tr>
<tr><td colspan="2">상황적응론</td></tr>
</table>

1) 고전적 조직이론

조직에 대한 관심은 고대로부터 계속되었지만 조직을 행정현상과 관련하여 연구하기 시작한 것은 1900년대 초반이라고 할 수 있다. 이 시기에 등장한 조직이론을 흔히 고전적 조직이론(classical organization theory)이라고 한다. 고전적 조직이론은 과학적 관리론(scientific management school)과 고전적 관리론으로 구분할 수 있다.

과학적 관리론은 테일러(Frederick Winslow Taylor)를 중심으로 발전되었으며, 고전적 관리론은 페이욜(Henry Fayol)의 행정관리론(administrative management theory)과 베버(Max Weber)의 관료제론(bureaucracy theory)이 있다. 이러한 고전적 조직이론의 공통된 특징은 인간으로 구성된 조직을 마치 기계와 같은 것으로 보며, 조직 내의 구성원들을 기계의 부품처럼 생각하는 입장에서 조직의 능률성(efficiency)을 추구하였다.

(1) 과학적 관리론

과학적 관리론과 고전적 관리론은 동일한 개념이 아니다. 두 이론의 차이점을 정확히 이해하는 것은 중요하다. 과학적 관리론은 조직의 제일 아래 단계에서 수행하는 업무를 다룬다. 그러나 고전적 관리론은 전체 조직에 초점을 맞추어 부서 설정, 통솔의 범위 및 권한의 위임 등 보다 광범위하고 복합적인 문제를 다룬다.

① 테일러 관리론

테일러(Taylor)는 1911년 산업의 효율성을 개선하기 위한 방법을 다룬 과학적 관리의 원칙(The Principles of Scientific Management)을 집필[3]하였다. 이 시기는 공업이 급격히 발전하여 생산은 급증하였으나, 이에 상응하는 수요가 즉각적으로 수반하지 않아 여러 번 경제공황이 발생하였다. 이러한 과정에서 기업들은 빈번히 임금률 인하를 강행하였으며 노동자들은 조직적 태업으로 대항하였다. 노동자들은 능률향상이 결과적으로는 임금률 인하를 초래하게 되므로 능률향상을 원하지 않게 되었던 것이다. 테일러는 이러한 상황을 해결하기 위하여 노동자의 능률을 향상시킬 수 있는 새로운 경영관리 방법을 개발하게 되었다. 그는 합리적으로 임금률을 결정하기 위하여 각 동작을 요소별로 세분화하여 표준동작을 결정하고, 다시 시간연구에 의하여 공평한 일당표준작업량을 결정한 후 표준과업을 제시하였다. 이 표준

3 과학적 관리의 원칙은 현장 경험을 사례로 정리하여 과학적 관리의 제반 원칙을 도출한 것으로 1911년 미국기계공학회에 제출되었으며 1913년에 출판되었다. 테일러의 과학적 관리의 3대 핵심은 과업관리, 하루의 공정한 작업량, 차별 성과급제라고 할 수 있다.

과업 달성 정도에 따라 차별적으로 임금률을 적용하였다. 테일러의 연구는 공장을 합리적이고 효율적으로 운영하기 위해 경영과 생산체계를 과학적 관리라는 방법으로 접근한 것이다.

테일러는 조직관리에 있어 단 하나 최선의 방법(the one best way)이 있다고 주장하였다. 그리고 이것은 관찰과 실험이라는 보다 과학적이고 경험적인 방법을 통하여 획득될 수 있다고 보았다. 과학적 관리론은 조직에 있어 기획와 실행의 분리를 전제로 한다. 테일러에게 있어 일에 관한 계획은 관리자의 몫이고, 이것의 실행은 노동자의 몫이다. 테일러는 노동은 집단적인 것이 아니라 개인적인 활동이며, 또 그렇게 취급되어야 한다고 보았다. 따라서 과학적 관리론은 동기부여 및 유인 제도에 있어 개인의 물질적 이익에 호소하는 차별 성과급제를 원칙으로 한다. 테일러는 그의 조직관리 이론이 산업갈등을 해결할 수 있는 과학적 방법이라고 주장하였다. 과학적 분석을 바탕으로 한 능률적 작업방법은 기업의 생산성을 증대시키고, 노동자들에게 적절한 보상을 분배할 수 있다고 보았기 때문이다. 따라서 테일러는 과학적 관리를 통하여 노사협력이 가능하다는 낙관적 견해[4]를 가지고 있었다.

② 포드 관리론

과학적 관리론에 있어 테일러 관리론(Taylor system)이 과업관리에 주로 초점을 맞추었다면, 포드 관리론(Ford system)은 생산과정에서의 동시적 관리를 중요하게 다루었다. 또한 테일러는 동작-시간연구와 작업조건의 표준화, 계획 등을 중요시하였으나, 포드는 경영을 이윤추구의 수단이기보다는 사회봉사의 수단이라고 주장하였다. 포드의 관리철학이 백색사회주의라고 불리기도 하는 것은 이런 이유 때문이다. 또한 포드는 합리적인 경영관리를 통하여 고품질, 저가격, 고임금을 실현할 수 있다고 주장하였다.

이러한 테일러와 포드의 과학적 관리론은 당시 미국 산업계의 절실한 요구를 반영하고 있었기 때문에 급속히 확산될 수 있었고, 생산방식에 큰 변화를 초래하였다. 그러나 과학적 관리론의 최대 문제점은 조직의 핵심적 요소인 인간의 사회 · 심리적 측면에 거의 관심을 기울이지 않았다는 것이다.

(2) 고전적 관리론

① 행정관리론

행정관리론은 조직의 관리기능을 중요시하면서 관리층이 맡아야 할 조직 및 관리의 보

4 테일러는 과학적 관리론을 적용하면 노동자에게 최상의 이익이 보장되므로 노동조합은 불필요하다고 보았다.

편적 원리를 연구하였다. 주로 조직의 상층부를 중심으로 하향적 방식에 의한 조직의 합리화를 추구하였다. 행정관리론은 과학적 관리론과 유사한 측면이 있다. 그러나 과학적 관리론이 하위계층이나 작업계층을 대상으로 생산 및 운영수준의 최적관리를 위한 기법에 중점을 두었다면, 행정관리론은 중상위계층을 대상으로 조직의 상위계층에 적용가능한 일반적인 조직원리에 중점을 두었다. 행정관리론은 과학적 관리론에서 작업장 수준에 국한했던 조직합리화를 조직 전체 수준으로 확대시켰다고 할 수 있다.

페이욜(Fayol)은 1916년 출간한 일반 및 산업관리(General and Industrial Management)에서 조직관리자들이 준수하여야 할 일반원칙 14개(분업, 권한과 책임, 규율, 명령통일, 지휘통일, 전체이익에 대한 개인이익의 종속, 보상, 집권화, 계층제, 질서, 형평성, 신분안정, 솔선력 배양, 단체정신)를 제시하였다. 그는 관리자가 되기 위해서는 전문적 훈련이 필요하며, 노동조직과 마찬가지로 관리조직도 타당한 분석의 대상이 되어야 한다고 주장하였다. 그가 제안한 일반원칙론의 핵심은 집권화되고 기능적으로 전문화된 조직구조, 면밀한 감독과 통제를 강조한 것이었다. 이러한 페이욜의 생각은 귤릭(Gulick), 어윅(Urwick), 굿나우(Goodnow), 화이트(White) 등에 의해서 행정관리론으로 발전되었다.

행정관리론은 분업의 원리, 명령통일의 원리, 통솔범위의 원리, 부성화의 원리[5], 조정의 원리, 포스드코르브(POSDCoRB)[6] 등 다양한 조직설계 원리를 제시하였다. 그런데 제시된 여러 원리 중에서 가장 핵심이 되는 것은 분업의 원리와 조정의 원리라고 할 수 있다. 조직에 있어 분업의 구체적인 방법으로 제시된 것이 부성화의 원리이다. 또한 조정의 세부적인 원리로는 명령통일의 원리, 통솔범위의 원리 등이 제시되었다.

② 관료제론

관료제는 계층제적 구조를 가지고 피라밋 형태를 띠는 대규모의 복잡한 합리적 · 능률적 관리조직을 말한다. 이는 권위적인 위계질서를 근간으로 하며 명시적 규칙과 절차에 따라 조직을 관리한다. 관료제는 대규모 조직을 효율적으로 관리하는 수단이라고 할 수 있다.

5 부성화의 원리는 부처 편성의 원리로 한 조직에 여러 사무가 만들어지면 유사한 사무를 묶어 여러 개의 하위기구를 편제해 체계적인 조직으로 만들 때 활용된다. 다양한 부처편성의 원리가 있으나 대개 기능부서화, 사업부서화, 혼합부서화, 지역부서화 등으로 요약된다.

6 POSDCORB는 행정관리의 7가지 요소의 첫머리 글자를 조립한 합성 단어이다. 계획(Planning), 조직(Organizing), 인사(Staffing), 지휘(Direction), 조정(Coordinating), 보고(Reporting), 예산 편성(Budgeting)으로 최고관리자의 기능을 설명하고 있다. 자세한 내용은 1장을 참고할 것

㉠ **베버의 관료제론**

베버(Weber, 1946)는 근대 산업사회화 과정에서 설립된 대규모 사회조직들의 공통된 특징을 연구한 후에 합리적이고 업무 능률을 극대화할 수 있는 이상적 조직형태로 관료제에 대한 이념형(ideal type)을 설정하였다. 베버의 관료제 개념은 실제 조직에서 관찰된 것을 그대로 추상화시킨 것이라고 할 수 있다. 오늘날 우리가 관료제라고 할 때는 베버의 이념적 특성을 갖춘 조직을 말한다.

베버는 정당성을 기준으로 권위(authority) 유형을 전통(혈연, 가문, 관습 등)에 정당성의 근거를 둔 전통적 권위, 개인의 초인적 능력에 근거한 카리스마[7]적 권위, 법에 의한 합리적 권위로 분류하였다. 또한 그는 권위 유형에 상응하는 관료제 모형으로 전통적 권위체제에서의 가산적 관료제, 카리스마적 권위체제의 카리스마적 관료제, 합법적 권위체제에서의 근대적, 합리적 관료제를 제시하였다. 베버는 근대 관료제의 발전요인으로 화폐경제의 발달, 행정사무의 양적 확대와 질적 변화, 관료제 조직의 기술적 강점, 행정수단의 집중화, 사회적 차별의 평균화를 지적하였다. 베버가 이념형으로 제시한 관료제 조직의 특성은 다음과 같다.

ⓐ 계층제

조직내부 또는 조직 간의 상하관계가 계층제의 원리에 의하여 명확한 명령복종 관계가 확립되어 있다. 하급기관은 상급기관의 통제와 감독에 따른다.

ⓑ 법규에 의한 행정

직원들의 직무 및 권한의 배분, 직원들의 자격요건 등이 명백히 법규에 규정되어 있다. 모든 직무는 명확하고 철저한 법규나 규칙에 따라 수행된다.

ⓒ 공적 및 사적 사무의 구분

직무수행은 주관을 배제하고 비인격적으로 이루어진다. 가족적 · 사회적 관계는 배제되어 공적 사무와 사적 사무는 구분된다.

7 카리스마는 신으로부터 부여받은 능력으로 예언이나 기적을 실현시키는 힘이라는 의미이다. 베버는 카리스마를 보통인과 구별될 수 있는 특정한 개성적 자질로서 초자연적, 초인간적, 예외적인 힘과 권력을 의미하는 것으로 사용하였다.

ⓓ 전문지식과 기술에 의한 능률

모든 직무수행에는 특별한 교육과 훈련을 받은 전문지식과 전문기술이 요구된다. 관료제가 추구하는 기본적인 가치는 능률성이다. 전문화를 실시하면 일을 맡은 사람이 자기가 하는 일에 숙련될 수 있고 직무수행에 책임을 느끼게 된다.

ⓔ 문서주의

모든 직무수행은 구두가 아니라 공식적인 문서에 의해 처리되고, 그 결과는 문서로 기록 · 보존된다. 문서화는 직무수행의 공식성과 객관성을 확립한다. 직무수행 결과의 보존은 업무의 지속성을 유지시킨다.

㉡ **관료제의 역기능**

관료제는 여러 순기능을 가지고 있음에도 불구하고 일반적으로 부정적인 측면이 강조되는 것은 역기능 때문이다. 따라서 관료제의 순기능은 발전시키고 역기능은 보완하는 노력이 필요하다. 일반적으로 알려져 있는 관료제의 역기능은 다음과 같다.

ⓐ 형식 중심의 절차

직무수행의 비합리성을 배제하고 책임의 한계를 명확히 하기 위하여 주로 문서로 업무를 처리한다. 그래서 불필요한 서류 작성, 복잡한 결재과정 등의 형식주의(formalism) 현상이 나타난다.

ⓑ 규칙 지향성

조직의 목표달성을 위해 규칙의 준수가 요구된다. 그래서 직원은 목표가 아닌 수단인 규칙이나 절차에 지나치게 집착하는 경향이 있다. 이러한 규칙 지향성은 보수주의를 초래하는 경향이 있다.

ⓒ 전문성에 의한 제약

전문가는 훈련된 무능(trained incapacity)의 특징을 가진다. 한 분야에 지나치게 전문화된 사람은 시야가 좁고, 포괄적인 통찰력이 부족할 뿐만 아니라 조정이 쉽지 않다.

ⓓ 변화에 대한 저항

관료제는 합리적인 조직이지만 본질적으로 보수주의로 현상 유지적인 특징을 갖는다. 그래서 변화나 혁신에 대해서 근본적으로 저항을 한다.

ⓔ 배타적인 태도

자기가 소속한 조직 단위나 기관에만 관심과 충성심을 가질 뿐 다른 부서에 대한 배려를 하지 않는다. 그래서 조정과 협조가 원활히 진행되지 못하는 경향이 있다.

ⓕ 인격적 관계의 상실

구성원은 조직 내에서 기계의 부속품처럼 기능화되어 인격적 관계가 상실되어 있다. 조직 내에서 인간관계의 지나친 몰인정성은 구성원으로 하여금 냉담과 무관심한 태도를 갖게 한다.

ⓖ 무사안일주의

어떤 결정을 할 때 선례만 따르려고 한다. 상관의 지시나 명령에 맹목적으로 복종하여 책임을 회피하고 상관의 권위에 무조건 영합하고 의존하려 한다.

2) 신고전 조직이론

1930년대에는 기존 고전적 조직이론과는 다른 관점에서 조직을 연구하는 새로운 흐름이 등장하였다. 1930년을 전후하여 미국은 경제 대공황을 맞이하였고 과학적 관리에 의한 생산성 향상이 한계에 도달하였다. 당시 기업경영의 합리화를 위해서 새로운 조직이론이 요청되고 있었던 것이다. 이때 등장한 조직이론을 흔히 인간관계론(human relations theory) 또는 신고전 조직이론이라고 한다. 기존 과학적 관리론이 인간문제에 대한 인식을 결여하고 있는 것과 달리 새로운 연구들은 기업경영에서 인간관계를 중요하게 고려하기 시작하였다. 조직 내의 인간적 요소를 중요하게 고려하는 인간관계론적 조직이론이라고 할 수 있다.

(1) 호손연구

인간관계론 발전의 직접적인 계기가 된 것은 호손연구(Hawthorne studies)[8]라고 할 수 있

8 호손연구는 1924년부터 1932년까지 시카고의 웨스턴 전기회사(Western Electric Company)의 호손 공장

다. 이 연구는 조명도 실험[9], 계전기조립실 실험[10], 배선조립실 실험[11], 면접실시[12]로 나누어 진행되었으며, 하버드대학교의 메이요(George Elton Mayo) 교수가 주도적 역할을 담당하였다. 그는 연구를 통해 한 조직에는 공식조직 외에 자발적으로 이루어지는 비공식집단이 있다는 것과 조직에 속한 인간은 경제적 동기뿐만 아니라 감정의 논리에 의해서도 움직인다는 것 등을 실증하였다.

호손연구는 세 가지 점에서 조직이론의 발전에 크게 기여하였다고 할 수 있다. 첫째, 조직 내의 인간적 요소에 초점을 두고 체계적으로 진행된 최초의 연구이다. 둘째, 연구결과를 근거로 인간관계론이 성립되었다. 셋째, 조직 내의 사람들에 대한 동기부여는 경제적 요인으로만 결정되는 것이 아니라 개인이 가지고 있는 가치관, 신념, 감정 등도 중요한 요인이 된다는 것을 알게 되었다.

(2) 인간관계론

호손연구를 통하여 인간은 심리적 · 사회적 욕구가 충족되어야 동기가 부여되고 업무 성과가 높아진다는 것을 알게 되었다. 그리고 이 과정에서 비공식집단의 중요성을 이해하게 되었다. 인간관계론은 이러한 연구결과를 근거로 출발하였다. 인간관계론은 실제로 조직을 움직이는 것은 인간이라는 것을 인식하게 되어 조직 내의 사람들이 서로 간에 어떤 관계를 맺고 있고, 그 인간관계가 조직에 미치는 영향에 관심을 두었다.

이 이론에 따르면, 인간은 경제적인 욕구보다는 심리적인 만족을 더 추구하는 심리적 존재이며, 합리적으로 행동하기보다는 감정의 논리에 의해 비합리적으로 행동하려는 경향이 강하다. 따라서 조직이 바라는 행동을 유도하기 위해서는 경제적 요소가 아니라 사회 · 심리적 요소를 고려해야 한다. 그런데 인간관계론은 조직 내의 사람들이 조직을 위해 행동하려는

에서 수행되었다. 메이요(Mayo) 교수가 1927년부터 연구팀장을 맡았으며 뢰슬리스버거(Roethlisberger) 교수, 서부전기회사의 사장 딕슨(Dickson) 등이 참여하였다. 이 연구는 산업사회학 또는 산업심리학이 탄생하는 토대가 되었다.

9 조명도 실험(1924-1926년)에서는 생산성이 작업장의 밝기와는 관련이 없다는 것을 알게 되었다.

10 계전기조립실(1927-1932년) 실험에서는 작업 조건이나 장려 임금제 등도 생산성 향상과는 관련이 없으며, 다만 친절한 감독자 아래서는 보다 생산량이 증가되는 것을 알게 되었다.

11 배선조립실 실험에서는 임금 성과급이 생산성을 높이지 못했고 오히려 생산량이 감소되는 현상까지 보였다. 그 원인을 분석하여, 근로자들 간에는 집단규범 같은 것이 있어서 집단 전체의 생산량은 그것에 의해서 통제되고 있다는 것을 알게 되었다.

12 면접 결과에서는 근로자들이 회사에 출근하기 전에 가지고 있는 태도가 회사에 출근하여 갖게 된 태도 못지않게 중요하다는 것을 알게 되었다. 또한, 회사의 공식조직 내에는 하루하루의 생산량을 통제하는 비공식집단이 존재하고 그 집단에는 불문율인 집단규범이 있어서 근로자들은 그것에 따라 행동하고 있음을 파악하였다.

동기는 개인 자율적으로 일어나는 것이 아니라 동료집단에 의해 설정된 집단규범에 따라 집단심리 작용으로 일어난다고 보았다. 인간관계론도 타율적인 동기유발이라는 점에서는 고전적 조직이론과 차이가 없다. 이런 점 때문에 인간관계론을 신고전적 조직이론이라고 한다. 인간관계론은 현대 조직이론의 성립과 조직 인도주의(organizational humanism)[13] 시작에 크게 기여하였다.

이러한 기여에도 불구하고 인간관계론은 다음과 같은 문제점을 지적받고 있다. 첫째, 비공식집단의 역할과 조직구성원의 심리적 측면만을 중요시하고 공식조직에 대해서는 관심을 두지 않는다. 특히 공식조직과 비공식집단의 상호관계에 대해서는 관심을 두지 않는다. 둘째, 모든 조직구성원들이 어느 한 비공식집단에 가입한 것으로 전제하지만 실제로 어느 집단에도 소속되지 않은 구성원들이 다수인 조직에는 적용되기 어렵다. 셋째, 인간관계론은 근본적으로 관리자는 합리적이고 근로자들은 비합리적이라는 시각을 갖고 있다.

3) 현대적 조직이론

고전적 조직이론과 신고전적 조직이론은 조직의 내부에만 관심을 두었을 뿐 조직이 외부환경과는 무관한 것으로 파악하였다. 그러나 1950년대 중반부터 조직을 그 내부 요소들 간의 상호관계에 국한된 폐쇄체계로 보지 않고 거시적 관점에서 조직과 외부환경을 관련시켜 그들 사이의 상호관계를 파악하기 시작하였다. 개방체계론, 의사결정론, 상황적응론이 여기에 해당되는 이론이다. 이 시기에 현대적 조직이론의 실질적인 기틀이 마련되었다.

(1) 개방체계론

1950년대 중반부터 조직에 대한 연구는 조직을 체계(system)의 관점에서 분석하였고, 또 조직의 내부 문제에만 국한시키지 않고 조직을 둘러싸고 있는 외부 환경까지 모두 연구 대상으로 하여 조직 내부의 상호관계는 물론 조직과 환경 간의 상호관계를 밝히기 시작하였다. 개방체계 이론은 기존의 폐쇄체계 이론, 즉 고전적 조직이론이나 신고전적 조직이론과는 달리 다음과 같은 특징을 갖는다.

첫째, 조직과 환경의 관계를 중요시한다. 폐쇄체계 이론은 조직을 기계와 같은 것으로 생각하여, 그 내부의 요소들 간의 관계에만 중요성을 두고 외부 환경과는 관련이 없는 것으로

13 조직의 인간화 및 조직내적 민주화를 지향하는 조직관리 철학을 말한다. 인간 중심적 관리를 중시한 인간관계론에 이론적 뿌리를 두고 있다.

생각하는 입장이다. 그러나 개방체계론에서는 조직을 생물학적 유기체에 비유하여 조직 내부의 요소들뿐만 아니라 그것을 둘러싸고 있는 환경과도 서로 상호작용을 하는 것으로 파악한다.

둘째, 환류(feedback) 기능을 강조한다. 개방체계론은 조직을 생물체계와 같은 것으로 보아 조직에는 투입, 전환, 산출의 과정이 있고, 이러한 과정이 계속 반복되게 하는 것은 환류 기능 때문으로 본다. 조직체계에서 환류가 없다면 이는 개방체계라 할 수 없다.

셋째, 조직의 항상성(homeostasis)을 주장한다. 조직은 에너지 투입과 체계로부터의 산출은 계속하면서 언제나 안정 상태를 유지하려는 속성이 있다는 것이다.

넷째, 동등종결성(equifinality)[14]을 주장한다. 개방체계에서는 출발 초기에 조건이나 상태가 서로 달라 각각 다른 진로를 거치더라도, 마지막 종착점에 이르러서는 만족할만한 동일의 최종상태에 도달할 수 있는 융통성을 갖는다고 본다.

(2) 의사결정론

의사결정론(decision making theory)은 목표 달성을 위해 여러 가지 대안을 체계적으로 분석 · 검토하여 최선의 대안을 선택하는 과정에 관한 조직이론이다. 의사결정론에서는 의사결정을 조직에서 문제를 확인하고 해결하는 과정으로 본다. 의사결정 모형으로는 합리모형, 만족모형, 회사모형, 점증모형, 최적모형, 혼합주사모형, 쓰레기통 모형, 관료정치모형 등이 있다. 의사결정론은 경영환경과 조직의 상황에 관한 정보를 수집하고 조직의 성과가 만족할 만한 것인지를 판단하여 문제원인을 진단하고, 문제해결에 대한 방안들을 설정하여 하나의 대안을 선택하고 실행하여 문제를 해결하게 된다. 특히 기업경영과 관련되는 문제들을 해결하기 위해 관련 변수를 계량화하여 데이터를 입력하고, 계산 결과를 바탕으로 의사결정을 하는 것이 가장 합리적이라고 본다.

그런데 사이먼(Herbert Alexander Simon)[15]은 조직의 의사결정자들은 완벽한 객관적 합리성을 충족시키는 결정이 아니라 한정적 합리성(bounded rationality) 내에서 대체로 만족

---

14 동등종결성은 체계의 구성요소들 간의 상호작용에 따라 서로 다른 조건으로 출발했지만 유사한 결과를 초래하는 경우를 말한다. 하나의 목표를 달성하는 데는 하나의 방법만 있는 것이 아니라 여러 방법이 있을 수 있다는 것을 의미한다.

15 사이먼은 독자적인 의사결정론, 조직이론을 확립하여 20세기 후반의 사회과학 전반의 발전에 큰 영향을 미쳤으며, 1978년 노벨경제학상을 수상하였다. 그는 마치(James March)와 함께 한정적 합리성이라는 개념을 주장하였다. 사이먼은 인간의 의사결정은 예기할 수 없는 장래의 불확실성, 정보수집 능력이나 정보처리 능력상의 한계 등 다양한 제약 하에서만 이루어지기 때문에 효용을 최대화하는 것은 불가능하며 일정의 만족을 얻을 수 있도록 의사결정을 하는 것이라고 주장하였다.

할 만한 수준으로 결정을 내린다고 보았다. 왜냐하면, 현실에서는 여러 제약들이 복합적으로 작용하면서 완벽한 합리성의 상황을 기대하기 어렵기 때문이다. 한편, 정보기술과 컴퓨터의 발전은 수리적 모형 개발을 촉진하였으며, 의사결정자들에게 사회심리적인 요소까지도 객관화된 계량지표로 변환시켜 의사결정을 할 때 참고자료로 이용하게 되었다.

(3) 상황적응론

고전적 조직이론과 신고전적 조직이론은 각각 독자적인 관점에서 이론이 전개되어 왔다. 그런데 1960년대 후반부터 개별화된 기존 이론들을 통합하려는 움직임이 시작되었는데, 상황적응론(contingency theory)이 대표적이다. 상황적응론은 조직을 여러 개의 하위체계로 구성된 하나의 큰 체계로 본다. 조직 내의 하위체계는 다른 하위체계나 조직전체, 그리고 외부환경과 상호작용하는 관계에 있다는데 초점을 두고 있다. 조직이 외부환경과 상호작용을 할 경우 그것에 반응하여 하위체계가 움직이면 그것을 상황적응이라고 한다. 상황적응론은 조직의 효과성을 높이기 위하여 조직과 환경의 관계에 관심을 갖는다. 다른 조직이론과 달리 상황적응론은 다음과 같은 특징이 있다.

첫째, 조직을 설계하거나 그 문제를 해결하는데 있어서는 유일한 최선의 방법은 없다고 본다. 조직에 대한 이해나 문제해결을 위해서는 조직이 처해 있는 상황적 요인을 고려하여야 한다는 의미이다.

둘째, 조직이 의도하는 다른 결과가 나오더라도 그 결과가 객관적이면 그것을 더 중요시 한다. 그것은 조직이 어떤 환경에 직면하였을 때 어떤 특성을 가져야만 효과성을 높일 수 있는지를 파악할 수 있기 때문이다.

셋째, 조직의 효과성을 높이기 위해서 조직이 환경에 적응하는데 필요한 특성에 초점을 두기 때문에 조직설계(organization design)에 지침이 될 수 있는 방안을 모색할 수 있다.

넷째, 조직설계는 환경적 상황에 따라 결정하여야 한다고 본다. 동질적이고 안정된 환경에서는 형식화되고 계층적인 조직이 적합하다. 그러나 다원화되고 변동하는 환경에서는 비형식적이고 수평적이며 동태적인 조직이 적합할 것이다.

3. 조직구조

1) 공식조직과 비공식조직

(1) 개념

공식조직(formal organization)은 규칙 · 규정 · 편람 등에 의하여 명문화된 제도적, 인위적 조직을 말한다. 공식조직에는 공식적 기능을 수행하는 여러 공식집단(formal group)[16]이 존재한다. 이러한 공식집단은 전체적인 조직 업무와 명백히 관련된 특정목표를 실현하거나 특정과업을 수행한다. 이와 달리 비공식조직(informal organization)은 구성원 상호 간의 접촉이나 친밀성을 바탕으로 자연 발생적으로 형성된 자생집단이다. 비공식조직은 공식조직 내부에 존재하면서 공식조직의 규정에 좌우되지 않는 가치와 행동 유형을 지닌다.

(2) 공식조직과 비공식조직의 특성 비교

조직의 발생과정이 인위적이냐 자연발생적이냐에 따라 공식조직과 비공식조직으로 분류할 수 있다. 조직이 공식적 측면과 비공식적 측면을 함께 공유하고 있기 때문에 조직은 공식조직과 비공식조직을 모두 가지게 된다. 그러나 대부분의 조직에서 명확하게 공식과 비공식을 구별하기는 어렵고 공식조직과 비공식조직이 서로 공존한다. 두 조직은 서로 협동하기도 하지만 적대적인 관계를 가지는 경우도 있기 때문에 공식조직과 비공식조직은 독립된 별개로 생각할 수는 없다. 공식조직과 비공식조직의 차이점은 다음과 같다.

첫째, 공식조직은 명문화된 제도적, 인위적 조직이지만 비공식조직은 자연발생적으로 생성된 조직이다.

둘째, 공식조직은 외면적, 가시적 조직이지만 비공식조직은 내면적, 비가시적 조직이다.

셋째, 공식조직은 방대한 규모로 확대되는 현상이 있지만 비공식조직은 친밀한 인간관계가 필수요건이기 때문에 항상 소집단 상태를 유지한다.

넷째, 공식조직은 능률과 규정에 의해서 움직이지만 비공식조직은 친숙한 인간관계를 중요시하여 내면적이고 감정의 논리에 의해 구성되고 운영된다.

---

16 집단(group)은 조직과는 다른 개념이다. 집단은 동일한 관심을 갖고 모여 일관되고 획일적인 활동을 할 수 있는 사람들의 모임이다. 집단은 지속적인 사회관계의 복합체가 일정한 범위 내에서 긴밀하게 관련되고 구성원이나 외부인에 의하여 하나의 통일체로 인식되는 사람들의 집합을 의미한다.

다섯째, 공식조직은 전체적인 질서와 관련되지만 비공식조직은 전체적인 조직 속의 각 계층, 각 단위에서 자연발생적인 소집단으로 성립하는 부분적인 질서와 관련된다.

[표 5-2] 공식조직과 비공식조직의 특성 비교

공식조직	비공식조직
• 제도적, 인위적 조직 • 외면적, 외향적, 가시적 • 논리적인 대규모 조직 • 능률의 논리에 따라 구성 • 전체적 질서	• 자연 발생적, 현실적 조직 • 내면적, 내향적, 비가시적 • 대면적으로 친밀한 소집단 • 감정의 논리에 따라 구성 • 부분적 질서

(3) 비공식조직의 기능

비공식조직은 공식조직 내에 존재하면서 공식조직에 의해 충족되지 못하는 심리적 기능을 수행한다. 공식조직의 기능에 직 · 간접적인 영향을 미치는 조직 내의 조직이다. 공식조직의 내부에서 자연적으로 발생하는 조직이라는 의미에서 자생조직이라고도 한다. 비공식조직은 학연, 혈연, 지연, 조직구성원 간의 소속감이나 정서적 유대감 등에 의해 형성된다. 그래서 공식조직에서는 전혀 표현되지 않거나 불충분하게 표현되는 상호관계를 갖는다. 이러한 비공식조직이 갖는 순기능과 역기능은 다음과 같다.

① 순기능

㉠ 비공식조직은 욕구불만의 배출구가 되며 조직구성원들의 심리적 안정감에 기여한다.

㉡ 법률과 제도에 따라 운영되는 공식조직에 신축성을 부여하고 경직성을 완화시킨다.

㉢ 직무수행에 개인의 창의력을 발휘하고 자기실현과 자기계발을 가능하게 한다.

㉣ 구성원 상호 간의 협조와 지식 · 경험의 공유를 통해 업무를 능률적으로 수행할 수 있다.

㉤ 구성원이 정보를 교환할 수 있는 의사소통의 통로를 확장시켜 주는 역할을 한다.

② 역기능

㉠ 비공식조직 간에 때로 적대감정이 야기될 수 있으며, 이로 인하여 공식조직의 기능이 마비되는 경우도 있다.

㉡ 비공식적 의사전달은 때로는 왜곡되거나 근거 없는 정보를 전파하여 공식조직을 불안하게 할 수도 있다.

㉢ 비공식적 접촉을 통하여 개인적 이익을 도모하기 쉬우며 학연, 지연, 혈연 등의 정실

주의를 조장할 수 있다.

2) 계선조직과 참모조직

(1) 개념

대부분의 조직은 계선조직(line organization)과 참모조직(staff organization) 형태로 구성되어 있다. 계선조직은 명령복종 관계가 수직적 계층구조로 이루어져 있고 조직의 목표를 직접적으로 운영하고 집행한다. 계선조직은 주로 실행 활동을 하며 조직에 있어서 본질적이며 중추적인 역할을 한다.

참모조직은 계선조직이 역할을 원활히 수행할 수 있도록 지원하고 조정을 촉진하고, 기타 자문 및 보조적인 서비스를 제공한다. 기획, 인사, 회계, 법무, 조사 등을 수행한다. 조직의 목표달성에 간접적으로 공헌하는 부수적인 조직이라고 할 수 있다.

(2) 계선조직과 참모조직의 특성 비교

① 계선조직의 특성

계선조직은 권한과 책임의 한계가 명확하여 업무수행이 능률적이며, 단일기관(unitary organization)으로 구성되어 의사결정이 신속히 이루어진다. 따라서 업무가 단순하고 비용 소요가 적은 조직에 적합하며 강력한 통솔력을 행사할 수 있다는 장점이 있다. 단점은 조직의 최고관리자가 주관적, 독단적 조치를 취할 가능성이 있어 조직이 지나치게 경직되기 쉽고, 특수분야에서 전문가의 지식과 경험을 활용하기 어렵다.

계선조직의 특징은 다음과 같다. 첫째, 조직상 최고관리자를 정점으로 수직적 관계에 있는 집행조직이다. 둘째, 조직의 목표 달성을 위하여 집행하고 그 결과에 직접 책임을 진다. 셋째, 실행부서로 일반인과의 접촉이 밀접하여 직접적으로 봉사한다. 넷째, 조직의 목표달성을 위하여 직접적으로 권한과 명령을 행사한다.

② 참모조직의 특성

참모조직은 조직의 책임과 통솔범위를 확대시키며, 전문적인 지식과 경험을 활용하여 보다 합리적인 지시와 명령을 내릴 수 있다. 수평적인 업무의 조정과 협조를 가능하게 하며, 조직이 신축적으로 운영될 수 있는 장점이 있다. 단점은 조직의 복잡성으로 조직 내에

알력과 불화가 생길 수 있으며, 참모는 책임을 지지 않기 때문에 서로 간에 책임을 회피할 수 있다. 또한 의사전달의 경로를 혼란에 빠뜨릴 가능성도 있다.

참모조직의 특징은 다음과 같다. 첫째, 전문적 지식을 가지고 조직의 목표 달성에 간접적으로 참여하고 계선조직이 갖지 않은 기능을 보완해 준다. 둘째, 조직 내의 활동이기 때문에 일반인에게 직접적으로 봉사하지 않고 간접적으로 봉사한다. 셋째, 구체적인 결정권이나 집행권이 없기 때문에 명령이나 지휘권을 행사할 수 없다.

③ 계선조직과 참모조직 관계

계선조직과 참모조직은 조직의 목표와 건전성을 위하여 상호보완적인 관계를 유지해야 하지만, 두 조직 간에는 갈등관계가 존재한다. 그 이유는 지식과 행태상의 차이, 개혁과 현상유지라는 업무지향성의 차이, 심리적 갈등, 상호업무에 대한 인식부족 등 때문이다. 그런데 계선조직과 참모조직 간의 대립 및 갈등을 해결할 수 있는 현실적 방안을 찾기는 쉽지 않다. 갈등의 심각성을 어느 정도 완화시키기 위해서는 제도적으로 권한과 책임한계의 명확화, 상호 인사교류, 폭넓은 교육과 훈련의 강화 등을 실시하는 노력이 필요하다. 또한 인간관계적 방법으로 최고관리자의 올바른 이해와 인식, 상호 간에 접촉기회 강화, 상호 직무에 대한 존중 등이 중요하다.

3) 조직화

(1) 개념

조직화(organizing)는 조직의 목표를 효율적으로 달성할 수 있도록 조직구성 형태를 결정하고, 각종 자원을 배분하고, 조정하는 활동을 말한다. 어떤 업무가 이루어져야 하며, 누가 그것을 수행할 것인지, 업무분류는 어떤 식으로 이루어지며, 업무보고는 누가 하고, 의사결정이 어디에서 이루어지는지 등에 관한 문제를 다룬다. 그런데 조직화는 하나의 완성된 조직(organization)과는 차이가 있다. 조직은 조직화 과정을 거쳐 조직구조가 형성되어 체계를 갖춘 완성된 결과물을 의미한다. 조직화는 조직을 형성시켜 나가는 과정이고, 조직은 조직화 과정을 통해서 만들어진 형태라고 할 수 있다.

(2) 조직화 단계

조직화 단계는 조직화를 진행하는 순서를 말한다. 일반적으로 조직화 단계는 기관의 목표를 달성하기 위해 조직이 해야 할 업무를 확정하고, 확정된 업무를 수행하기 위해 일정한 기준에 따라 부서나 부문으로 업무를 나누고, 나누어진 부서나 부문별로 책임이나 권한을 배분하고, 이들이 상호 연결될 수 있도록 전체적으로 조정하는 과정을 거치게 된다.

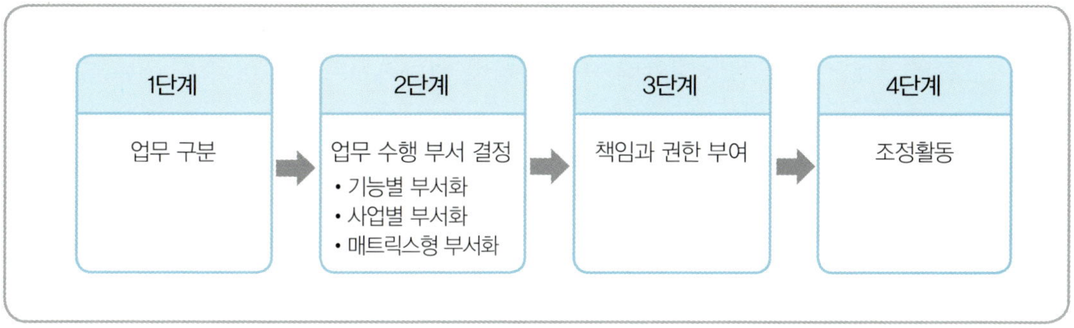

[그림 5-1] 조직화 단계

① 업무 구분

조직화에서 1단계는 기관이 설정한 목표를 달성하기 위해 해야 할 업무를 구체적으로 확정하는 활동이다. 업무를 어떻게 구분하느냐가 매우 중요하기 때문에 분업원칙과 전문화원칙을 적용하게 된다. 이 단계에서는 분업이 가능하도록 업무를 가능한 세분화하여 단순화 하고, 단순화된 업무를 전문화시키면 조직의 생산성이 향상될 수 있다.

② 업무 수행부서 결정

해야 할 업무를 세부적으로 나누어 확정한 후에는 확정된 업무를 수행할 부서를 정해야 한다. 일반적으로 조직의 규모가 커져 많은 업무를 여러 직원들이 나누어서 처리하게 되면 이를 효과적으로 관리할 필요가 생긴다. 이를 위해서 서로 유사하거나 관련이 있는 업무나 작업 활동이 함께 이루어질 수 있도록 그 담당자들을 부서별로 묶게 된다. 부서화는 수행할 업무를 집단화 또는 단위화 하는 활동을 말한다. 이러한 부서화는 기능별 부서화(functional departmentation), 사업별 부서화(divisional departmentation), 매트릭스형 부서화(matrix departmentation) 등으로 나눌 수 있다.

㉠ 기능별 부서화

기능적으로 서로 관련이 있거나 동일한 작업이나 업무를 담당하는 사람들을 한 부서에서 일하게 하는 것이다. 예를 들어, 보건소의 조직을 보건위생과, 보건사업과, 보건행정과 등으로 나누는 방식이다.

㉡ 사업별 부서화

동일하거나 유사한 성격의 활동을 하는 직원, 동일한 지역 내에서 활동하거나 동일한 고객을 상대로 하는 직원들을 한 부서에 모아 집단화시키는 방법이다. 예를 들어, 제약회사의 경우 전문의약품 사업부, 일반의약품 사업부 등으로 나누거나, 서울 사업부, 충남 사업부 등으로 나누는 방식이다.

㉢ 매트릭스형 부서화

사업부에 따라 직원들을 집단화시킨 다음에 특정사업이나 프로젝트별로 기능에 따라 다시 집단화시키는 방법이다. 예를 들어, 보험회사의 경우 건강상담부, 고객관리부, 서비스지원부 등으로 나누고, 모든 사업부에 특정사업을 추진할 만성질환팀을 두는 방식이다. 이런 경우 직원들은 자신이 소속된 부서장과 기능별 만성질환 팀장 양쪽으로부터 지휘를 받게 된다.

③ 책임과 권한 부여

기관의 목표를 달성하기 위해 해야 할 업무를 확정하고, 업무를 담당할 부서를 결정하고 나면, 부서 또는 부서의 구성원들에게 업무수행과 관련된 책임(responsibility)을 부여하게 된다. 책임을 부여하게 되면 자연히 그에 따른 권한(authority)도 부여하게 된다. 이때 권한을 부서 내에서 어떻게 배분할 것인지에 관한 문제가 발생하게 된다. 권한은 기관이 개인에게 합법적으로 부여한 의사결정권을 의미한다. 기관의 규모가 작을 때에는 최고관리자에게 대부분의 권한이 주어지게 되지만 기관의 규모가 커지게 되면 최고관리자가 갖는 권한은 줄어들 수밖에 없다. 그 이유는 최고관리자 혼자서 모든 의사결정을 하는 것이 불가능하기 때문이다. 그러므로 각 계층별 구성원들이 자신들의 업무를 효율적으로 수행하는 데 필요한 의사결정을 내릴 수 있도록 권한을 적절히 나누어야 한다.

④ 조정활동

일단 업무가 확정되고 나면 기관의 목표를 달성하기 위해 분업이나 전문화에 의해 세분화된 여러 직무활동을 전체적인 입장에서 통합할 필요가 있다. 이와 같은 통합을 이루기 위해서 조정활동이 필요하다. 조정(coordination)은 전문화되어 분업화된 개인이나 집단의 작업 활동을 상호 연결시키는 것이다. 조정활동을 위해서는 적절한 의사소통이 이루어져야 하고, 서로 간의 활동을 이해해야 하며, 작업과정에서 협동이 이루어지도록 해야 한다.

4) 조직설계

(1) 개념

조직설계(organization design)는 조직화 과정에서 조직의 틀을 어떻게 구성할 것인지를 결정하는 것을 말한다. 조직화는 관리자가 조직을 어떻게 구성할 것인지를 설계하여 만들어 가는 과정이다. 이러한 조직화 활동의 첫 단계가 조직설계이다. 관리자는 새로운 조직을 만들거나 환경이 변화하여 조직을 변경할 필요가 있을 때 조직설계를 하게 된다. 이러한 조직설계의 결과로서 나름대로의 모양과 특색을 갖춘 짜임새 있는 조직으로 나타나게 된다. 이때 조직의 기본적인 짜임새를 나타내는 것을 조직구조(organization structure)라고 한다. 조직설계는 조직을 구성해 가는 과정(process)이라는 동태적인 특성을 가지고, 조직구조는 설계에 의해 완성된 구조(structure)라는 정태적인 특성을 갖는다.

(2) 기본 관점

조직설계의 기본 관점은 세 단계로 발전되었다. 먼저 효율성 중심의 관료제(bureaucracy) 이론이 등장하였고, 이에 대한 대응으로 유연성을 강조하는 애드호크라시(adhocracy) 이론이 나왔다. 그 이후 이 두 관점의 대립과 발전을 통해 컨틴전시(contingency) 이론이 등장하였다. 관료제는 조직의 목적에 집중하여 다른 조건들을 모두 무시하고 그 목적을 위한 합리적인 조직설계를 요청한다. 이와 달리 애드호크라시는 조직의 외부환경에 집중하여 이에 적응하는 조직설계를 요청한다. 두 이론을 통합한 컨틴전시 이론은 조직이 처해 있는 내·외부적 상황에 따라 기계적 모형 또는 유기적 모형을 선택하도록 한다.

① 관료제

관료제(뷰로크라시)는 대량의 조직 업무를 효율적이고 합리적으로 처리하는 피라미드식 조직 형태를 말한다. 관료제는 많은 사람들의 활동을 체계적으로 조직할 수 있는 가장 효율적인 제도라고 할 수 있다. 산업화된 사회의 대부분 조직은 관료제의 특징을 갖추고 있다. 베버는 4가지 권위유형으로 구분하였는데, 합법적 권위가 관료제적 지배방식이다.

관료제의 장점은 첫째, 거대한 집단적 과업을 효율적으로 처리할 수 있기 때문에 능률·정확·신속하다. 둘째, 업무는 조직 내의 위계서열에 따른 규칙과 명령에 따라 수행되기 때문에 업무의 안정성과 지속성이 유지된다. 셋째, 규정과 절차에 의한 업무의 집행과 실력 위주의 채용 및 승진이 이루어지기 때문에 공정성이 유지된다. 넷째, 업무가 표준화되어 있어서 구성원이 교체되어도 업무의 연속성이 보장된다.

단점은 첫째, 경직된 관료제 운영으로 발생하는 비효율성의 문제이다. 둘째, 수단과 목표가 바뀌는 목적 전치의 문제가 발생한다. 셋째, 연공서열에 따른 승진제도의 운영은 무사 안일주의의 문제를 야기하기도 한다. 넷째, 인간소외가 발생한다. 조직의 효율성을 위한 규칙과 절차를 중요시하고, 지나친 업무의 분화로 인해 자신의 업무와 조직체의 다른 구성원으로부터 소외되는 현상을 초래한다.

[표 5-3] 관료제의 장·단점

장점	단점
• 능률, 정확, 신속한 업무처리 • 업무의 안정성과 지속성 • 공정성 유지 • 업무 연속성 보장	• 비효율성 • 수단과 목표 전치 • 무사 안일주의 • 인간소외

② 애드호크라시

애드호크라시는 당면 과제를 해결하기 위해 다양한 전문적 기술을 가진 사람들로 구성된 특별임시조직을 말한다. 베니스(Warren G. Bennis)는 애드호크라시를 다양한 전문기술을 가진 비교적 이질적인 전문가들이 프로젝트를 중심으로 집단을 구성해 문제를 해결하는 변화가 빠르고 적응적이며 임시적인 체제라고 정의하였다. 전통적 관료제 구조와는 달리 융통적, 적응적, 혁신적 구조를 지닌다.

애드호크라시는 조직구조가 복잡하지 않고, 전문성에 따른 수평적 분화 정도가 매우 높으며, 융통성이 있다. 또한 기본적으로 전문가들로 구성되어 있어 규칙과 규정이 거의 없으며, 비록 규칙이나 규정이 존재한다 해도 엄격하지 않고 명문화되어 있지 않아 공식성 정도가 낮다. 매트릭스 조직, 태스크포스 조직, 위원회 조직 등이 애드호크라시에 해당되는 조직구조이다.

애드호크라시의 장점은 첫째, 어떤 변화에도 적응력이 있으며 조직 구성원이 창의력을 발휘하기 좋다. 따라서 높은 적응성과 창조성이 요구되는 조직의 경우에 적합하다. 둘째,

각 분야의 전문가들로 구성되어 있기 때문에 복잡한 문제를 해결하기에 적합하다. 셋째, 민주적 의사결정 과정이 보편화되고 구성원의 지위가 수평적으로 분화되어 있기 때문에 민주성과 자율성이 강하다. 단점은 첫째, 조직 내의 갈등과 긴장이 불가피하다. 둘째, 구성원들 간에 권한과 책임의 한계가 명확하지 못하다. 셋째, 조직이 관료제와 비교하여 비효율적인 구조라고 할 수 있다.

[표 5-4] 애드호크라시의 장 · 단점

장점	단점
• 적응력, 창의력 • 복잡한 문제해결에 적합 • 민주성, 자율성	• 조직 내 갈등과 긴장 • 권한과 책임 불명확 • 비효율적 구조

③ 컨틴전시

컨틴전시는 조직설계를 고려할 때 조직과 상황과의 관계에서 모든 상황에 다 통용될 수 있는 보편적인 원칙과 모형을 거부한다. 어떠한 조직모형도 절대적이지 않기 때문에 조직의 내 · 외부적 상황에 따라 기계적 모형 또는 유기적 모형을 선택하게 된다. 컨틴전시는 상황이 기계적 모형에 유리할 경우에는 이에 입각한 조직설계를 한다. 양자를 조합시킨 혼합모형이 상황에 적합할 경우에는 이에 입각한 조직설계를 하도록 한다. 컨틴전시는 관료제와 애드호크라시를 통합시킨 이론으로 조직의 상황적응과 객관적인 결과를 중요시한다.

(3) 조직설계의 기본변수

조직설계의 기본변수에는 복잡성, 공식화, 집권화 세 가지가 있다. 조직을 설계할 때에는 이 변수들의 수준을 상황변수에 따라 조절하여 조직구조를 결정하게 된다. 기본변수의 구체적인 내용은 다음과 같다.

① 복잡성

복잡성은 조직의 분화정도(degree of differentiation)를 의미한다. 분화에는 조직이 특정 목표를 효과적으로 달성하기 위해 필요한 업무를 파악하여 할당해 주는 수평적 분화(horizontal differentiation)와 업무의 분화가 상하관계를 가지고 이루어지는 수직적 분화(vertical differentiation), 조직의 시설 및 구성원의 지역적 분산정도를 의미하는 공간적 분산(spatial dispersion)이 있다.

② 공식화

공식화(formalization)는 조직 내의 업무가 얼마나 표준화되어 있는지 또는 업무의 목적과 이 업무를 구성원들이 수행하는데 있어서 선택할 수 있는 수단 및 행동과 관련된 사항들이 구체적으로 제시되어 있는 정도를 말한다. 공식화는 문자로 가시화되는 것뿐만 아니라 암묵적으로 구성원들에게 인식되어 있는 규정 및 절차도 포함한다.

③ 집권화

집권화(centralization)는 조직의 의사결정 및 통제권한이 조직 상부층에 집중되어 있는 상태를 말한다. 권한 배분은 의사결정권과 명령지시권이 상부층에 얼마나 집중되어 있는지에 따라 집권화와 분권화로 나누어진다. 집권적 조직에서는 권한이 상부층에 집중되어 있고, 분권적 조직에서는 의사결정권과 명령지시권이 조직의 여러 계층에 위임되어 있다.

5) 조직구조의 유형

조직구조(organizational structure)는 조직의 성공적인 활동을 위해 필요한 업무와 팀, 직위 등을 배열해 놓은 조직의 틀을 말한다. 목표달성을 위하여 조직 구성원들이 협력을 도모하기 위한 관계의 정형화된 양식이라고 할 수 있다. 조직구조의 유형으로는 라인 조직(line organization), 라인-스탭 조직(line and staff organization), 기능별 조직이 기본적인 형태이다. 그런데 최근에는 환경변화에 적응하기 위한 탄력적인 조직구조를 띤 변형된 조직구조가 개발되고 있다.

(1) 라인 조직

라인 조직은 최고관리자에서부터 하위 계층에 이르기까지 명령권한이 직선적으로 연결되는 조직구조를 말한다. 이는 업무의 부서화가 이루어지지 않은 매우 단순하고 초보적인 조직형태로 직계조직 또는 군대식 조직이라고도 불려진다. 기본적으로 모든 조직형태는 라인 조직에서 출발한다. 라인 조직은 산업화의 초기단계에 많이 볼 수 있었던 조직형태이다. 오늘날에도 초기단계에 있는 작은 규모의 조직에서 흔히 볼 수 있다.

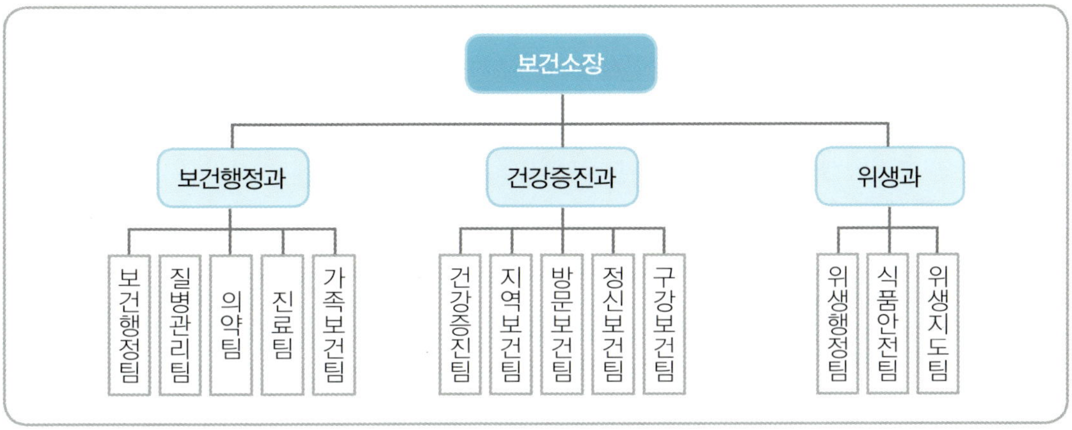

[그림 5-2] 라인 조직

(2) 라인-스탭 조직

기관의 규모가 커지게 되면 생산이나 판매와 같이 기관목표 달성에 직접적인 영향을 미치는 업무 이외에 그런 업무를 옆에서 도와주고 지원해 주는 업무들이 생겨나게 된다. 여기서 생산이나 판매와 같이 기관목표 달성에 필요한 핵심적인 활동을 책임지고 수행하는 구성원들을 라인(line)이라고 한다. 이와 달리 기획, 회계, 재무, 인사와 같이 전문적인 지식이나 기술을 사용하여 라인의 활동이 원활히 이루어질 수 있도록 도와주는 역할을 담당하는 구성원들을 스탭(staff)이라고 한다.

기관의 규모와 복잡성이 증대할수록 최고관리자는 특정 분야에서 전문가로부터 도움을 받을 일이 생긴다. 이에 따라 생산이나 판매와 같이 기관목표를 달성하는 데 필요한 핵심적인 활동을 수행하는 단순한 라인 조직에 전문적인 지식이나 기술을 가지고 라인의 활동을 도와주는 조직이 필요하게 된다. 이렇게 하여 탄생한 조직이 바로 라인-스탭 조직이다.

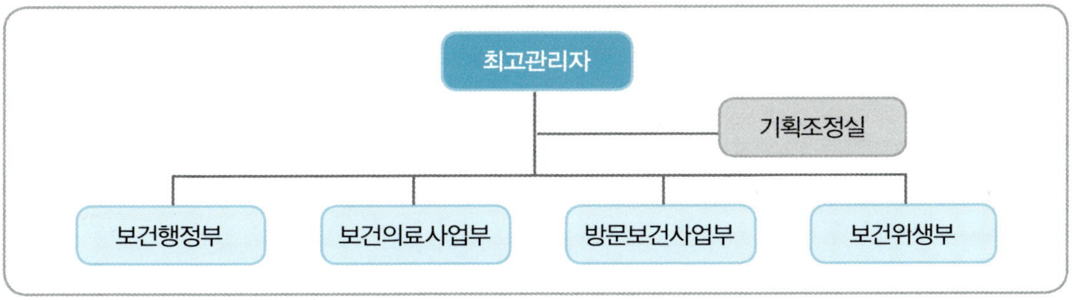

[그림 5-3] 라인-스탭 조직

(3) 사업부제 조직

사업부제 조직은 사업이나 제품라인에 따라 조직이 수평적 분화를 진행시키면서 나타난다. 각 사업이나 제품 부서별로 독립적인 기능적 조직을 갖게 된다. 각 사업단위별로 기능적 부서들 간의 조정이 원활하도록 독립된 기능적 조직을 갖는 상태에서 사업부제 조직이 출현하게 된다. 한 곳에 집중되었던 기능별 단위들을 각 사업부별로 분산시킴에 따라 각 사업부의 유연성과 변화하는 환경에의 적응성을 높일 수 있게 된다.

기능적 조직이 기능을 중심으로 분화가 이루어졌다면, 사업부제 조직은 각 사업별로 일차 분화가 이루어진 구조이다. 사업부제 조직에서는 각 사업부별로 분권화가 되어 최고관리층의 의사결정 부담이 크게 완화된다. 각 사업부 단위 내의 기능적 조직은 일상적이고 반복적인 과제를 수행하게 되고, 이러한 사업부를 총괄하는 본부는 조직과 환경 간의 관계를 모니터하고 장기적인 조직전략에 전념할 수 있게 된다.

사업부제 조직의 장점은 각 사업부 내의 기능들 간의 조정이 잘 이루어져 불안정한 환경에 비교적 신속하고 유연하게 대처할 수 있다. 또한 각 사업부별로 책임과 관리소재를 명확히 할 수 있다. 단점은 각 사업부 내의 조정은 원활한 반면 사업부들 간의 수평적 조정은 잘 되지 않는다. 그래서 각 사업부들이 전체 조직목표나 다른 사업부와는 무관하게 지나치게 개별적으로 운영될 수 있다.

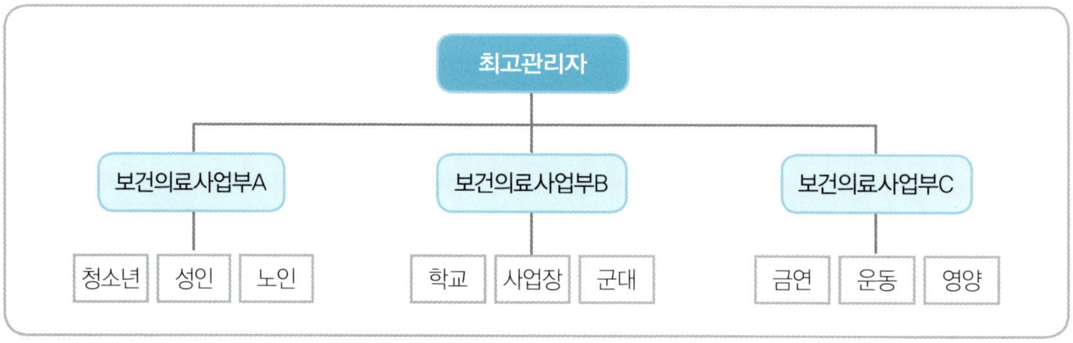

[그림 5-4] 사업부제 조직

(4) 프로젝트 조직

프로젝트 조직(project organization)은 특정한 사업목표를 달성하기 위해 일정기간 동안에 조직 내의 인적 · 물적 자원을 결합하는 조직형태를 말한다. 프로젝트(project)는 과제를 의미하며, 이 조직은 임시로 편성된 일시적 조직으로 특수한 과제를 수행하기 위해서 구성된 동태적 조직이라고 할 수 있다. 프로젝트 조직은 태스크포스(task force) 조직이라고도 불려진다. 프로젝트에 필요한 인력을 기능별 조직에서 파견 받아 구성하고 프로젝트가 완료되면 해산하여 각 구성원은 원래의 소속 부서로 귀속하므로 인원구성이 탄력적이다. 그렇지만 프로젝트 구성원의 원래 소속 부서와 프로젝트 조직 간의 관계를 조정하기 어렵다.

과거에는 애드호크라시(adhocracy)라는 용어로 불리기도 하였지만, 오늘날에는 프로젝트 조직이라는 용어가 일반적으로 사용되고 있다. 프로젝트 조직은 급격하게 변하는 환경에 적응할 수 있는 유연성을 갖고 있는 조직형태라고 할 수 있다. 어떤 특정한 과제에 많은 기술과 자원을 집중시키기 위한 구조적 수단으로서 사용된다. 프로젝트 조직은 여러 분야 전문가로 구성된 일시적인 조직이므로 프로젝트 책임자의 능력에 크게 의존하게 되고, 전문가 간에 수평관계가 강조되어 업무 추진을 위한 의사소통에 어려움이 있다.

[표 5-5] 프로젝트 조직의 장 · 단점

장점	단점
• 인원구성이 탄력적 • 신속한 의사결정으로 기동성 촉진 • 책임과 평가 분명	• 프로젝트 책임자의 능력에 의존 • 전문가 간의 의사소통 제한 • 원래 소속 부서와 관계조정 어려움

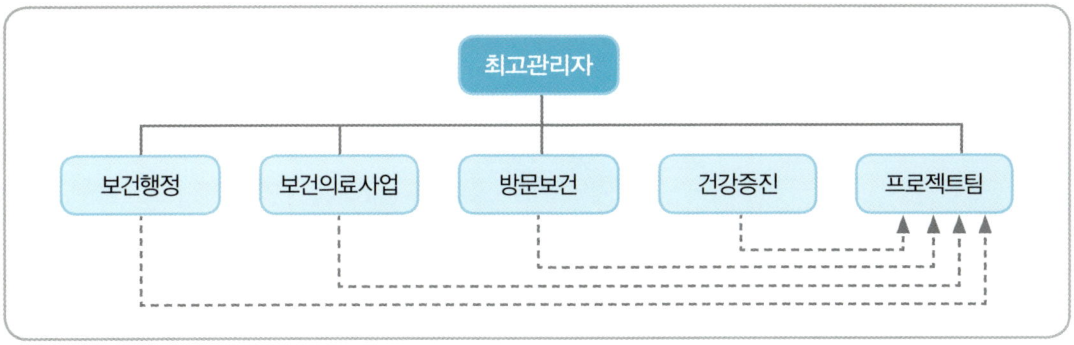

[그림 5-5] 프로젝트 조직

(5) 매트릭스 조직

매트릭스 조직(matrix organization)은 기본적으로 기능적 측면과 프로젝트의 두 측면을 겹쳐 놓은 것으로 각 기능별 · 프로젝트별로 관리자가 있다. 부서 간의 수직적 조정 및 공식적인 명령계통과 부서 간의 수평적 협력관계가 동시에 존재하는 특성을 갖게 된다. 매트릭스 조직구조에서의 기능적 관리자는 각 프로젝트에 전문인력을 배치하고, 그들의 전문성에 맞추어 일을 할 수 있도록 관리한다. 프로젝트 관리자는 프로젝트가 예산이나 시간 또한 특정의 프로젝트 수요에 부합되게 수행되도록 관리한다. 따라서 매트릭스 조직구조에서의 구성원은 동시에 둘 이상의 조직단위에 소속된다. 따라서 구성원들은 기능적 관리자와 프로젝트 관리자의 최소한 두 명의 관리자에게 보고해야 한다. 여기에서 발생하는 가장 큰 문제는 구성원이 이중의 권위라인에 소속되면서 기능적 요건과 프로젝트 요건을 동시에 충족시켜야 하는 스트레스와 갈등이다. 하나의 프로젝트가 아니라 둘 이상의 프로젝트에 동시에 소속되게 되면, 이러한 갈등은 더욱 커지게 된다.

장점은 사업부제 조직에서는 새로운 사업을 개시하기 위해서는 대대적인 조직개편이 필요하지만, 매트릭스 조직에서는 이러한 것이 일상적으로 다루어질 수 있기 때문에 융통성이 있다. 또한 사업부제 구조에서는 서로 무관하게 독립적으로 활용되는 다양한 전문지식이 매트릭스 조직에서는 모든 프로그램에 똑같은 기준에서 이용 가능하다. 지식과 경험이 한 프로젝트에서 또 다른 프로젝트로 이동될 수 있다. 프로젝트 참여자들은 어떤 프로젝트에서 더 이상 필요 없을 때 기능적 조직 내로 되돌아갈 부서가 있다.

[표 5-6] 매트릭스 조직의 장 · 단점

장점	단점
• 조직구조 융통성 • 전문지식 활용 확대 • 참여자 복귀 부서 있음	• 구성원 이중 권위라인 소속 • 이중 명령 · 보고체계 • 스트레스, 갈등

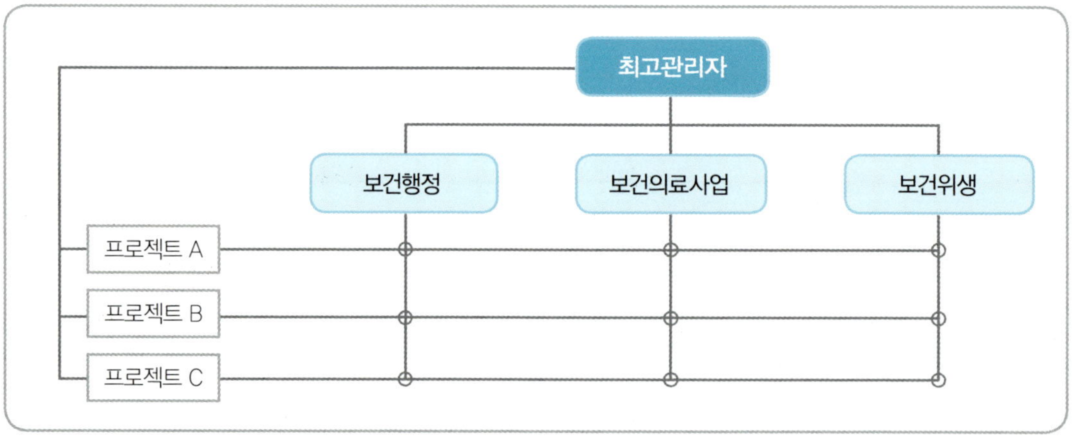

[그림 5-6] 매트릭스 조직

4. 우리나라 보건행정 조직

1) 조직 구성

우리나라 보건의료사업은 중앙정부의 책임 하에 수행되는 것과 지방정부의 책임 하에 수행되는 것으로 나누어 볼 수 있다. 보건의료사업은 지역사회가 기본단위이기 때문에 지방정부가 독자적으로 사업을 수행하는 것이 중요하지만, 중앙정부의 책임하에 보건의료사업을 수행할 필요성도 있다. 중앙정부가 보건의료사업을 주도적으로 수행해야 하는 이유는 다음과 같다. 첫째, 감염병 관리는 지역단위로 해결하기 어렵다. 둘째, 정부 각 부처 간의 조직이나 기술 및 인력의 협력이 필요하다. 셋째, 보건의료사업의 일관성을 유지하여 업무의 중복을 피할 수 있다. 넷째, 법적 규제만으로는 사업수행이 어렵고 정부의 예산지원이 필요하다. 이러한 점을 고려한다면, 사업의 성격과 내용에 따라 중앙정부와 지방정부 간에 균형 있는 사업수행이 필요하다.

우리나라 보건행정은 보건복지부가 주관하고 있으나 보건의료서비스에 관한 중추적인 일선조직은 행정안전부 체계를 통해 운영되고 있는 시 · 도의 보건정책(위생)과와 시 · 군 · 구에 소재한 보건소, 건강생활지원센터, 보건지소, 보건진료소라고 할 수 있다. 보건복지부는 일반 지방 행정기구에 대한 업무상 감독권을 보유하고 있을 뿐이다. 보건행정 운영체계는 보건복지부와 행정안전부로 이원화되어 있다. 또한 산업보건과 관련된 근로활동 및 산업재해 등의 업무는 고용노동부에서 관장하고, 환경보건과 관련된 자연 및 생활환경 보존과 환경오염 등의 업무는 환경부에서 다루고 있다.

2) 중앙 보건행정 조직

보건행정의 중앙 조직은 보건복지부(Ministry of Health and Welfare: MOHW)이다. 정부조직법(제38조)에는 보건복지부가 생활보호 · 자활지원 · 사회보장 · 아동(영 · 유아 보육 포함) · 노인 · 장애인 · 보건위생 · 의정 및 약정에 관한 업무를 담당하는 것으로 규정되어 있다. 보건복지부는 1948년 정부수립과 함께 신설된 사회부로 출발하였다. 1949년 사회부 보건국을 보건부로 승격시켰으며, 1955년 보건부와 사회부를 합쳐 보건사회부가 되었다. 1963

년 산하에 노동청을 신설하고 1994년에 보건복지부가 되었다. 2008년 국가청소년위원회와 여성가족부의 가족 및 보육업무 등을 이관하여 보건복지가족부로 개편되었다. 2010년 여성가족부의 소관업무가 적다는 이유로 청소년 및 가족 업무가 여성가족부로 이관되고 명칭도 보건복지부로 변경되었다.

보건복지부는 2013년 12월에 정부세종청사로 이전하였으며, 2020년 9월 복수차관제[17]가 도입되고 질병관리본부가 질병관리청으로 승격되었다. 정부조직법(제38조)에는 보건복지부 소속의 질병관리청이 방역 · 검역 등 감염병에 관한 업무 및 각종 질병에 관한 조사 · 시험 · 연구에 관한 업무를 담당하는 것으로 규정되어 있다. 질병관리청은 1945년 설립된 모범연구소, 조선방역연구소, 국립화학연구소가 1959년 통합되어 중앙보건원으로 시작하였다. 1963년 보건요원양성소, 국립생약시험소 등과 합쳐 국립보건원이 되었고, 1966년 국립보건연구원으로 변경되었다. 1981년 국립보건원으로 다시 변경되었고, 2004년 국립보건원을 질병관리본부로 확대하였으며 2020년 질병관리청이 되었다. 한편, 노동청(현재 고용노동부) 및 환경청(현재 환경부)은 보건복지부 외청이었으나 조직이 커져 중앙부처로 독립되었으며, 식품의약품안전청은 1998년 보건복지부 소속으로 신설된 후에 2013년 3월 식품의약품안전처로 승격하여 국무총리 소속기관이 되었다.

[표 5-7] 보건복지부 관련 연혁

연도	주요 내용
1948년 7월	사회부 신설
1949년 3월	보건부 신설
1955년 2월	사회부와 보건부 통합하여 보건사회부로 개편
1963년 8월	보건사회부 소속 노동청 신설
1979년 12월	보건사회부 소속 환경청 신설
1994년 12월	보건사회부를 보건복지부로 개편
1998년 2월	보건사회부 소속 식품의약품안전청 신설
2008년 2월	보건복지가족부로 개편
2010년 3월	보건복지가족부에서 보건복지부로 개편
2013년 3월	국무총리 소속 식품의약품안전처로 승격
2020년 9월	복수차관제 도입, 질병관리청 승격

17 제1차관은 기획조정·복지 업무를, 제2차관은 보건의료 업무를 담당한다.

3) 지방 보건행정 조직

지방 보건행정 조직은 우리나라 행정체계에 따라 시 · 도(광역자치단체) 및 시 · 군 · 구(기초자치단체) 조직으로 구분할 수 있다.

(1) 시 · 도 보건행정 조직

우리나라 보건행정체계에서 시 · 도 보건행정 조직이 담당하는 역할은 제한적이다. 보건행정의 일선 업무를 담당하고 있는 보건소의 보건사업 등은 보건복지부의 지도 · 감독 하에 있으며, 시 · 도 보건행정 조직이 관여하는 부분은 주로 행정적인 부분에 제한되고 있다. 광역자치단체별로 보건행정을 담당하는 부서의 명칭, 조직의 크기, 구성, 업무내용 등에 차이가 있다.

공공보건의료와 관련하여 시 · 도 보건행정 조직이 담당하는 업무는 매년 공공보건의료 기본계획[18]에 따라 공공보건의료 시행계획을 수립해야 하며, 의료취약지[19] 거점의료기관을 지정하고 시설 · 장비의 확충 및 운영을 지원한다.

(2) 시 · 군 · 구 보건행정 조직의 법적 설치 기준

시 · 군 · 구의 보건행정 업무를 담당하는 공공보건의료기관에는 보건소, 보건의료원, 보건지소, 건강생활지원센터, 보건진료소가 있다. 이들은 국가보건의료체계의 하부조직으로 지역주민의 질병을 예방하고 건강을 유지 · 증진시키는 것을 목적으로 한다. 시 · 군 · 구 보건행정 조직의 법적 설치 기준은 다음과 같다.

① 보건소

보건소는 지역보건법(제10조)과 동법 시행령(제8조)에 근거하여 시 · 군 · 구당 1개소 설치를 원칙으로 하며 지방자치법(제113조)에 근거하여 지방자치단체 조례로 설치되고 있다. 다만, 인구가 30만명을 초과하는 등 지역주민의 보건의료를 위하여 특별히 필요하다고 인정되는 경우에는 필요한 지역에 보건소를 추가로 설치 · 운영할 수 있다. 보건소는 보건의료서비스 제공뿐만 아니라 지방자치단체의 보건행정조직으로 각종 보건행정 업무를 담당한다. 보건소는 일차 진료를 담당하지만 보건행정 업무의 역할이 더 크기 때문에 단순히 일차의료기관으로만 볼 수는 없다.

---

18 보건복지부장관은 공공보건의료 정책의 체계적 수행을 위해 5년마다 공공보건의료 기본계획을 수립한다.

19 보건복지부장관은 2년마다 국민의 의료 이용 실태 및 의료자원의 분포, 지리적 접근성 등을 평가·분석하여 의료취약지를 지정·고시한다.

1973년 정부조직체계 개편에 따라 보건소 설치 권한이 지방자치단체 및 행정안전부로 이관되었다. 보건소 추가 설치와 관련된 규정은 1976년 4월 보건소법 시행령을 제정하면서 인구 20만명을 초과하는 시 · 군 · 구에는 그 초과하는 10만명당 1개소의 비율로 증설할 수 있는 조항이 있었다. 그러나 이 기준에 따라 실제 증설된 사례는 없었고 1991년 10월 해당 내용은 삭제되었다. 보건소 설치 기준이 시 · 군 · 구로 되어 있기 때문에 자치구뿐만 아니라 일반구(행정구)도 보건소를 둘 수 있다. 기본적으로 보건소는 지방자치단체 장의 직속기관이다. 다만, 지방자치단체에서 임의적으로 설치할 수 없도록 신규 보건소를 설치할 때에는 자방자치단체, 행정안전부, 보건복지부 간에 사전 협의를 거치도록 하고 있다.

② 보건의료원

보건의료원은 병원의 요건을 갖춘 보건소를 말한다. 지역보건법(제12조)에 보건소 중 병원의 요건을 갖춘 보건소는 보건의료원이라는 명칭을 사용할 수 있다고 규정되어 있다. 의료법에서는 병원급 의료기관을 의사, 치과의사 또는 한의사가 주로 입원환자를 대상으로 의료행위를 하는 의료기관이라고 규정하고 있다. 의료기관으로서의 기능으로 본다면 보건의료원은 병원급 진료를 담당한다. 전국적으로 보건의료원은 군 지역에 15개소가 설치되어 있다. 전북에 4개소, 전남에 3개소, 강원 2개소, 충남 2개소, 경북 2개소, 경기 1개소, 경남 1개소가 설치되어 있다.

[표 5-8] 우리나라 보건의료원 현황(2020년 6월 기준)

지역	명칭	지역	명칭
경기	연천군보건의료원	강원도	평창군보건의료원
충청남도	청양군보건의료원	강원도	화천군보건의료원
충청남도	태안군보건의료원	전라북도	무주군보건의료원
전라남도	곡성군보건의료원	전라북도	순창군보건의료원
전라남도	구례군보건의료원	전라북도	임실군보건의료원
전라남도	완도군보건의료원	전라북도	장수군보건의료원
경상북도	울릉군보건의료원	경상북도	청송군보건의료원
경상남도	산청군보건의료원	총 15개소	

* 충청북도 단양군보건의료원은 2022년 12월말에 개원할 예정으로 공사 중

③ 보건지소

지방자치단체는 보건소의 업무수행을 위하여 필요하다고 인정하는 경우에는 읍 · 면마다 1개씩 해당 지방자치단체의 조례로 보건소의 지소(보건지소)를 설치할 수 있다. 보건소가 설치된 읍 · 면에는 설치가 제외된다. 다만, 지역주민의 보건의료를 위하여 특별히 필요하다고 인정되는 경우에는 필요한 지역에 보건지소를 설치 · 운영하거나 여러 개의 보건지소를 통합하여 설치 · 운영할 수 있다. 지역보건법(제13조)[20]에서는 보건지소를 보건소의 업무를 수행하는 기관으로 규정하고 있다. 도시 지역에도 읍 · 면이 있긴 하지만 기본적으로 보건지소는 농어촌 지역에 설치된다고 보아야 한다. 각 보건지소의 위치 및 관할구역은 지방자치단체의 조례로 규정한다.

보건소와 보건지소의 관계에 대해서는 지역보건법(제13조)와 지역보건법 시행령(제14조)[21]에 규정되어 있다. 보건지소는 지역보건법(제11조)에 명시된 보건소의 업무를 수행하며 보건소장으로부터 지휘 · 감독을 받는다. 아울러 보건지소장은 보건진료소의 직원 및 업무에 대하여 지도 · 감독하게 된다. 이러한 규정으로 볼 때에 보건지소는 보건소와 보건진료소의 중간 역할을 담당한다고 볼 수 있다.

④ 건강생활지원센터

지역보건법(제14조)[22]에서는 건강생활지원센터를 보건소의 업무 중에서 특별히 지역주민의 만성질환 예방 및 건강한 생활습관 형성을 지원하는 기관으로 규정하고 있다. 건강생활지원센터 설치 장소에 대해서는 지역보건법 시행령에서 읍 · 면 · 동으로 규정하고 있다. 보건지소와 달리 건강생활지원센터는 설치 장소를 농어촌 지역과 도시 지역을 동시에 고려했다고 할 수 있다. 보건소와 건강생활지원센터의 관계에 대해서는 지역보건법(제14조)와 지역보건법 시행령(제15조)[23]에 규정되어 있다. 건강생활지원센터는 지역보건법(제11

20 제13조(보건지소의 설치) 지방자치단체는 보건소의 업무수행을 위하여 필요하다고 인정하는 경우에는 대통령령으로 정하는 기준에 따라 해당 지방자치단체의 조례로 보건소의 지소(이하 "보건지소"라 한다)를 설치할 수 있다.

21 제14조(보건지소장) ① 보건지소에 보건지소장 1명을 두되, 지방의무직공무원 또는 임기제공무원을 보건지소장으로 임용한다. ② 보건지소장은 보건소장의 지휘·감독을 받아 보건지소의 업무를 관장하고 소속 직원을 지휘·감독하며, 보건진료소의 직원 및 업무에 대하여 지도·감독한다.

22 제14조(건강생활지원센터의 설치) 지방자치단체는 보건소의 업무 중에서 특별히 지역주민의 만성질환 예방 및 건강한 생활습관 형성을 지원하는 건강생활지원센터를 대통령령으로 정하는 기준에 따라 해당 지방자치단체의 조례로 설치할 수 있다.

23 제15조(건강생활지원센터장) ① 건강생활지원센터에 건강생활지원센터장 1명을 두되, 보건등 직렬의 공무원 또는 「보건의료기본법」 제3조제3호에 따른 보건의료인을 건강생활지원센터장으로 임용한다. ② 건

조)에 명시된 보건소의 업무 중 만성질환 예방 및 건강한 생활습관 형성과 관련된 건강증진사업을 수행하는 기관이라고 할 수 있다. 건강생활지원센터의 업무 범위는 보건지소와 비교하면 제한적이며, 보건소장으로부터 지휘 · 감독을 받는다.

⑤ 보건진료소

보건진료소는 농어촌 등 보건의료를 위한 특별조치법(제15조)[24]에 근거하여 설치된다. 지역보건법 시행령(제14조)에 보건진료소에 대해서 용어가 언급되어 있지만 지역보건법에서는 보건진료소에 관한 어떤 규정도 없다. 보건진료소 설치 기준은 농어촌 등 보건의료를 위한 특별조치법 시행규칙(제17조)[25]에 구체적으로 제시되어 있다.

[표 5-9] 시 · 군 · 구 보건행정 조직

기관별	설치 근거	설치 기준	비고
보건소	지역보건법	시 · 군 · 구 단위 1개소	인구 30만 이상인 경우 추가 설치 가능
건강생활 지원센터	지역보건법 시행령	읍 · 면 · 동 단위 1개소	만성질환 예방 및 건강한 생활습관 형성 지원 업무
보건지소	지역보건법 시행령	읍 · 면 단위 1개소	지방자치단체의 조례로 보건지소 설치 가능
보건 진료소	농어촌등 보건의료를 위한 특별조치법	500명 이상(도서지역은 300명 이상) 5천명 미만을 기준으로 편리한 장소에 설치	300명 미만 도서지역 등에 설치가 필요한 경우 복지부장관의 승인을 받아 설치

강생활지원센터장은 보건소장의 지휘·감독을 받아 건강생활지원센터의 업무를 관장하고 소속 직원을 지휘·감독한다.

24 제15조(보건진료소의 설치·운영) ① 시장[도농복합형태(都農複合形態)의 시의 시장을 말하며, 읍·면 지역에서 보건진료소를 설치·운영하는 경우만 해당한다] 또는 군수는 보건의료 취약지역의 주민에게 보건의료를 제공하기 위하여 보건진료소를 설치·운영한다. 다만, 시·구의 관할구역의 도서지역에는 해당 시장·구청장이 보건진료소를 설치·운영할 수 있으며, 군 지역에 있는 보건진료소의 행정구역이 행정구역의 변경 등으로 시 또는 구 지역으로 편입된 경우에는 보건복지부장관이 정하는 바에 따라 해당 시장 또는 구청장이 보건진료소를 계속 운영할 수 있다. ② 보건진료소에 보건진료소장 1명과 필요한 직원을 두되, 보건진료소장은 보건진료 전담공무원으로 보한다. ③ 보건진료소의 설치기준은 보건복지부령으로 정한다.

25 제17조(보건진료소의 설치) ① 법 제15조에 따른 보건진료소는 의료 취약지역을 인구 500명 이상(도서지역은 300명 이상) 5천명 미만을 기준으로 구분한 하나 또는 여러 개의 리·동을 관할구역으로 하여 주민이 편리하게 이용할 수 있는 장소에 설치한다. 다만, 군수(법 제15조제1항 본문에 따라 읍·면 지역에 보건진료소를 설치·운영하는 도농복합형태의 시의 시장 및 법 제15조제1항 단서에 따라 관할구역의 도서지역에 보건진료소를 설치·운영하는 시장·구청장을 포함한다. 이하 같다)는 인구 500명 미만(도서지역은 300명 미만)인 의료취약지역 중 보건진료소가 필요하다고 인정되는 지역이 있는 경우에는 보건복지부장관의 승인을 받아 그 지역에 보건진료소를 설치할 수 있다. ② 보건진료소의 시설 및 의료장비기준은 별표와 같다. ③ 군수는 보건진료소를 설치한 때에는 지체 없이 별지 제15호서식에 따라 관할 시·도지사를 거쳐 보건복지부장관에게 보고하여야 한다.

(3) 시 · 군 · 구 보건행정 조직의 발전 과정

① 보건소의 발전 과정

㉠ 보건소법 제정

1946년 10월 서울에 모범보건소가 설립되어 조직을 갖춘 보건소의 시초가 되었다. 1948년 정부수립에 따라 모범보건소를 국립중앙보건소로 승격하였으나 1950년 6.25 전쟁으로 거의 파괴되었다. 1953년에 15개 도립보건소와 471개 보건진료소가 설치되었고, 1955년에는 16개 보건소와 515개 보건진료소로 늘어나 방역행정과 복구행정을 주로 수행하였다. 그 이후 1956년 12월에 보건소의 설치와 운영에 관한 것과 시도립 보건소 직제를 핵심으로 하는 보건소법이 최초로 제정 · 공포되었다. 이때 제정된 보건소법에서는 보건소 설치의 목적을 질병의 예방진료와 공중보건의 향상으로 규정하였고, 보건소의 업무를 전염병 예방진료 및 만연방지에 관한 사항, 모자보건, 학교보건, 환경위생과 산업보건에 관한 사항, 보건통계, 보건사상의 보급에 관한 사항, 기타 지방에 있어서의 공중보건의 향상에 관한 사항으로 제시하였다. 1958년 6월에는 보건소법 시행령을 공포하여 보건소의 법적 근거를 마련하였으나 보건소 조직을 갖추지는 못하였다.

1961년 7월 보건소법이 전면 개정되었으며, 1962년 9월에 법률 제1169호에 따라 보건소 설치주체, 업무조항, 운영주체를 시 · 도에서 시 · 군으로 이관하도록 하였고, 13개 보건소 업무를 규정하여 오늘날 보건소업무의 모체가 되었다. 설치된 보건소 수가 크게 증가하기 시작하여 전국 시 · 군에 1개씩 설치하게 되면서 213개소로 늘었다. 기존 보건소법이 규정한 7개 업무 이외에 영양개선 및 식품위생, 보건에 관한 실험과 검사, 특수지방병의 연구 등 연구 및 관리, 행정적 업무 등이 추가된 것으로 보건소 업무를 임상진료업무에서 예방의약 업무로 전환하는 계기가 되었다. 1960년대 보건소 사업은 가족계획과 모자보건에 집중되었고 결핵관리가 국가보건사업으로 채택되었다. 1975년에는 위생업무와 환경업무가 보건소에서 분리되었고 진료기능이 강화되었다.

㉡ 농어촌 지역의 보건소 강화

1977년에 의료보호와 의료보험이 실시되면서 보건소의 진료기능이 더욱 활성화되었다. 무의촌 해소차원에서 전공의 수련기간 중 6개월 동안 무의촌에 파견을 보내거나 의사국가고시에서 탈락한 불합격자를 선발시험을 거쳐서 2년간 무의촌에 근무한 후 정식의사자격을 주는 제도를 실시하였다. 1980년에 농어촌보건의료를 위한 특별 조치법을 제정하여 의과대학을 졸업한 의사가 군복무를 대신하여 공중보건의사로 근무할 수 있게 되었다. 1988년부터 농어촌 지역으로 의료보험이 확대 실시되어 농어촌 지역에도 의료수요가 급증하였으며, 이에 따라 병원급 의료시설이 없는 15개 군지역의 보건소를 병원화하여 보건의료원으로 명칭을 변경하고 진료기능을 획기적으로 강화하였다. 1989년 전국민의료보험이 실시된 이후 민간 의료기관이 급증하면서 보건소 및 보건지소에서 제공하는 진료, 산전관리, 결핵관리 등 의료서비스가 대부분 민간 의료기관에서 제공하게 되고 보건기관에서 제공하는 서비스의 중요성은 낮아져 대부분 보건소의 모자보건계가 약화되었으며 모자보건실도 없어지기 시작하였다. 이에 따라 보건지소에 배치된 3명의 보건사업 인력도 한명의 통합보건요원으로 축소되게 되었다.

1991년 3월에 보건소법을 개정하여 보건지소의 설치 근거를 마련하였다. 특히 개정된 보건소법에 지역보건의 기획 및 평가 기능이 추가되었다. 1992년 7월에는 보건사회부 훈령(제639호)으로 보건소에 배치될 전문인력의 면허 또는 자격의 종류에 따른 최소 배치 기준을 정하였다. 1994년 우루과이라운드 협상 타결 이후 수입농산물의 증대로 인한 국내 농가 소득의 정체 및 도농 간의 소득격차 우려에 따른 농림수산업의 경쟁력 강화와 농어촌생활환경개선 및 농어민의 후생복지를 위하여 설립된 농어촌특별세를 기반으로 농어촌의료서비스 개선사업이 시작되었다. 1994년 11월부터 보건복지부 훈령으로 농어촌의료서비스기술지원단을 운영하기 시작하였다. 농어촌특별회계에 의한 투자는 우리나라 지역보건의료 발전사에서 낙후 상태의 공공부문 의료를 진흥시키는 대규모 투자로 공공부문 의료사업 발전에 큰 의의를 갖는다.

ⓒ 지역보건법 제정

1995년 지방자치단체의 보건의료체계 전체를 관장하는 법률이라는 의미로 기존의 보건소법을 지역보건법으로 전면 개정하였다. 보건소 업무로 건강생활습관 및 만성질환 관리의 중요성이 강조되었다. 그러나 1997년 IMF 외환위기로 공공기관에 대한 조직 및 인력 구조조정이 추진되었고, 보건소의 존폐 논의까지 거론되었다. 이 시기 보건기관 공무원이 축소되어 일부 지역의 보건지소가 폐지되기도 하였다. 2005년부터 건강증진기금이 전국 보건소에 투입되면서 금연을 중심으로 다양한 건강증진사업이 활성화되기 시작하였다. 만성질환관리를 위한 질병예방 및 건강증진사업이 활성화되면서 지역보건의료기관 인프라 확충의 필요성이 대두되어 2005년부터 2년간 도시보건지소 시범사업을 실시한 후 2007년부터 2012년까지 필요한 예산을 지원하여 전국적으로 36개소가 설치되었다. 2013년부터는 보건소의 업무 중에서 특별히 지역주민의 만성질환 예방 및 건강한 생활습관 형성을 지원하기 위하여 읍 · 면 · 동에 건강생활지원센터를 설치하기 시작하였다.

[표 5-10] 보건소 관련 연혁

연도	주요 내용
1956년	최초 보건소법 제정
1962년	보건소법 전면 개정에 따라 오늘날 보건소 모체 시작
1969년	각 읍 · 면마다 1개소 보건지소 설치 시작
1973년	보건소 설치 권한 지방자치단체 및 행정안전부로 이관
1980년	농어촌보건의료를 위한 특별 조치법 제정
1988년	보건의료원 설립 시작
1991년	보건소법 개정하여 보건지소 설치 근거 마련
1995년	보건소법을 지역보건법으로 전면 개정
2007년	도시보건지소 설치 시작(2012년 종료)
2013년	읍 · 면 · 동에 건강생활지원센터 설치 시작
2021년 7월	지역보건법 개정하여 보건소 추가 설치 기준(인구 30만 이상) 규정

② 보건지소의 발전 과정

㉠ 공중보건의사 제도 도입 전

보건지소는 농어촌 읍 · 면 지역에서 일차 진료와 보건사업을 수행하는 보건소의 하부조직으로 의료자원이 빈약한 농어촌 보건의료 문제를 해결하기 위하여 설치되었다. 1962년 9월 보건소법이 전면 개정되면서 시 · 군 · 구에 보건소를 설치할 수 있는 근거가 되었고, 이 법에 따라 정부는 농어촌 지역에 의사를 확보하는 방안으로 현지에서 개업하고 있는 일반의 또는 한지 의사를 공공의사로 촉탁하여 읍 · 면의 방역 및 진료 활동을 담당하도록 하였다. 그러나 현지 개업의에 대한 위촉만으로는 진료활동을 충실하기 어려워 1969년 보건소법(제7조)에 보건지소 설치의 법적 근거가 만들어졌다. 각 읍 · 면마다 1개소 이상의 보건지소를 설치하고 1명의 위촉의사와 가족계획요원, 모자보건요원, 결핵관리요원 등의 보건요원을 둘 수 있도록 하였다. 이와 관련된 사항은 지방자치단체의 조례로 규정하였다. 그러나 위촉의사들은 보건지소에서 상근하는 의사가 아니라 개업을 하고 있으면서 예방접종 등 필요한 사항이 있을 때에만 활동하는 의사였다.

농어촌 지역의 의료인력 부족문제를 해결하기 위한 방안으로 1961년 군복무 미필의사 도입, 1966년 한지 의사 제도[26], 1972년 전문의 수련과정 중 6개월간 지방보건기관 의무화, 1976년 조건부 의사면허 제도[27], 1977년 공중보건장학 제도 등을 도입하였다. 그러나 이 제도들은 제대로 자격을 갖춘 의사를 배치한 것이 아니라 의사가 없는 농어촌 지역의 읍 · 면에 의사면허는 없지만 의사의 역할을 대신할 수 있는 인력을 발굴하여 배치한 것이다. 전문적인 의료서비스를 제공하는 것이 목적이 아니라 의사가 없는 읍 · 면을 해소하려는 임시 조치라고 할 수 있다.

ⓛ 공중보건의사 제도 도입 후

1979년 전국민의료보험이 실시된 이후 농촌과 도시 간에 의료인력 및 시설의 불균형은 더욱 심각한 문제로 대두되었다. 이러한 문제를 해결하는 방안으로 1980년에 공중보건의사 제도를 도입하고 농어촌 의료취약지역에 공중보건의사를 배치하여 군복무를 대신하도록 하였다. 1981년 일반의 176명과 치과의 140명이 보건지소에 처음 배치되었다. 이 제도는 의사가 없는 농어촌 지역의 읍 · 면을 해소하는데 기여하였다. 그러나 공중보건의사 배치만으로 주민들이 기대하는 보건의료사업을 감당할 수가 없어 보건지소의 인력 및 시설 등을 확보하고 이를 뒷받침할 수 있도록 조직개편이 이루어졌다. 임시직으로 가족계획요원, 모자보건요원, 결핵관리요원이 보건요원으로 읍 · 면사무소에 근무하였는데, 이들을 1981년부터 지방직 정규공무원으로 임명하였다. 1993년에 공중보건의사를 지방전문직 공무원으로 하고, 읍 · 면사무소에서 보건사업을 담당하던 통합보건요원을 보건지소에 근무하도록 개편하였다. 그 동안 보건지소의 조직, 예산, 인사권에 관한 관리운영도 읍 · 면장 책임 하에 있었는데 공중보건의사를 보건지소장으로 임명하여 조직의 구심점이 되도록 하여 진료와 보건사업을 일원화하

26 한지 의사(限地 醫師)는 특정 지역 내에서만 의료 활동이 허락되는 의사로 1985년 의료법이 개정되어 1986년 폐지되었다. 1913년 11월부터 실시되었으며 의학 지식과 실무에 대해 일정한 시험을 거친 후에 신청 서류를 심사하여 면·군 지역에서 일정한 기간 동안 의료 활동을 할 수 있도록 한지 의사 자격을 부여하였다.

27 조건부 의사면허제도는 의사면허를 취득하지 못한 의사시험 불합격자를 선발시험을 거쳐 2년간 무의촌에 근무한 후 정식의사 자격을 준다.

였다. 현재 공중보건의사는 계약직 국가공무원이며, 3년간의 의무종사기간을 마치게 되면 병역법(제34조) 규정에 따라 사회복부요원 복무를 마친 것으로 인정된다.

[표 5-11] 보건지소 관련 연혁

연도	관련 사항	주요 내용
1961년	군복무 미필의사 도입	군복무 대신 지방보건기관에서 근무
1962년	보건소법 전면 개정	농어촌 지역에 위촉의 제도 도입
1966년	한지 의사 제도	특정 지역 내에서만 의료 활동 가능
1969년	설치 법적 근거 마련	보건소법 제7조
1972년	전공의 파견 제도	전문의 수련과정 중 6개월간 지방보건기관 의무화
1976년	조건부 의사면허 제도	2년간 무의촌 근무 후 정식의사 자격 취득
1977년	공중보건장학 제도	공중보건장학을 위한 특례법
1979년	공중보건의 제도	국민보건의료를 위한 특별조치법 제정
1980년	공중보건의 파견 제도	농어촌보건의료를 위한 특별조치법 제정
1995년	지역보건법 제정	보건소법 전면 개정

ⓒ **통합보건지소 설치**

보건지소가 농어촌 지역에서 일차보건의료 기능을 제대로 시작한 것은 1980년 농어촌보건의료를 위한 특별조치법 제정과 함께 공중보건의가 배치되면서 전국 읍 · 면으로 확대되었다. 그런데 1990년대에 농어촌 인구의 감소, 교통의 발달과 그로 인한 생활권의 변화, 민간의료기관의 증가 등으로 보건의료 수요가 변화함에 따라 기본 설치기준인 읍 · 면 행정구역 단위를 생활문화권역으로 일부 재편성할 필요성이 제기되었다. 또한 보건지소가 제공하는 서비스를 일정한 수준 이상으로 높이기 위해서는 조직 확대 및 시설 확충의 필요성이 제기되었다. 이에 따라 지리적으로 인접한 보건지소의 통합과 자원의 효율적 활용 방안이 정책적으로 고려되었다.

1994년 3월 농어촌 특별세와 농어촌특별세관리특별회계법을 도입하게 되어 농어민의 후생복지증진사업의 일환으로 공공보건의료부문의 시설과 장비를 현대화하는 농어촌의료서비스 개선사업을 실시하게 되었다. 1995년에 보건복지부는 교통권역과 생활문화권역이 인접한 보건지소들을 하나로 통합하여 각 도별로 최소 2개씩 통합보건지소 설치하는 시범사업을 추진하였다. 인구가 적거나 민간의료기관이 많은 지역의 보건지소를 폐지하고 교통요지에 2~3개 보건지소와 1~2개 보건진료소를 통합한 형태의 통합보건지소 설치를 유도하였다. 통합보건지소에 대해서는 농어촌의료서비스 개선사업을 통해 시설 및 장비 개선을 우선적으로 지원하였다. 1997년 7월 강원도 철원군의 철원읍과 동송읍 보건지소가 처음으로 통합되어 철원동송통합보건지소가 설치되었다. 2003년까지 26개 통합보건지소가 농어촌의료서비스 개선사업의 예산을 지원받았으나 실제로는 16개소만 운영되었다. 보건지소가 폐쇄되는 해당지역 주민들의 반발로 당초 계획된 통합이 이루어지지 못하거나 통합보건지소 설립 후에도 기존 보건지소를 폐쇄하지 못하고 이전과 동일하게 운영하는 곳이 발생하였다. 통합보건지소는 인접한 보건지소를 통합하여 공공보건기관의 자원을 효율적으로 활용함으로써 농어촌 지역의 일차보건의료서비스 수준을 향상시키기 위하여 시도되었다. 그러나 통합보건지소에 대한 시설 및 장비 설치 기준과 구체적인 운영계획이 미비하고 해당지역 주민들의 반대로 중앙정부에서 기대한 성과를 얻지 못하였다. 최근에는 세종시, 파주시 등 도농복합시의 신도시 지역을 중심으로 지방자치단체가 필요성에 따라 통합보건지소를 운영하고 있다.

㉣ 도시보건지소 설치

도시 지역은 대부분 시 · 구 단위로 1개소 보건소가 설치되어 있어 주민들의 접근성이 제한되고 전체 지역을 포괄하는 보건의료사업을 실시하는데 어려움이 많다는 문제점이 제기되었다. 보건복지부는 지역보건법 제13조(보건지소의 설치)[28]를 근거로 2005년부터 2년간 도시보건지소 10개소를 대상으로 시범사업[29]을 시작하고 2007년부터 정규사업을 실시하여 2012년까지 전국적으로 36개소 설치에 예산을 지원하였다.

도시보건지소 설치 대상은 특별시, 광역시, 일반시 및 도농복합시의 보건의료취약지역 중 인구 5만 이상 동지역이다. 다만, 인구 5만 이하의 동지역인 경우에도 중앙평가위원회에서 설치운영 필요성이 인정되는 경우에는 제한적으로 설치 지원할 수 있도록 하였다. 취약계층 밀집지역, 노인이 많은 지역, 저소득층 밀집지역, 생활권역이 분절된 지역, 공단의 유무, 소규모 영세사업장 밀집지역, 체육, 운동시설 등의 환경이 열악한 경우 등을 고려하였다. 그러나 읍 · 면 지역 및 관할구역 내 농어촌 보건

28 지방자치단체는 보건소의 업무수행을 위하여 필요하다고 인정하는 경우에는 대통령령으로 정하는 기준에 따라 해당 지방자치단체의 조례로 보건소의 지소(이하 "보건지소"라 한다)를 설치할 수 있다.

29 도시보건지소 시범사업은 2005년 7개소, 2006년 3개소를 선정하여 총 10개소에서 진행되었다. 서울 노원구, 인천 서구, 부산 북구, 대구 북구, 광주 서구, 전남 목포시, 경북 구미시, 대전 중구, 충남 천안시, 제주 제주시에서 시범사업이 실시되었다.

지소와 도시보건지소를 공동 운영하고자 하는 경우에는 지원 대상에서 제외하였다. 2013년부터는 보건복지부가 지원하는 도시보건지소 설치는 중단되고 건강생활지원센터 중심으로 설치되고 있다. 2020년 현재 도시지역에 건강생활지원센터는 48개소가 설치되어 있는데, 도시보건지소 9개소가 건강생활지원센터로 전환하였다. 그런데 서울시의 경우 2012년부터 중앙정부와 상관없이 자체 예산으로 서울형 도시보건지소를 추진하여 25개구에 총 24개소가 설치 · 운영 중이며 7개소가 설치 중에 있다.

③ 건강생활지원센터의 발전 과정

건강생활지원센터는 2013년부터 보건복지부 예산 지원으로 설치되기 시작하였다. 건강생활지원센터에 관해서는 지역보건법(제14조)에 지방자치단체는 보건소의 업무 중에서 특별히 지역주민의 만성질환 예방 및 건강한 생활습관 형성을 지원하는 건강생활지원센터를 대통령령으로 정하는 기준에 따라 해당 지방자치단체의 조례로 설치할 수 있다고 규정되어 있다. 도시 지역은 건강증진기금으로 동지역에 설치하였으며, 농어촌 지역은 농특회계로 읍 · 면지역에 설치하였다. 아울러 기존에 설치된 도시보건지소와 농어촌 지역의 보건지소를 건강생활지원센터로 전환을 유도하여 2021년 6월말 기준으로 9개소 도시보건지소와 11개소 보건지소가 건강생활지원센터로 변경되었다. 2021년 6월말 기준으로 건강생활지원센터는 74개소[30]가 운영되고 있다.

[표 5-12] 건강생활지원센터 현황(2021년 6월 기준)

총계	국비 지원			자체예산 설치		
	소계	도시 지역	농어촌 지역	소계	도시 지역	농어촌 지역
74	70	48	22	4	3	1

④ 보건진료소의 발전 과정

1976년 한국보건개발연구원이 농어촌 보건의료 문제를 해결하기 위한 방안으로 의료취약지역에 간호사[31]를 배치하는 보건진료원 제도를 제안하였고, 시범사업이 1978년 강원도 홍천군, 경북 군위군, 전북 옥구군에서 실시되었다. 1980년 12월 농어촌 등 보건의료를 위

30 4개소(남양주시 별내동·호평동·오남읍, 양주시 덕정동)는 지방자치단체가 자체예산으로 설치한 것이다.

31 당시에는 간호원으로 불렸으며,,1987년 11월부터 간호사라는 명칭이 사용되었다.

한 특별조치법이 제정되고, 1981년 1월에 보건진료원 훈련생을 모집하여 이론 8주, 임상실습 12주, 현지실습 4주로 총 24주간 교육이 실시되었다. 1981년 8월에 보건진료소 운영을 지원하기 위한 보건진료소운영협의회가 조직되었고, 9월부터 257개 마을에서 보건진료원이 업무를 시작하였다. 1983년 2월부터 보건진료소 건물이 신축되기 시작하여 1986년 6월까지 2,023개소가 설치되었다. 1991년 12월 보건진료원 신분이 별정직 공무원으로 변경되었다. 1998년 지방자치단체 행정조직의 구조조정으로 전국적으로 212개소가 폐지되었다. 2007년 3월 농어촌 등 보건의료를 위한 특별조치법이 개정되어 보건진료원의 거주 의무가 삭제되었다. 2011년 8월 보건진료원 신분이 별정직에서 일반직 공무원으로 변경되어 보건진료 담당공무원으로 명칭도 변경되었다. 2012년부터 보건진료소의 진료수입이 독립회계에서 일반회계로 변경되었다. 그 동안 보건진료소 수입은 보건복지부 훈령에 근거하여 보건진료소운영협의회 기금 형태인 독립채산제로 운영되었으나 일반직 공무원으로 신분이 변경되면서 일반회계로 규정이 개정되었다.

[표 5-13] 보건진료소 관련 연혁

연도	주요 내용
1980년 12월	농어촌 등 보건의료를 위한 특별조치법 제정
1981년 1월	보건진료원 교육 시작(1기 258명, 2기 108명)
1981년 8월	보건진료소운영협의회 조직
1981년 9월	보건진료원 업무 시작
1983년 12월	보건진료소 건물 신축 시작
1991년 12월	보건진료원 별정직 공무원 신분으로 변경
2007년 3월	보건진료원 거주 의무 식제
2011년 8월	보건진료원 일반직 공무원 신분으로 변경
2012년 1월	진료수입 독립회계에서 일반회계로 변경

5. 국제 보건행정 조직

1) 주요 국제보건기구

감염성질환이 한 나라에서 다른 나라로 전파되는 것을 방지하기 위하여 국제적인 협조가 필요하다는 것은 오래 전부터 인식되어 왔다. 중세에는 각종 전염병은 동양에서 유럽으로 유입된 것으로 생각하였다. 그래서 페스트나 콜레라의 확산을 차단할 목적으로 검역(quarantine)제도가 수립되었다. 1328년에 최초의 공식적 검역소로 볼 수 있는 조직이 이탈리아의 베니스(Venice)에 설립되었고, 중동아시아를 통해서 페스트가 도입된다고 우려하여 1831년에 이집트에 검역소위원회가 구성되었다. 1851년에 최초의 공식 국제보건회의가 파리에서 개최되었다. 이 회의 이후에 유사한 회의가 여러 차례 열렸는데 그 목적은 국제검역규칙을 만드는 것이었다. 그 이후에 국제적인 협력의 필요성에 대한 인식이 깊어져서 세계적인 보건기구(국제공중위생처, 범미보건기구, 국제연맹보건부, 국제구호부흥행정처, 세계보건기구)로 발전하게 되었다.

보건문제는 한 국가만의 노력으로 해결할 수 없는 것들이 많고, 국가 간에 상호협력할 경우에 효과적으로 문제를 해결할 수 있기 때문에 국제적인 협력이 필요하다. 이런 이유로 이념과 사상을 초월하여 국제사회의 상호협력이 필요하게 되어 다양한 형태의 국제기구들이 발족되었다. 주요 국제기구의 현황은 [표 5-14]와 같다.

[표 5-14] 주요 국제보건기구의 현황

기구명	활동 내용
유엔에이즈(UNAIDS)	에이즈 관리 및 예방사업 지원
국제노동기구(ILO)	노동조건 개선 및 지위 향상
유엔인구활동기금(UNFPA)	인구 및 가족계획
유엔환경계획(UNEP)	지구의 환경보전
유엔마약통제계획(UNDCP)	효과적인 국제사회 마약관리
유엔식량농업기구(FAO)	영양기준 및 생활향상
유엔개발계획(UNDP)	개발도상국의 경제 · 사회개발 지원
유엔아동기금(UNICEF)	아동의 보건 및 복지 향상

2) 세계보건기구

(1) 조직 구성

1946년 6월 뉴욕에서 국제보건회의에서 세계보건기구 헌장 전문을 채택하고 7월 22일 61개국이 서명하였다. 그리고 1948년 4월 7일[32] 국제연합(UN)의 보건전문기관으로 정식 발족하였다. 그동안 세계보건기구의 헌장은 1960년과 1975년에 각각 개정되었다.

세계보건기구는 국제 보건사업의 지도와 조정과 회원국 간의 기술원조 장려 직무를 맡고 있으며, 세계보건총회(word health assembly), 실행이사회(executive board), 사무국(secretariat)으로 구성되어 있다. 총회는 통상적으로 제네바에서 매년 5월에 열리며 각국 대표가 모두 참가한다. 우리나라는 1949년 8월에 65번째로 회원국이 되었고, 북한은 1973년 5월에 138번째로 가입하였다. 이종욱[33]은 2003년부터 한국인 처음으로 세계보건기구 제6대 사무총장을 역임하였다. 본부는 스위스(switzerland)의 제네바에 있다. 세계 각지에 6개 지역 기구(regional offices)로 분산되어 있으며, 지역 기구마다 지역위원회와 지역사무국이 구성되어 있다. 우리나라는 서태평양 지역 기구에 속한다.

[표 5-15] 세계보건기구의 6개 지역 기구

지역 기구	소재지
동지중해 지역(Eastern Mediterranean region)	이집트 알렉산드리아
동남아시아 지역(Southeast region)	인도 뉴델리
미주 지역(American region)	미국 워싱턴
아프리카 지역(African region)	콩고 브라자빌
서태평양 지역(Western Pacific region)	필리핀 마닐라
유럽 지역(European region)	덴마크 코펜하겐

(2) 주요 기능

세계보건기구의 목적은 모든 인류가 최고수준의 건강수준을 달성하도록 하는 것이다. 이러한 목적을 달성하기 위하여 회원 국가와 규약에 의거하여 국제보건에 대한 지도와 조정을

32 4월 7일은 세계보건의 날로 지정되어 있다.

33 이종욱은 1983년 세계보건기구 지역사무국 한센병 자문관으로 시작해서 제6대 사무총장에 이르기까지 세계보건기구 개혁과 역할 강화를 위해 노력하였다. 2006년 5월 22일 세계보건기구 총회 준비 중 쓰러져 사망했다. 그가 사무총장 재임시절에 추진했던 공중보건협약인 담배규제기본협약의 비준, 국제보건협약의 개정 등은 중요한 업적으로 평가받는다.

담당하고 있다. 세계보건기구의 구체적인 기능은 다음과 같다.

- 국제보건의료사업에 대한 지휘와 조정
- 유엔, 전문기관, 정부 보건행정기관, 전문가들과 협력도모
- 보건의료서비스 강화를 위한 정부의 요청시 지원
- 정부의 요청시 필요한 기술 지원
- 유엔 요청에 따른 특수집단의 보건의료서비스나 시설 지원
- 역학, 통계 등 필요한 행정적, 기술적 서비스 지원
- 유행병, 풍토병 등을 제거하기 위한 작업
- 우발적인 손상방지를 위한 협력 및 증진
- 건강증진을 위한 과학자 및 전문가들과 협력 강화
- 각종 보건문제에 대한 협의, 규제 및 권고안 제정
- 모자보건 및 복지증진 · 정신보건 영역의 활동 강화
- 보건의료분야 연구수행 및 촉진
- 보건의료 관련 전문 직종 분야의 교육훈련 기준 개선
- 보건의료에 영향을 주는 전문기관과의 협력 연구 및 보고
- 보건의료 분야의 정보, 상담, 원조 제공
- 보건의료문제를 모든 국민에게 알리고자 하는 개발도상국가 지원
- 질병, 사망원인, 공중보건사업의 전문용어 개정 및 확립
- 진단 검사기준의 확립
- 식품, 약품 및 생물학적 제재에 대한 국제표준화
- 조직의 목표 달성을 위해 필요한 모든 조치

제6장

보건행정 조직관리

1. 보건행정 조직관리

2. 리더십
   1) 개념
   2) 리더십 유형
   3) 리더십 원천이론
   4) 현대의 리더십 유형

3. 동기부여
   1) 개념
   2) 동기부여 이론

4. 갈등관리
   1) 개념
   2) 갈등의 원인
   3) 갈등해결 방법

5. 의사소통
   1) 개념
   2) 의사소통의 원칙
   3) 의사소통의 장애요인

HEALTH ADMINISTRATION

학습목표

- 리더십 개념 및 리더십 3가지 유형을 설명할 수 있다.
- 거래적 리더십과 변혁적 리더십을 비교 설명할 수 있다.
- 욕구단계 이론, X-Y이론, 2요인 이론을 설명할 수 있다.
- 갈등의 원인과 해결 방법을 설명할 수 있다.
- 레드필드의 의사소통 7가지 원칙을 설명할 수 있다.

1. 보건행정 조직관리

조직관리는 조직의 목표를 달성하기 위해 자원을 수집하고, 이를 할당하여 업무를 구조화하는 기능을 말한다. 조직은 효율적인 운영을 위해 권한과 책임관계가 명확하게 확립되어야 하고, 조직구성원들 간에 원활한 의사소통 채널이 구축되어야 한다. 또한 조직은 외부환경 변화에 효과적으로 대처할 수 있어야 한다. 초기의 조직관리는 최고관리자의 경험과 직관력에 의존하였으나 규모의 확대, 내용의 복잡화, 환경의 빠른 변화 등으로 과학적 관리기법이 필요하게 되었다. 여기에서는 조직관리자의 자질과 관련된 이론들을 살펴보려고 한다.

2. 리더십

1) 개념

리더십(leadership)은 리더(leader)가 구성원들이 조직목표 달성에 자발적으로 협조하도록 하는 일종의 기술 및 영향력을 말한다. 지도력 또는 통솔력이라고도 한다. 보건의료조직은 다양한 인력으로 구성된다. 이들 조직구성원들에게 동기를 부여하고, 조직을 바람직한 방향으로 이끌어 가기 위해서는 리더십이 중요하다.

베니스(Bennis)는 리더십을 조직 구성원에게 비전을 제시하고 구성원의 능력을 발휘하게 하여 그 비전을 실현하도록 리더의 기술이라고 하였다. 리더십은 조직의 목표를 달성하려고 구성원을 일정한 방향으로 이끌어 성과를 창출하는 리더의 능력이라고 할 수 있다. 조직구성원들의 행동을 미래의 목표로 유도한다는 점에서 미래지향적 성격을 갖는다. 그런데 리더는 관리자와는 다른 개념이다. 특히 행동특성에서 리더와 관리자는 구분된다.

[표 6-1] 관리자와 리더의 특성 비교

관리자	리더
• 언제, 어떻게, 누가 할 것인가 • 제도, 규칙, 구조에 초점 • 유지, 책임수행 • 단기적 사고, 과거지향 • 수직적 의사소통 중시 • 올바르게 일이 되도록 함 • 현 상태를 수용, 적용 • 경직된 사고	• 무엇을, 왜 할 것인가 • 인간에 초점 • 자극, 안내, 지도 • 혁신, 창조, 개발 • 수평적 의사소통 중시 • 옳은 일을 함 • 장기적 사고, 미래 지향 • 유연한 사고

2) 리더십 유형

참여와 결정권을 기준으로 리더십 유형을 권위형, 민주형, 자유방임형으로 구분할 수 있다. 리더십 유형의 구체적인 내용은 다음과 같다.

(1) 권위형 리더십

권위형 리더십은 조직 내의 모든 의사결정을 리더 혼자서 하는 유형이다. 지도자가 중요한 결정을 혼자서 내리고 부하들이 그 결정에 따르도록 한다. 계층제적인 행정기관에서 많이 볼 수 있으며 명령과 복종을 강조한다. 지도자는 독선적이며 구성원들을 보상과 처벌로 통제하고 관리한다. 권위형 리더십은 시간적인 여유가 없거나, 부하들의 능력이 많이 부족하거나, 구성원들의 참여가 적을 때에는 필요할 수도 있다. 그렇지만 사람들은 통제받기를 싫어하기 때문에 권위형 리더십은 사기를 저하시키고 조직원의 적대감과 소외감, 그리고 경직성을 초래할 수 있어 조직의 성과를 저하시킬 수 있다.

(2) 민주형 리더십

민주형 리더십은 의사를 결정하기 위하여 리더와 조직구성원들이 함께 토론하는 유형이다. 권위형과 자유방임형의 중간형태로 리더가 의사를 결정할 때에 부하직원들에게 의견을 묻고, 이들을 의사결정과정에 참여시킨다. 부하직원들의 일에 대한 동기와 사명감이 증진될 수 있고, 의사소통 경로가 개방되어 새로운 정보교환이 활발하게 이루어 질 수 있다.

민주형 리더십의 장점은 동기유발적이며 개인의 지식과 기술을 적극적으로 활용한다. 또한 개인의 중요성을 강조하여 인간의 가치관과 신뢰 및 개방성을 형성하고, 개방적 의사소통으로 보다 많은 정보를 얻고, 참여를 통해 개인의 기술을 발전시킬 수 있다. 단점은 참여에는 시간이 걸리기 때문에 긴급한 결정이 필요한 경우에는 적용되기 어렵다. 또한 구성원 모두가 비슷한 지식을 가지고 있고 조직 분위기가 호의적일 때만 가능할 수 있다.

(3) 자유방임형 리더십

자유방임형 리더십은 리더가 의사결정에 참여하지 않는 유형이다. 대부분의 의사결정권을 부하직원들에게 위임하는 형태로 위임적 리더십이라고 한다. 부하직원 스스로 업무의 목표를 세우고 그에 따르는 계획을 수립하게 된다. 따라서 특정과업 해결을 위한 전문가 중심 조직에 적합할 수 있다. 이 유형은 모든 구성원의 능력이 비슷하게 우수하고 업무내용이 전문적인 성격을 가져 자율성이 있는 경우에는 적합할 수 있지만, 그렇지 못한 경우에는 규율이 무너지고 일의 추진이 늦어져서 오히려 성과가 저하될 수 있다.

3) 리더십 원천이론

리더가 갖고 있는 리더십의 원천에 대한 이론은 특성이론, 행태이론, 상황이론으로 나누어진다. 리더 특성을 강조하는 특성이론에서는 기본적으로 리더는 타고난 특성에 의해 결정된다. 반면에 행태이론에서는 리더의 독특한 행동스타일은 타고난다기보다는 학습의 결과라고 본다. 그러나 특성이론과 마찬가지로 리더십 행태이론 역시 어떤 행동유형이 가장 성과가 높은지에 대하여 명쾌하게 설명하지 못한다는 한계가 있다. 예를 들어, 민주적 리더십이 독재적 리더십보다 구성원의 만족도도 높고 효과적이지만 조직이 위기상황에 있을 때는 오히려 독재적 리더십이 효과적일 뿐만 아니라 구성원의 만족도도 더 높을 수가 있다. 이 때문에 리더십에 대한 유형화가 이루어진다고 해도 이들 유형 중 어떤 유형이 언제 효과적인지를 예측하기는 어렵다. 무엇보다도 각 유형의 효과성은 조직이 당면한 특정 상황이나 여건에 따라 달라진다. 그래서 리더십을 상황과 연계시켜 설명하는 리더십 상황이론이 나오게 되었다.

(1) 특성이론

특성이론(trait theory)은 리더의 개인적 자질이나 특성이 리더십의 형태와 기능에 영향을 미친다고 간주하고 그 특성을 설명하려고 한다. 초기의 리더십 이론은 효과적인 리더는 남과 다른 개인적인 특성이 있다는 가정하에 리더가 가지고 있는 개인적인 자질이나 능력을 분석하여 공통적인 특성을 파악하려고 하였다. 이러한 초기이론을 대표하는 특성이론은 리더와 리더가 아닌 사람을 구별할 수 있는 특징이나 특성이 존재한다는 가정에서 출발하였다. 따라서 특성이론이 관심 갖는 부분은 성공한 리더가 지니고 있는 지적, 인성적, 물리적인 특성이다.

1950년대까지 특성이론이 리더십 연구를 주도하였다. 리더의 특별한 품성이나 능력을 규명해 내고자 하는 연구가 이루어지고 리더 특성으로 특정의 인성, 정신력, 상상력, 판단력 등의 많은 요소들이 제시되었다. 그러나 리더 특성이라고 규명된 항목들 간에 상호배타성이 나타나기도 하고, 또한 일관성 있는 리더 특성들을 규명해 내는데 여러 어려움이 제기되었다. 리더 특성과 리더십 간의 인과관계에서도 의문이 제기되었다. 예를 들어, 리더의 중요한 특성으로서 자기 확신성은 리더십의 원인으로 볼 수도 있지만, 동시에 리더가 되어 갖게 된 특성일 수도 있다. 더 중요한 연구의 문제점은 리더의 개인적 자질이 조직의 효과성에 미치는 영향이 매우 적다는 것을 알게 되었다. 또한 개인적 자질을 규명하는데 집중하여 리더십이 행사되는 특정의 조직 상황이나 환경을 간과하였다는 비판도 제기되었다.

(2) 행태이론

1950년대에 특성이론의 문제점을 비판하면서 리더의 보편적인 행동스타일에 관심을 두는 행태이론(behavioral theory)이 등장하였다. 행태이론은 리더십의 가장 중요한 측면은 리더가 여러 상황에서 실제 행동하는 스타일이라는 점을 강조한다. 성공적인 리더와 성공적이지 못한 리더는 그들의 행동스타일에 의해 구별된다는 것이다. 그리하여 행태이론은 효과적인 리더의 행동유형을 규명해 내는 데 관심을 두었다. 행태이론은 아이오와, 오하이오, 미시간, 하버드대학교 등의 각 연구팀이 주축이 되어 1960년대까지 리더십 연구를 주도하였다. 이러한 연구는 공통적으로 리더와 구성원의 관계를 중심으로 하며, 리더의 행동유형이 업무성과와 구성원의 만족도에 영향을 미친다는 가정에 근거하고 있다

(3) 상황이론

상황이론(contingency theory)은 1960년대 이후 행태이론의 문제점을 비판하면서 등장하

였다. 이 이론의 핵심은 상황에 따라 리더십 유형의 유효성이 달라진다는 것이다. 상황에 따라 리더십의 효과가 달라지기 때문에 가장 효과적인 리더의 보편적인 유형은 없고, 상황적 요건에 가장 적합한 리더가 가장 효과적인 리더가 된다. 동일한 리더라도 리더십은 상황에 따라 다를 수 있으므로 환경이 리더십을 만드는 것으로 본다.

상황이론에서는 유효성이 리더십 스타일 뿐 아니라 리더십이 발휘되는 상황에 따라 결정된다고 보기 때문에 리더십 발휘에 영향을 미치는 주요 상황을 중심으로 리더와 상황 간의 관계를 연구하였다. 효과적인 리더십에 영향을 주는 상황적 요소에는 리더와 구성원의 특성, 업무의 성격, 조직의 구조 및 특성 등이 고려되었다.

4) 현대의 리더십 유형

(1) 혁신주도형 리더십

전통적으로 리더는 주어진 목표를 달성하기 위해 부하들에게 업무를 할당하고 역할을 주면서 지도하고 동기를 부여하는 사람으로 인식되어 왔다. 그러다가 1980년대에 들어 새로운 유형의 리더십이 등장하였다. 영웅적 리더, 비전적 리더 등으로 불렸던 혁신주도형 리더십이 대표적이다. 혁신주도형 리더는 부하들이 자신의 관심을 조직 발전에서 찾도록 영감을 불러 일으켜주고 항상 새로운 창조와 혁신이 가능할 수 있도록 비전을 제시해 준다.

베니스(Bennis)는 권력을 리더십의 꽃이라고 하였고, 어떤 행위를 실현하고 유지시키는데 필수적인 리더십의 에너지로 보았다. 그리고 리더십은 권력을 행사할 수 있는 가장 정당한 도구라고 보았다. 그런데 리더가 어떤 비전을 갖더라도 권력이 없으면 소용이 없고, 권력이 주어질 때 그 비전을 실현시켜서 변화와 혁신이 가능하다고 주장하였다.

(2) 거래적 리더십과 변혁적 리더십

번스(James MacGregor Burns, 1978)는 리더십(Leadership) 책에서 거래적 리더십과 변혁적 리더십 개념을 처음으로 제시하였다. 그는 이 두 개념을 통하여 사람들 상호 간의 관계, 동기, 가치 등 리더십 일반 이론의 본질을 규명하려고 하였다. 번즈는 리더십을 관계로 이해하였으며, 이것은 거래적 리더십과 변혁적 리더십을 논의할 때 매우 중요하게 다루어졌다. 한편, 거래적 리더십과 변혁적 리더십은 바스(Bernard M. Bass, 1985)의 연구에서 더욱 구체화 되었다.

① 거래적 리더십

거래적 리더십(transactional leadership)은 리더와 구성원 간의 교환관계에 기반을 둔다. 리더는 조직의 목표를 달성하기 위해 부하들로부터 노력을 얻어내는 대가로 그들에게 보상이나 지식, 아이디어 등을 제공하여 부하들의 욕구를 충족시켜 주는 거래관계로 파악한다. 리더는 구성원들에 대한 보상이나 처벌을 이용해 자신이 기대하는 목표나 성과를 달성하게 된다. 거래적 리더는 조직의 목표 달성에만 초점을 두는 경향이 있으며, 구성원들의 욕구를 개별화하지 않으며 이들의 개인적인 성장이나 발전에도 큰 관심을 갖지 않는다. 그럼에도 불구하고 거래적 리더십이 영향력을 발휘하는 이유는 구성원 관점에서 볼 때 리더가 원하는 대로 움직이는 것이 이익을 최대로 얻을 수 있는 방법이기 때문이다. 변화보다는 안정을 중요시하여 현재의 상태를 유지하고자 하는 거래적 리더십은 단기적인 성과를 높이는 데는 기여할 수 있지만 장기적인 목표를 달성하는 데는 적합하지 않다.

바스(1985)는 거래적 리더십의 요인으로 업적에 따른 보상(contingent reward)과 예외관리(management by exception)를 제시하였다. 업적에 따른 보상은 조건적 보상이라고도 한다. 목표를 달성한 경우 리더가 인센티브나 보상을 제공하여 구성원들의 동기유발을 촉진하는 것이다. 이를 위해 리더는 완수해야 하는 과업을 명확히 제시하고, 과업이 완수된 경우 제공되는 보상에 대해 구성원들과 합의하기 위해 노력한다. 한편, 예외관리는 예외적 사건이 발생한 경우 리더가 개입하는 것을 말한다. 적극적 예외관리는 구성원들의 실수나 규칙 위반을 철저히 확인해서 문제가 발생하지 않도록 사전에 점검하는 리더 행동을 의미하며, 소극적 예외관리는 업무표준에 미달하거나 문제가 표출된 경우에만 개입하는 리더 행동을 의미한다. 일반적으로 업적에 따른 보상은 긍정적 강화(positive reinforcement)를 가져오고, 예외관리는 부정적 강화(negative reinforcement)를 가져온다.

② 변혁적 리더십

변혁적 리더십(transformational leadership)은 리더가 구성원들에게 미래 비전을 제시하고 이를 달성하기 위한 공동 목표를 제시하여 변화를 이끌어 간다. 변혁적 리더는 구성원들의 창의성을 격려하며 기존의 틀을 넘어선 문제해결책을 유도하는 지적 자극과 구성원 개개인의 자기 개발과 발전에 관심을 기울이게 된다. 리더는 자신의 부하들로부터 믿음, 신뢰, 칭찬, 충성을 이끌어내기 때문에 전통적 리더십에 비해 부하들의 성과와 만족, 집단 효과성, 리더의 유효성에 큰 영향을 미치게 된다. 바스(Bass)는 변형적 리더십의 3가지 구성요소로 카리스마적 리더[1], 개별적 관심[2], 지적 자극[3]을 제시하였다. 변혁적 리더는 매우 높은 자신감을 가지고, 비전을 추구하며 기존 방식을 반복하지 않고, 새로운 방법을 도입하여 변화 담당자로서 역할을 수행한다.

[표 6-2] 거래적 리더십과 변혁적 리더십 비교

구 분	거래적 리더십	변혁적 리더십
목 표	교환 관계	변혁 또는 변화
성 격	안정 지향 소극적	변화 지향 적극적
관심대상	단기적인 능률성과 타산	장기적인 효과와 가치 창조
동기부여 전략	즉각적이고 가시적인 보상으로 동기부여	자아실현과 같은 높은 수준의 개인적인 목표를 동경하도록 동기부여
행동의 표준	규칙과 관례 선호	새로운 시도에 도전 유도
문제해결	부하들을 위해 문제를 해결하거나 해답을 찾을 수 있는 곳을 알려 줌	질문을 하여 부하들이 스스로 해결책을 찾도록 격려하거나 함께 일함

(3) 카리스마적 리더십

카리스마적 리더십(charismatic leadership)은 리더가 자신이 이끄는 조직구성원에 대한 극단적인 신뢰, 이들을 완전히 장악하는 거대한 존재감, 그리고 명확한 비전을 갖고 일단 결정된 사항에 관해서는 절대로 흔들리지 않는 확신을 가지는 지도력을 말한다. 카리스마 개념은 베버(Weber)[4]가 처음 사용하였다. 이 개념을 리더십 이론에 적용한 사람은 하우스(Robert J. House, 1977)이다. 그는 카리스마적 리더가 어떤 방식으로 행동하며, 일반 사람과 어떻게 다르며, 어떤 상황에서 카리스마적 리더가 출현하게 되는지를 설명하였다. 대중이나 조직구성원들은 카리스마가 있는 사람을 자신의 욕구나 기대를 해결시켜 줄 수 있는 비범한 능력자로 받아들여져 그가 제시하는 비전이나 지시에 적극 따르게 된다는 것이다. 의사결정은 리더 자체의 개인적인 자질에 의존하여 하향식으로 이루어지는 경향이 있다. 위기상황에서 빠른 결정과 대처에는 유리하지만, 단점은 다양한 의견 수렴은 어렵다.

1 부하와의 관계에서 상호 윈-윈(win-win) 권한관계를 형성하여 부하의 업무에 대한 권한 이양을 증가시켜 주게 되며, 리더 자신의 확신감, 부하들에 대한 신뢰감으로 나타난다.

2 구성원 한 사람 한 사람의 감정과 관심 그리고 욕구를 존중하고 지원, 격려, 지도하여 동기 유발하게 된다.

3 과거의 구태의연한 사고방식과 업무 관습에서 벗어나 새로운 업무방식으로 부하들을 동기 유발시키는 것을 말한다.

4 베버가 권위의 유형을 카리스마 권위, 합법적 권위, 전통적 권위로 구분하여 제시한 이후부터 카리스마라는 개념이 일반화 되었다.

(4) 서번트 리더십

서번트 리더십(servant leadership)은 그린리프(Robert K. Greenleaf, 1977)가 제시한 개념으로 섬김 리더십이라고도 한다. 그는 서번트 리더십[5]은 타인을 위한 봉사에 초점을 두며, 종업원 · 고객 및 커뮤니티를 우선으로 여기고 그들의 욕구를 만족시키기 위해 헌신하는 리더십이라고 정의하였다. 리더가 되기 위해서는 먼저 봉사자가 되어야 하며 구성원들이 스스로 역량을 개발할 수 있는 환경을 조성해 주어야 한다는 것이다. 서번트 리더는 구성원들의 입장과 이익을 우선으로 하는 솔선수범 리더라고 할 수 있다. 이 이론의 핵심은 부하들이 잘 따르는 존경받는 리더가 되기 위해서는 부하에 대해 인격존중과 헌신적 봉사를 통해 그들로 하여금 스스로 자기 능력을 발휘하도록 이끌어주는 리더십이 되어야 한다는 것이다.

3. 동기부여

1) 개념

동기부여(motivation)는 조직의 목표를 향해서 조직구성원을 지휘, 감독하고 도전의식을 불어넣는 것을 말한다. 또한 인간의 행동을 활성화시키고, 행동의 방향을 설정하거나 어떤 목표를 지향하도록 하며, 인간의 행동을 유지시키거나 지속시키는 역할을 수행하도록 하는 것이다. 동기부여에는 내재적 동기부여와 외부적 동기부여가 있다. 내재적 동기부여는 업무담당자와 일 그 자체와의 직접적 관계에서 발생하는 것으로 성취감, 도전감, 확신감 등과 같은 내재적 보상들에 의해 이루어진다. 그리고 외부적 동기부여는 일 그자체가 아닌 일의 외부요인인 직무환경으로부터 발생하는 것으로 급여, 부가급부, 승진, 감독권이양 등과 같은 외재적 보상에 의해 이루어진다.

2) 동기부여 이론

동기부여에 관한 이론은 크게 내용이론, 과정이론, 보강이론으로 나눌 수 있다. 동기부여

5 서번트 리더십 개념은 1977년 로버트 그린리프가 처음 제시하였지만, 새로운 리더십 모형으로 관심을 받기 시작한 것은 1996년 미국의 경영관련 전문출판사에서 '서번트 리더 되기'(On Becoming a Servant Leader) 책을 출간하면서 부터이다.

내용이론(motivation content theory)[6]은 사람들의 어떤 욕구가 동기를 부여시킬 수 있는지에 초점을 맞춘 이론이고, 동기부여 과정이론(motivation process theory)[7]은 사람들이 스스로 일하려는 동기부여가 어떠한 과정을 거쳐 이루어지는지에 초점을 둔 이론이며, 동기부여 보강이론(motivation reinforcement theory)[8]은 조직구성원의 특정한 행동이 왜 지속되는지에 대하여 설명해 주는 이론이다. 그런데 조직관리에서는 3가지 동기부여 관련 이론 중에서 내용이론에 더 관심을 갖는다. 대표적인 내용이론에는 매슬로(Abraham Harold Maslow)의 욕구단계 이론, 맥그리거(Douglas M. McGregor)의 X-Y이론, 허즈버그(Frederick Herzberg)의 2요인 이론 등이 있다. 이 이론들을 구체적으로 살펴보면 다음과 같다.

(1) 욕구단계 이론

① 개요

욕구단계 이론(need step theory)[9]은 인간의 동기는 다섯 가지 욕구의 계층에 따라 순차적으로 생겨나며 그 욕구를 충족시켜야 일하려는 동기가 생겨난다고 보는 동기부여 이론이다. 미국의 심리학자 매슬로(Maslow)는 인간의 욕구는 강도에 따라 제1단계 생리적 욕구, 2단계 안전 욕구, 3단계 소속 욕구, 4단계 존경 욕구, 5단계 자아실현 욕구로 형성되어 있다고 보았다. 욕구는 하위욕구에서 상위욕구로 발전되는데 어떤 욕구가 일단 충족하게 되면, 이미 충족된 욕구는 인간의 행동을 유발시키는 동기부여의 기능을 갖지 못한다는 것이다.

㉠ 생리적 욕구

생리적 욕구(physiological needs)는 가장 기본적이면서도 강력한 욕구로 욕구 피라미드의 최하단에 위치한다. 인간 생존을 위해 물리적으로 요구되는 필수요소이기 때

6 내용이론은 동기를 유발하는 요인의 내용을 설명한다. 무엇이 개인의 행동을 유지 혹은 활성화시키는지 혹은 환경 속의 무슨 요인이 사람의 행동을 움직이게 하는지에 관한 이론을 말한다.

7 과정이론은 욕구상태에서 행동이 어떻게 유도되고 어떤 단계를 밟아 행동이 촉발되는지에 초점을 둔다.

8 보강이론은 강화이론이라고도 한다. 보강(reinforcement)은 바람직한 어떤 행동을 되풀이 할 수 있게 하는 보상(승진·승급·표창 등)이나 바람직하지 않은 행동을 되풀이 하지 않도록 하는 처벌을 말한다.

9 욕구단계 이론은 인간의 동기를 설명하는 데 가장 보편적으로 이용되는 이론이다. 1943년 매슬로가 발표한 인간 동기(A theory of human motivation)의 이론 논문에서 주장하였다. 매슬로의 욕구단계는 5단계로 시작하였으나 존중 욕구와 자아실현 욕구 사이에 인지적 욕구(cognitive needs)와 심미적 욕구(aesthetic needs)를 추가하여 7단계로 수정했다. 그리고 말년에 초월 욕구를 주장하며 이를 자아실현 욕구 위에 두어 자기초월을 가장 높은 단계의 동기 혹은 인간 삶의 완성이라고 주장했다.

문에 생리적 욕구가 충족되지 않으면 인간의 신체는 제대로 기능하지 못하고 따라서 적응적 생존이 불가능하게 된다. 학습되지 않은 욕구로서 목마름, 배고픔, 수면, 성욕 등과 같이 생존에 필요한 본능적인 신체적 기능과 관련된 욕구가 생리적 욕구이다. 가장 기본적이면서 중요한 욕구이므로 다른 어느 욕구보다도 먼저 충족되어야 한다.

ⓛ 안전 욕구

안전 욕구(safety needs)는 두려움이나 혼란스러움이 아닌 평상심과 질서를 유지하고자 하는 성향이다. 생리적 욕구가 어느 정도 충족되면 안전 욕구가 우위를 차지한다. 안전의 위협을 느낀 사람들은 불확실한 것보다는 확실한 것, 낯선 것보다는 익숙한 것, 안정적인 것을 선호하는 경향을 보인다. 사고, 전쟁, 질병, 경제 위기, 실업 등 신체적인 위험으로부터 자유로우려는 욕구라고 할 수 있다. 현대사회에서는 보험가입 등을 통하여 안전 욕구를 실현하는 모습을 볼 수 있다.

ⓒ 소속 욕구

소속 욕구(belonging needs)는 사회적으로 조직을 이루고 그곳에 소속되어 함께하려는 성향이다. 생리적 욕구와 안전 욕구가 충족되면 대인 관계로부터 오는 소속 욕구가 나타난다. 이는 사회적인 상호작용을 통해 전반적으로 원활한 인간관계를 유지하려는 욕구를 말한다. 매슬로는 인간은 누구나 규모가 크든 작든 사회집단에 소속되어 수용되고자 하는 욕구가 있다고 하였다. 소속 욕구가 결핍되었을 때 외로움이나 사회적 고통을 느끼며 스트레스나 우울증 등에 취약해진다.

ⓔ 존경 욕구

존경 욕구(esteem needs)는 타인으로부터 인정을 얻고, 자신이 가치 있다고 느끼거나 자신이 무언가에 기여하고 있다는 느낌을 갖게 해주는 성향이다. 인간은 어디에 속하려는 욕구가 어느 정도 충족되기 시작하면 어느 집단의 단순한 구성원 이상이 되기를 원한다. 존경 욕구를 느끼게 된다. 여기에는 자존심과 아울러 다른 사람으로부터 인정을 받는 것이 포함이다. 존경 욕구가 만족되면 자신감, 명예감, 힘, 성취욕, 지위욕 등이 생긴다. 존경 욕구는 스스로가 자신을 중요하다고 느낄 뿐 아니라 다른 사람으로부터도 인정을 받아야 비로소 충족될 수 있다. 존경 욕구가 결여되었을 때 사람들은 열등감, 나약함, 무력감과 같은 심리적 불안정에 시달릴 수 있다.

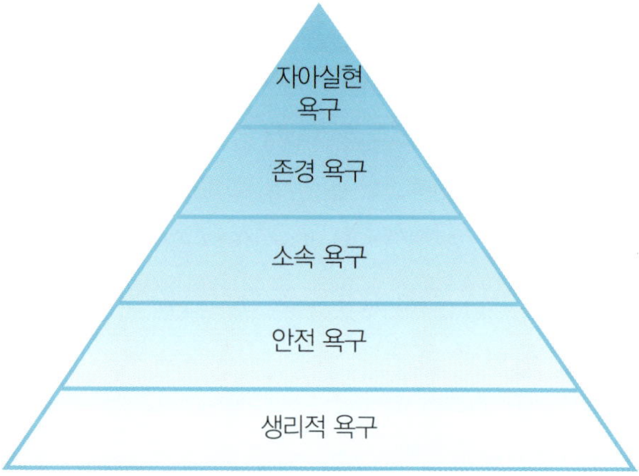

[그림 6-1] 매슬로의 욕구단계 이론

ⓜ 자아실현 욕구

자아실현 욕구(self-actualization needs)는 계속적인 자기발전을 위해 잠재력을 극대화하려는 성향이다. 매슬로는 자아실현 욕구는 결핍상태에서 출발하는 것이 아니라 성장을 향한 긍정적 동기의 발현이라는 점에서 바람직하고 성숙한 인간 동기라고 하였다. 자신이 원하는 바를 이루고자 하는 욕구는 때로 한계에 부딪히지만 이를 극복하면서 더욱 분발하는 것을 의미한다. 매슬로는 자아실현 욕구를 가장 인간다운 욕구로 중요하게 생각하였다.

② 평가

매슬로의 욕구단계 이론은 일반인들에게 가장 많이 알려져 있다. 그럼에도 불구하고 학술적인 비판들이 있는데, 그 내용은 다음과 같다. 첫째, 낮은 욕구단계가 100% 충족된 후에 다음 단계의 욕구로 순차적으로 이동하지 않는다. 둘째, 5단계의 욕구를 명확히 구분할 수 없다. 셋째, 개인별 · 상황별로 차이가 있다. 넷째, 하나의 단일 욕구보다는 복합적 욕구에 의해 동기가 부여된다. 다섯째, 생리적 욕구는 완전히 충족되지 못하고 계속 반복된다.

(2) X-Y이론

① 개요

X-Y이론[10]은 미국의 맥그리거(Douglas Murray McGregor)가 인간본성을 동기부여 관점에서 분류한 이론이다. 맥그리거는 매슬로의 욕구단계 이론을 바탕으로 연구하여 인간모형을 크게 X형과 Y형으로 분류하고 그 각각에 따른 인간관리 전략을 제시하였다.

전통적 관리체제를 정당화시켜 주는 인간관을 X이론이라 부르고, 인간의 성장적 측면에 착안한 새로운 관리체제를 뒷받침해 주는 인간관을 Y이론이라고 하였다. X이론은 매슬로의 욕구단계 중에서 주로 하위단계 욕구에 초점을 두었으며, Y이론은 비교적 상위단계 욕구에 비중을 두었다. X이론은 인간은 선천적으로 일을 싫어하며 소극적, 수동적, 종속적, 책임회피 등의 성향을 가지는 성악설에 가깝고, Y이론은 인간은 본래 일을 싫어하지 않으며 적극적, 능동적, 자율적, 독립적인 성향을 가지는 성선설에 가깝다. 이와 같이 인간본성을 어느 관점으로 보느냐에 따라 조직구성원들에게 동기를 부여하는 방법이 달라진다. X이론과 Y이론을 세부적으로 살펴보면 다음과 같다.

㉠ X이론

X이론은 인간이란 천성적으로 게으르고 일하기를 싫어하며, 책임지는 것은 좋아하지 않고 변화와 개혁에 대하여서는 저항적이며 오로지 안정만을 추구하려 한다는 것이다. 또 인간은 이기적이고 자기중심적이며 경제적 욕구를 추구하는 데는 철저히 타산적이고 합리적이라서 경제적 동물이라 표현할 수 있다는 것이다. X이론에서 동기부여 방법은 금전적 유인이나 공식조직에 의한 통제, 감독, 강압, 명령, 처벌 등 강제적 수단이 최선이다.

X이론에 근거하여 조직구성원들을 관리하려면 다음과 같은 관리전략이 필요하다. 첫째, 조직구성원들은 경제적 욕구를 가장 중요시하므로 이를 충족시킬 수 있는 보상체계를 확립하여야 한다. 둘째, 조직구성원들은 자발적으로 일하는 것을 싫어하고 책임을 지지 않으려 하므로 엄격한 감독과 강력한 통제제도를 마련하여야 한다. 셋째, 조직구성원들은 상황변화에 대한 대응 능력이 없기 때문에 관리자에게는 권위적인

10 맥그리거가 기업의 인간적 측면(The Human Side of Enterprise, 1960) 책에서 인간행동 유형에 붙인 이론이다. 맥그리거는 1935년 하버드대학교에서 심리학으로 박사학위를 받고, MIT 경영대학에서 조직관리를 강의하였다.

리더십이 필요하다. 넷째, 조직구성원들은 피동적으로 일하기 때문에 명령과 통제가 체계적으로 잘 전달될 수 있는 계층제 조직구조를 갖추어야 한다.

㉡ Y이론

Y이론은 인간에게 노동은 놀이와 마찬가지로 자연스러운 것이며, 인간은 노동을 통해 자기의 능력을 발휘하고 자아실현을 하고자 한다. 경영자는 자율적이고 창의적으로 일할 수 있는 여건을 제공해야 한다. Y이론에서 동기부여 방법은 구성원들의 내재적 심리를 잘 이해하고, 자율적인 업무분위기 조성, 보상 등 인간의 성취 욕구와 자기실현 욕구를 충족시켜 줄 수 있어야 한다. Y이론에서는 종업원들은 자발적으로 일할 마음을 가지게 되고, 개인의 목표와 기업의 목표를 결합할 수 있으며, 능률을 향상시킬 수 있다고 보았다. 따라서 조직관리를 위해서는 민주적 관리유형이 적합하다고 보았다.

② 평가

X-Y이론은 조직 내의 인간을 재조명하는데 공헌을 하였지만 몇 가지 한계점을 갖는다. X이론은 인간의 성장과 발전가능성을 과소평가하였으며, 인간의 하위단계 욕구를 충족시키는 것에만 관심을 두고 상위단계 욕구에 대한 관리전략은 고려하지 못하였다. 그리고 Y이론은 복잡한 인간을 너무 양극화, 단순화 시키고 있다. 그래서 Y이론에 대한 관리전략이 지나치게 이상적이고 비현실적이라는 비판을 받고 있다.

X 이론	Y 이론
일을 싫어함	일을 좋아함
조직에 무관심	자기관리 중심
책임 회피	강한 책임감
강제 통제 필요	자아실현 욕구 중시
성악설	성선설
비자발적 행동	창조적 인간

[그림 6-2] X이론과 Y이론의 특성

(3) 2요인 이론

① 개요

미국의 심리학자 허즈버그(Frederick Herzberg)는 인간에게 동기를 주는 욕구로 만족을 얻으려는 욕구와 불만을 회피하려는 욕구를 제시하였다. 그는 두 가지 욕구는 완전히 이질적인 것이며, 별개의 요소에 의하여 충족되는 것이라고 주장하였다. 만족욕구는 동기요인과 관련되고, 불만욕구는 위생요인과 관련된다. 이를 2요인 이론(two-factor theory) 또는 동기-위생 이론(motivation-hygiene theory)이라고 한다. 허즈버그는 사람들의 욕구가 단계적으로 이루어지지는 것이 아니라 불만 해소와 만족 증진은 서로 별개의 차원으로 이루어져 있다고 보았다. 2요인 이론은 만족과 불만 요인을 동일선상의 양 극점으로 파악하여 불만족이 해소되면 만족하게 된다는 종래의 입장과 달리 불만 해소와 만족 증대는 전혀 별개의 차원이고 각 차원에 작용하는 요인 역시 별개라는 것이다. 위생요인을 아무리 충족하여도 불만족이 감소할 뿐이고 만족이 증가되는 것은 아니라고 본다, 또한 동기요인을 충족시켜 주면 만족이 증가하지만, 비록 이 욕구가 충족되지 않아도 만족이 감소될 뿐 결코 불만족이 증가하지는 않는 것으로 생각한다.

허즈버그 이론은 매슬로의 욕구단계 이론을 기초로 하였기 때문에 서로 유사한 점이 있다. 그러나 매슬로의 이론이 욕구 그 자체에 관심을 두었다면, 허즈버그 이론은 욕구 충족 요인에 관심을 기울였다. 또한 매슬로는 결핍된 모든 욕구가 동기를 유발하는 것으로 가정하고 있으나 허즈버그는 욕구는 일을 열심히 하게 하는데 기여하는 요인과 단지 불만을 제거하거나 감소시키는데 기여하는 요인으로 구분하였다.

㉠ 동기요인

동기요인은 조직구성원에게 만족을 주고 동기를 유발하는 작용을 하는 요인이다. 조직구성원들로 하여금 조직의 업무수행에 동기를 불러일으키는 요인을 동기요인(motivators) 또는 만족요인(satisfiers)이라고 한다. 직무에 대한 성취감과 그것에 대한 인정, 직무내용, 책임, 승진, 승급, 능력 발전 등이 여기에 해당된다. 동기요인은 사람들이 보다 나은 만족과 성과를 가져오도록 하는데 효과적인 요인을 말한다. 이 요인이 충족되지 않더라도 불만은 없지만 일단 충족되면 만족에 적극적인 영향을 줄 수 있고 일에 대한 적극적인 태도를 유도할 수 있다. 불만요인이 직무만족이나 생산성에 직접적 관련이 없는 것과 달리 동기요인은 직무만족이나 생산성에 직접적으로 관련이 있다.

㉡ 위생요인

위생요인은 직무 수행상의 작업환경과 관계되는 요인이다. 충족되지 않을 경우 조직 구성원에게 불만족을 초래하지만 그러한 욕구를 충족시켜준다 하더라도 직무수행 동기를 적극적으로 유발하지 않는 요인을 위생요인(hygiene factors) 또는 불만요인(dissatisfiers)이라고 한다. 위생요인은 일 그 자체보다는 직무의 맥락(job context)과 관계되는 것이다. 조직의 정책과 방침, 관리 감독, 상사와의 관계, 근무환경, 보수, 동료와의 관계, 개인생활, 부하직원과의 관계, 지위, 안전 등이 여기에 해당된다. 위생요인이 충족되면 단지 불만족을 감소시킬 뿐 만족에는 아무런 작용을 하지 못한다고 본다.

② 평가

2요인 이론에 대해서 제기되는 비판은 다음과 같다. 첫째, 어떤 요인을 전적으로 불만에만 작용하는 혹은 만족에만 작용하는 요인으로 구분할 수 없다. 둘째, 작업환경에 대한 조직구성원의 반응이 기본적으로 유사할 것이라고 가정하므로 개인 차이가 무시되고 있다. 셋째, 만족이 동기부여를 유도하지 않을 수도 있다.

4. 갈등관리

1) 개념

갈등관리(conflict management)는 조직 내 또는 조직 간의 갈등[11]이 일어나는 원인과 갈등 정도 등을 분석하고, 조직에 해로운 갈등은 이를 해소하거나 완화시키는 조치를 취하고, 그 정도가 경미하여 조직발전에 오히려 도움이 되는 갈등은 이를 조장하는 것까지 포함하는 활동이다. 그런데 모든 갈등이 조직에 해로운 것은 아니며, 그 중에는 오히려 조직 발전에 도움

11 갈등은 인간이 모여 있는 사회에서는 어디든지 볼 수 있는 보편적인 현상이다. 조직 내에서의 갈등이란 희소자원이나 업무의 불균형 배분 또는 처지·목표·가치·인지 등에 있어서의 차이와 같은 원인과 조건으로 인해서 개인·집단·조직의 심리·행동 또는 그 양면에 일어나는 대립적 상호작용이라고 할 수 있다.

이 되는 경우도 있다. 예를 들어, 갈등으로 인해 조직구성원들 간에 선의의 경쟁을 하게 되면 그 조직은 침체 상태에서 벗어나 활성화를 기할 수도 있다. 갈등관리의 핵심은 갈등을 일으키는 원인 규명과 그 원인에 따라 갈등을 해소 또는 조장하는 일이라고 할 수 있다.

2) 갈등의 원인

갈등을 일으키는 원인은 크게 인간적 요인, 구조적 요인, 환경적 요인으로 구분할 수 있다. 인간적 요인에는 추구하는 목표의 차이, 인지의 차이, 비공식집단의 정서 등이 있으며, 구조적 요인에는 의사소통의 장애, 지위의 부조화, 전문화된 조직구조 등이 있고, 환경적 요인에는 자원의 한정성이 있다. 각 세부요인을 살펴보면 다음과 같다.

(1) 추구하는 목표의 차이

조직구성원 간에 추구하는 목표나 사업의 우선순위를 놓고 의견의 차이가 있을 수 있고, 특히 의사결정 과정에서 사람마다 추구하는 목표가 같지 않을 때 선호하는 대안의 선택을 놓고 서로 대립할 경우 갈등이 발생할 수 있다.

(2) 인지의 차이

사물이나 현상에 대한 인간의 지각(perception)은 사람에 따라 차이가 있다. 비록 동일한 현상인 데도 이를 보는 사람에 따라 그 느낌과 해석이 달라질 수 있다. 이러한 인지의 차이는 사람마다 가치관, 신념, 경험 등이 서로 다르기 때문에 생겨난다. 여러 사람들이 모인 집단에서는 사람마다 인지의 차이가 있기 때문에 이로 인한 갈등은 언제나 있을 수 있는 일이다. 또한 조직에서는 직종, 직무, 직급 등의 차이로 인지의 차이가 발생하여 갈등을 일으키는 경우가 많다.

(3) 비공식집단의 정서

조직 내에 자생적으로 생겨난 비공식집단도 갈등을 일으키는 원인이 될 수 있다. 특히 비공식집단이 지연, 학연, 종교 등을 중심으로 형성되었을 경우에는 그 구성원들의 정서가 비공식집단에 지나치게 애착심을 갖도록 하고 다른 집단에 대해서는 배타적 태도를 표출하여 집단 간 갈등이 발생할 수 있다.

(4) 의사소통의 장애

조직 내의 개인 또는 조직 단위 상호간에 어떤 정보나 의견 등을 전달하고 교류하는 과정을 의사소통이라고 한다. 여러 가지 이유로 의사소통이 원활하지 못하여 의사전달이 잘못되거나 왜곡된 정보가 전달될 경우 갈등이 발생할 수 있다.

(5) 지위의 부조화

지위의 부조화(disharmony)는 조직 내에서 능력이나 자격, 경험 등이 우수한 구성원이 충분히 인정받지 못하고 오히려 모든 측면에서 뒤지는 구성원이 높은 자리를 차지하는 것을 말한다. 이러한 불공정한 인사행정은 조직 내의 구성원들 간에 갈등을 일으키는 원인이 된다.

(6) 전문화된 조직구조

업무가 전문화된 조직에서는 전문직과 일반직 또는 전문직 간에 갈등이 생겨날 수 있다. 전문가들은 일반직의 의견이나 판단이 상식적이고 평범한 것이라고 생각하고, 일반직은 전문가의 견해가 너무 미시적이라 하여 받아들이지 않는 경향이 있다. 또한 전문가는 자신의 전문성을 지나치게 강조하고 과신하여 다른 전문직의 의견이나 판단에 경청하지 않고 자신의 생각만이 타당한 것으로 주장하는 경향이 있다.

(7) 자원의 한정성

갈등을 생기게 하는 환경적 요인으로 대표적인 것은 자원의 한정성이다. 경제학에서는 자원의 희소성(scarcity)이라고 한다. 예산, 인력, 시설 등 조직이 사용할 수 있는 자원이나 기회는 제한되어 있기 때문에 수요를 충족시켜 주지 못하는 경우가 대부분이다. 이와 같이 한정된 자원을 둘러싸고 조직 내에서나 조직 단위 간에 서로가 많이 확보하려고 경쟁을 하게 된다. 경쟁이 치열하면 치열할수록 반드시 경쟁자들 사이에는 갈등이 발생하게 된다.

3) 갈등해결 방법

갈등은 여러 원인으로 발생하기 때문에 그 해결 방법도 다양할 수밖에 없다. 특히 갈등을 해결하려는 주체, 갈등을 일으키고 있는 당사자, 갈등 상황 등에 따라 해결 방법이 달라진다. 일반적으로 고려되는 갈등해결 방법은 다음과 같다.

(1) 공동해결

갈등 당사자들이 직접 접촉하여 갈등의 원인이 되는 문제를 공동으로 해결하는 방법이다. 의사소통을 통해 공동으로 문제점을 파악하고 효과적인 대안을 모색하여 갈등상황을 제거하게 된다. 당사자들이 협동적인 문제해결 능력을 가지고 있을 때에 효과적이다.

(2) 설득

설득(persuasion)은 모든 갈등 당사자들에게 공동으로 추구해야 할 상위목표를 제시하여 갈등을 완화시킨다. 목표 달성에 서로 의견이 다툴 수 있지만 조직의 상위목표에 대해서는 이미 합의가 이루어졌다는 것을 전제로 한다. 설득은 갈등 당사자들의 하위목표를 상위목표에 일치되게 조정하는 데 중점을 두게 된다.

(3) 자원 증대

자원 증대는 희소자원의 획득을 위한 경쟁에서 초래되는 갈등을 해소하는 가장 효과적인 방법이라고 할 수 있다. 이 방법은 모든 갈등 당사자들을 만족시킬 수 있기 때문에 모두가 승자이며 절대적인 패자는 존재하지 않는다. 그런데 조직 내의 자원은 필연적으로 제한적일 수밖에 없어서 이 방법을 사용할 수 있는 경우는 매우 제한적이다.

(4) 회피

회피(avoidance)는 단기적으로 갈등을 완화할 수 있는 방법이다. 갈등을 야기할 수 있는 의사결정을 보류하거나 갈등상황에 있는 당사자들과 접촉을 피하는 것 등이 회피의 방법에 해당한다. 회피는 갈등의 원인 또는 갈등상황을 제거하는 것이 아니므로 근본적인 갈등해결 방법은 되지 못한다.

(5) 권위적 명령

권위적 명령은 집단 간에 갈등이 발생하였을 때 상사가 자신에게 부여된 공식적인 권한에 의존해서 갈등을 조정하는 것이다. 두 집단 사이에 갈등이 발생하여 그들 스스로 해결할 수 없게 되면 그들의 직속 상사가 권위적 명령으로 갈등을 조정하게 된다. 그러나 이 방법은 원인을 해결하지는 못하고 갈등행동만 해소시킨다.

(6) 완화

완화(smoothing)는 갈등 당사자들의 이견이나 상충되는 이익과 같은 차이를 얼버무려버리고 공동이익을 강조하여 갈등을 완화시키는 방법이다. 이것은 근본적 갈등원인을 제거하지 못하는 것으로 잠정적, 단기적인 해결방법이라고 할 수 있다.

(7) 강압

강압(forcing)은 강력한 압력을 가하여 갈등을 해결하는 방법이다. 여기에는 강력한 힘을 가진 경쟁자를 이용하거나 관리자와 같은 권위를 가진 사람 또는 중재인이나 조정자를 이용한다.

(8) 구조적 요인 개선

구조적 요인을 변화시켜 갈등 원인을 근본적으로 해결할 수 있다. 인사교류, 업무배분의 변경, 조정담당 직위나 부서 신설, 이의제기 제도 실시, 갈등을 일으키는 조직단위의 합병, 보상체계 마련 등이 여기에 해당된다.

(9) 대면

대면(confrontation)은 갈등상황을 피하지 않고 직접 그 속으로 들어가서 해결하는 방법이다. 이 방법은 갈등당사자 상호 간에 대면하여 그들이 가능한 수단을 이용하여 문제를 해결하는 방법이다. 이 방법은 개인 간의 오해를 해소하는데 가장 효과적이라 할 수 있다.

(10) 갈등당사자의 태도 개선

갈등상황에 있는 당사자나 앞으로 갈등을 일으킬 가능성을 가진 사람의 태도를 개선시켜 갈등을 해결하는 방법이다. 그런데 갈등당사자의 태도를 변화시키는 데는 많은 시간과 노력이 필요하기 때문에 시행이 쉽지 않다. 그러나 갈등해결이나 사전방지에는 가장 확실한 방법이라고 할 수 있다.

5. 의사소통

1) 개념

의사소통(communication)은 전달자가 그의 의견이나 정보를 수신자에게 전달하여 그 내용을 정확히 이해시켜 의도했던 성과를 얻는 것을 말한다. 조직구성원들이 수행하는 기능은 서로 다르지만 그 기능들은 조직의 목표달성을 위한 상호 관련된 활동이기 때문에 항상 이런 활동을 통합하고 조정해야 한다. 이러한 통합과 조정은 의사소통을 통해서 이루어지기 때문에 원활한 의사소통은 조직의 필수불가결한 요건이라고 할 수 있다. 만일 조직 내 의사소통이 원활하지 못하면 조직이 바라는 협동이나 조정, 조직구성원들의 행동변화 등을 기대할 수는 없다. 특히 합리적인 의사결정은 효과적인 의사소통 없이는 불가능하다.

2) 의사소통의 원칙

레드필드(Charles E. Redfield)는 의사소통의 일반 원칙으로 7가지를 제시하였다. 명료성, 일관성, 적정성, 적기적시성, 배포성, 적응성과 통일성, 관심과 수용이 여기에 해당된다. 구체적인 내용은 다음과 같다.

(1) 명료성

명료성(clarity)은 수신자가 전달내용을 정확하게 이해할 수 있도록 쉬운 용어를 사용해야 하며, 간결하고 명확하게 표현하는 것을 말한다. 전달내용이 애매모호하여 수신자가 잘못 이해하게 되면 의도한 효과와는 거리가 먼 결과가 도출되게 된다.

(2) 일관성

일관성(consistency)은 의사소통에 있어서 전달 내용이 앞에 말한 내용과 뒤에 말하는 내용에 모순이 없는 것을 말한다. 명령이나 지시를 전달할 경우 앞뒤의 말이 일치하지 않을 경우 수신자는 어느 말에 따라야 할지 어리둥절하여 올바른 행동을 할 수가 없게 된다.

(3) 적기적시성

적기적시성(timing and timeliness)은 의사소통이 요구되는 시기에 맞추어 이루어지는 것을 말한다. 조직에 활용될 정보는 그것이 필요로 할 때 전달되어야 효과를 발휘할 수 있다. 필요한 시기를 놓쳐 전달된 정보는 가치가 없게 된다.

(4) 적정성

적정성(adequacy)은 적정한 분량의 전달내용을 말한다. 의사소통으로 전달하는 내용이 너무 많아도 안 되고 너무 적어도 안 된다는 의미이다. 그 양이 너무 많으면 시간적 낭비를 하게 되고 너무 적으면 충분한 의사전달이 어렵게 된다.

(5) 배포성

배포성(distribution)은 전달자가 지시나 정보를 전달할 때 그것을 받아야 할 수신자에게 정확히 전달되는 것을 말한다. 또한 배포성에는 전달내용이 비밀사항이 아닌 이상 관련된 모든 사람들에게 전달되어야 한다는 것도 포함된다.

(6) 적응성과 통일성

적응성(adaptability)은 너무 경직되어서는 안 되고 융통성과 신축성이 있는 것을 말한다. 정보의 전달이 공식적 통로에만 의존하면 급격한 환경의 변화에 적응할 수 없다는 것이다. 그리고 통일성(uniformity)은 각 의사소통이 전체로서 통일된 의사표현이 되어야 한다는 것을 의미한다.

(7) 관심과 수용성

관심과 수용(interest and acceptance)은 수신자가 전달된 내용에 대하여 관심을 가지고 그것을 받아들이는 것을 말한다. 따라서 효과적인 의사소통이 되기 위해서는 수신자의 반응을 얻어서 수신자가 정보를 수용하도록 해야 한다.

3) 의사소통의 장애요인

의사소통은 정보를 정확하게 전달하여야 한다. 그러나 정보 전달과정에서 여러 가지 장애요인으로 인하여 정보의 정확성 확보가 어려워 의사소통이 변질되는 것이다. 그 변질의 형태에는 생략과 왜곡이 있다. 생략은 의사소통의 수신자가 전달 내용의 일부를 잘못 이해하거나 수신자가 전달된 메시지에 관심을 갖지 못하여 정보를 빠뜨리는 경우이다. 이와 달리 왜곡은 전달내용을 그릇되게 해석하는 것을 말한다. 이러한 변질을 초래하는 의사소통의 장애요인에는 언어상의 장애, 전달경로의 거리와 복잡성, 지각의 착오, 준거기준의 차이, 지위상의 차이, 정보의 의식적 제한, 정보의 고의적 독점 등이 있다. 구체적인 내용은 다음과 같다.

(1) 언어상의 장애

언어는 의사소통에 있어서 가장 중요한 수단이 된다. 그러나 사람마다 언어로 어떤 사실이나 의견, 감정 등을 표현하는 방법에 차이가 있을 수도 있고, 수신자는 송신자의 의도를 전혀 다르게 이해할 수도 있다. 따라서 언어를 부정확하게 사용하거나 일반인이 잘 모르는 전문용어나 외래어 등을 사용하는 것은 의사전달의 정확성을 방해하게 된다.

(2) 전달경로의 거리와 복잡성

통신수단이 발달되어 있다고 하더라도 전달자와 수신자가 물리적으로 멀리 떨어져 있으면 정확하게 의사전달하기가 어렵다. 비록 가까운 거리에 있더라도 의사전달의 경로가 여러 단계를 거치는 등 복잡하면 중개자의 고의 또는 과실로 인해 전달내용이 왜곡될 수가 있다.

(3) 지각의 착오

동일한 대상에 대해서도 그것을 인식하는 지각(perception)은 사람마다 차이가 있을 수 있다. 지각과정에 어떤 조건이 개입하여 일시적으로 지각에 이상이 생겨서 착각을 일으킬 수 있다. 이런 경우를 지각의 착오(perception error)라고 한다. 이러한 지각의 착오는 의사소통의 정확성을 방해하게 된다.

(4) 준거기준의 차이

개인적인 특성, 경험, 환경 등이 다르기 때문에 동일한 사물에 대해서도 그것을 해석하고 판단하는 것이 개인별로 차이가 있다. 이러한 현상은 사람들이 자기 경험의 세계에서 벗어나지 못하는 데다 경험하지 못한 세계에 대해서도 선입견을 가지기 때문인데, 그것은 준거기준(frame of reference)을 달리하고 있는데서 비롯된다. 의사소통에 관련된 모든 사람들의 준거기준이 비슷할 경우에는 의사소통은 정확성을 기할 수 있겠으나 서로 다를 경우에는 전달 내용을 자기 나름대로 인식하고 판단하기 때문에 정확성을 기할 수 없게 된다.

(5) 지위상의 차이

계층적 조직구조에서는 지위상의 차이가 클수록 생활문화나 가치관 등에 차이도 커진다. 이러한 지위상의 차이는 준거기준을 달리하게 되고, 자신의 신분을 보호하기 위하여 하급자는 상급자에게 듣기 좋은 것만 보고하려 하고, 상급자는 자기에게 불리한 정보는 하급자에게 전달하지 않으려고 한다.

(6) 의식적 제한과 고의적 통제

조직의 비밀을 유지하기 위하여 정보를 의식적으로 제한하거나 정보를 권력 유지의 수단으로 생각하여 혼자서 소유하려는 고의적 통제는 필요한 정보의 흐름을 막는다.

제7장

인적자원관리

1. 인적자원관리의 이해
   1) 개념
   2) 인적자원관리의 내용
   3) 인사행정
   4) 인사관리와 노무관리

2. 인적자원의 특성
   1) 존엄성
   2) 능동성
   3) 개발성
   4) 전략성
   5) 소진성

3. 인적자원관리의 기본 원칙
   1) 인간중심
   2) 공정성
   3) 직무중심
   4) 능력주의
   5) 적재적소
   6) 정보공개

4. 인적자원관리의 주요 내용
   1) 직무분석
   2) 채용관리
   3) 인적자원개발
   4) 이직관리

HEALTH ADMINISTRATION

학습목표

- 인사행정, 인사관리, 노무관리, 인적자원관리의 개념을 설명할 수 있다.
- 직무분석 개념과 분석방법을 설명할 수 있다.
- 직무기술서와 직무명세서의 차이점을 설명할 수 있다.
- 직무평가 방법을 설명할 수 있다.
- 인적자원개발의 교육훈련, 승진, 직무순환에 대해서 설명할 수 있다.

1. 인적자원관리의 이해

1) 개념

인적자원관리(human resource management: HRM)는 조직에 필요한 인력자원을 채용하고 관리하여 행정의 효율을 향상시키려는 관리전략을 말한다. 조직에 필요한 인력을 확보하고, 유지하며, 보상하고, 개발하는 것이라고 할 수 있다. 그런데 인적자원관리는 직원을 선발하고 채용하며, 배치하고 임금을 지급하는 것과 같은 단순기능에 국한된 것이 아니라 조직의 지속적인 경쟁력을 높일 수 있도록 유능한 인적자원을 개발 및 육성하는 활동까지를 포함한다. 인적자원관리에서는 인적자원의 활용 측면보다는 인적자원의 교육훈련과 개발의 측면을 강조한다.

2) 인적자원관리의 내용

인적자원관리의 내용은 광의 영역과 협의 영역으로 구분할 수 있다. 광의 인적자원관리에는 인적자원의 확보관리(직무분석, 인력계획, 채용관리 등), 인적자원의 평가관리(인사고과, 직무평가 등), 인적자원의 개발관리(교육훈련, 승진, 직무순환 등), 인적자원의 보상관리(임금관리, 복리후생관리 등), 인적자원 유지관리(인간관계, 퇴직, 이직, 재훈련, 노사관계 등) 등으로 구분된다. 한편, 협의 인적자원관리는 채용, 평가, 보상, 교육훈련, 방출로 구분된다.

또 다른 측면에서 인적자원관리의 내용에는 구조적 · 제도적 분야와 기능적 · 인간적 분야가 있다. 전자는 사람관리를 위해 여러 가지 제도를 어떻게 만들 것인지에 초점을 둔다. 후자는 관리대상인 인간 자체에 관심을 둔다. 인적자원을 효율적으로 관리하기 위해서도 채용

제도, 평가제도, 보상제도, 노사관계 제도를 잘 만들어 놓으면 제대로 된 인적자원관리가 될 수 있다. 그러나 이것만으로는 부족하고 조직구성원들이 역량을 갖추어야 하고, 자부심을 가지고 성실하게 일할 수 있는 분위기를 만들고, 상호 협조하도록 하며, 자기개발에 대한 동기부여 등의 인간적 관리가 필요하다. 인력을 노동력으로만 활용한다면 규정과 제도를 만들고 이를 잘 지키도록 감독만 하면 되지만, 인간의 지식과 아이디어를 중요하게 생각하는 조직에서는 인적자원에 대한 체계적 관리가 중요하다. 최근 인적자원관리에서는 인적자원이 역량과 기능을 충분히 발휘할 수 있도록 인간 자체에 대한 관리가 더 중요해지고 있다.

3) 인사행정

인사행정(personnel administration)은 공공조직에 필요한 인적자원을 충원하고 유지하며, 근무의욕을 고취하고, 관리 · 통제하는 활동을 말한다. 인사행정과 관련된 활동에는 채용, 업무의 배분, 직위 분류, 승진, 배치전환, 훈련, 직무수행 평가, 보상, 보수와 편익 관리, 사기 진작, 행위규범 정립, 퇴직 등이 포함된다.

공공조직에서 활용되는 인사행정의 특징은 다음과 같다. 첫째, 정부에서 운영되며 공공의 감시와 통제를 받는다. 둘째, 인사행정 관련 사항이 법률에 규정되어 제도적으로 운영되기 때문에 경직성 경향이 있다. 셋째, 강한 공공성으로 인하여 경제적 능률성 보다 민주적 운영과 사기진작을 더욱 강조한다. 넷째, 평등성, 공공서비스 정신 등이 요구되어 임용이나 노동조합 결성에서 특수성을 갖는다.

인사행정과 구분되는 개념으로 인사관리(personnel management)가 있다. 인사관리는 그 목표가 효율적인 인력자원을 관리하는데 있다는 점에서 인사행정과 유사한 성격을 갖지만, 민간 기업조직에만 국한된 개념이라는 점에서 인사행정과 구별된다. 인사행정과 인사관리의 차이는 기본적으로 정부 활동의 공공성에 기인한다. 그러나 최근에는 인적자원관리 용어가 공공조직과 민간 기업조직의 구별 없이 주로 사용되고 있다.

4) 인사관리와 노무관리

인사관리와 비슷한 용어로 노무관리(labor management)[1]가 있다. 미국이나 영국의 경우

1 인사관리는 1920년 미국의 테드와 메트카프(Tead & Metcalf)가 처음 사용하였고, 노무관리는 1930년대 후반부터 일본의 산업계에서 사용되기 시작하였다.

는 인사관리와 노무관리를 대체로 동일한 개념으로 사용하였으나, 일본은 비교적 양자를 구분하여 사용하였다. 우리나라는 일본의 영향으로 인사관리는 사무직 근로자를 대상으로 하고, 노무관리는 생산직 근로자를 대상으로 하는 경우에 사용되었다.

인사관리는 종업원을 최고로 활용하는 것을 목표로 하며, 종업원의 채용 · 배치 · 이동 · 승진 · 퇴직 등의 고용관리, 종업원의 능력개발관리, 노동의욕관리 등을 내용으로 한다. 이와 달리 노무관리는 종업원의 생활안정과 노사관계의 안정을 목표로 하며, 노동조건의 적정화, 임금 및 근로시간, 복지후생 등을 내용으로 한다. 그러나 현장에서 두 개념을 명백히 구분해서 적용하기는 쉽지 않다. 특히 최근에는 생산직과 사무직의 엄격한 직종 구분의 의미가 사라지고 있어서 통합적 개념으로 인사노무관리 또는 인적자원관리 용어가 사용되고 있다.

2. 인적자원의 특성

다른 자원보다 인적자원에 대한 관리가 중요한 이유는 그 관리의 대상이 인간이기 때문이다. 인적자원은 자금이나 물질적 자원과 비교하여 그 성격이 본질적으로 다르다. 인적자원의 특성은 다음과 같다.

1) 존엄성

인간은 하나의 인격체이기 때문에 조직의 생산성만 올리려고 혹사시켜서는 안 된다. 기계는 남아돌면 내다 팔면 되지만, 인간자원은 그렇게 취급할 수는 없다. 그리고 다른 자원은 공급이 많을수록 저렴하게 구입할 수 있지만, 노동시장에서는 최저임금제라는 것이 있다. 조직구성원들의 인간관계도 보살피고 작업으로부터 소외당하지 않도록 관리하여 경제적 보상 이외에 심리적인 만족도 고려해야 한다.

2) 능동성

물적자원은 수동적이지만 인적자원은 능동적이고 자율적이다. 따라서 인적자원의 성과는 구성원의 욕구, 동기, 태도, 행동, 만족감 등에 따라 달라진다. 인간은 기계와는 달리 어떻게 자극하고 동기를 부여하는지에 따라 능동적으로 반응하게 된다. 기계나 설비 등의 생산성은 그 양과 질에 따라 결정되지만, 인적자원의 생산성은 양과 질이 아무리 좋아도 관리하는 방식에 따라 반응이 다르게 나타날 수가 있다.

3) 개발성

기계나 설비 등은 소모되어 시간이 지남에 따라 가치가 하락되고 감가상각(depreciation)이 이루진다. 그러나 인적자원은 계속해서 교육하고 훈련시키면, 그 가치가 무한히 증대되어 훌륭한 인재가 되고 조직을 발전시킬 수 있다. 인적자원은 자연적인 성장과 성숙은 물론 장기간에 걸쳐 개발할 수 있는 잠재능력과 자질을 보유하고 있어서 개발성이 매우 크다. 교육투자가 중요한 이유는 인적자원의 개발성과 관련된다.

4) 전략성

조직의 성과는 자금, 물적자원, 인적자원 등의 자원관리에 따라서 결정된다. 이들 자원 중에서도 조직의 성과에 가장 큰 영향을 미치는 것이 인적자원이다. 따라서 최고관리자는 다른 어느 자원보다도 인적자원을 전략적으로 활용하려고 한다.

5) 소진성

자본과 원료는 필요 없으면 비축해 두었다가 다음에 사용해도 그 가치가 보존된다. 그러나 인적자원은 채용하면 사용하든지 안하든지 계속 소진되기 마련이다. 따라서 인적자원은 신중하게 관리할 필요가 있으며 불필요하게 소진되는 것을 막아야 한다.

3. 인적자원관리의 기본 원칙

인적자원을 효과적으로 관리하기 위해서는 조직구성원들의 개인적 특성을 고려하여 각 분야별로 본인의 역량과 기능을 충분히 발휘할 수 있도록 배치해야 한다. 이를 위해서 적용되는 인적자원관리의 기본 원칙은 인간중심, 공정성, 직무중심, 능력주의, 적재적소, 정보공개 등이다. 구체적인 내용은 다음과 같다.

1) 인간중심

인간중심 원칙은 인간적 처우를 보장하기 위한 근로생활의 질 향상 및 노동의 인간화를 실현하기 위해 노력하는 것을 말한다. 이를 위해서는 조직에 참여하는 개인의 욕구를 이해하고 대인적 인간관계를 적절히 유지되도록 지원하여야 한다. 직원의 제안을 존중하는 업무개선제도, 자기평가 성과제도, 고충처리제도 등 다양한 조직관리 기능이 고려될 수 있다.

2) 공정성

공정성 원칙은 구성원 각자가 조직에 공헌한 정도를 정확하게 판단하고 평가하여 대우하는 것을 말한다. 이를 위해서는 과학적 평가에 기초한 직무관리, 능력주의에 입각한 승진관리, 직무성과를 반영한 보수관리가 이루어져야 하며, 정실인사가 최대한 배재되어야 한다.

3) 직무중심

직무중심 원칙은 직무기술서 및 직무명세서 등의 직무정보 자료에 적합한 유능한 인재를 확보하고 교육훈련, 배치, 이동, 승진, 승급 등을 실천하는 것을 말한다. 이는 연고관계를 중요시하는 기존의 정실주의 인적자원관리와 상반되는 것으로 합리적인 인적자원관리를 위한 선행과제라고 할 수 있다.

4) 능력주의

능력주의 원칙은 구성원의 학력, 연령, 근속년수, 성별 등의 요소보다는 직무수행 능력 및 실적에 근거하여 공정한 인사처우를 실천해가는 것을 말한다. 연공서열 및 연고관계를 중요시하는 종래의 연공서열주의 인적자원관리와는 구분되는 능력주의 및 실적주의 인사관리라고 할 수 있다.

5) 적재적소

적재적소 원칙은 조직구성원의 능력과 자질을 고려하여 적합한 지위나 임무를 맡기는 것을 말한다. 이를 위해서는 과학적 직무관리가 선행되어야 하고, 모든 직무에 요건을 갖춘 인력을 우선 배치하는 인력관리가 필요하다. 또한 구성원의 능력과 자질을 향상시키는 경력개발이 이루어져야 하며 직종별, 직군별 인력 규모와 구성 상태가 적정하게 유지되어야 한다.

6) 정보공개

정보공개 원칙은 직무자료와 인사고과 등의 인사정보 관련 자료를 조직구성원들이 볼 수 있도록 공개하는 것을 말한다. 이는 인력의 배치, 이동, 승진 등 공정한 인사관리를 실현해 가는데 도움이 되며, 인사관리의 합리화와 구성원들의 불만 해소에 도움이 된다.

4. 인적자원관리의 주요 내용

1) 직무분석

(1) 개념

직무는 조직구성원에게 부여된 일을 말한다. 직무분석(job analysis)은 구성원들이 수행하는 직무에 대한 정보를 체계적으로 수집하고 분석하는 과정이다. 이는 직무를 수행하기 위한 과업, 의무, 해당 직무의 책임과 역할을 규명하는데 초점이 있다. 직무분석의 목표는 업무, 구성원, 상황 등이 잘 결합되게 하여 구성원의 만족도와 조직의 생산성을 향상시키는데 있다. 직무분석은 정원관리뿐만 아니라 모집, 선발, 배치, 평가, 보상, 인재개발, 직무 이동 경로, 인사고과 항목선정 등 모든 인사관리의 기초자료가 된다.

직무분석의 대표적인 방법으로는 직무기술서(job descriptions)와 직무명세서(job specification)가 있다. 직무기술서는 직무분석을 통하여 알게 된 직무의 성격이나 직무특성, 요구되는 자질, 작업조건 등을 체계적으로 정리하여 기술한 문서이다. 그리고 직무명세서는 직무분석의 결과를 토대로 인사관리의 특정한 목적에 맞게 직무를 수행하는 해당 근로자의 지식, 기술, 능력 등 인간적인 요건에 중점을 두고 정리한 작업자명세서이다. 따라서 직무분석은 직무기술서와 직무명세서를 작성하는 작업이라고 할 수 있다.

직무분석의 결과를 종합하여 정리 및 기록한다는 것은 직무기술서와 직무명세서의 공통점이라고 할 수 있다. 차이점은 직무기술서는 직무내용과 직무요건 등 직무의 특성을 중점적으로 다루고, 직무명세서는 직무의 특성 보다는 직무에 대한 인적요건에 비중을 둔다.

(2) 직무분석 절차 및 직무분류

직무분석 절차는 사전준비, 자료검토 및 직무분류, 직무조사, 직무명세서 및 직무기술서 작성, 직무기술서 검증 및 그에 따른 활용방안 수립, 직무평가 단계로 진행된다. 직무분류를 할 때에는 각 직위의 직무 종류를 구분하여 세로로 배열하게 된다. 비슷한 성격의 직무를 수행하는 직위들을 모아서 직렬[2]을 만들고, 다시 비슷한 성격의 직렬들을 모아 직군[3]을 만든다.

직무를 분석할 때 유의해야 할 점은 다음과 같다. 첫째, 직종[4]별로 직렬과 직군을 정할 때에는 직렬은 다른 직렬과 직군은 다른 직군과 서로 명확하게 구분되도록 한다. 둘째, 분류되는 직렬 간에 채용시험, 승진, 전직 등이 구분되도록 분류해야 한다. 셋째, 합리적인 인사행정을 할 수 있도록 직렬과 직군의 수를 적절히 정하여야 한다. 직무분석에서 다루는 내용은 직무의 기본적 특성[5], 직무의 신체적 요건[6], 직무의 정신적 요건[7], 기타 직무요건[8], 작업환경요건[9] 등이다.

(3) 직무분석 방법

직무에 관한 정보를 수집하는 방법은 그 의미나 정확성에 따라 다양한 종류가 있다. 직무

2 직렬은 공통적인 직종들의 집합을 말하며 업무분야가 비슷한 여러 직종이다. 예를 들어, 회계와 총무 또는 영업기획, 영업, 마케팅 등이다.

3 직군은 유사한 과업을 내포하고 있는 둘 이상의 직무집단을 총칭한다. 예를 들어, 회계직군, 영업직군 등이다.

4 직종은 직무의 특수성을 말하는 것으로 전문성을 띄는 특정한 직무를 총칭한다. 예를 들어, 인사, 총무, 구매 등이다.

5 직무의 개요, 목표, 범위와 책임, 작업순서와 난이도, 권한의 범위, 직무를 담당하는 구성원의 수, 요구되는 훈련 및 훈련방법, 직무에 대한 보상 및 형태, 다른 직무와의 관련성, 직무에 사용되는 기계, 도구, 재료 등이 해당된다.

6 성별, 연령, 체력, 인내력, 지구력, 청각력, 지각력, 촉각력, 시각력, 기타 직무 수행을 위한 신체적 특징이 해당된다,

7 감각능력, 지적능력, 심리적 적성과 인격적 요인 등이 해당된다.

8 경험과 숙련요건, 지식과 특기 요건 등이 해당된다.

9 온도, 습도, 기압, 조명, 색상 등의 물리적 요인, 분진, 소음, 방사능, 가스 등의 공해적 요인, 산업재해의 위험도 등이 해당된다.

분석 방법은 해당 직무분석의 목적이나 특성, 직무분석 업무에 투입할 수 있는 인력과 시간 등을 고려하여 가장 적합한 방법을 선택해야 한다. 보통은 여러 방법을 병행하게 된다. 일반적으로 사용되는 직무분석 방법은 다음과 같다.

① 질문지법

질문지법(questionnaire method)은 직무에 대한 설문지를 작성하여 직무수행자가 이에 응답하도록 하여 직무분석에 필요한 자료를 수집하는 방법이다. 설문지에는 직무의 내용, 직무수행의 방법 · 목적 · 과정 등에 대한 질문이 포함된다. 장점은 면접담당자가 필요 없고, 신속하게 자료를 수집할 수 있다. 단점은 질문지 작성이 어렵고, 질문지를 일관성이 있고 통일되게 해석하기 어렵다.

② 관찰법

관찰법(observation method)은 직무분석자가 직무수행자 옆에서 직무수행을 관찰, 기록하는 방법으로 실제적인 과업이나 업무를 파악하는데 가장 보편적으로 활용된다. 직무수행기간이 짧거나 면접이나 질문지를 작성할 상황이 되지 못하는 경우에 이용된다. 장점은 실시하기가 간편하다. 그러나 객관적인 정보를 얻기 위해서는 작업수행자의 작업이 관찰자에 의하여 영향을 받지 않아야 한다. 단점은 정신적인 작업의 경우에는 관찰이 불가능하고, 작업시간이 길거나 직무의 성격이 반복적이지 않은 경우에는 관찰에 많은 시간이 걸린다.

③ 면접법

면접법(interview method)은 직무분석자가 직무수행자에게 면접을 실시하여 직접 정보를 얻는 방법이다. 인터뷰를 하는 사람은 미리 준비된 질문을 하고, 필요한 경우에는 직무수행자의 반응에 적절하게 질문을 추가하기도 한다. 장점은 완전하고 정확한 직무자료를 얻을 수 있고, 직무분석자가 직무자료의 중요성을 평가하여 업무의 중요도를 평가할 수 있다. 또한 관찰자가 알 수 없는 정신적인 작업과정을 설명할 수 있기 때문에 정신적, 육체적 활동을 모두 파악할 수 있다. 단점은 시간이 오래 걸리며 직무수행자와 갈등, 오해, 불만 등이 발생할 수 있다.

④ 작업기록법

작업기록법(employee recording method)은 직무수행자가 작성하는 작업일지나 메모사항을 참고하여 정보를 수집하는 방법이다. 장기간 작성된 작업일지는 내용에 대한 신뢰도를 충분히 확보할 수 있으므로 이 기록을 바탕으로 직무수행에 필요한 의무와 책임을 분석할 수 있다. 장점은 관찰하기 어려운 직무에 적용이 가능하고, 직무에 바로 적용 가능하다. 단점은 제공하는 자료의 양이 너무 많아서 분석하기 어렵다.

⑤ 경험법

경험법(experiential method)은 직무분석자가 직무를 직접 수행해보는 방법이다. 그 효과가 가장 좋지만 기술발전과 지식의 증가로 실질적인 수행에 의하여 분석할 수 있는 직무는 많지 않아 부분적으로 적용된다.

(4) 직무기술서

① 개념

직무기술서는 어떤 직무에 관한 자료와 정보를 체계적으로 정리하여 기술한 문서를 말한다. 이것은 개인별, 단위별, 조직별로 직무의 특성과 내용, 범위, 책임 및 역할 등을 명확히 정의하고 표준화하여, 근로자가 합리적이고 효율적으로 직무를 수행할 수 있도록 도움을 준다. 직무기술서는 조직의 업무를 세분화하고 구체화하여 근무자의 능력에 따른 업무 범위를 적절히 설정하고 생산성을 높이기 위한 수단으로 사용된다. 또한 신규 직원을 채용하거나 교육훈련, 경력개발, 직무평가 등 다양한 인사 관련 활동을 실시할 때 유용하게 사용될 수 있다.

② 직무기술서에 포함되는 내용

직무기술서에는 해당 직무의 성격이나 직무개요, 요구되는 자질, 직무내용, 직무방법 및 절차, 작업조건 등에 대하여 분석한 사항이 포함된다. 그런데 직무기술서 양식은 특별히 정해져 있지 않기 때문에 활용목적에 따라 내용과 양식을 적절하게 개발할 수 있다.

㉠ 직무확인 사항

직무확인을 위한 직무명, 직무번호, 소속부서, 직급 등을 기술한다. 직무명을 작성할 때에는 타 직무와 명확히 구분할 수 있도록 기재해야 한다. 간단명료하게 그 직무의 특성이나 전체 내용을 잘 나타낼 수 있는 명칭을 사용해야 한다.

㉡ 직무개요

직무기술서에 기재하는 업무의 내용을 간략히 함축하여 기재한다. 일반석으로 담당하는 일의 목적, 일의 특징이나 직무 범위 등을 알기 쉽게 기재한다.

㉢ 직무내용

직무개요 부분에서 작성한 것을 자세히 설명하는 부분으로 직무에 따른 업무의 처리 방법이나 절차 등을 명확하게 기술한다. 직무부분은 주요 부분으로 나눈 후 작업 단위를 구분하며, 상황에 따라 작업순서를 결정한다.

㉣ 책임관계 및 임무

직무를 수행할 때에 타인에게 지시를 내리거나 지시받는 감독의 정도를 작성한다. 업무수행에 수반되는 감독자 및 피감독자를 제외한 다른 사람과 접촉하는 책임의 정도, 직무수행 과정에서 과오가 발생할 경우에는 그 미치는 영향 등을 기재한다.

㉤ 타 직무와의 관계

수행하는 업무와 밀접한 관계를 갖는 직무의 내용을 파악하고, 해당직무와 상호교류가 가능한 직무를 서술한다.

㉥ 장비 및 작업조건

작업수행에 필수적으로 사용할 장비, 설비, 자재, 재료, 소모품 등을 작성한다. 작업조건은 직무수행자가 직무를 수행할 때에 받을 수 있는 위험이나 불쾌감 등을 평가하여 작성한다. 특히 직무 수행과정에서 일어날 수 있는 재해위험 등을 반드시 서술한다.

(5) 직무명세서

① 개념

직무명세서는 직무의 내용과 해당 직무를 성공적으로 수행하는데 필요한 인력의 지식, 기술, 능력에 대한 조건 등을 상세히 기록한 문서를 말한다. 여기에는 직무의 명칭, 소속 및 직종, 교육수준, 기술수준, 지식, 창의력 및 판단력, 육체적 능력, 작업경험, 책임정도 등에 관한 사항이 포함되며 주로 모집과 선발에 활용된다. 직무분석의 목적에 따라 고용명세서, 교육훈련용 직무명세서, 임금관리용 직무명세서, 작업방법 및 공정개선명세서 등이 있다. 직무기술서가 직무내용과 직무요건을 동일한 비중으로 다루고 있는 것과 달리 직무명세서는 직무내용보다는 직무요건, 특히 인적요건에 큰 비중을 둔다.

② 직무명세서 작성 방법

직무명세서는 직무분석의 결과에 근거하여 직무담당자, 직무분석자, 감독자들의 개인적 판단에 의해 작성되기도 하고, 통계적 분석에 의해 작성되기도 한다. 통계적 분석은 개인적 특성과 직무성과와의 체계적 관계에 대하여 분석하는 것이다. 이때 인사고과, 객관적 작업성과, 근속, 승진 등의 기준을 사용한다. 통계적 분석에 의한 직무명세서는 공정하고 명확한 내용이 될 수 있다. 이와 달리 개인적 판단에 근거하여 직무명세서를 작성할 경우에는 직무활동을 분석하고 충분히 이해하지 않으면, 직무명세서의 신뢰도와 타당도가 낮아질 수 있다.

[표 7-1] 직무기술서[10] 사례(한국건강증진개발원, 2020년)

<table>
<tr><td rowspan="7">채용
분야</td><td rowspan="7">건강증진
사업_일반</td><td>대분류</td><td>중분류</td><td>소분류</td><td>세분류</td></tr>
<tr><td rowspan="6">06. 보건/의료</td><td rowspan="6">01. 보건</td><td rowspan="3">보건정책개발
(NCS 미개발분야)</td><td>보건정책개발</td></tr>
<tr><td>지역사회 정책 개발</td></tr>
<tr><td>지역사회 네트워크 연계</td></tr>
<tr><td rowspan="2">보건사업
(NCS 미개발분야)</td><td>보건 콘텐츠 개발</td></tr>
<tr><td>보건사업 관리</td></tr>
<tr></tr>
<tr><td>기관
주요
사업</td><td colspan="5">한국건강증진개발원은 건강한 삶에 대한 국민적 · 사회적 여망에 부응하고자 국민건강증진법에 의해 설립된 공공기관으로, 국민건강증진기금의 효율적인 운영과 국민건강증진사업의 원활한 추진으로 국민의 건강증진에 기여함
• 국민건강증진 정책수립을 위한 자료개발 및 정책분석
• 국민건강증진종합계획 수립의 지원, 국민건강증진정책심의위원회의 운영지원
• 국민건강증진기금의 관리 · 운용의 지원 업무
• 국민건강증진법 제25조제1항제1호부터 제9호까지의 사업에 관한 업무
– 금연교육 및 광고, 흡연피해예방 및 흡연피해자 지원 등 국민건강관리사업, 건강생활의 지원사업, 보건교육 및 그 자료의 개발, 보건통계의 작성 · 보급과 보건의료관련 조사 · 연구 및 개발에 관한 사업, 질병의 예방 · 검진 · 관리 및 암의 치료를 위한 사업, 국민영양관리사업, 구강건강관리사업, 시도지사 및 시군구청장이 행하는 건강증진사업, 공공보건의료 및 건강증진을 위한 시설장비의 확충
• 국민건강증진사업의 관리, 기술지원 및 평가
• 지역보건의료계획에 관한 기술지원
• 그 밖에 국민건강증진에 관한 업무</td></tr>
</table>

10 실제 인력채용 공고문에는 직무기술서와 직무명세서 내용을 구분하지 않고 직무기술서로 제시한다.

직무 내용	• (사업기획) 건강증진정책 및 사업 관련 현황을 파악하고, 분석하여 새로운 사업 기획 • (사업전략 · 매체개발) 건강증진사업 전략 수립 및 콘텐츠 · 매체 개발 • (사업홍보 및 의사소통) 홍보 전략 수립 · 홍보, 의사소통 전략 수립 및 시행 • (사업 수행 및 관리) 건강증진사업 실행, 관리, 운영관리 • (사업 평가) 평가방법 선정, 지표개발, 평가, 환류 실시 • (정책 개발 · 지원) 지자체 혹은 중앙정부 차원의 보건정책 개발 · 지원, 통계분석 및 보고서 작성
능력 단위	• (보건정책개발) 01. 보건정책 개발 · 지원, 02. 보건통계 개발 및 분석 • (보건사업 기획) 01. 보건사업 환경 분석, 02. 보건사업 목표설정, 03. 보건사업 운영계획 수립 • (보건콘텐츠 개발) 01. 콘텐츠 요구조사, 02. 콘텐츠 개발전략 수립, 03. 콘텐츠 내용 개발, 04. 콘텐츠 평가 및 보완 • (보건사업 관리) 01. 보건사업 운영, 02. 보건사업 평가, 03. 보건사업 행정 • (지역사회 정책 개발) 01 지역사회 분석, 02 지역사회 전략기획 개발 • (지역사회 네트워크 연계) 01 지역사회 네트워크 분석, 02 자원 연계 계획 수립
필요 지식	• (보건정책개발) 국민건강증진에 관한 법률, 국내 · 외 보건관련 기관에 대한 이해, 보건행정에 대한 지식, 보건정책 현황 및 평가에 대한 지식, 건강증진의 이론과 접근방법, 보건정책평가에 대한 지식, 보건조사방법론, 보건정책론, 연구 수혜자에 대한 특성, 보건지수 · 지표에 대한 개념 및 분석방법, 보건 분야 빅데이터에 대한 이해, 연구결과 분석 및 해석방법, 보건연구주제 및 문제 선정에 대한 지식, 국내외 연구동향 • (보건사업 기획) 사업수혜자의 특성 이해, 보건사업의 구조에 대한 개념, 지역사회에 대한 이해, 사업 효과분석에 대한 지식, 조직의 비전 및 전략, 국가 주요 사업계획, 보건사업 관련 법률, 사업 예산범위에 대한 지식, 인적자원관리 • (보건콘텐츠 개발) 요구조사의 방법 및 필요성, 콘텐츠 수요자에 대한 지식, 트렌드 조사에 대한 지식, 개발을 위한 예산 및 자원에 대한 지식, 개발 예산범위에 대한 지식, 콘텐츠 평가 계획 수립 방법, 콘텐츠 적용 가능한 보건관련 지식, 콘텐츠 수요자 특성분석, 보건자료 수집방법 • (보건사업 관리) 현장에 대한 지식, 예산의 집행, 업무 흐름도에 대한 지식, 우수사례 정보 공유방법, 사업평가를 위한 항목 구성, 보건사업 성과측정 지표 개발 방법, 데이터 수집 및 분석 방법, 조사 설문지 작성방법, 평가의 목적 및 원칙, 자료정리 분류, 업무용 소프트웨어의 특성, 보고서 작성 지침, 문서관리 규정, 사무기기 활용능력, 경비처리 지침 • (지역사회 정책 개발) 지역사회 현안 및 동향에 대한 지식, 지역사회 특성에 대한 이해, 지역사회 현안에 대한 이해, 조사결과 분석에 대한 지식, 국내외 연구동향 • (지역사회 네트워크 연계) 네트워크 이론, 보건복지 관련 정책동향에 대한 지식, 중앙정부, 지방자치단체의 보건 · 복지 관련 계획에 대한 지식, 통계자료 분석 지식
필요 기술	• (보건정책개발) 정책 동향 수집 및 분석 능력, 지역사회 특성 분석능력, 보건정책 주요 이슈 파악 능력, 연구 회의체 운영능력, 통계분석능력, 보고서 작성능력, 이해관계자와의 의견조율 능력, 설득적 문서작성 능력, 설문지 개발 능력, 보건지수 · 지표개발 능력, 기술 · 추론통계 능력, 통계자료 해석능력, 연구 또는 사업결과를 외부에 효과적으로 전달하는 능력, 통계패키지(SAS, SPSS 등) 활용 기술 • (보건사업 기획) 사업 효과성 분석 기술, 환경 분석기법 활용능력(SWOT, 5 force), 수혜자의 요구를 파악할 수 있는 능력, 국내외 보건사업 파악 능력, 거시환경 변화 파악능력, 보건 사업 트렌드의 변화 파악 능력, 사업타당성 분석 능력, 핵심 업무 선정능력, 과거 실적 추이 data 분석 능력, 효과적인 자원분배 기술, 기획서 항목 구성 능력, 프로젝트 범위관리 능력, 예산수립 능력

	• (보건콘텐츠 개발) 요구조사 도구개발 및 수행 능력, 요구 우선순위 결정, 정보관리능력, 자문위원 회의체 운영 능력, 콘텐츠 수요 파악 능력, 수요자 만족을 위한 콘텐츠 선별 능력, 효과적인 콘텐츠 홍보능력, 콘텐츠 효용성 분석 기술, 콘텐츠 수요자 분석 능력, 물적 · 인적자원 확보 능력, 의사소통 및 협업능력, 인적자원 관리 능력, 타 사업과의 연계모델 검토 능력, 수요자에게 적합한 콘텐츠 구성 능력, 개선 · 보완점 도출능력, 스토리보드 검수 능력, 콘텐츠 평가지표 개발 능력 • (보건사업 관리) 운영 리스크 관리 능력, 운영인력관리능력, 문제해결능력, 협력적 이해관계자와의 의사소통능력, 정책수립 시 활용할 수 있는 근거마련 능력, 자문단 구성 및 운영 능력, 평가에 대한 통계분석 능력, 평가 계획서 및 보고서 작성 능력, 데이터 분석 능력, 평가 자료 수집 능력, 수요자 추가 요구사항 분석능력, 의사표현 능력, 문서편집능력, 회의체 운영능력, 경비내역 분석능력 • (지역사회 정책 개발) 정책동향 수집 및 분석 능력, 지역사회 특성 분석 능력, 협상 및 조정능력, 조사결과 분석 능력, 통계자료 해석 능력, 보고서 작성 기술 • (지역사회 네트워크 연계) 지역사회 주요 이슈 파악 능력, 지역사회 자원파악 능력, 보건관련계획과 복지 영역의 관련성 연결 능력, 지역사회 자원 조직화 능력, 이해관계자와의 의견조율 능력
직무 수행 태도	• (공통) 협력적인 태도, 원활한 의사소통을 하려는 의지, 업무에 대한 책임감, 업무분야에 대한 적극적인 학습태도, 사업평가를 위한 객관적인 태도, 창의적인 사고 노력, 문제해결을 위한 적극적인 태도, 사회변화를 고려할 수 있는 넓은 시각, 업무처리에 대한 신속함, 맡은 업무에 대한 끈기, 각종 법령정보 수집과 내용 확인의지, 다양한 정보 수집을 하려는 태도, 검토 자료의 논리적인 분석태도, 상황 판단력과 관찰력이 있는 자세
직업 기초 능력	의사소통능력, 문제해결능력, 자원관리능력, 조직이해능력, 직업윤리, 대인관계능력

(6) 직무평가

① 개념

직무평가(job evaluation)는 개별 직무의 중요도, 난이도, 위험도 등을 상호 간에 비교하여 직무의 상대적 가치를 평가하는 공식적이고 체계적인 방법이다. 직무분석에 의해서 내용이 확정된 각 직무에 대하여 그 내용과 특징, 담당자의 자격요건, 책임, 숙련도 등에 따라 등급이 정해진다. 직무평가의 목적은 조직관리에서 직무의 상대적 유용성을 측정하여 공평하고 합리적인 임금관리를 실행할 뿐만 아니라 합리적인 직무분류를 하여 승진경로나 배치기준을 명확히 하는데 있다.

직무평가과정에서 특히 명시해야 할 것은 직무평가는 직무 그 자체의 상대적인 가치를 판단하기 위한 것이지, 직무를 수행하는 사람을 평가하는 것이 아니라는 점이다. 직무평가의 결과는 직무기술서에 종합적으로 정리되어서 직무급의 도입이나 직무체계의 재편성 등에 활용된다.

② 직무평가 방법

직무평가 방법에는 서열법, 직무분류법, 점수법, 요인비교법 등이 활용되고 있다. 구체적인 내용은 다음과 같다.

㉠ 서열법

서열법(ranking method)은 직무명을 기록한 카드를 하나씩 보면서 각 직무를 종합적으로 평가하여 서열을 결정한다. 가장 간단하고 신속한 방법으로 각 평가위원의 점수를 평균해서 결과를 결정한다. 이 방법은 직무 간의 차이가 명확하거나 평가자가 모든 직무를 잘 알고 있을 때에 적용이 가능하다. 소규모 조직에서 주로 사용되는데, 객관성을 상실할 수 있기 때문에 주의가 필요하다.

㉡ 직무분류법

직무분류법(job classification method)은 어떠한 기준에 따라 사전에 만들어 놓은 여러 등급에 각 직무를 적절히 판정하여 맞추어 넣는 평가방법이다. 서열법은 개별 직무를 하나씩 평가하지만, 직무분류법은 많은 직무 중 직군(job family)을 등급으로 매겨서 비교적 유사 또는 동질적인 직무를 한 등급으로 평가한다. 이 방법은 간편하여 많이 이용되지만 객관적인 직무분류가 전제 조건이다.

㉢ 점수법

점수법(point rating method)은 직무를 책임, 숙련, 피로, 작업환경 등과 같은 평가요소로 구분하여 각 항목별로 그 중요도에 따라 점수를 주고, 이 점수를 합계하여 각 직무의 가치를 평가하는 방법이다. 장점은 수량적, 분석적으로 표현하게 되므로 직무의 상대적 차이를 명확하게 결정할 수 있으며, 평가결과에 대하여 이해 및 신뢰를 얻을 수 있다. 단점은 각 직무에 공통되는 평가요소를 선정하는 것이 쉽지 않으며, 그 평가요소에 점수를 배정하는 과정이 어렵다.

㉣ 요인비교법

요인비교법(factor comparisons method)은 급여율이 가장 적정하다고 생각되는 직무를 기준직무로 정하고, 그것과 비교해 지식, 숙련도 등 제반 요인별로 서열을 정한다. 그리고 그 결과와 평가직무를 비교하여 평가직무가 차지할 위치를 정하는 방법이다. 이 방법은 직무의 상대적 가치를 임금액으로 평가하는 것이 특징이다. 기능직은 물론이고 사무직, 기술직, 감독직 등 상이한 직무에도 이용될 수 있다.

2) 채용관리

채용관리(recruitment)는 인적자원 확보 계획에 따라 적합한 인력을 산정하고 필요한 시기에 모집, 선발, 배치 등과 관련된 일련의 의사결정 과정을 말한다. 고용의 첫 단계로 채용을 위해서는 현재 또는 미래에 필요한 인력에 대한 분석이 선행되어야 한다. 이직률 및 정년퇴직, 관리자의 요구 등을 고려하여 인력수요를 예측하고, 내부에서 충원할 수 있는 인력과 외부에서 채용할 수 있는 인력을 분석한다. 직무분석을 통하여 해당직무나 작업의 내용을 분석하고 그에 필요한 기술과 지식이 무엇인지를 밝혀야 한다.

(1) 모집

모집은 조직이 필요로 하는 외부 또는 내부 인력을 조직으로 유인하는 과정을 말한다. 따라서 모집은 조직의 목표달성에 필요한 인력의 원천을 개발하고, 이들이 조직에 관심을 갖고 응모하도록 만드는 과정이다.

인력 충원방법에는 조직내부 충원과 조직외부 충원이 있다. 조직내부 충원은 승진이나 전보와 같이 조직 안에 있는 인력을 활용하는 것을 말한다. 일반적으로 조직은 외부의 인력을 활용하기 전에 내부의 인력을 활용하려고 한다. 비용을 절감할 수 있고 적임자를 찾기가 쉬

[표 7-2] 내부충원과 외부충원의 장 · 단점

충원 / 장단점	내부 충원	외부 충원
장점	• 구성원 사기 증진 • 동기유발 • 능력개발 강화 • 정확한 능력평가 • 비용 절약 • 하위계층 외부채용 가능	• 새로운 관점 • 인력개발 비용 절약 • 새로운 정보, 지식 제공
단점	• 모집범위 제한 • 비승진자 실망 • 승진 과다경쟁 • 인력개발 비용	• 부적격자 채용될 위험성 • 일정한 적응기간 소요 • 내부인력 사기저하

우며, 조직의 사기를 높일 수 있기 때문이다. 그러나 조직내부의 인력만으로 충분하지 않을 경우에는 조직외부 충원을 활용하게 된다. 조직외부 인력시장을 모집대상으로 할 경우에는 공개모집, 추천 등의 방법을 사용한다.

(2) 선발

선발은 지원자 중에서 가장 적합한 자격을 갖추었다고 생각되는 사람을 선택하는 과정이다. 모집을 통해 지원서가 접수되면 선발과정이 시작된다. 선발은 조직의 새로운 인적자원을 선택하는 과정이므로 인적자원관리에서 가장 중요한 기능의 하나이다. 일반적인 선발절차는 지원서 평가, 선발시험, 면접, 신원 조회, 신체검사, 선발 최종결정 등으로 진행된다.

(3) 배치

배치는 조직이 필요로 하는 자리에 가장 적합한 인력을 위치시키는 과정이다. 일련의 채용과정을 거쳐 선발된 신입직원은 일정기간 오리엔테이션을 거쳐 직무배치를 받게 된다. 선발된 인력을 적재적소에 배치하는 것이라고 할 수 있다. 단순히 비어있는 자리를 채우는 것이 아니라 해당 업무에 가장 적합한 인력을 배치하는 것은 조직의 목표달성 뿐만 아니라 인력의 자기계발을 위해서도 중요하다. 직무기술서와 직무명세서를 근거로 배치가 이루어져야 하지만 여건이 적합하지 않을 경우에는 사전면담제도를 활용하는 것이 바람직하다.

3) 인적자원개발

(1) 개념

인적자원개발(human resource development: HRD)은 조직의 능률성과 효과성을 향상시키기 위한 계획적 학습활동을 말한다. 처음에는 개인차원의 교육훈련을 의미하였으나, 점차 인적자원을 양성, 배분 및 활용하여 인적자원의 가치와 효용을 증대시키기 위한 모든 활동을 의미하는 것으로 확대되었다. 우리나라 인적자원개발기본법에서는 인적자원개발을 국가, 지방자치단체, 교육기관, 연구기관, 기업 등이 인적자원을 양성 · 배분 · 활용하고, 이와 관련되는 사회적 규범과 네트워크를 형성하기 위하여 행하는 제반 활동이라고 규정하고 있다. 따라서 인적자원개발은 조직의 인적자원이 능력을 개발할 수 있도록 각종 교육적 기법과 조직개발, 경력개발 등을 지원하는 활동이라고 할 수 있다.

인적자원개발은 단순히 직무교육을 실행하는 것을 의미하지는 않으며, 조직에 필요한 인재를 육성한다는 점이 중요하다. 이런 관점에서 1990년대 후반부터 전략적 인적자원개발이라는 개념이 사용되고 있다. 전략적 인적자원개발은 개인의 지식과 기술을 극대화하여 활용하고, 동시에 조직의 목표를 달성하기 위하여 교육훈련, 개발, 관리, 직무 관련 교육활동을 전략적으로 관리하는 것을 말한다. 한편, 개발(development)은 훈련에 비해서 보다 장기적인 관점에서 담당자 혹은 관리자의 역량을 증진시키는 노력을 말한다. 개발은 담당자 혹은 관리자의 현재 직무 수행 현장에서 당장 사용되는 것은 아니지만, 미래에 필요하게 될 능력을 배양시키는데 관심을 갖는다. 개발관리는 인적자원의 능력을 최대한 발휘할 수 있도록 일의 기회와 교육훈련의 기회를 부여하는 과정이다. 이러한 개발관리에는 주로 교육훈련, 승진, 직무순환 등의 활동이 포함된다.

(2) 교육훈련

훈련(training)은 구성원들의 직무와 관련된 지식, 숙련, 능력을 증진시키기 위해 조직이 제공하는 일련의 계획된 노력을 말한다. 주로 훈련은 현재의 직무와 관련된 지식, 기술, 태도의 향상을 목적으로 진행된다. 그런데 훈련을 교육과 훈련으로 구분하기도 한다. 이때 교육은 주로 인간의 지적 활동을 활성화시켜서 직무와 관련된 일반적이고 개념적인 지식을 습득시키는 과정이고, 훈련은 주로 반복적인 연습(practice)을 통해서 직무와 관련된 특정한 숙련(skill)을 습득하게 하는 과정이다.

① 교육훈련의 종류

㉠ 기초 훈련

기초 훈련(orientation training)은 신규 채용된 직원이 어떠한 직위의 직책을 담당하기 전에 받는다. 일반적으로 기초 훈련은 강의로 진행되며, 채용 후 수습기간에 진행된다.

㉡ 재직자 훈련

재직자 훈련은 직무 종사자에게 새로운 지식이나 규칙, 법령 등의 내용을 습득시키기 위해서 정기적 또는 수시로 실시한다. 주로 실습으로 진행된다.

㉢ 감독자 훈련

감독자 훈련(supervisory training)은 현재 하급자의 직무수행을 지휘하고 있는 감독자 또는 감독자로 승진이 예정된 구성원을 대상으로 인간관계 개선에 중점을 두고 실시한다. 강의, 세미나, 토론, 사례연구, 시청각 방법, 역할극 등이 주로 활용되며, 강의보다는 집단토론 방식이 적합하다.

㉣ 관리자 훈련

관리자 훈련(executive training)은 최고관리자나 중간관리자에 속하는 간부급 구성원을 대상으로 실시한다. 사회 전반에 대한 넓은 시야와 식견, 고도의 관리능력, 문제해결 능력과 종합적인 판단능력을 갖추도록 하는데 목적이 있다. 분임토의, 사례연구, 세미나 등이 주로 활용된다.

② 교육훈련 방법

교육훈련의 목적은 조직구성원들이 직무수행에 필요한 지식과 기술을 배우고, 바람직한 가치관과 태도를 갖도록 하는 것이다. 이러한 목적을 달성하기 위하여 활용되는 방법은 크게 직장내 교육훈련(on the job training: OJT), 직장외 교육훈련(off the job training: Off-JT), 자기계발(self development: SD) 교육훈련으로 구분할 수 있다.

㉠ 직장내 교육훈련

직장내 교육훈련(OJT)은 일상적인 직무수행 과정을 통하여 상사가 부하에게 직무수행에 필요한 실천적 지식 및 기술을 개별적으로 지도하는 방식이다. 모든 관리자 및 감독자는 업무수행상의 지휘자이면서 업무수행과정에서 부하직원의 능력향상을 책임지는 교육자이어야 한다는 생각을 기반으로 한다. 코칭(coaching)이 교육훈련의 핵심이며 성과는 감독자의 지도와 기술에 많이 의존한다. 이 방법은 직책의 성격이 고도의 기술성, 전문성, 정밀성을 요구하는 경우에 적합하고, 별도의 교육훈련 시설이나 비용부담 없이 작업현장에서 간편하게 할 수 있다. 직장내 교육훈련(OJT)은 부하의 담당직무에 대한 필요능력과 부하의 실제능력을 정확히 파악하여 부하의 직무수행 능력을 효율적으로 향상시키며, 직장내 상사와 부하 간에 일상적인 인간관계를 개선할 수 있다.

장점은 담당직무에 대한 실무능력 향상, 직장 적응력 향상, 동기부여 및 근로의욕 고취, 상사와 부하 간에 이해와 협동심을 촉진시킬 수 있다. 단점은 상사의 개인적 능력에 따라 교육훈련의 성과가 결정되고, 교육훈련으로 직무수행에 차질을 초래할 수 있으며, 제한된 소수 인력에 대해서만 적용할 수 있다

㉡ 직장외 교육훈련

직장외 교육훈련(Off-JT)은 직무수행을 중단하거나 또는 직장배치 전에 직장 밖의 별도 장소에서 집단적, 전문적, 체계적으로 실시하는 방식이다. 이 교육훈련은 직장의 인사부서가 중심이 되어서 추진하며, 주로 직장의 교육훈련시설을 이용하지만 외부의 전문교육기관에 위탁하여 진행하기도 한다. 또한 직장의 정기적, 부정기적인 강연을 통하여 직장외 교육훈련을 실시하는 경우도 있다.

장점은 집중적인 교육훈련이 가능하며, 많은 종업원을 대상으로 동시에 체계적인 교육훈련이 가능하고, 높은 수준의 교육내용 제공이 가능하다. 단점은 교육훈련의 결과를 그대로 작업현장에 활용하기 어렵고, 교육내용의 형식화를 초래하기 쉬우며, 시설 확보 및 강사 초빙 등에 많은 비용과 시간이 필요하다.

㉢ 자기계발 교육훈련

자기계발 교육훈련은 근로자 스스로가 직무수행 능력을 개발하고, 실천적 문제해결 능력을 향상시켜 자기성장을 이루는 과정이다. 직장은 직원의 자기계발 노력을 지원하기 위한 제도를 마련하고 자기계발 촉진 프로그램 개발 및 지원이 필요하다. 직원의 자기계발 촉진을 위한 직장의 지원방법으로는 직무수행과 관련된 공적자격 및 면허 취득지원, 통신교육강좌 지원, 직장 발표회 개최, 직장외 세미나 및 강연회 참석지원, 자주적 연구회 운영 지원, 자발적 연수참가비 지원, 해외연수 및 유학 지원, 업무 관련 도서 비치 및 자료실 설치, 시청각자료 제공, 각종 외부교육 수강료에 대한 금전적 지원, 유급 교육훈련 휴가 지원 등이 있다.

(3) 승진

① 개념

승진(promotion)은 현재 담당하고 있는 직무보다 책임과 권한이 증대하는 상위 직위로 이동하는 것이다. 그런데 일반적으로 승진을 하면 권한과 책임 증대뿐만 아니라 위신의 증대, 급여나 임금의 증가 등이 따르기 때문에 구성원들에게 동기를 부여하여 근로의욕을 증

진시키고, 잠재능력을 발휘하는 기회를 제공하는 중요한 수단이 된다. 조직에서는 구성원의 승진을 합리적으로 관리하기 위해서 근속 년수, 업적 및 성과, 장래 발전가능성 등의 다양한 승진기준을 갖게 되며, 이 기준에 근거하여 조직에 적합한 승진제도를 운영하게 된다.

② 승진기준 이론

승진관리는 조직 내 인적자원관리의 핵심적 영역이라고 할 수 있다. 따라서 승진은 기준에 근거하여 객관적이고 공정하게 이루어져야 한다. 특히 승진후보자가 사전에 승진 경로와 필요한 직무역량을 알 수 있도록 승진기준을 공개해야 한다. 그 동안 승진기준에 적용된 이론은 정실주의, 엽관주의, 연공서열주의, 능력주의, 실적주의 등이 있다.

㉠ 정실주의 및 엽관주의

정실(patronage)주의는 인사권자와의 개인적 신임이나 친분관계를 임용기준으로 하는 인사제도를 말한다. 정치적 이념이나 신조, 그리고 정당관계 등을 임용기준으로 하는 엽관주의와는 구분된다. 정실주의는 영국에서 엽관주의는 미국에서 발전되었는데, 집권정당에 따라 임용되는 관리가 결정되었다는 것은 공통점이다. 이점 때문에 두 제도를 흔히 정당관료제라고 부른다.

㉡ 연공서열주의

연공서열(seniority)주의는 근속 연수가 긴 구성원을 승진과 보수 등에서 우대하는 인사제도를 말한다. 근무 기간에 비례하여 개인의 업무능력과 숙련도가 향상된다는 사고에 근거하고 있다. 적극적으로 일을 하지 않아도 별다른 잘못을 저지르지 아니한 이상 일정한 기간만 지나면 저절로 승급과 승진을 하게 되므로 구성원들은 무사안일주의에 빠지게 되고 행정능률이 저하된다. 우리나라 정부는 1998년에 행정개혁의 일환으로 연공서열제를 폐지하고 연봉제를 바탕으로 한 성과급제를 도입하였다.

㉢ 능력주의 및 실적주의

능력(merit)주의는 조직구성원이 목표달성에 기여하는 업무수행 능력을 우대하는 인사제도이다. 학력이나 연공서열에 의한 획일적인 인사관리가 아니고, 개개인의 능력에 따라 채용, 배치, 승진, 교육훈련, 보수 등에 차별을 둔다. 한편, 실적주의는 임용이나 승진을 전적으로 능력, 성적, 자격 등의 실적에 기초하는 인사제도이다. 역사적으로 실적제는 엽관제 아래서 당파적인 정실인사를 배제하고, 능력과 자격 위주로 관리를 임용하고, 정권의 교체와 관계없이 관리의 신분을 보장하여 행정의 공정과 능률을 확보하기 위하여 시작되었다.

(4) 직무순환

직무순환(job rotation)은 조직구성원을 일정한 간격을 두고 여러 직무를 차례로 경험하도록 전보 또는 배치시키는 것이다. 기능, 작업조건, 책임 및 권한 등이 현재까지 담당했던 직무와는 성격상 다른 직무로의 이동을 말한다. 직무순환을 관리능력이나 전문능력을 향상시키는 장기 교육훈련 방법으로 생각할 수도 있다.

직무순환은 하나의 직무수행을 통해 익힌 것을 다른 직무수행에 활용할 수 있도록 하고, 다른 부서 직원들의 고충을 이해하고 그들과 협조적인 태도를 갖도록 한다. 장점은 여러 다른 보직을 담당하는 과정에서 시야와 경험을 넓히고, 동일한 직무에서 오는 업무 단조로움을 벗어날 수 있다. 단점은 순환이 자주 이루어질 경우에는 업무수행의 전문성과 능률성을 저하시키고 행정의 일관성을 해칠 수 있다.

4) 이직관리

(1) 개념

이직(separation)은 고용관계의 영구적인 단절을 의미하며, 이직관리는 이직을 조직 입장에서 긍정적인 방향으로 다루려는 활동을 말한다. 이직관리에서는 자발적 퇴직의 중요부분을 차지하고 있는 전직 내지 사직 등 이직의 주요원인에 대한 정확한 파악과 함께 근로자의 이직을 방지하기 위한 적절한 대응 방안과 고용안정화에 관심을 기울인다. 한편, 이직에는 사직, 퇴직, 해고 등의 형태가 있다. 사직(resignation)은 근로자의 자발적인 의사에 의하여 고용관계를 단절하는 것이고, 퇴직(retirement)은 정년에 의하여 직장을 떠나는 것을 의미하며, 해고(discharge)는 징계조치로서 조직이 직원과의 고용관계를 단절하는 것을 말한다.

(2) 이직의 분류

이직은 근로자가 소속한 조직에서 이탈하는 것을 의미한다. 그것을 결정하는 주체가 근로자 자신인지 아니면 조직인지에 따라 자발적 이직과 비자발적 이직으로 구분된다.

① 자발적 이직

자발적 이직은 사직이라고 한다. 사직은 본인의 의사결정에 따른 이직을 말한다. 사직의 원인은 조직에 불만이 있거나 보다 나은 기회를 찾아서 다른 직장으로 옮기는 경우와 결혼, 질병, 이사 등으로 조직을 떠나는 경우가 있다.

② 비자발적 이직

비자발적 이직은 종업원의 의사와는 관계없이, 사용자나 조직의 입장에서 강제되는 것으로 면직이라고 한다. 정리해고, 징계해고, 정년퇴직이 여기에 해당된다. 한편, 정리해고(lay-off)는 경영이 악화된 조직이 경쟁력 강화와 생존을 위한 구조조정으로 근로자를 해고하는 것을 말한다. 징계해고는 근로자가 직장의 질서 및 계약의무를 중대하게 위반한 경우에 그에 대한 제재로서 행하는 해고를 말한다. 정년퇴직은 본인의 의사나 노동능력의 유무와 상관없이 취업규칙이나 단체협약의 규정에 따라 일정한 연령에 도달하여 고용계약이 자동적으로 소멸되는 것을 말한다.

③ 이직의 기능

조직에서 중요한 인적자원이 이직하면 이에 따른 선발비용과 선발한 신입사원에 대한 훈련비용 등이 소요되며, 이직자와 잔류 근로자들 간에 인간관계가 무너져 조직에 부정적인 영향을 미치기 때문에 이직관리가 중요하다. 그러나 이직은 역기능만 있는 것은 아니고 순기능도 함께 있다. 이직이 조직에 미치는 영향은 다음과 같다.

[표 7-3] 이직의 기능

순기능	역기능
• 조직에 변화를 가져올 수 있다. • 잔류직원에게 승진기회가 제공된다. • 인력 수급에 유연성이 제공된다. • 인건비를 절약할 수 있다. • 조직 불만직원을 감소시킨다.	• 대체인력 확보에 비용이 발생한다. • 경력자 손실로 조직생산성이 저하된다. • 조직에 불안감을 조성할 수 있다. • 잔류직원의 업무량이 증가한다. • 신규 직원모집에 어려움이 있을 수 있다.

제8장

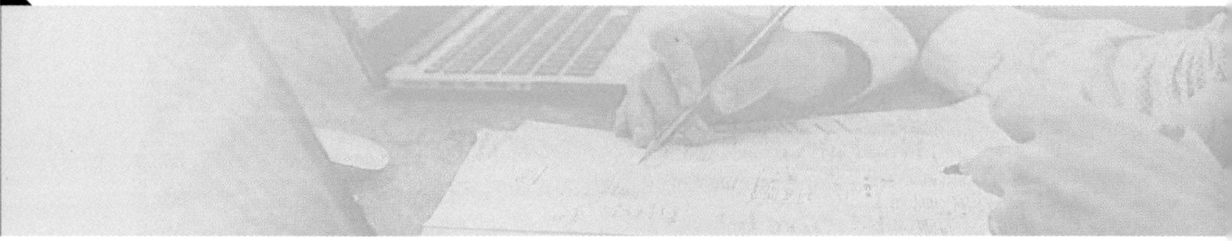

재무행정

1. 재무행정의 이해
    1) 개념
    2) 예산관리
    3) 예산의 원칙
    4) 예산관리의 기능
    5) 예산제도

2. 예산과정
    1) 예산편성
    2) 예산심의
    3) 예산집행
    4) 결산과 회계검사

3. 구매관리
    1) 개념
    2) 구매관리의 기본 원칙
    3) 구매방법의 특성
    4) 구매과정

HEALTH ADMINISTRATION

학습목표

- 정부 예산을 성립 형식에 따라 분류하고 그 특성을 설명할 수 있다.
- 정부 예산의 편성과정을 각 단계별로 설명할 수 있다.
- 우리나라의 국회 예산심의 과정을 각 단계별로 설명할 수 있다.
- 우리나라의 예산집행상의 신축성 방안을 설명할 수 있다.
- 구매방법별 장 · 단점을 비교하여 설명할 수 있다.

1. 재무행정의 이해

1) 개념

재무행정(financial administration)[1]은 공공조직이 행정활동이나 공공정책을 수행하는 데 필요한 재원을 조달, 배분, 관리, 사용하는 모든 활동을 말한다. 재무행정은 조직관리, 인적자원관리와 함께 조직의 목표달성을 위한 핵심 기능이라고 할 수 있다. 과거에는 재무행정이 단순히 관리적 측면으로 이해되어 그 범위가 예산의 편성[2] · 심의[3], 예산의 집행, 회계의 기록, 회계의 검사[4]로 한정[5]되었다. 그러나 오늘날에는 재원의 취득인 조세 · 공채, 차관 · 수수료 · 국유재산수입, 예산의 편성 · 집행, 회계의 기록 · 검사, 구매 및 조달 등으로 범위가 확대되었으며, 뿐만 아니라 이것과 관련된 관리적 측면과 정책적 측면을 모두 포함하는 것으로 이해된다. 이 책에서는 재무행정을 광의적 개념으로 접근하여 구매[6]를 포함하였다.

---

1 중앙정부의 재무행정에는 예산·결산의 작성, 예산의 집행, 지출 부담행위 실시계획의 작성, 지급계획의 승인, 회계 및 회계검사, 지방자치단체 재무의 조정, 조세의 부과·징수, 수수료의 징수, 국고금의 출납·관리·운용, 국채의 발행·상환·이자 지급 활동 등이 포함된다.

2 예산편성은 행정기관이 국회(지방의회)에 제출할 전체 예산안을 준비하는 과정을 의미한다.

3 예산심의는 국회(지방의회)가 행정 감독권을 행사하여 행정기관이 작성한 예산안을 사전에 검토하여 예산액을 확정하는 것을 말한다.

4 회계검사는 예산의 합법적 집행을 확인·검증하기 위하여 회계의 기록과 장부 등을 체계적으로 검사하는 활동을 말한다.

5 디목(Marshall Edward Dimock)은 재무행정을 재원을 관리하는 기술로만 보고, 그 범위를 예산의 편성·심의, 예산의 집행, 회계의 기록, 회계의 검사 등 네 가지 영역으로 한정하였다.

6 조달은 중앙정부, 지방정부, 기타 공공조직이 필요로 하는 물자, 상품 및 서비스를 민간업자로부터 구입하는 것을 말한다.

민간기업 활동과 관련해서는 재무관리라는 용어가 사용된다. 민간 보건의료조직은 비영리 기관이기 때문에 영리추구가 금지되고 이윤은 조직을 유지하고 발전하는데 필요한 최소한 수준으로 제한된다. 그래서 민간 보건의료조직의 재무관리는 원가계산, 자본구조분석, 전략적 투자결정 등 범위가 넓고 내용도 복잡하다. 그러나 공공 보건의료조직의 재무관리는 국가와 지방자치단체의 예산회계원칙을 적용받기 때문에 비교적 단순하다.

2) 예산관리

(1) 예산의 개념

예산(budget)은 조직이 한 회계연도 중에 수행하기로 계획되어 있는 여러 사업과 관리 활동에 소요되는 자금을 화폐단위로 표시한 계획이다. 예산은 최고관리자가 조직의 목표를 달성하기 위해 회계연도 동안 수행하고자 하는 내용을 숫자로 표현한 업무계획서라고 할 수 있다. 그런데 예산은 사전에 예상되는 수입과 지출을 계상한 것이라는 점에서 사후에 그 수입과 지출을 집계하는 결산과는 구별된다. 예산은 일정 기간을 요건으로 한다. 예산에 있어서 일정 기간은 한 회계연도(fiscal year)[7]를 말하는데, 회계연도 동안에 생기는 수입을 세입, 지출을 세출이라고 한다. 따라서 예산은 한 회계연도에 있어서의 세입과 세출에 대하여 사전에 예상한 계상이라고 할 수 있다.

예산회계(budget accounting)는 예산편성, 예산집행, 예산결산과 관련한 장부작성 등 모든 회계행위를 말한다. 예산이 미래에 대한 추정과 계획이라면, 회계는 실제로 발생한 과거 내용에 대한 사실 기록이다. 회계연도 초에 미래의 재무계획은 예산으로 관리되지만, 회계연도가 종료되면 예산을 집행한 회계정보로 남게 된다. 그런데 정부 예산의 경우 행정부가 단독으로 결정할 수 없다. 예산은 모든 민주주의 국가에서는 의회의 승인이 있어야만 예산으로서 효력이 발생한다. 이런 관점에서 본다면, 예산안은 입법부로부터 승인을 얻기 위하여 제출된 행정부의 사업계획이라고도 할 수 있다. 예산과 관련된 절차는 각 나라의 헌법 및 예산관계 법률에 규정되어 있다.

---

7 국가예산 회계연도는 나라마다 차이가 있다. 우리나라, 프랑스, 스위스 등은 매년 1월 1일에 시작하여 그해 12월 31일에 끝난다. 영국, 일본, 캐나다 등은 3월부터 그 다음해 2월까지이며, 미국은 10월부터 그 다음해 9월까지이다. 우리나라의 경우 국가의 회계연도는 2006년에 제정된 국가재정법에 규정되어 있다.

(2) 정부 예산의 구분

① 성립 형식

정부 예산을 성립 형식에 따라 본예산, 수정예산, 추가경정예산으로 구분할 수 있다. 구체적인 내용은 다음과 같다.

㉠ 본예산

본예산은 정부가 회계연도 마다 예산안을 편성하여 의회에 제출[8]하여 심의 · 의결을 얻어 확정된 당초의 예산을 말한다.

㉡ 수정예산

수정예산은 정부가 예산안을 의회에 제출한 후 예산안이 의결되기 전 부득이한 사유로 그 내용의 일부를 수정하고자 하는 경우에 정부가 수정해서 제출하는 예산을 말한다.

㉢ 추가경정예산

추가경정예산은 예산이 의회에서 의결된 이후에 새로운 사유가 발생하여 소요경비의 과부족이 생길 때에 본예산 금액을 추가 또는 변경시키는 예산을 말한다.

② 임시조치 예산

임시조치 예산은 새로운 회계연도 개시 전일까지 예산이 의회에서 의결되지 못한 때에 정부가 잠정적으로 집행할 수 있는 예산을 말한다. 임시조치 예산으로는 준예산, 잠정예산, 가예산이 있다. 그런데 현재 우리나라에서는 준예산 제도만 인정하고 있다.

㉠ 준예산

준예산은 정부가 전년도 예산에 준하여 집행할 수 있는 예산을 말한다. 우리나라 헌법에서는 준예산의 사용 범위를 헌법이나 법률에 의하여 설치된 기관 또는 시설의 유지 · 운영, 법률상 지출 의무의 이행, 이미 예산으로 승인된 사업의 계속으로 규정하고 있다. 의회의 의결 없이 예산을 집행할 수 있다는 점에서 예산사전의결의 원칙에 예외적인 경우라고 할 수 있다.

---

8 우리나라의 제출 기한은 중앙정부는 국회에 회계연도 개시 90일전이다.

㉡ 잠정예산

잠정예산은 전년도 예산 수준으로 지출하며, 이를 사용하기 위해서는 의회의 의결이 필요하다. 잠정예산은 본예산이 성립되면 본예산에 흡수되고 그 효력을 상실하게 된다. 우리나라에서는 잠정예산이 채택된 적이 없으나 영국, 미국, 캐나다 등에서는 많이 활용된다.

㉢ 가예산

가예산은 의회의 의결을 거쳐서 예산을 편성한다는 점에서는 잠정예산과 유사하다. 그렇지만 사용 기간이 1개월인 점에서 준예산이나 잠정예산과는 차이가 있다. 우리나라에서는 1960년 제3차 헌법 개정 때에 가예산 제도가 폐지되었다.

③ 회계 형태

국가의 회계는 일반회계와 특별회계로 구분된다. 이러한 회계 단위에 따라 예산의 유형을 구분하면 일반회계예산과 특별회계예산으로 구분할 수 있다. 그런데 예산과 별도로 운용되는 기금이 있다. 우리나라 국가재정법에서는 예산과 기금을 함께 다루고 있다. 그래서 이 책에서는 기금을 포함하여 설명하였다.

㉠ 일반회계예산

일반회계예산은 조세수입을 재원으로 하여 국가의 기본적이고도 중요한 기능을 수행하는데 필요한 경비를 모두 합하여 편성한 예산을 말한다. 일반회계는 조세수입 등을 주요 세입으로 하여 국가의 일반적인 세출에 충당하기 위하여 설치한다. 국가의 고유 업무와 관련된 예산은 기본적으로 일반회계예산에서 다루어져야 한다. 일반적으로 정부예산이라고 하면 일반회계예산을 말한다.

㉡ 특별회계예산

특별회계예산은 특정한 세입을 가지고 특정한 세출에 직접 충당하는 예산을 말한다. 국가 재정 상태를 쉽게 파악하기 위해서는 예산을 하나로 묶어 단일화하고 모든 세입과 세출을 하나의 계정으로 통일시키는 것이 바람직하다. 그러나 실제 예산운영에서는 특정한 세입을 가지고 특정한 세출에 직접 충당하는 것이 보다 편리하고 효율적인 경우가 있다. 이런 경우를 위해서 예외적으로 인정한 회계가 특별회계이다. 특별회계는 국가에서 특정한 사업을 운영하고자 할 때, 특정한 자금을 보유하여 운용하고자 할 때, 특정한 세입으로 특정한 세출에 충당함으로써 일반회계와 구분하여 회계처리할 필요가 있을 때, 특별회계설치 근거법률[9]에 의하여 운용된다.

㉢ 기금

기금은 국가가 특정한 목적을 위하여 특정한 자금을 신축적으로 운용할 필요가 있을 때에 법률로써 설치한 자금을 말한다. 정부의 출연금 또는 법률에 따른 민간부담금을 재원으로 하는 기금은 기금설치 근거법률[10]에 의하여 설치한다. 그런데 기금은 일반회계나 특별회계와는 달리 세입 · 세출 · 예산에 의하지 아니하고 예산과는 별도로 운용될 수 있다. 따라서 기금은 국회의 직접적인 통제를 받지는 않는다. 기금을 관리하는 중앙관서의 장은 회계연도마다 기금 운용계획을 수립하여야 하고, 정부는 매 회계연도마다 예산안과 함께 다음 연도 기금운영계획서와 전년도의 기금결산보고서를 국회에 제출한다.

[표 8-1] 일반회계, 특별회계, 기금의 비교

구분	일반회계	특별회계	기금
설치 사유	국가 고유의 일반적인 재정 활동	특정사업 운영, 특정세입으로 특정세출 충당	특정목적을 위해 특정자금을 신축적으로 운용할 필요가 있을 때
재원조달 및 운용원칙	조세수입과 무상급부의 원칙	일반회계와 기금의 운용형태 혼재	출연금과 부담금 등을 수입원으로 하여 융자사업 등 무상급부 제공
집행절차	합법성에 입각한 엄격한 통제	합법성에 입각한 엄격한 통제	합목적성 차원에서 상대적으로 자율성과 탄력성 보장
수입과 지출의 연계	연계 배제	연계	연계
계획변경	추경예산 편성	추경예산 편성	주요 항목 지출 금액의 20% 초과 변경시 국회 의결 필요

9 현재 국가재정법에는 20개 특별회계설치 근거법률이 규정되어 있다.

10 현재 국가재정법에는 68개 기금설치 근거법률이 규정되어 있다.

[표 8-2] 우리나라 보건복지예산의 구성(2020년도) (단위: 억원, %)

구분	2019년 예산		2020년 예산		증감 (B-A)	증감 (C-A)	증감률(%)	
	본예산(A)	추경	본예산(B)	추경(C)			본예산	추경
총지출	725,148	727,892	825,269	890,316	100,121	165,168	13.8	22.8
• 예산	450,879	453,617	515,094	571,945	64,215	121,066	14.2	26.9
– 일반회계	445,362	448,100	509,011	565,793	63,649	120,431	14.3	27
– 특별회계	5,517	5,517	6,083	6,152	566	635	10.3	11.5
• 기금	274,268	274,275	310,175	318,731	35,907	44,463	13.1	16.2
– 건강증진기금	34,363	34,370	33,700	33,885	△663	△478	△1.9	△1.4
– 국민연금기금	237,582	237,582	274,110	274,129	36,528	36,547	15.4	15.4
– 응급의료기금	2,323	2,323	2,365	10,357	42	8,034	1.8	345.8

출처 : 보건복지부(2021). 2020 보건복지백서

3) 예산의 원칙

예산의 원칙은 예산의 편성, 예산의 심의 및 의결, 예산의 집행, 결산 및 회계검사 등의 예산과정에서 지켜져야 할 규범과 준칙을 말한다. 정부는 예산을 편성하고 집행할 때에 엄격한 기준을 적용하게 된다. 우리나라 국가재정법에 제시된 다섯 가지 예산의 원칙은 재정건전성 확보, 국민부담 최소화, 재정지출 및 조세지출 성과 제고, 예산과정 투명성과 국민 참여 제고, 성인지 예산편성이다.

오늘날 일반적으로 알려져 있는 예산의 원칙은 19세기 입법국가 시대에 행정통제의 수단으로 사용되었던 전통적 예산의 원칙과 효율성에 비중을 두는 행정국가 시대의 현대적 예산의 원칙이 혼재되어 있다. 전통적 예산의 원칙에는 예산공개의 원칙[11], 회계연도 독립의 원칙[12], 예산통일의 원칙[13], 예산단일의 원칙[14], 예산완전성의 원칙[15], 예산사전의결의 원칙[16], 예산한

11 예산은 그 편성부터 회계검사에 이르기까지 국민에게 공개되어야 한다.

12 예산은 1회계연도를 단위로 하는 세입과 세출이다. 그러므로 각 회계연도의 경비는 그 연도의 세입으로 지출해야 한다.

13 예산은 세입이나 세출이나 모두 하나의 계정으로 통일하여 관리되어야 한다.

14 예산을 여러 개로 편성하지 말고 하나로 묶어 단일화해야 한다.

15 한 회계연도의 모든 국가 수입과 지출은 예산에 완전히 계상되어야 한다.

16 예산은 집행되는 회계연도가 시작되기 전에 의회에서 의결되어야 한다.

정성의 원칙[17] 등이 해당된다. 그런데 전통적 원칙만을 지나치게 고집할 경우 행정의 경직성이 초래될 수 있다. 이를 사전에 방지하기 위해서 오늘날에는 현대적 예산의 원칙이 적용되고 있다. 현대적 예산의 원칙에는 계획의 원칙, 책임의 원칙, 보고의 원칙, 예산의 적절한 수단구비의 원칙, 다원적 절차의 원칙, 재량의 원칙, 시기 신축성의 원칙, 예산기구 상호성의 원칙 등이 해당된다. 이와 같이 예산의 원칙에 많은 예외를 두고 있는 이유는 예산을 효율적으로 사용하려는 것이다.

4) 예산관리의 기능

예산관리(budgetary planning and control)는 조직 전체의 효율성을 제고하기 위한 차원에서 예산을 편성하고, 그것에 근거로 하여 한 해 동안 조직 각 분야의 모든 활동을 종합적으로 계획, 조정, 통제하며, 예산과 실적의 차이를 분석하여 조직의 업적을 객관적으로 평가하는 과정이라고 할 수 있다. 이러한 예산관리가 수행하는 역할은 크게 기획기능, 조정기능, 관리기능으로 구분할 수 있다. 구체적인 내용은 다음과 같다.

(1) 기획기능

예산관리에서 기획기능은 목표를 가장 효과적이고 효율적으로 달성하도록 체계적이고 합리적으로 관리 및 통제하는 기능을 말한다. 예산편성은 각 부서에서 제출한 부서별 요구 사항을 단순하게 계수화하여 편집하는 것 보다는 기관의 목표와 관련성을 규명하는 과정을 거치는 것이 필요하다. 이런 과정을 통하여, 예산은 조직의 전반적인 재무상태와 전략계획을 연계할 수 있는 실제적인 방안을 모색할 수 있게 된다.

(2) 조정기능

예산관리에서 조정은 기관 전체의 목표와 부문별 목표가 일치되도록 자원을 배분하고 조절하는 기능을 말한다. 관리자는 예산집행을 통제하는 과정을 통하여 조직 각 부서의 활동을 조정할 수 있게 된다. 조직 내 모든 계층의 계획과 활동, 여러 부서의 참여가 요구되는 계획과 활동, 변화된 환경에 적합한 새로운 대안 등의 업무가 예산집행과 관련하여 조정기능이 발휘되어야 하는 구체적 대상이라고 할 수 있다.

17 예산은 예산안에 정해진 목적을 위해서 정해진 금액을 정해진 기간 내에서만 사용해야 한다.

(3) 관리기능

관리기능은 관련 예산을 종합적으로 파악하고 이것을 실시하는 과정에 있어서 본래의 목적이 달성될 수 있도록 모든 활동을 지도하는 것을 말한다. 결정된 예산을 예산대로 집행하려면 종합적, 체계적으로 관리하여야 한다. 특히 예산집행에서 통제는 적정한 수준에서 예산을 집행하려는 업무담당자의 자세가 무엇보다 중요하며, 실무 차원의 검토와 감사활동이 합리적으로 병행될 때 확보될 수 있다. 관리기능에서는 업무의 감독과 함께 사후의 실적 측정, 실적 차이에 대한 원인 검토를 반드시 고려하여야 한다. 이를 통해서 관리기능이 얼마나 충실히 수행되고 있는지를 판단할 수 있기 때문이다.

5) 예산제도

예산제도(budget system)는 통제수단에 역점을 둔 품목별예산에서 시작하여 관리중심의 성과주의예산을 거쳐, 계획예산, 영기준예산, 목표기준예산으로 발달하였다. 오늘날과 같이 복잡하고 다원화된 현대사회에서는 계획을 중심으로 한 예산제도만으로는 행정을 효율적으로 수행할 수 없어서 계획예산에 통제와 관리의 기능을 보완한 통합중심의 예산제도가 등장하게 되었다. 영기준예산, 목표기준예산이 여기에 해당된다. 각 예산제도의 구체적인 내용은 다음과 같다.

(1) 품목별예산

품목별예산(line-item budgeting)은 지출 대상의 성질에 따라 각 품목별로 표시하여 편성하는 예산제도를 말한다. 이 예산제도는 정부의 예산지출이 품목별로 구분되어 있기 때문에 의회에서 당초에 통과시킨 대로 예산이 지출되었는지를 감독하기에 가장 적합하다. 역사적으로 가장 오래되었으며, 오늘날 대부분 국가에서 품목별예산제도를 채택하고 있다. 이 제도의 장점은 첫째, 지출기관의 회계책임을 명백히 할 수 있어서 회계검사가 쉬워진다. 둘째, 지출의 대상별로 예산이 표시되어서 그 편성이 간편하고 알아보기가 쉽다. 셋째, 예산집행에 대한 행정권의 남용을 억제하고 통제를 쉽게 할 수 있다. 단점은 첫째, 정책수립에 의미 있는 자료를 제공하지 못한다. 둘째, 세출 품목을 지나치게 세분시키고 있기 때문에 예산집행에 있어서 상황 변화에 따른 신축성을 갖기 어렵다. 셋째, 각 품목에 지출되는 예산은 명백히 보여 주지만 정부가 추진하는 사업내용을 알 수가 없다.

(2) 성과주의예산

성과주의예산(performance budgeting)은 예산과목을 사업별로 분류한 다음에 각 세부사업별로 소요되는 비용을 산정하여 편성하는 예산제도를 말한다. 세출을 사업별로 분류하고 사업별 원가를 기준으로 편성한다. 성과주의예산에서 가장 중요한 것은 행정기관이 수행해야 할 업무와 거기에 소요되는 경비를 산정하는 일이다. 이 제도의 장점은 첫째, 정부가 계획한 사업의 목적과 성질 그리고 이에 소요되는 비용을 파악하기가 쉽다. 둘째, 예산편성에서 자금배분을 합리화할 수 있고, 예산집행에서도 신축성을 기할 수 있다. 셋째, 행정기관의 자율적 통제가 이루어질 수 있어 능률적인 행정관리를 할 수 있다. 넷째, 실적분석에서 얻은 자료는 다음 회계연도의 예산편성에 반영할 수가 있다.

단점은 첫째, 수량적으로 표시할 수 없는 업무성과는 측정하기 어렵다. 둘째, 단위원가[18]의 산출이 쉽지 않다. 셋째, 정책이나 사업계획 수행에 중점을 두기 때문에 전문지식이 없는 입법부가 예산을 통제하기 쉽지 않다.

(3) 계획예산

계획예산(planning programming budgeting: PPBS)은 장기적인 계획수립과 단기적인 예산편성을 사업계획 작성을 통하여 유기적으로 결합시켜 자원배분에 관한 의사결정을 일관성 있고 합리적으로 하려는 것을 말한다. 이 제도를 구성하는 주요 요소는 중기계획, 사업계획 구조[19], 계획예산 문서[20], 분석기법[21] 등이다. 이중에서 중기계획은 다른 예산제도에서 볼 수 없는 것이며, 사업계획 구조도 계층적 구조를 갖고 있는 것이 특징이다. 이 제도의 장점은 첫째, 최고관리자가 자신의 의지에 따라 의사를 결정하고 집행하기에 매우 편리하다. 둘째, 신뢰도가 높은 분석기법을 통해 각종 사업계획의 우선순위를 결정하므로 합리적인 자원배분을 할 수 있다. 셋째, 중장기계획을 추진하는 데 적합하다. 넷째, 계획의 실시를 객관적으로 측정하고 평가할 수 있다.

단점은 첫째, 정부의 계획과 그 성과에는 계량화할 수 없는 것이 많다. 둘째, 사업계획을

---

18 단위원가는 업무측정 단위 하나를 산출하는 데 소요되는 모든 경비를 합한 것이다.

19 계획예산제도에서는 사업계획 구조와 예산 구조를 일치시키려고 하고 있다. 그리고 한 부처의 업무를 여러 개의 사업계획으로 크게 나누고, 이를 다시 두 세 차례 세분하여 분류하는 3층 분류 구조를 가진다.

20 계획예산 문서에는 사업재정 계획과 프로그램 요강이 있다. 사업재정 계획은 계획예산의 기본문서로 산출과 연도별로 필요로 하는 예산에 관한 종합표이고, 프로그램 요강은 특정 대안을 선택하게 된 이유를 적은 문서이다.

21 연도별 사업계획에 필요한 자원을 합리적으로 배분하거나 사업계획 간의 우선순위를 결정하기 위해서 동원되는 분석기법으로는 비용편익분석, 체계분석, 게임이론, 시뮬레이션 등이 있다.

작성하는데 너무 많은 시간과 노력, 비용이 소요된다. 셋째, 상위목표에 대한 우선순위를 결정할 기준을 찾기가 쉽지 않아 대부분의 경우 정책결정자의 주관적인 판단에 따른다. 넷째, 예산결정에 관한 권한이 최고책임자에게 집중되는 집권화 현상이 생겨날 수 있다.

(4) 영기준예산

영기준예산(zero-base budgeting: ZBB)은 전년도 예산에 구애받지 않고 정책결정 단위로 나누어진 조직의 모든 사업을 영에서부터 평가하여 예산을 편성하는 제도를 말한다. 전년도 예산을 기준으로 하여 증가 또는 감소시켜 예산을 책정하는 종전의 점증식예산제와는 달리 계속사업이나 신규사업을 다시 분석 · 평가하여 사업의 우선순위를 결정하고, 그것에 따라 예산을 편성하게 된다. 영기준예산을 흔히 제로베이스 예산이라고 부른다. 이처럼 전년도 계속사업이라고 무턱대고 진행하거나 관행에 따라 해마다 예산을 증액시키지 않는 것은 불필요한 부문은 폐기하고 꼭 필요한 부문에만 자원을 할당시키려는 것이다. 이 제도의 장점은 첫째, 자원을 합리적으로 배분할 수 있다. 둘째, 계층 간의 의사소통을 원활하게 한다. 셋째, 예산의 결정과정에 모든 계층의 관리자들을 폭넓게 참여시킨다.

단점은 첫째, 매 회계연도마다 실행예산을 편성하는 데 많은 시간과 노력이 들게 된다. 둘째, 대체로 이미 있는 사업계획을 다시 재평가하는 데만 주력하기 때문에 새로운 사업계획을 개발하는 데는 소홀하기 쉽다. 셋째, 결정항목에 대한 우선순위 결정이 객관적으로 이루어지기 어렵다.

(5) 목표기준예산

목표기준예산(target base budgeting)은 각 부서의 목표달성 실적을 기준으로 하여 예산을 배정하는 일종의 하향식 예산제도를 말한다. 최고관리자가 각 부서의 지출 한도를 정하여 재원을 배정하고, 각 부서의 장에게 예산지출의 재량권을 부여한다. 그리고 다음 연도에 예산을 요구할 때 부서의 목표달성 실적을 기준으로 재원을 배분하는 방식이다. 이 제도의 장점은 첫째, 정책에 관한 지침을 예산 신청부서에 미리 하달하여 정책과 예산의 연계성을 갖게 한다. 둘째, 총체적으로 일관성 있는 예산편성이 가능하다. 셋째, 예산 신청부서가 사업에 대한 우선순위를 자율적으로 평가할 수 있다.

단점은 첫째, 목표달성 실적을 기준으로 하므로 예산절약이나 세입증대를 가져올 수 있는 사업의 추진이 어렵다. 둘째, 예산의 대부분이 삭감될 수 없는 성질의 예산으로 구성된 조직은 큰 타격을 받을 수 있다. 셋째, 인건비가 대폭 감축될 경우에는 조직운영 자체가 어렵게 될 수도 있다.

2. 예산과정

예산과정은 정부에 의하여 예산안이 마련되고 의결과 집행을 거쳐 회계검사를 마칠 때까지 진행되는 모든 절차를 말한다. 이 과정은 계속하여 되풀이되기 때문에 예산순환이라고도 한다. 흔히 예산과정을 1년간으로 생각하는 경향이 있는데, 예산주기는 예산안을 준비하는 기간과 결산과 회계검사 기간을 포함하기 때문에 보통 2~3년이 된다. 그런데 예산과정은 단순히 형식적 절차가 아니라 국민, 행정부, 입법부, 정당, 이익단체 등의 정책요구가 반영되는 과정이라고 할 수 있다. 정부의 예산과정은 헌법, 국가재정법, 정부기업예산법, 공공조직의 운영에 관한 법률에 규정되어 있다. 일반적으로 예산과정은 예산의 편성, 예산의 심의, 예산의 집행, 회계검사 및 결산의 4단계로 구분된다. 각 단계별 내용은 다음과 같다.

1) 예산편성

예산편성(budget preparation)은 정부가 다음 회계연도에 사용할 경비를 계산하여 계획을 작성하는 것을 말한다. 그러나 예산편성은 단순히 각 부처의 자금요구와 그것을 배분하는 것보다도 각 부처의 효율적 재정계획을 수립하도록 유도하는데 의미가 있다. 우리나라 정부의 예산 편성과정은 각 중앙관서장이 기획재정부장관에게 중기사업계획서를 제출, 기획재정부장관이 예산안 편성지침을 각 중앙관서장에 통보(매년 4월 30일까지)함으로써 시작된다. 각 중앙관서장이 예산요구서를 작성해 기획재정부장관에게 제출(6월 30일까지)하면 이를 상정해 다음 정부예산안을 편성, 국무회의의 심의를 거쳐 대통령의 승인을 얻어야 마무리된다. 정부의 각 단계별 예산편성 과정은 다음과 같다.

(1) 중기사업계획서 제출

각 중앙관서의 장은 매년 1월 31일까지 당해 회계연도부터 5회계연도 이상의 기간 동안의 신규사업 및 기획재정부장관이 정하는 주요 계속사업에 대한 중기사업계획서를 기획재정부장관에게 제출하여야 한다. 이와 같이 사업계획서를 제출하게 하는 것은 예산안 편성지침권을 관장하는 기획재정부장관으로 하여금 신규사업을 미리 파악하게 하여 예산조정과 재정운영의 방향을 설정할 수 있는 시간적 여유를 갖도록 하려는 것이다.

(2) 예산안 편성지침 통보

기획재정부장관은 국무회의의 심의를 거쳐 대통령의 승인을 얻은 다음 연도의 예산안 편성지침을 매년 3월 31일까지 각 중앙관서의 장에게 통보하여야 한다. 그리고 각 중앙관서의 장에게 통보한 예산편성지침을 국회 예산결산특별위원회에 보고하여야 한다. 제출된 지침은 차후 국회에서 예산을 심의할 때 참고로 활용된다. 예산안 편성지침은 각 업무 분야별 예산 및 종합예산을 편성하기 위한 기준으로 회계연도 중에 최고관리자가 지향하는 운영 방침을 포함한다.

(3) 예산요구서 작성과 제출

예산안 편성지침이 통보되면 각 중앙관서의 예산편성 작업은 본격적으로 시작된다. 각 중앙관서의 예산담당관은 지체 없이 장관 명의로 각 국장 및 관서장에게 예산요구서 작성에 필요한 자료를 제출도록 하여 이를 토대로 예산요구서안을 작성한다. 각 중앙관서의 예산요구서안이 준비되면, 장 · 차관 및 실 · 국장 등이 참석하는 연석회의에서 검토하여 최종적으로 결정한다. 확정된 예산요구서는 예산의 형식에 맞추어 작성하여 5월 31일까지 기획재정부장관에게 제출한다.

(4) 사정과 예산안 편성

각 중앙관서로부터 예산요구서가 제출되면 중앙예산기관인 기획재정부 예산실에서는 예산요구의 사정에 착수한다. 사정은 중앙예산기관이 각 부처로부터 제출된 예산요구에 대하여 사업의 효용성과 그 사업에 들게 될 경비를 분석하고 다음 해 세입규모의 추계에 비추어 적절한 금액을 결정하는 일이다. 사정이 끝나면 중앙예산기관은 예산안시안을 작성하게 된다. 예산안시안이 완성되면 이를 토대로 수차례 장 · 차관의 조정을 거쳐 기획재정부안이 편성된다.

(5) 정부예산안 확정

기획재정부안은 국무총리실, 대통령실, 당정회의 등을 거치면서 다시 조정된다. 이와 같이 여러 관련 기관을 통해 조정된 예산안은 국무회의의 심의를 거쳐 대통령의 승인을 받음으로써 정부예산안이 확정된다. 확정된 정부예산안은 회계연도 개시 120일 전까지 관련서류와 함께 국회에 제출하여야 한다.

2) 예산심의

예산안을 심의하는 것은 행정부가 국민이 낸 세금을 어디에 무엇을 위해 쓰려고 하는지를 입법부가 심사하는 과정이다. 제출된 예산안은 입법부의 심의를 반드시 거쳐야 한다. 예산심의 절차는 나라별로 조금씩 차이가 있다. 우리나라의 국회 예산심의 과정은 시정연설, 국정감사, 예비심사, 종합심사, 본회의 의결로 진행된다. 이러한 절차의 구체적 내용은 다음과 같다.

(1) 시정연설

시정연설은 대통령이 행정부 예산안 등 국정 전반에 관해 설명하는 것을 말한다. 예산심의는 예산안이 국회에 제출되면서부터 시작되는데, 가장 먼저 본회의에서 대통령이 시정연설을 한다. 시정연설은 대통령이 행정부의 최고책임자로서 예산편성과 관련된 정책의 기본방향뿐만 아니라 국정 전반에 대한 대통령의 생각을 포함한다.

(2) 국정감사

국정감사는 국정 전반에 관하여 소관 상임위원회별로 매년 정기회 집회일 이전에 감사시작일부터 30일 이내의 기간을 정하여 실시하는 감사 활동을 말한다. 다만, 본회의 의결로 정기회 기간 중에 감사를 실시할 수 있다. 감사는 상임위원장이 국회운영위원회와 협의하여 작성한 감사계획서에 의하여 행해지며, 국회운영위원회는 상임위원회간에 감사대상기관[22]이나 감사일정 등을 조정할 수 있다. 감사기간 동안 국회는 정부운영의 현황을 파악하고 예산심의를 위한 자료를 수집하게 된다. 국정감사는 국회 의결에 따라 국정의 특정사안을 대상으로 수시로 실시되는 국정조사와는 차이가 있다.

(3) 상임위원회의 예비심사

정기 국정감사가 끝나고 나면 각 상임위원회별로 소관 부처의 예산안을 심사하게 된다. 이

22 국정감사를 받는 기관은 국가기관, 지방자치단체, 정부투자기관, 국회 본회의에서 국정감사가 필요하다고 의결한 기관 등이다.

단계	내용
제출	• 정부는 예산안을 편성하여 회계연도 개시 120일 전까지 국회에 제출하여야 함 • 예산안의 편성 및 제출은 정부만이 할 수 있음
회부	• 의장은 예산안을 소관상임위원회에 회부하고, 소관상임위원회는 예비심사를 하여 국회의장에게 보고함 • 본회의에서 예산안에 대한 정부의 시정연설을 청취
상임위원회 예비심사	• 각 상임위원회는 예산안이 회부되면 예산안 상정 → 제안설명 → 전문위원 검토보고 → 대체토론(소위원회 심사) → 찬반토론 → 의결(표결)의 순서로 심사 • 상임위원회의 예비심사는 예산결산특별위원회를 구속하지는 않으나 예산특별위원회는 예비심사의 내용을 존중하도록 하고 있음 • 상임위원회에서 삭감한 세출예산 각 항의 금액을 증액하거나 새 비목을 설치할 경우에는 상임위원회의 동의를 얻어야 함
예산결산특별위원회 종합심사	• 의장은 상임위원회의 예비심사를 거친 예산안을 예비심사보고서를 첨부하여 예산결산특별위원회에 회부 • 예산결산특별위원회 심사절차 : 제안설명 → 전문위원 검토보고 → 종합정책질의 → 부별심사 또는 분과위원회심사 → 예산안등조정소위원회심사 → 찬반토론 → 의결(표결) * 종합정책질의 : 국무위원 전원을 대상으로 국정 전반에 대하여 각 위원의 질의와 관계국무위원의 답변으로 진행 * 부별심사 : 경제부처 또는 비경제부처로 심사대상부처를 나누어 위원들의 질의와 관계국무위원의 답변으로 진행 * 예산안등조정소위원회심사 : 종합정책질의, 부별심사과정에서 나타난 위원들의 질의 및 요구사항, 소관상임위원회 예비심사결과를 토대로 예산안을 종합 조정하고 단일의 수정안을 마련하여 예산결산특별위원회 전체 회의에 보고
본회의 심의의결	• 예산결산특별위원회의 심사를 거친 예산안은 본회의에서 재적의원 과반수의 출석과 출석의원 과반수의 찬성으로 의결 • 국회는 예산의 심사과정에서 그 규모 및 내용을 수정할 수 있으나, 금액을 증액하거나 새 비목을 설치하기 위해서는 정부의 동의를 얻어야 함 • 국회는 회계연도 개시 30일 전까지 의결하여야 함
정부 이송 및 공고	• 국회가 의결한 예산은 정부에 이송되어 대통령이 공고 • 법률과는 달리 예산의 공고는 효력 발생요건이 아님

[그림 8-1] 국회의 예산안 심의절차

출처 : 국회 홈페이지(2020)

과정에서는 소관 부처의 장관으로부터 새해 정책에 대한 설명을 듣기도 하고 질문을 하기도 한다. 각 상임위원회에서 부처별 예산심사가 끝나면 그 결과를 국회의장에게 보고한다.

(4) 예산결산특별위원회의 종합심사

국회의장은 예비심사를 거친 예산안을 예산결산특별위원회에 회부하여 종합심사를 하게 한다. 각 상임위원회에서 예비심사를 거치고서 또 다시 예산결산특별위원회에서 종합심사를 하는 것은 예산을 객관적으로 심사하려는데 그 목적이 있다. 예비심사의 경우에는 각 상임위원회와 소관 부처 간에 직무상 서로 긴밀한 관계로 인하여 예산심사가 객관적으로 이루어지지 않을 수도 있으나 임시적으로 설치한 특별위원회는 어느 부처와도 직접적인 관계가 없으므로 중립적인 입장에서 객관적으로 삭감위주의 심사를 할 수 있다.

(5) 본회의 의결

종합심사가 끝난 예산안은 본회의에 상정된다. 본회의에서는 표결에 앞서 정부 측의 제안설명과 예산결산특별위원회의 예산심사보고가 행해지고 정부에 대한 질의와 토론이 있게 된다. 본회의에서의 의결은 헌법의 규정에 따라 회계연도 개시 30일 전까지 이루어져야 한다. 예산안이 법정 기간 내에 의결되지 못한 경우에는 준예산이 적용된다. 예산안이 국회에서 심의를 거쳐 의결되면 예산으로 확정된다. 확정 예산은 법적인 효력을 갖는다. 따라서 세출예산은 확정 당시에 정해진 예산금액을 절대로 초과하여 지출할 수 없고, 그 사용 목적도 각 예산과목에서 정한 대로 지출해야 한다.

3) 예산집행

예산집행은 단순히 국가의 수입 · 지출을 실행 · 관리하는 것만을 의미하지는 않는다. 이것은 예산과 결부된 국가의 목표와 사업계획을 성취하는 과정까지 포함하는 개념이다. 그런데 예산집행 과정에서 행정부는 대립되는 두 측면에 직면하는 경우가 있다. 하나는 입법부의 의도대로 재정적 한계(financial limitations)를 지키는 것이고, 다른 하나는 예산 성립 후에 생겨나는 상황변동에 대응할 수 있게 신축성을 갖는 것이다. 이를 해결하는 방안으로 모든 국가에서는 행정부가 특수한 상황에 한하여 예산집행에서 다소 간의 재량을 발휘할 수 있도록 하고 있다. 이것은 지출통제와 지출재량 간의 상호보완과 조화를 통해 예산을 효율적으로 사용하게 하려는 것이다.

(1) 예산집행상의 재정통제 방안

행정부는 입법부의 의도대로 확정 예산 범위 내에서만 예산을 집행해야 한다. 이를 준수하도록 유도하기 위한 예산집행상의 재정통제 방안에는 예산배정, 예산 재배정, 기록과 보고, 정원과 보수 등이 있다.

① 예산배정

예산배정(apportionment)은 중앙예산기관이 각 중앙관서에 예산액을 분기별로 나누어 정해주는 것을 말한다. 이와 같이 예산을 분기별로 배정하는 것은 각 행정기관이 한번에 자금을 모두 지출하는 것을 막으려는 것이다.

② 예산 재배정

예산 재배정(allotment)은 자금을 배정받은 각 중앙관서장이 그 산하 각 기관에 다시 분기별로 배정하여 주는 것을 말한다. 이러한 제도의 목적은 각 중앙관서장으로 하여금 산하 각 기관의 예산집행 상황을 감독 · 통제하고 재정적 한계를 엄격히 지키게 하는 데 있다.

③ 기록과 보고

지출원인행위와 수입 · 지출에 관한 기록과 보고는 예산을 적정하게 집행하도록 통제하는 수단이 된다. 우리나라에서는 각 중앙관서의 장으로 하여금 지출원인행위 보고서, 수입 · 지출에 관한 보고서, 기타 회계에 관한 보고서를 월별로 기획재정부장관에게 보고하도록 하고 있다. 그리고 매분기마다 사업집행보고서와 기타 예산에 관한 보고서를 기획재정부장관에게 제출하도록 하고 있다.

④ 정원과 보수

인건비는 예산에서 큰 비중을 차지하므로 각 중앙관서가 임의적으로 정원과 보수를 변경하지 못하도록 하고 있다. 예를 들어, 보건복지부의 조직을 개편하거나 직원 정원을 변경하려면 먼저 행정안전부와 협의가 필요하다.

(2) 예산집행상의 신축성 방안

예산집행 과정에서 행정부에 재량권을 주지 않고 통제만 하게 되면, 예상하지 못한 상황 변동으로 인한 사업계획의 변경이나 가격변동 등에 적절히 대응할 수가 없게 된다. 이러한 이유로 행정부의 예산집행에는 신축성(flexibility) 허용이 필요하다. 우리나라에서도 예산집행상의 신축성을 위한 방안으로 예산의 이용과 전용, 예산의 이체, 예산의 이월, 계속비, 예비비, 국고채무부담행위 등을 국가재정법에서 인정하고 있다.

① 예산의 이용과 전용

우리나라 세출예산의 과목 구조는 각 기관별로 장 · 관 · 항 · 세항 · 목으로 분류되어 있다. 예산의 이용은 예산과목 중 장 · 관 · 항에 각각 책정되어 있는 예산액을 서로 바꾸어 쓰는 것을 말한다. 각 중앙관서의 장은 예산이 정한 각 기관 간 또는 각 장 · 관 · 항 간에 상호 이용할 수 없다. 다만, 특정한 경우[23]에 한정하여 미리 예산으로써 국회의 의결을 얻은 때에는 기획재정부장관의 승인을 얻어 이용하거나 기획재정부장관이 위임하는 범위 안에서 자체적으로 이용할 수 있다.

이와 달리 예산의 전용은 각 세항 · 목 사이에 서로 바꾸어 쓰는 것을 말한다. 각 중앙관서의 장은 예산의 목적범위 안에서 기획재정부장관의 승인을 얻어 각 세항 또는 목의 금액을 전용할 수 있다. 회계연도마다 기획재정부장관이 위임하는 범위 안에서 각 세항 또는 목의 금액을 자체적으로 전용할 수 있다. 다만, 당초 예산에 계상되지 아니한 사업을 추진하는 경우와 국회가 의결한 취지와 다르게 사업 예산을 집행하는 경우에는 전용할 수 없다. 그런데 예산의 이용은 이미 국회에서 확정된 사업계획을 변경하는 행위이므로 국회의 사전승인이 있어야 하지만, 예산의 전용은 행정과목 사이의 유용이므로 행정부의 재량으로 가능하다.

② 예산의 이체

예산의 이체는 정부조직 등에 관한 법령의 제정 · 개정 또는 폐지로 인하여 중앙관서의 직무와 권한에 변동이 있는 때에 당초의 예산을 다른 기관의 소관으로 변경시키는 것을 말한다. 예산을 이체하고자 할 때에는 이체 받을 중앙관서의 장과 이체하여야 할 중앙관서의 장이 서로 협의하여 그 과목과 금액을 기록한 서류를 기획재정부장관에게 제출하여 승인을 받아야 한다. 이체를 한 경우에는 각 중앙관서의 장은 이체 내역을 국회 소관 상임위원회와 예산결산특별위원회에 제출하여야 한다.

---

23 국가재정법 제47조에는 1. 법령상 지출의무의 이행을 위한 경비 및 기관운영을 위한 필수적 경비의 부족액이 발생하는 경우, 2. 환율변동·유가변동 등 사전에 예측하기 어려운 불가피한 사정이 발생하는 경우, 3. 재해대책 재원 등으로 사용할 시급한 필요가 있는 경우, 4. 그 밖에 대통령령으로 정하는 경우가 규정되어 있다.

③ 예산의 이월

예산의 이월은 그 해에 지출을 다하지 못하고 남은 예산 금액을 다음 연도의 예산으로 사용하는 것을 말한다. 회계연도 독립의 원칙에 따라 매 회계연도의 세출예산은 다음 연도에 이월하여 사용할 수 없다. 그럼에도 불구하고, 국가재정법에서는 예외적으로 다음 회계연도에 이월하여 사용할 수 있는 경비의 범위를 규정[24]하고 있다. 그런데 이월액은 다른 용도로 사용할 수 없다. 각 중앙관서의 장은 예산을 이월하는 때에는 이월명세서를 작성하여 다음 연도 1월 31일까지 기획재정부장관 및 감사원에 각각 송부하여야 한다.

④ 계속비

계속비는 완성에 수년이 필요한 공사나 제조, 연구개발사업 등의 경비에 관하여 미리 일괄하여 국회의 의결을 얻고, 이것을 변경할 경우 외에는 다시 그 의결을 얻을 필요가 없는 경비를 말한다. 계속비의 연한은 예외적인 경우[25]를 제외하면 5년 이내이다. 수년간 계속되는 사업이나 공사에 관한 경비를 해마다 새로 예산을 편성하는 불편을 없애고 공사의 일관성을 확보하여 사업 중단의 폐해나 예산의 낭비를 방지할 목적으로 마련된 것이다.

⑤ 예비비

예비비는 예측할 수 없는 예산 외의 지출 또는 예산초과지출에 충당하기 위하여 미리 책정해 두는 금액을 말한다. 일반회계 예산총액의 100분의 1 이내의 금액을 예비비로 세입세출예산에 계상할 수 있다. 그러나 공무원의 보수 인상을 위한 인건비 충당을 위하여는 예비비의 사용목적을 지정할 수 없다. 예비비는 장래를 대비하여 비축하는 자금이므로 기획재정부가 이를 관리한다. 그러나 그 지출한 금액과 예산과목은 차기 국회의 승인을 얻어야 한다.

⑥ 국고채무부담행위

국고채무부담행위는 법률에 따른 것과 세출예산금액 또는 계속비의 총액의 범위 안의 것 외에 채무를 부담하는 행위[26]를 말한다. 이런 행위를 하는 때에는 미리 예산으로써 국회

---

24 국가재정법 제48조에 규정된 이월 가능한 경비 내용은 1. 명시이월비, 2. 연도 내에 지출원인행위를 하고 불가피한 사유로 인하여 연도 내에 지출하지 못한 경비와 지출원인행위를 하지 아니한 그 부대경비, 3. 지출원인행위를 위하여 입찰공고를 한 경비 중 입찰공고 후 지출원인행위까지 장기간이 소요되는 경우로서 대통령령으로 정하는 경비, 4. 공익사업의 시행에 필요한 손실보상비로서 대통령령으로 정하는 경비, 5. 경상적 성격의 경비로서 대통령령으로 정하는 경비이다.

25 사업규모 및 국가재원 여건상 필요한 경우에는 예외적으로 10년 이내로 할 수 있다.

26 예를 들어, 정부가 공공사업을 위해 2년 이상 대지나 건물을 임차계약 하거나 외국인 기술자와의 고용계

의 의결을 얻어야 한다. 국고채무부담행위는 사항마다 그 필요한 이유를 명백히 하고 그 행위를 할 연도 및 상환연도와 채무부담의 금액을 표시하여야 한다. 다만, 재해복구를 위하여 필요한 때에는 회계연도마다 국회의 의결을 얻은 범위 안에서 채무를 부담하는 행위를 할 수 있다.

국고채무부담행위는 대개가 여러 해에 걸치는 것이므로 예산집행에 있어서 기한에 대한 신축성을 부여하는 제도라 하겠다. 그러나 국고채무부담행위는 사전에 국회의 의결을 얻어야 한다는 점에서는 예산집행상의 재정통제로도 볼 수 있다.

4) 결산과 회계검사

(1) 결산

결산(closing accounts)은 예산집행이 끝난 후에 세입예산의 모든 수입과 세출예산의 모든 지출을 계산하여 수치로 표현한 것을 말한다. 정부의 사후적 재무보고라고 할 수 있다. 결산은 감사원의 검사와 확인을 거쳐 국회의 심의 · 의결에 의하여 확정되고, 예산집행에 대한 정부의 책임이 해제된다. 그런데 결산은 예산집행의 실적에 대한 사후조치이므로 비록 정부에 의한 위법부당한 지출이 있었다고 하더라도 결산에 의해서 그 지출행위를 무효로 하거나 취소할 수는 없다. 우리나라의 결산과정은 출납정리, 결산보고서의 작성 · 제출, 감사원의 결산확인, 국회의 결산심의 · 의결 순서로 진행된다.

① 출납정리

결산은 수입 · 지출의 출납사무가 완결된 이후에 그 내용을 확정할 수 있다. 1회계연도에 속하는 세입 · 세출의 출납에 관한 사무의 정리기한을 출납정리 기한이라 하는데, 국고금관리법에 따라 한 회계연도에 속하는 세입세출의 출납에 관한 사무는 다음 연도 2월 10일까지 완결하여야 한다.

② 결산보고서 제출

결산보고서는 결산 결과를 보고하기 위하여 작성된 대차대조표와 손익계산서 등의 재무제표를 말한다. 각 중앙관서의 장은 회계연도마다 작성한 중앙관서결산보고서를 다음 연도 2월 말일까지 기획재정부장관에게 제출하여야 한다. 기획재정부장관은 각 중앙관서의

약을 체결한 때에는 앞으로 국가가 채무를 지게 될 행위이므로 미리 국회로부터 동의를 받아두어야 한다.

결산보고서를 종합하여 회계연도마다 국가결산보고서를 작성하여 대통령의 승인을 받은 후 다음 연도 4월 10일까지 감사원에 제출하여야 한다.

③ 감사원의 결산검사

감사원은 제출된 국가결산보고서를 검사하고, 그 보고서를 다음 연도 5월 20일까지 기획재정부장관에게 송부하여야 한다. 감사원에 의한 결산검사의 의의는 결산의 합법성과 정확성에 관한 최종적인 판정에 있다.

④ 국회의 결산심사

정부는 감사원의 검사를 거친 국가결산보고서를 다음 연도 5월 31일까지 국회에 제출하여야 한다. 국회에 제출된 결산보고서는 소관 상임위원회에 회부되어 예비심사 후에 예산결산특별위원회에 회부되고 그 심사가 끝난 후 본회의에 부의한다. 결산심사에서 위법하거나 부당한 사항이 적발된 경우에 국회는 본회의 의결 후 정부 또는 해당 기관에 변상 및 징계조치 등 그 시정을 요구하고, 정부 또는 해당 기관은 시정요구를 받은 사항을 지체 없이 처리하여 그 결과를 국회에 보고하여야 한다.

단계	내용
제출	• 정부는 감사원의 검사를 거친 결산을 다음 회계연도 5월 31일까지 제출 • 결산보고서에는 성인지결산서, 국가채무관리보고서 등을 첨부
상임위원회 예비심사	• 결산이 제출되면 소관상임위원회에 회부하여 예비심사를 행함
예산결산특별위원회 종합심사	• 예비심사를 거친 결산은 예산결산특별위원회에 회부됨 • 예산결산특별위원회 심사절차 : 제안설명 → 전문위원 검토보고 → 종합정책질의 → 부별심사 또는 분과위원회심사 → 결산심사소위원회심사 → 찬반토론 → 의결(표결)
본회의 심의의결	• 예산결산특별위원회의 심사를 거친 결산은 본회의에 부의되어 의결 • 결산의 심사결과 위법 · 부당한 사항이 있을 때에는 정부 · 해당기관에 시정요구 • 정부 · 해당기관은 시정요구를 받은 사항을 지체 없이 처리하여 결과보고

[그림 8-2] 국회의 결산 심의절차

출처 : 국회 홈페이지(2020)

(2) 회계검사

회계검사(audit)는 행정부가 예산을 합법적으로 집행하였는지를 확인 · 검증하고, 아울러 그 결과를 보고하기 위하여 장부 기타 기록을 체계적으로 검사하는 행위를 말한다. 흔히 회계감사라고도 하지만, 감사원법은 회계검사와 직무감찰을 합쳐 감사라고 규정하고 있다. 결산이 주로 예산집행기관인 기획재정부장관과 각 중앙관서의 장에 의하여 이루어지는 것과 달리 회계검사는 예산집행기관으로부터 독립된 지위에 있는 감사원에 의하여 이루어진다.

회계검사는 단순히 회계기록을 검증하는 것으로 끝나지 않고 그 검증결과에 대하여 반드시 감사인의 의견이 표시되어야 한다. 다시 말해서 회계검사는 회계기록의 적부에 관한 비판적인 검증이라고 할 수 있다. 회계검사는 그 특성에 따라 다음과 같이 분류될 수 있다.

① 시기에 따른 분류

회계검사는 시기에 따라 사전검사와 사후검사로 구분된다. 사전검사는 지출이 있기 전에 법령의 규정에 의하여 회계검사관이 미리 지출의 합법성을 승인하는 방식이다. 승인이 지출의 요건이 된다. 미국, 대만 등에서 채택하고 있다. 한편, 사후검사는 지출이 끝난 후에 재정활동의 정당성과 합법성을 검사하는 것이다. 우리나라는 이 방식을 채택하고 있다.

② 장소에 따른 분류

회계검사는 장소에 따라 서면검사와 현장검사로 구분된다. 서면검사는 각 기관으로부터 제출된 서류를 통하여 회계를 검사하는 방식이고, 현장검사는 검사기관이 소속 직원을 현지에 파견하여 검사하는 방식이다. 우리나라의 경우 감사원은 서면검사를 주로 하고 보충적으로 현장검사를 실시하고 있다.

③ 방법에 따른 분류

회계검사는 방법에 따라 일반적 검사, 상업식 검사, 종합적 검사로 구분된다. 일반적 검사는 공금관리를 맡고 있는 회계직 담당자의 개인적 책임에 중점을 두고 행해지는 검사를 말한다. 검사결과 불법 · 부당한 수입과 지출이 있을 때에는 그 공무원에게 개인적 책임을 물어 부당지출액 등을 반환시킨다. 우리나라가 이 방식을 채택하고 있다.

상업식 검사는 민간기업이 공인회계사에게 의뢰하여 회계를 검사하는 것과 같은 방식을 말한다. 대차대조표와 손익계산서의 내용 확인에 주된 목적을 둔다. 종합적 검사는 각 기관의 사업, 절차, 기법 등을 검토하여 합법적, 능률적, 효과적으로 자원을 활용하고 있는

지를 검사한다.

④ 감사범위에 따른 분류

회계검사는 감사범위에 따라 정밀검사와 발취검사로 구분된다. 정밀검사는 모든 수입과 지출을 세밀하게 검사하는 방식으로 전면검사라고도 한다. 우리나라가 이 방식을 채택하고 있다. 발취검사는 모든 수입과 지출을 일일이 검사하는 것이 아니라 표본추출에 의해서 선택적으로 검사하는 방식이다.

3. 구매관리

1) 개념

구매관리는 구매를 계획, 조정, 통제, 평가하는 일련의 과정을 말한다. 여기서 구매는 구매조사, 가격절충, 납기확보를 위한 독촉업무, 품질확보를 위한 검수기능 등을 포함한다. 과거에는 구매를 조직이 목표를 달성할 수 있도록 보조하는 기능으로 생각하였으나, 오늘날에는 직접 이익을 창출하는 기능으로 생각한다. 적정한 구매는 보건의료조직의 자원관리에서 매우 중요한 역할을 한다.

2) 구매관리의 기본 원칙

구매관리는 최대한 낮은 가격에 물품을 구입하고, 구입물품의 품질이 반드시 보장되어야 하며, 적기의 공급으로 원활한 활동을 지원하는 것을 목표로 한다. 구체적으로는 적정한 거래처로부터 적정한 품질과 적정한 수량의 물품을 적기에 적정한 가격으로 구입하는 것이다. 이러한 활동을 위한 효과적인 구매관리의 기본 원칙은 다음과 같다.

첫째, 효과적인 관리와 감독이 이루어져야 한다. 효과적인 관리는 물자관리 담당자의 인사에서부터 물자관리의 계획 · 조직 · 지휘 · 조정 · 통제에 이르기까지 물자관리와 관련된 모든 기능을 철저히 수행하는 것을 의미한다.

둘째, 건전한 구매가 이루어져야 한다. 건전한 구매는 수요자 측과 공급자 측이 상호 만족하면서 최대한 저렴한 가격으로 구매하는 것을 말한다. 구매담당자는 구매 전에 충분한 시장조사와 공급업자와의 의견을 교환하여 적절한 단가를 조정하여야 한다.

셋째, 효과적인 구매시스템을 수립하여 모든 구매업무를 표준화 및 단순화시켜야 한다.

넷째, 재고품목수는 최대한 축소되어야 한다. 효과적인 재고관리는 재고수량을 정확히 파악하는 것이 아니라 재고자산을 능률적으로 통제하는 것을 의미한다. 특히 빈번하게 사용하지 않는 고가재료는 재고품을 두지 말고, 필요한 즉시 입고될 수 있도록 공급자와 업무협조를 유지하는 것이 바람직하다.

다섯째, 결과지향적인 구매관리가 이루어져야 한다. 물품을 구입할 때는 입고에서부터 최종적으로 소모될 때까지 모든 과정을 검토하여 낭비가 일어나지 않고 사용될 수 있는지를 점검해야 한다.

여섯째, 물자관리 기능이 전문화되어 견제와 균형이 이루어져야 한다. 구매와 검수, 재고관리, 대금지불 등의 업무는 담당자가 각각 분리되어 수행되어야 한다.

일곱째, 모든 물품의 구매는 구매부서에서 총괄하도록 한다. 구매부서와 사용부서의 역할을 구분하도록 하는 것으로 물품 사용부서는 사용실적에 대해서만 책임지도록 한다. 이렇게 하면, 각 부서별로 유사한 기능을 가진 물품을 구매함으로써 표준화를 가능하게 해준다. 그리고 구매관리 절차를 통일화, 단순화시킬 수 있다.

3) 구매방법의 특성

구매방법은 수의계약(optional contract) 방식에서 입찰(tender) 방식으로 발전해 왔다. 한편, 구매방법은 경쟁방법에 따라 수의계약, 제한경쟁입찰, 공개경쟁입찰로 분류된다. 또한 대금지불방법에 따라 검수 · 입고 지불방법과 사후정산 방법으로 분류된다. 각 구매방법의 특성은 다음과 같다.

(1) 경쟁방법에 따른 분류

① 수의계약

수의계약은 비경쟁 방법으로 계약 이행 능력이 있다고 판단되는 특정인을 선정하여 계약을 체결하는 방식이다. 신속한 구매를 할 수 있으며 절차가 간편하여 인력과 비용을 줄일 수 있다는 장점이 있지만, 비싼 가격으로 구매할 가능성이 있고 부정이 발생할 소지가 있다. 주로 소액의 자재구입에 사용하며, 기존의 거래실적이 있던 업체와 거래하기 때문에 안정되게 할 수 있다. 그런데 정부, 공공조직 등이 체결하는 모든 계약은 경쟁계약이 원칙이므로 수의계약은 예외적인 방식이 된다.

② 입찰

입찰 방식은 다수의 신청희망자로부터 각자의 낙찰 희망 예정가격을 서면으로 제출하게 하고, 그 중에서 도급예정가액이나 판매가격이 최저인 입찰자와 계약을 체결하는 방식을 말한다. 일반 경매와 차이점은 반드시 문서로 의사표시를 하게 되어 있으므로 타인의 청약 내용을 알 수 없어 비밀이 유지된다는 것이다.

입찰은 참여할 수 있는 자격제한 여부에 따라 제한경쟁입찰과 공개경쟁입찰로 구분된다. 제한경쟁입찰은 입찰에 참여할 수 있는 업체의 범위를 제한한다. 이와 달리 공개경쟁입찰은 일정한 조건을 갖추면 누구나 참가할 수 있다. 경쟁방법별 입찰 내용은 다음과 같다.

㉠ 제한경쟁입찰

제한경쟁입찰은 계약담당자가 경쟁에 참가할 상대방을 미리 선정 · 지명하여, 지명받은 상대방들이 입찰에 참여한 후 그 중에서 가장 유리한 상대방을 선정하는 방식이다. 제한경쟁입찰은 지명경쟁입찰이라고도 한다. 계약의 성질 또는 목적상 경쟁상대자가 소수인 경우와 일반경쟁으로 하는 것이 불리하다고 판단되는 경우에 활용하게 된다. 불량업자를 제외시킬 수 있어 계약이행이 확실하며 낮은 가격에 질 좋은 물품을 구입할 수 있다는 장점이 있다. 단점은 신규업체를 배제할 목적으로 이용될 가능성이 있고 업자들의 담합 가능성이 있다.

㉡ 공개경쟁입찰

공개경쟁입찰은 계약내용을 널리 공고하여 불특정 다수인이 입찰에 참여하도록 하는 방식이다. 예정가격의 범위 내에서 가장 저렴한 가격을 제시한 계약자를 선정하게 된다. 공개입찰은 업자 간의 경쟁을 유발하여 낮은 가격에 구입할 수 있고 새로운 업체를 개발할 수 있다는 장점이 있으나, 낮은 가격에 중점을 두다 보면 품질이 나쁜 제품을 구입할 수 있다는 단점이 있다.

[표 8-3] 구매방법별 장 · 단점 비교

방법	장점	단점
수의계약	• 절차 간편하고 인력과 비용을 절감할 수 있다. • 상대방의 실정을 숙지하고 있으므로 안정된 거래가 가능하다. • 신용이 확실한 거래처 선정이 가능하다.	• 정실의 우려가 있고, 부정발생 가능성 있다. • 비싼 가격으로 구입할 가능성 있다. • 새로운 거래처 발굴이 어렵다.
제한경쟁 입찰	• 불성실 거래업자를 배제시킬 수 있다. • 절차의 간소로 경비절감이 가능하고 경쟁에 의하여 유리한 조건으로 계약이 가능하다.	• 업체들의 담합가능성이 있다. • 공개경쟁에 비하여 가격이 다소 높을 수 있다.
공개경쟁 입찰	• 업자간 경쟁을 유발하여 낮은 가격에 구입할 수 있다. • 새로운 업체 발굴이 가능하다. • 공개적이고 기회가 공평하므로 부정을 방지할 수 있다.	• 불성실한 거래처를 배제하기 어렵다. • 구입이 긴급할 경우 소요시간 맞추기가 어렵다. • 절차가 복잡하고 장기간 소요된다.

(2) 대금지불방법에 따른 분류

① 검수 · 입고기준 지불방식

검수 · 입고기준 지불방식은 구입 때마다 검수와 입고시점을 기준으로 하여 현금, 수표, 어음 등으로 대금을 지급하는 방식이다. 이 방식은 입고 즉시 대금을 지급하므로 구입단가를 낮출 수 있고, 업체와 대금 지불에 대한 갈등이 감소한다는 장점이 있다. 단점은 자금압박의 우려가 있고 재고비용이 증가할 수 있다.

② 사후정산 방식

사후정산 방식은 필요한 물품을 먼저 가져다 놓고 일정기간 동안 사용한 결과에 따라 사용분에 대한 것만 지불하는 방식이다. 이 방식은 상대적으로 재고비용이 절약된다는 장점이 있다. 단점은 월 사용량에 대한 계산이 복잡하며, 사용량의 착오로 대금계산이 잘못될 가능성이 있다.

4) 구매과정

구매물자를 선정하는 것은 중요하다. 물자를 잘못 선택하면 예산을 낭비할 뿐만 아니라 양질의 보건의료서비스를 기대할 수도 없다. 물품을 구매할 경우에는 다음과 같은 절차로 진행하는 것이 바람직하다.

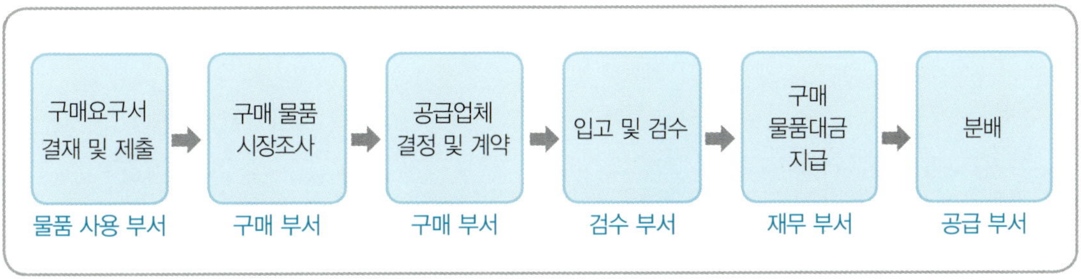

[그림 8-3] 구매과정 절차

첫째, 각 사용부서는 물품을 신규 구입할 경우에는 품목, 규격, 용도 등을 상세히 기재하여 최고관리자의 결재를 받은 후에 구매부서로 구매요청서를 제출한다.

둘째, 구매부서에서는 요청된 품목에 대한 철저한 시장조사를 실시한다. 시장조사는 조사방법에 따라 직접조사 또는 간접조사로 분류된다. 직접조사는 구매부서가 직접 공급업자를 접촉하여 시장조사를 하는 방법이다. 시간과 노력이 많이 들지만 상대적으로 신뢰성이 높다. 이와 달리 간접조사는 공급업자 또는 제3자를 통하여 자료를 조사하는 방법이다. 자료입수는 수월하지만 정보가 왜곡될 가능성이 있다.

셋째, 공급업체 결정 및 계약이다. 앞에서 살펴본 것처럼, 공급업체를 결정하는 방법에는 수의계약, 제한경쟁입찰, 공개경쟁입찰이 있다.

넷째, 입고 및 검수업무이다. 검수는 발주한 대로 공급업체로부터 물품이 납품되었는지를 확인하는 것이다. 검수업무는 수량, 규격, 품질, 납품기간 등 세심한 부분까지 점검해야 한다.

다섯째, 구매물품에 대한 대금을 지불한다. 이를 위해 지출결의서를 발행하는데, 필요한 첨부 서류는 세금계산서, 거래명세서 및 발주서, 견적서 및 관련된 내역서 등이다. 구매부서에서는 대금 지불 관련 서류를 검토한 후에 재무부서로 인계한다.

HEALTH ADMINISTRATION

제3부

행정관리론

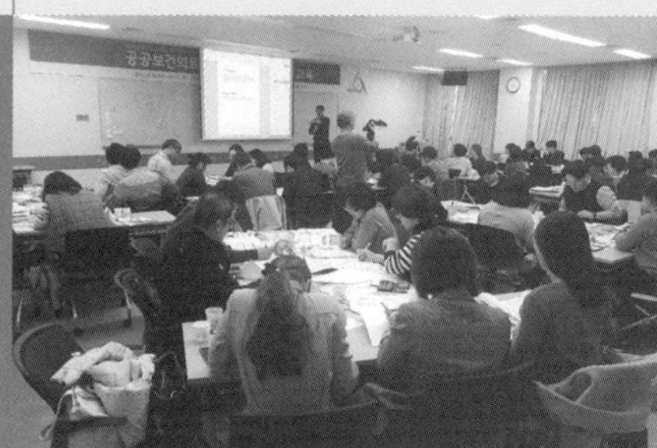

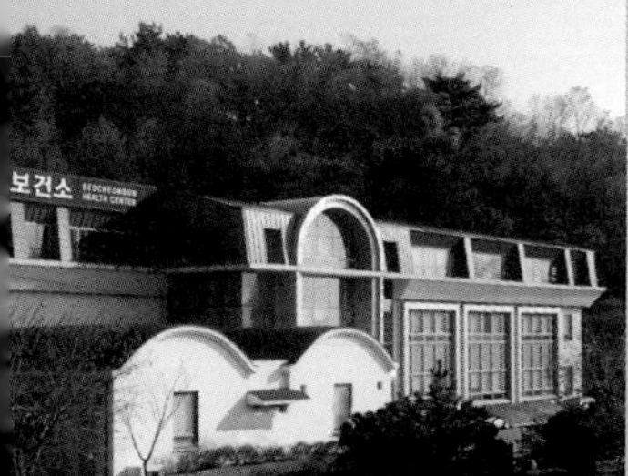

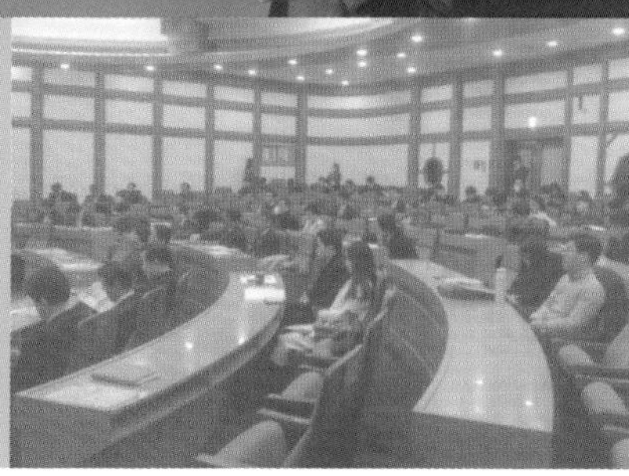

제9장

보건의료정책

학습목표

- 보건의료정책의 기본 이념과 특성을 설명할 수 있다.
- 정책의제 설정과정을 4단계로 설명할 수 있다.
- 정책결정이론 중에서 합리모형, 만족모형, 점증모형을 비교할 수 있다.
- 정책집행에 영향을 미치는 요인에 대해서 설명할 수 있다.
- 보건의료정책을 평가할 경우 적용할 수 있는 평가기준을 제시할 수 있다.

1. 보건의료정책의 이해

1) 개념

보건의료정책(health care policy)은 정부가 국민의 건강을 보호 · 증진하기 위하여 수행하는 모든 활동의 방침을 말한다. 보건의료정책은 국민의 건강에 영향을 미치는 요인들을 찾아내고, 그것을 개선시킬 수 있는 가장 적절한 방법을 찾아내거나 개발하여, 이를 효과적으로 수행하는 것이라고 할 수 있다. 보건의료 분야에 정책학적 원리와 기술을 적용한 것이다. 정책학은 라스웰(Harold D. Lasswell, 1951)[1]에 의해 행정학과 구분되는 독자적 학문으로 발전하였고, 보건의료정책은 정책을 기능적으로 분류한 유형에 속한다.

정부의 보건의료정책은 헌법이 추구하는 핵심가치인 인간의 존엄과 가치 및 행복추구를 실현하는 수단이라고 할 수 있다. 그런데 보건의료정책을 수립하기 위해서는 보건의료와 관련된 전문적인 지식이 필요하다. 특히 수립된 정책이 집행되면 국민의 건강과 생명에 직 · 간접적으로 영향을 미치기 때문에 다른 어떤 정책보다도 더 과학적이고 체계적으로 검토되어야 한다. 여기에서는 보건의료정책을 올바르게 이해하기 위해서 먼저 정책의 기본 특성을

1 정책연구의 개척자로 불리는 학자는 라스웰이다. 그가 1951년 발표했던 '정책 지향(policy orientation)' 논문이 정책연구의 출발점이 되었다. 그는 이 논문에서 인간 존엄성 실현을 궁극적 목적으로 하는 정책과학이 필요하다고 주장하였다. 그러나 라스웰의 이런 주장은 그 당시에는 주목을 받지 못하였다. 왜냐하면 1950년대 당시는 행태주의가 득세하였기 때문이다. 행태주의자들은 경험적 또는 계량적 접근방법을 선호하였기 때문에 계량화하기 곤란한 사안들은 연구대상이 되지 못하였다. 라스웰이 강조한 인간 존엄성 실현 같은 주제는 과학적 연구방법에 적합하지 않았기 때문이다. 그러다가 행태주의에 대한 반성과 비판 속에 1960년대 후반부터 문제 중심의 정책학이 주목을 받기 시작하였다. 1971년 라스웰은 1951년 논문을 발전시켜 정책과학(policy sciences)에 관한 논문을 발표하였다.

살펴보려고 한다.

2) 정책의 특성

정책(policy)[2]은 정부가 공공문제를 해결하려고 마련한 활동의 방향을 말한다. 일반적으로 정책을 단순히 목표달성이나 문제해결의 수단으로 이해하는 경향이 있다. 그런데 이런 접근은 정책의 가치성과 정치 관련성을 충분히 고려하지 못한 것이다. 왜냐하면, 정책학은 처음 시작할 때부터 인간존엄성 실현이라는 가치를 공개적으로 선언한 학문이기 때문이다. 그리고 오늘날에도 모든 정책수립과정에서 가치성과 정치 관련성이 보편적으로 관찰되기 때문이다.

정책은 사업, 사업계획, 정부방침, 정책지침, 결의사항 등의 형식으로 표현된다. 흔히 사회정책, 보건정책, 복지정책이라고 할 경우 국가가 추진하는 것으로 이해되기 쉽지만, 실제로는 국가의 권력을 현실적으로 담당하는 정부의 정책이며 의원내각제에서는 정권을 담당하고 있는 정당의 정책을 말한다. 일반적으로 정책의 특성은 정부가 수행, 목표 지향성, 결과의 불확실성, 큰 영향력과 파급력, 공익 지향성, 정치 관련성 등이다. 구체적인 내용은 다음과 같다.

(1) 주체는 정부

공공정책의 주체는 정부이다. 여기서 정부는 좁게는 행정부만 의미하지만 넓게는 입법부와 사법부까지 포함하는 모든 국기기관을 총칭한다. 정책과정에서 때로는 국가기관에 속하지 않은 민간부문과의 협력이 이루어지기도 하지만 궁극적으로 정책의 결정과 집행의 최종 책임은 정부에 있다. 정책과정에서 아무리 민간부문이 큰 역할을 담당하더라도 정부기관에 의해 확정되는 절차를 거쳐야만 비로소 공공정책으로 공식화되는 것이다.

(2) 목표 지향성

공공정책은 정부가 개입하여 현재 보다 더 바람직한 미래의 상태를 추구한다. 이것은 정책주체가 목표를 실현하려는 노력이라고 할 수 있다. 정책은 자연발생적으로 이루어지는 것이 아니라 상황을 목표로 하는 특정한 방향으로 유도하기 위하여 의도적으로 개입하게 된다. 이런 점에서 정책은 목표 지향적 활동이라고 할 수 있다.

2 이 책에서 다루는 정책은 그 내용과 성격이 공적인 공공정책(public policy)이다.

(3) 결과의 불확실성

정책은 현재 결정하지만 그 결과는 미래에 나타난다. 그런데 미래는 불확실하여 어느 누구도 정확히 예측할 수가 없다. 담당자가 최선을 다해서 정책을 집행한다고 해도 그 결과가 원래 기대했던 목표를 충실히 달성할 수 있을지는 알 수가 없다. 정책결과는 항상 불확실할 수밖에 없다.

(4) 영향력과 파급력

정책의 영향력과 파급력은 개인이나 민간부문의 결정과는 비교가 되지 않을 정도로 크다. 정책이 적용되는 범위도 공간적으로 넓고, 시간적으로도 오래 지속된다. 정부가 결정하고 집행한 정책은 모든 국민들에게 영향을 미치게 된다. 물론 특정한 지역, 계층 등에 한정된 정책이 있긴 하지만, 일반적으로는 대부분의 국민들이 정책대상이 된다. 따라서 정책이 한 번 잘못 결정되면 많은 국민들이 고통을 받게 된다.

(5) 공익 지향성

정책은 많은 사람들에게 이익 또는 손해를 줄 수 있기 때문에 모든 정책은 기본적으로 여러 사람의 이익을 실현시키려고 한다. 특히 공공정책의 경우에는 국민을 위한 공익을 추구하는 특성이 더욱 강하다. 정책의 목표설정, 수단 선택, 집행 등의 모든 과정에서 공공성이 최우선적으로 고려된다. 공공정책의 정당성과 강제성은 공익 지향성에 근거한다.

(6) 정치 관련성

공공정책은 모든 사람들에게 이익과 손해를 균등하게 배분하는 것이 아니라 항상 불균등하게 배분하는 부분이익 선택성(policy selectivity)을 지닌다. 정책으로부터 혜택을 받는 국민들이 있지만, 반대로 손해를 보는 국민들도 있게 된다. 그러므로 공공정책은 협상과 타협 또는 권력적 작용과 연관되는 정치성을 지닌다. 이런 정치적 특성 때문에 정책수립과정에서 과학적 접근이 제한되는 경우가 발생하게 된다.

3) 정책의 구성요소

정책은 필수적으로 정책목표, 정책수단, 정책대상집단을 구성요소로 한다. 정책의 구성요소를 구체적으로 살펴보면 다음과 같다.

(1) 정책목표

정책목표(policy goal)는 정책을 통하여 이루려고 하는 바람직한 상태를 말한다. 여기서 바람직한 상태란 미래에 이루고 싶은 특정한 상태라고 할 수 있다. 정책목표가 수행하는 주요 기능은 정책의 대안을 선택하고 탐색할 때에 기준[3]이 되고, 정책을 집행할 때에 가이드라인이 되며, 정책을 평가할 때에는 중요한 기준이 된다.

그런데 정책목표는 우리가 원하는 바람직한 미래상을 설정한 것이라는 점에서 가치판단의 결과라고 할 수 있다. 따라서 적용되는 가치판단의 기준이 달라지면 당연히 정책목표는 달라진다. 가치판단은 개인의 주관에 따라 달라질 수 있으며 모든 사람들이 똑 같은 가치판단을 하기는 어렵다. 따라서 어떤 정책결정자가 설정해 놓은 정책목표가 과연 좋은 것인지, 정부가 지금 해결하겠다고 하는 문제가 정말 적합한 문제인지 등에 대해서 사회적 합의를 얻는 것은 결코 쉬운 일이 아니다.

(2) 정책수단

정책수단(policy instrument)은 정책목표를 달성하기 위해서 수행하는 행동방침이라고 할 수 있다. 정책수단은 정책의 실질적인 내용으로 정책목표의 중요성, 정책환경, 정책수단에 동원될 수 있는 자원 등에 따라 선택되어야 한다. 어떤 정책수단을 선택하느냐에 따라 정책목표가 달성될 가능성이 달라진다. 정책수단에는 정책목표를 달성하는데 직접적으로 관련되는 실질적인 정책수단과 실질적인 정책수단을 실현시키기 위해 마련되는 보조적인 정책수단으로 분류할 수 있다. 후자에는 집행기구, 전담요원, 공권력 등이 포함된다.

(3) 정책대상집단

대상집단(target group)은 정책집행으로 직간접적인 영향을 받는 대상자를 말한다. 이해관계자라고 부르기도 한다. 정책은 정책문제에 대응하기 위하여 대상집단의 행동이나 주어지는 혜택 등을 변화시키게 된다. 이에 따라 정책대상집단은 수혜자와 부담자로 구분될 수 있다. 수혜자는 정책으로 인해서 발생하는 이익을 누리는 사람이고, 부담자는 정책을 실행하는데 들어가는 비용을 부담해야 하는 사람을 말한다.

3 최선의 정책수단을 선택하기 위해서는 정책목표가 명확하게 설정되어야 한다. 목표가 분명하지 않으면 적절한 정책수단이 무엇인지를 판단하기 어렵다.

4) 정책의 유형

정책유형에 따라 참여자, 환경의 영향, 과정이 달라지기 때문에 분류된 유형을 통해 각각의 특성을 파악할 수 있다. 각 유형별로 서로 다른 중요요소가 존재하므로 이를 파악하고 중요요소를 집중적으로 관리하는 것이 각 유형의 정책을 관리하는데 성공적일 수 있다.

정책을 분류하는 가장 전통적인 방법은 기능적 분류방식이다. 보건의료정책, 교육정책, 환경정책 등으로 분류하는 것이다. 가장 많이 인용되는 분류방식은 로위(Theodore J. Lowi, 1972)가 제시한 정책유형이다. 로위는 정책과정의 참여자와 이들이 관련되어 만들어내는 과정상의 특성을 기준으로 배분정책, 규제정책, 재분배정책, 구성정책으로 분류하였다. 구체적인 내용은 다음과 같다.

[표 9-1] 정책의 유형

유형	특성
배분정책	국민들에게 특정한 권리, 이익, 서비스 제공
규제정책	일부 개인 또는 집단의 자유 구속하여 다수 보호
재분배정책	재산, 소득, 권리 등 일부를 계층 간 이전시켜 사회적 형평성 강화
구성정책	정치체제 조직화, 체제의 구조 및 운영 등 국가의 방침 결정

(1) 배분정책

배분정책(distributive policy)은 정부가 국민들에게 특정한 권리, 이익, 서비스를 제공해주는 내용의 정책을 말한다. 보건의료산업에 대한 금융지원, 도로 및 건설 사업 등 우리가 흔히 접하는 일반적인 정책이 이 유형에 속한다. 정책대상집단으로 수혜자는 특정한 개인이나 집단이며, 부담자는 세금을 내는 불특정 다수의 전체 국민이다. 부담자들은 조직화할 수 없고 관심을 모을만한 연계가 없기 때문에 활동성이 매우 미약하다. 이와 달리 수혜자들은 소수이고 재화와 서비스를 직접 받기 때문에 활발한 활동성을 보인다.

(2) 규제정책

규제정책(regulatory policy)은 사회적 공익을 확보하기 위해서 정부가 일부의 개인 또는 집단에 대하여 그들의 특정한 활동에 대하여 자유를 구속, 강제하여 반사적으로 많은 사람들을 보호하려는 정책을 말한다. 정책이 원활하게 추진되기 위해서는 공권력과 법적 근거가 필요한 경우가 많다.

일반적으로 규제정책은 기업의 본원적 경제활동을 대상으로 하는 경제적 규제와 손상될 우려가 있는 사회적 가치를 보호하기 위한 사회적 규제로 구분된다. 경제적 규제에는 진입 규제(인허가제, 직업 면허제, 수입품목 제한 등), 가격 규제(공공서비스 요금 등), 품질 규제(표준화, 인증마크 등), 독과점 및 불공정 거래 규제(담합 금지, 불법 복제 금지 등) 등이 해당된다. 그리고 사회적 규제에는 환경 규제(쓰레기 종량제, 공장 배기가스, 그린벨트 등), 작업장 안전 및 보건 규제(산업재해 예방 등), 사회적 차별에 대한 규제(성별, 종교, 출신지에 따른 차별금지 등) 등이 해당된다.

(3) 재분배정책

재분배정책(redistributive policy)은 재산, 소득, 권리 등을 상대적으로 많이 가진 계층 또는 집단으로부터 적게 가진 계층 또는 집단으로 그 일부를 이전시키는 정책을 말한다. 누진세제, 사회보장정책 등이 대표적인 사례가 된다. 재화나 권리의 불균형적 분포 상태를 사회적 형평성의 이념에 입각하여 재정리 · 변화시키고자 하는 정책이라고 할 수 있다. 특정한 기득권 계층이 비용을 부담하고, 사회적 보호대상자들이 수혜를 받게 된다. 재분배정책은 이념적인 문제와 깊이 관련이 있고, 안정적으로 추진하기 위해서는 이데올로기에 대한 국민적 합의가 필요하다.

(4) 구성정책

구성정책(constitutional policy)은 정부가 국가의 틀을 만드는 것과 관련해서 방침을 정하는 정책을 말한다. 이것은 일반 국민들을 대상으로 하는 정책이라기보다는 정치체제의 투입을 조직화하고 체제의 구조 및 운영과 관련된 정책이다. 정부 조직개편, 선거구 조정 등이 여기에 해당된다. 상위정책으로 불려진다. 정책대상집단에서 수혜자와 부담자 모두 국민이지만, 국민 모두가 활동을 해서 결정할 수 없기 때문에 주로 정당이 정책과정의 주요 활동자로 역할을 수행한다.

5) 보건의료정책의 이념

이책 1장에서 행정의 이념에 대해서 살펴보았다. 그리고 행정의 기본 원리가 보건행정에 적용된다는 것을 확인하였다. 따라서 보건의료정책의 이념은 행정의 이념을 포함하게 된다.

다만, 보건의료정책에서는 특별히 평등성과 형평성이 강조된다.

(1) 평등성

평등(equality)은 모든 사람을 동일하게 대우한다는 의미이다. 인간이 가지고 있는 권리, 의무, 자격 등에 차별이 없는 상태를 말하며, 헌법재판소는 평등원칙이 우리 헌법의 최고원리이고 기본권 중의 기본권이라고 판시하였다. 법 앞에 평등, 남녀의 평등, 인종 · 종족 간의 평등 등이 대표적인 사례이다. 보건의료정책은 특정 계층 및 집단이 아니라 모든 국민들이 양질의 보건의료서비스를 이용할 수 있도록 평등성을 추구해야 한다. 이때 평등성은 최소한이 아닌 사회적으로 수락할 수 있는 수준을 의미한다. 건강불평등(heakth inequality)은 다양한 개인이나 사회집단이 경험하는 건강수준의 격차를 말한다. 교육 수준, 직업, 소득 수준과 같은 사회경제적 조건에 따라 건강수준이 차이를 보이는 현상이다. 건강불평등은 보건의료정책이 최우선적으로 해결해야 할 공공문제라고 할 수 있다. 이를 해결하기 위해서 정부는 적절한 개입을 통해 모든 사람에게 필요한 보건의료서비스 제공을 보장하게 된다. 우리나라의 경우 평등성은 보건의료정책 분야에 따라 다르게 적용되고 있다. 첫째, 건강보장정책은 결과의 평등을 목표로 한다. 예를 들어, 보험료에 관계없이 동일한 의료혜택을 받을 수 있는 것이다. 이러한 평등은 가장 적극적인 평등으로 모든 사람을 똑같이 취급하며 개인의 능력과 형편을 무시하고 사회적 자원을 똑같이 나누는 것을 의미한다. 둘째, 건강보험료 정책은 개인의 경제적 능력이나 여건 등에 따른 의료비 차등 부담으로 평등이 실현되고 있다. 이러한 평등은 개인의 욕구, 노력, 능력, 기여 등에 따라 사회적 자원을 차등하여 분배하는 비례적 형평을 의미한다. 셋째, 보건의료기관의 접근성에 대한 정책은 결과의 평등측면을 무시하고, 단지 결과를 얻을 수 있는 기회를 똑같이 부여하는 기회의 평등을 실현하고자 한다. 기회의 평등은 가장 소극적인 것으로 예컨대, 지역과 소득에 관계없이 보건의료 이용에서 접근에 대한 평등을 의미한다.

(2) 형평성

형평(equity)은 동일한 경우에는 동등하게 다루고, 서로 다른 경우에는 공정하고 치우치지 않게 대우하는 것을 말한다. 형평성에 대한 보편적인 기준은 없지만, 일반적으로 기여도, 기회균등의 원칙, 인간 생활에 필요한 최소한의 수요 등의 기준을 통해 판단되어진다. 대부분 국가의 보건의료정책 핵심 목표에는 건강형평성(health equity)이 포함되어 있다. 건강형평성은 모든 사람들이 완전한 상태의 건강수준을 가질 수 있는 공정한 기회를 가져야 한다는 것을 의미한다. 건강형평성은 사람들의 건강수준은 우연히 결정되는 것이 아니라 그들이 속한 계층에 따라 불공평하게 분포하는 환경적, 사회적, 경제적, 정치적 요소들의 영향을 받는다고 본다. 이러한 건강불공평(health inequity)은 사회적으로 생산되기 때문에 개인의 노력으로는 해결하기 어렵고 국가가 해결할 의무가 있다. 건강형평성을 향상시키기 위해서는 개인 역량 강화, 사회적 건강결정요인과 관련된 부문 간의 협력, 건강 지향적 공공정책, 모든 정책에 건강(HiAP)을 고려하는 접근방법을 활용해야 한다.

2. 보건의료정책과정

보건의료정책과정은 보건의료정책이 형성되고 채택되는 일련의 과정을 말한다. 그런데 정책과정의 범위와 단계별로 구분하는 방식에 대해서는 다양한 견해가 있어서 통일되기는 어렵다. 그러나 조금씩 차이는 있지만 정책과정에서 공통되는 단계는 정책의제 설정, 정책결정, 정책집행, 정책평가라고 할 수 있다. 각 단계별 내용은 다음과 같다.

1) 정책의제 설정

(1) 의미

정책의제 설정은 정부가 정책적 해결을 위하여 사회문제를 공식적인 정책의제로 채택하는 과정을 말한다. 정책의제(policy agenda)는 정책적으로 해결하고자 하는 문제들의 집합을 의미한다. 그리고 의제설정(agenda setting)은 수많은 후보 문제들 중에서 정책의제에 포함시킬 문제들을 선정하는 과정을 말한다. 정책의제 설정은 정책결정과정의 첫 단계이다.

그런데 어떤 문제가 발생하더라도 그 문제가 정책적으로 해결할 내용이냐 아니냐는 정책결정자가 보는 기준과 태도에 달려있다. 비록 개선할 문제라고 인지한 경우에도 정책결정자가 당장 그 문제를 해결하기 위해 정책을 수립하려고 결심하게 되는 것은 아니다. 왜냐하면, 사회적으로 중요하고 시급한 문제들이 너무나 많기 때문이다. 따라서 정책형성이 되기 위해서는 정책결정자가 인지한 문제가 우선 공식적인 문제로 취급되어 정책형성의 논의대상으로 채택되어야 한다. 이 단계를 정책의제의 설정이라고 한다. 정책의제 설정의 특징은 주도집단의 이해관계나 주관이 개입되어 고도의 복잡성과 다양성, 역동성을 띄며, 결정자의 주관적 판단에 의해 채택되므로 자의적, 주관적으로 인지된다.

(2) 정책의제 설정과정

정책의제는 사회문제로부터 출발하며, 사회문제는 개인문제에서부터 국가 차원의 중요한 현안에 이르기까지 매우 다양하다. 여기에서는 아이스톤(Robert Eyestone, 1978)이 제시한 정책의제 설정과정 4단계를 살펴보도록 한다.

① 사회문제

사회문제(issue universe)는 사회구성원들이 공통적으로 느끼는 부족감이나 기대에 어긋난 상태를 의미한다. 이는 주로 영향력 있는 집단에 의해서 인지된다. 사회문제는 개인문제로부터 시작한다. 개인적인 문제를 일으키는 상황이 보편적으로 사회 내에 존재하고, 많은 사람들이 이를 해결해야 한다고 생각하면 개인문제는 사회문제로 발전한다. 그런데 객관적인 상황이나 조건이 존재하더라도 개인이 주관적으로 해결해야 한다고 생각하지 않으면 문제가 되지 않는다.

② 사회적 쟁점

사회적 쟁점(social issue)은 해결방안이 합의되지 않은 사회문제로 많은 사람들이 동시에 관심을 가지고 있는 사안을 말한다. 어떤 사회문제에 관해 다양한 의견을 지닌 여러 집단 간에 갈등이 발생하고 사회적 논쟁이 상당 규모에 달하여 많은 사람들이 주목하는 사안을 의미한다. 자신이 갖고 있는 특정한 불만 또는 욕구 사항을 사회적 쟁점화하기 위하여 노력하는 사람을 주도자(initiator)라고 한다.

③ 공중의제

공중의제(public agenda)는 사회적 쟁점 중에서 많은 사람들이 관심을 가지고 있어 정부의 조치가 필요하다는 넓은 공감대가 형성된 사안을 말한다. 공중은 일반대중과는 달리 사회쟁점을 민감하게 파악하고 이에 대한 여론을 주도하며, 자신들의 이익을 위해서 뿐만 아니라 공익을 증진할 목적으로 인지된 쟁점을 널리 확산시키려고 한다. 일반적으로 공중의제를 확인하는 유용한 방법에는 여론조사, 언론보도의 내용분석 등이 있다.

④ 공식의제

공식의제(formal agenda)는 공중의제 중에서 정부가 그 해결을 위해 적극적으로 노력할 것을 공식적으로 천명한 사안을 말한다. 정부의제(government agenda)라고도 한다.

공중의제가 자동적으로 공식의제로 전환되는 것이 아니다. 정책의제로 성장하기 위해서는 어느 정도 여건이 만들어져야 한다. 중요해도 정부가 소극적인 경우, 정부가 개입하는 것이 적절하지 않은 경우, 정부가 해결책을 갖지 못한 경우에는 정책의제가 되지 못한다.

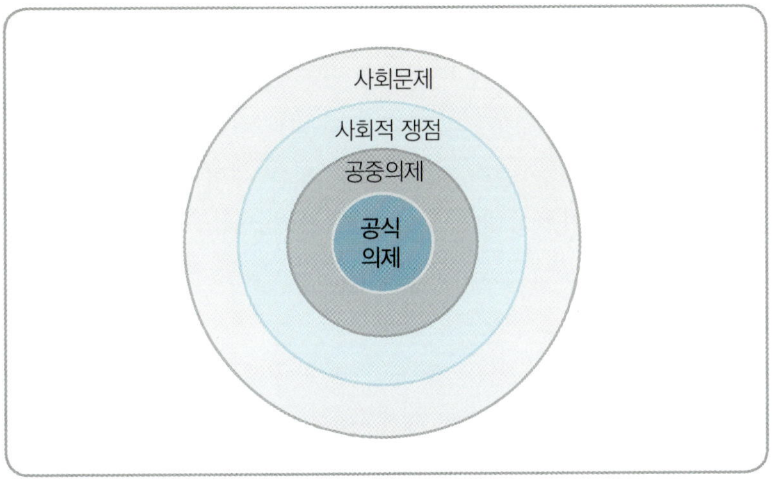

[그림 9-1] 정책의제 설정과정 4단계

(3) 주도 집단에 따른 정책의제 설정의 유형

정책의제 설정과정의 의미는 사회문제가 정치체제 속에 투입되는 과정이라고 할 수 있다. 그런데 정책의제 설정과정은 항상 똑 같은 방식으로 진행되는 것은 아니며, 이를 바라보는 관점에 따라 다양한 이론 모형들이 있다. 코브, 로스와 로스(Roger Cobb, Jennie K. Ross and Marc H. Ross, 1976)는 정책의제 설정을 누가 주도하느냐에 따라 외부주도형, 동원형, 내부접근형으로 구분하였다. 각 유형별 내용은 다음과 같다.

① 외부주도형

외부주도형(outside initiative model)은 정부 외부에 있는 집단이 주도하여 특정한 사안이 정책의제로 채택되는 경우를 말한다. 특정한 외부집단이 관심을 갖고 있는 사회문제가 사회적 쟁점이 되고 공중의제가 된 후에 최종적으로 정부의제로 확정되게 된다. 각 집단은 자신들의 주장에 대중들이 관심을 갖도록 집회, 학술세미나, 언론보도 등을 통하여 여론을 조성하는 것은 공중의제를 위한 전형적인 전략이다. 이렇게 조성된 여론을 바탕으로 정치인 또는 정책결정자를 대상으로 로비활동을 전개하여 정책의제로 채택되게 한다. 언론기관이나 정당의 역할이 중요하다. 외부주도형 의제설정은 다원화되고 민주화된 사회에서 많이 볼 수 있다.

② 동원형

동원형(mobilization model)은 정부 내에서 특정한 사회문제를 정책의제로 설정한 후에 일반 국민들을 대상으로 그 필요성과 타당성을 홍보하는 경우를 말한다. 국민들로부터 요구가 없음에도 불구하고 정부 관료가 미리 해결할 문제를 결정해 놓고, 사후적으로 대중을 설득해 나간다. 외부주도형과는 반대 경로로 진행되는 유형이다. 과거 보건의료 분야에서 추진했던 산아제한정책, 건강보험제도 등이 여기에 해당된다.

③ 내부접근형

내부접근형(inside access model)은 특정한 집단이 관심을 갖고 있는 사안이 공중의제 과정을 거치지 않고 곧바로 정책의제로 채택되는 경우를 말한다. 내부접근형에서는 정부 내의 관료나 혹은 정책결정자에게 쉽게 접근할 수 있는 외부집단에 의해 의제설정이 주도된다. 정부 관료들이 주도하는 경우에는 동원형과 유사하고, 외부집단이 주도하는 경우에는 외부주도형과 유사한 점이 있다. 그러나 내부접근형에서는 다른 유형들과 달리 일반 국민들을 설득해서 지지를 얻으려는 공중의제 과정이 생략된다. 소수 집단의 사안이 다수 시민들의 공감대 형성이라는 중간단계 없이 곧바로 정책의제로 채택되고 집행에 들어가게 된다. 특수한 전문적인 정책이나 영향 범위가 작은 정책의 경우에 내부접근형 의제설정이 빈번히 일어난다.

2) 정책결정

(1) 의미

정책결정(policy making)은 채택된 정책의제를 정책으로 바꾸어 나가는 일련의 과정을 말한다. 정책결정과정은 넓게는 정책의제 설정, 정책형성, 정책채택까지 포함되고 좁게는 정책채택만 해당된다. 정책결정은 정책을 위한 여러 대안(alternatives) 중에서 정부가 추구하는 행정목표에 가장 적합하고 합리적이며 효과를 거둘 수 있는 것을 선택하여 결정하는 과정을 의미한다. 정책결정은 정부기관의 공공정책에 관한 의사결정이라고 할 수 있다. 이 책에서는 정책결정과정을 정책채택단계로 설명하였다.

(2) 정책결정과정

정책결정과정은 정책의제 및 정책목표 설정 이후에 진행되는 단계를 말한다. 일반적으로 정책결정과정은 대안[4]의 탐색, 대안의 비교와 평가, 최종 대안의 선택으로 구분된다. 먼저 문제 해결에 도움이 될 만한 방법을 찾아보게 된다. 그 다음에는 탐색된 대안들의 장단점을 비교 · 검토해 보고, 마지막으로 여러 대안들 중에서 최종적으로 하나를 정책대안으로 채택한다. 정책대안(policy alternative)은 정책목표를 달성할 수 있을 것으로 예상되는 수단을 말한다. 이렇게 본다면 정책결정과정은 정책대안을 탐색하는 과정이라고 할 수 있다. 정책대안을 탐색한다는 것은 문제를 해결해 줄 것으로 예상되는 모든 가능한 방법들을 찾아보는 것을 의미한다.

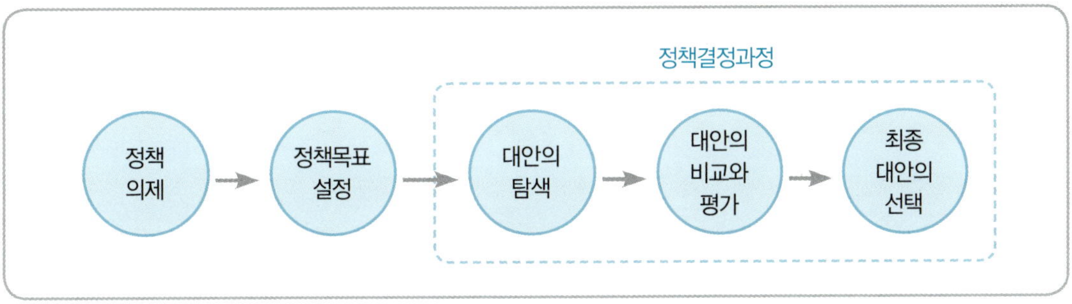

[그림 9-2] 정책결정과정

(3) 정책결정이론

① 이론의 분류

정책결정에 관한 많은 이론들은 크게 규범적 모형(normative model)과 실증적 모형(positive model)으로 구분할 수 있다. 규범적 모형은 실제로 결정이 어떻게 이루어지느냐에 대한 것이 아니라 좋은 결정 및 현명한 정책을 결정하기 위해서 어떻게 해야 할 것이냐를 다룬다. 이 모형은 우리가 처해 있는 문제 상황을 분석하고 그 분석을 통해서 우리가 주어진 목표를 가장 잘 달성할 수 있는 최선의 해결책을 선택해야 한다고 본다. 합리적 의사결정(rational decision-making) 모형[5]이 여기에 해당된다.

실증적 모형은 좋은 정책을 결정하기 위한 방법을 말해주는 것이 아니라 바람직하든 그

4 대안은 아직 정식 정책으로 채택된 것은 아니지만 최종적인 정책수단으로 선택될 가능성이 있는 후보를 의미한다.

5 합리적 의사결정 모형은 어떤 특정한 모형 하나를 지칭하는 것이 아니라 우리가 의사결정과정에서 합리적인 선택을 하기 위해서 고려해야 할 여러 측면을 제시한 많은 모형들을 통칭하는 것이다.

렇지 않든 실제 정책현장에서 의사결정이 어떤 메카니즘으로 이루어지는지 사실관계를 파악하고 인과관계적으로 설명한다. 실증적 모형은 의사결정론적 이론과 국제정치경제론적 이론으로 구분된다. 의사결정론적 이론이 미시적이고 과정중심적 분석이라면, 국제정치경제론적 이론은 거시적이고 요인중심적 분석이라고 할 수 있다. 그런데 의사결정론적 이론은 정책결정의 주된 메카니즘으로 무엇을 강조하느냐에 따라 심리학적 접근방법[6], 문제해결적 접근방법[7], 조직론적 접근방법[8], 정치론적 접근방법[9]으로 구분할 수 있다.

[표 9-2] 정책결정이론의 분류

구분	주요 이론		
규범적 모형	합리적 의사결정 이론		
실증적 모형	의사결정론적 이론	심리학적 접근방법	
		문제해결적 접근방법	합리모형
			만족모형
			점증모형
		조직론적 접근방법	사이버네틱스 모형
			시스템 모형
			회사 모형
			쓰레기통 모형
		정치론적 접근방법	의회정치 모형
			관료정치 모형
			이익집단 이론
			정책의 창 모형
			옹호연합 모형
	국제정치경제론적 이론	체계중심적 접근방법	
		사회중심적 접근방법	
		국가중심적 접근방법	

---

6 심리학적 접근방법은 심리학의 여러 개념, 이론, 분석틀 등을 활용해서 정책결정 현상을 설명하려는 시도이다. 심리학적 접근에서는 기본적으로 정책은 인간의 머릿속에서 이루어지는 사고 작용의 결과로 본다. 정책결정 현상을 제대로 이해하기 위해서는 그 결정을 내린 정책결정자의 마음속, 머릿속에서 어떤 일들이 벌어지고 어떤 현상이 나타났는지를 이해할 필요가 있다고 본다.

7 문제해결적 접근방법은 정책을 문제에 대한 해결책을 모색하는 과정의 산물로 본다. 정책결정자들은 서로 자기 입장을 관철시키기 위한 정치게임에만 몰두하는 것이 아니라 사회문제를 해결하기 위해서 노력한다고 본다.

8 조직론적 접근방법은 정책결정을 조직과정의 산물로 본다. 정책결정을 이해하려면 사람의 머릿속보다는 조직이라는 메카니즘에 관해 탐구해야 한다고 본다.

9 정치론적 접근방법은 정책을 정치과정의 산물로 본다. 정책결정이라는 정치게임이 어떻게 이루어지느냐에 관심을 둔다. 정책결정과 정치를 사실상의 동의어로 본다.

② 주요 정책결정이론

정책결정자가 해결해야 할 문제가 과거에 유사한 정책결정이 추진된 선례가 있거나 문제해결을 위한 명확한 기준이 있는 경우는 처음부터 이론적 모형의 순서로 하지 말고, 그 선례나 기준에 따라 진행하면 된다. 그러나 다수의 문제는 선례나 업무처리 기준 등이 없기 때문에 이론적 모형에 의존하여 정책결정이 진행될 수밖에 없다. 이와 관련하여 지금까지 정책결정에 관한 여러 가지 이론들이 제시되었다. 특히 정책결정과정에서 적용되는 합리성을 기준으로 이론들이 구분될 수 있다. 대표적인 고전적 의사결정이론이라고 할 수 있는 합리모형, 만족모형, 점증모형은 정책결정이 합리적이고 선형적으로 이루어진다고 본다. 이와 달리 쓰레기통 모형과 정책의 창 모형은 정책결정이 우연적이고 비합리적인 과정을 통해 이루어진다고 본다. 여기에서는 보건의료정책에서 자주 활용되는 정책결정이론을 살펴보려고 한다.

㉠ 합리모형

합리모형(rational model)은 철저한 대안 탐색과 분석을 통하여 문제를 해결할 수 있는 가장 합리적인 대안을 정책으로 채택한다는 이론이다. 이 모형에서는 정책결정자가 이성과 합리성에 근거하여 해결해야 될 문제를 명확히 정의하고, 목표를 설정한 다음에 그 목표달성을 위해서 모든 가능한 대안들을 탐색하고, 각 대안의 장 · 단점을 분석해서 가장 훌륭한 최선의 대안 하나를 선택한다고 본다.

합리모형에서는 인간은 합리적으로 생각하고 행동하며 정책결정자는 풍부한 지식과 경험을 갖고 있고 또 그것을 충분히 활용할 수 있는 능력을 갖추었다고 전제한다. 완벽한 정책결정자를 전제로 하기 때문에 현실적으로 실현가능성이 희박한 모형이라고 할 수 있다. 그럼에도 불구하고 합리모형은 정책결정자들이 합리적 최적대안을 선택하기 위해서 어떻게 노력해야 하는지를 보여주기 때문에 의사결정에 도움이 된다.

㉡ 만족모형

만족모형(satisficing model)은 인간의 인지능력이 제한되어 있기 때문에 의사결정과정은 불완전할 수밖에 없다는 이론이다. 마치와 사이먼(James G. March & Herbert A. Simon, 1958)이 제시한 만족모형은 합리모형의 완전무결한 합리성이 아니라 제한된 합리성(bounded rationality)에 기초를 두고 있다. 여기서 제한된 합리성은 현실적인 인간이 도달할 수 있는 합리성을 뜻한다. 만족모형에서는 정책결정은 완전히 합리적인 대안을 선택하는 것이 아니라 만족할 만한 대안선택을 한다고 본다.

만족모형에서 정책결정과정은 합리모형과는 크게 다르다. 우선 대안을 탐색할 때 모든 대안을 다 찾아보는 것이 아니라 그냥 제한된 범위 내에서 몇 개 정도만 찾아보는 것이 일반적이다. 대안을 비교할 때도 모든 측면을 고려한다기 보다는 중요한 몇 가지 요소만 고려하게 된다. 이러한 과정에서 결정된 정책은 결코 최선의 대안이 아니라 단지 만족스러운 정도의 결정이 된다. 인간의 인지능력이 불완전하고 합리성이 제약되어 있어 실제 의사결정은 최선의 해결책이 아니라 만족할 만한 수준의 대안 선택이 될 수밖에 없는 것이다. 정책결정자가 자신의 대안을 선택해서 의사결정을 했을 때에 실현되는 주관적 합리성이라고 할 수 있다.

ⓒ 점증모형

점증모형(incremental model)은 정책결정은 기존의 정책이 약간 바뀌는 식으로 이루어진다고 보는 이론이다. 정책결정은 기존의 정책을 점증적으로 수정해 나간다고 본다. 모든 정책은 점증적으로 개선되어 나가야 성과가 극대화될 수 있다고 본다. 정책결정에 있어서 위험부담 없이 가장 좋은 대안을 선택할 수 있는 유일한 방법은 현재의 정책과 조금만 다른 새로운 정책대안을 모색하는 것이라고 본다. 린드블롬(Charles E. Lindblom, 1959)과 윌다브스키(Aaron Wildavsky, 1979)가 제시한 점증모형은 기존의 정책에서 부분적으로 조금씩 바꾼다는 점에서 지엽적 방법(branch method)이라고 할 수 있다. 점증모형에서 정책결정은 매번 근본적인 문제해결을 추구하는 것이 아니라 단지 지엽적인 차원에서 잔가지만 조금씩 정리하는 방식으로 진행된다.

합리모형에서는 최선의 해결책으로 단번에 문제를 해결하려고 접근하지만 점증모형에서는 시행착오(trial and error)와 환류를 강조한다. 한번 해보고 잘 안되면 일부를 약간 바꿔서 다시 해보고, 그래도 잘 안된 부분이 있으면 다시 조금씩 바꿔 보는 방식이다. 전체적인 차원에서 통합이나 조정이 이루어지는 것이 아니라 각각 독립된 차원에서 산발적이고 중복된 분석이 이루어진다. 또한 여러 가지 문제들을 한꺼번에 해결하려고 하지 않고 한 번에 하나씩 순차적으로 처리하게 된다.

ⓔ 사이버네틱스 모형

사이버네틱스 모형(cybernetic model)은 분석적 합리성이 완전히 존재하지 않는 상태에서의 습관적, 적응적 의사결정을 설명한다. 스타인브루너(John D. Steinbruner, 1974)는 합리모형으로는 정부조직과 정책문제의 방대성과 복잡성 등에 효과적으로 대응할 수 없다고 생각하여 단순화된 접근방법으로 사이버네틱스 모형을 제안하였다. 사이버네틱스는 일종의 자동반응 메카니즘을 의미한다.

이 모형에서는 광범위하고 복잡한 탐색을 거치지 않고 몇 개의 간단한 반응목록만 가지고 각 상황에 맞는 대응 방법이 자동적으로 결정되는 것으로 본다. 이때 자동적으로 결정을 내리는 주체는 목표에 대한 가치판단이나 각 대안의 결과에 대한 고려는 하지 않는다. 다만 주어진 목표 값에 따라 주요 변수들을 주어진 범주 내로 유지되도록 하는 데만 초점을 둔다. 사이버네틱스 모형은 한정된 범위의 변수들에만 주의를 기울이고 나머지 정보는 무시한다. 사전에 설정해 놓은 범위의 이탈 여부만을 판단하고 그에 상응하는 행동반응 목록만을 찾아내어 불확실성을 통제한다.

㉣ 쓰레기통 모형

쓰레기통 모형(garbage can model)은 정책결정이 일정한 규칙에 따라 이루어지는 것이 아니라 문제의 흐름[10], 선택의 흐름[11], 해결의 흐름[12], 참여자의 흐름[13]이 어떤 계기로 서로 만나게 될 때 이루어진다고 본다. 여러 종류의 쓰레기가 우연히 한 쓰레기통에 모여지듯이 4가지 구성요소가 제각기 시간을 달리하며 우연히 한곳에 들어와 모여질 때 비로소 통일된 하나의 의사결정이 이루어진다고 본다. 코헨, 마치, 올슨(Michael D. Cohen, J. March & John P. Olsen, 1972)이 쓰레기통 모형을 제시하였다. 이 모형은 정당이나 대학 같이 위계질서가 다소 느슨한 조직을 대상으로 만들어진 이론이다. 계층제가 있지만 위계질서가 크게 엄격하지 않는 조직을 쓰레기통 모형에서는 조직화된 무정부상태(organized anarchies)라고 부른다. 이러한 조직에서 정책결정은 결코 합리적이고 체계적으로 이루어지지 않고, 대개 우연히 이루어진다고 보았다. 이처럼 우연히 이루어지는 정책결정은 문제의 흐름, 선택의 흐름, 해결의 흐름, 참여자의 흐름에 의해 좌우된다. 조직 내에는 문제, 선택, 해결, 참여자가 마치 쓰레기통 속에 온갖 잡동사니들이 굴러다니는 것처럼 동시에 흐름이 혼재되어 있다

10 문제의 흐름(a stream of problems)은 사람들이 갖는 관심 사항을 말한다.

11 선택의 흐름(a stream of choices)은 결정을 위한 기회의 흐름을 말한다.

12 해결의 흐름(a flow of solutions)은 문제에 대한 해결책을 말한다.

13 참여자의 흐름은 참여자로부터의 에너지의 흐름(a stream of energy from participants), 즉 조직의 참여자들이 바치는 노력의 정도를 말한다.

는 것이다. 이런 것들이 각각 떠돌아다니다가 우연한 기회에 하나로 합류하면서 의사결정이 이루어진다고 본다. 이 요소들을 하나로 합류시키는데 중요한 역할을 하는 것이 촉발사건(triggering event)이다. 촉발사건은 전혀 예측하지 못했던 상황일수도 있고 예측 가능한 상황변화일 수도 있다.

ⓑ 정책의 창 모형

정책의 창 모형(policy window model)은 서로 독립적으로 흘러 다니는 문제의 흐름[14], 정책의 흐름[15], 정치의 흐름[16]이 어떤 계기로 정책의 창이 열리게 되면 하나로 결합(coupling)되어 정책을 산출한다고 본다. 다중흐름 모형(multiple streams framework)이라고도 한다. 정책의 창이 열리는 동안은 보통 때 보다 새로운 정책이나 법률이 선택될 가능성이 높기 때문에 정책혁신가(policy entrepreneur)들은 정책결정자의 관심을 유도하여 정책대안을 관철시킨다. 여기서 정책의 창은 기회라는 의미라고 할 수 있다. 어떤 특정한 이슈가 정책담당자들에 의해서 공식적인 정책의제로 선정될 수 있는 기회 또는 어떤 특정한 정책대안이 최종정책으로 선택될 수 있는 기회를 말한다. 따라서 정책의 창 모형은 정책결정이 체계적이고 합리적으로 이루어지지 않는다고 본다.

정책의 창 모형은 정책결정과정이 이성적이고 합리적으로 형성된다고 설명하는 합리모형, 만족모형, 점증모형 등의 고전적 의사결정이론에 대한 의문에서 출발하였다. 킹든(John W. Kingdon, 1984)이 제시한 정책의 창 모형은 쓰레기통 모형을 응용한 것이라고 할 수 있다. 정책의 창은 예측가능하게 열릴 수도 있고 예측 불가능하게 열릴 수도 있다. 특히 정권 교체, 의회 다수당 교체, 국민 여론 변화 등과 같은 정치의 흐름이 변화되어 정책의 창이 열리는 경우가 많다. 때로는 전혀 예측할 수 없었던 우연한 사건에 의해서 열리기도 한다. 이것을 촉발사건(triggering event)이라고 한다.

정책의 창은 문제, 정치, 정책의 흐름 중에서 정치의 흐름 변화에 의해 열리는 경향이 강하지만, 구체적으로 정책결정과정에서는 정치보다 정책대안의 흐름이 중요하게 작용한다. 정책의 창이 열린다는 것은 정책의제 설정에서부터 최종 결정까지 모든 과정에서 정책대안이 정책으로 선택되는데 필요한 조건들이 충분히 성숙되었다는 것을

14 문제의 흐름에는 시민 및 정책결정자가 정책의제로 다루기를 원하는 사안들이 포함된다.

15 정책의 흐름은 최종적으로 결정된 정책을 의미하는 것이 아니라 가능한 해법 또는 대안을 의미한다.

16 정치의 흐름은 국가의 정치적 상황과 분위기를 말한다.

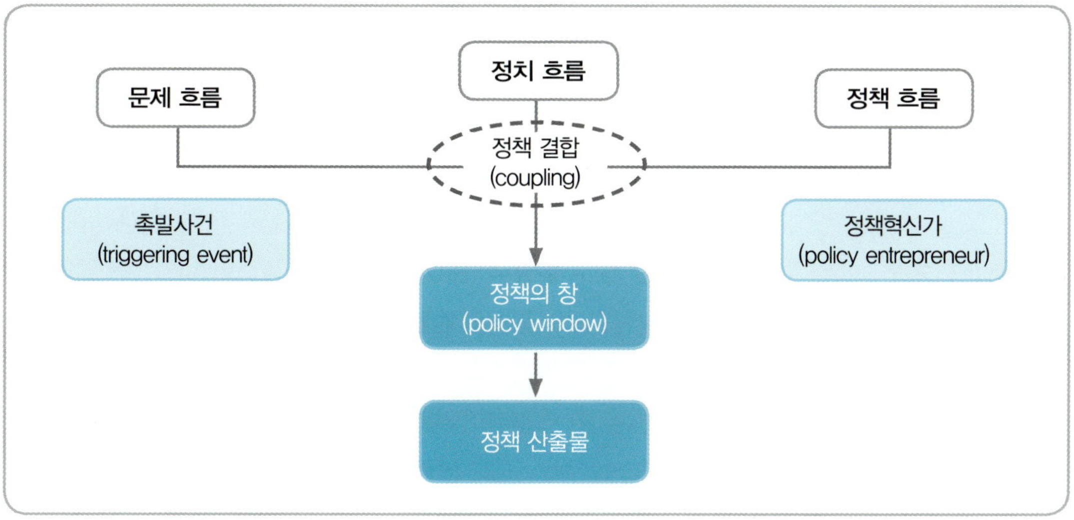

[그림 9-3] 정책의 창 모형

의미한다. 그런데 정책의 창 모형에서는 정책과정에서 매우 중요한 역할을 수행하는 존재로 정책혁신가를 강조한다. 정책혁신가는 특정한 사안을 공식의제로 채택시키거나 또는 어떤 정책대안이 최종 정책으로 채택되도록 노력하는 사람이다. 정책혁신가는 정책대안을 항상 준비해 놓고 있다가 정책의 창이 열리면 주도적으로 정책대안이 채택되도록 노력한다.

3) 정책집행

(1) 의미

정책집행(policy implementation)은 정책내용을 구체화하면서 정책목표를 달성하기 위한 정책수단을 실행에 옮기는 과정을 말한다. 정책 속에 포함되어 있는 수많은 정책 수단과 계획들은 집행과정을 거쳐 현실로 실행되어야 원하는 목표를 달성할 수 있다. 정책집행은 아이디어, 생각 차원에 머무르고 있는 정책을 실제 행동으로 옮겨 문제를 해결하는 과정이라고 할 수 있다. 집행이 중요한 이유는 정책을 어떻게 집행하느냐에 따라 정책결과가 달라질 수 있기 때문이다. 똑 같은 정책내용이라고 하더라도 실행 방식에 따라 정책의 성패가 결정된다. 그런데 정책과 관련된 여러 상황들이 수시로 변화되기 때문에 정책을 집행하려면 이러한 현실적 상황변화에 맞추어 처음의 정책내용을 재설계하여야 한다. 따라서 집행은 계획의 단순한 실행이라는 의미를 넘어서 정책의 계속적인 재해석이라고 할 수 있다.

그런데 초기 정책학에서는 정책집행은 정책결정의 연장선상으로 간주되었다. 그러다가 1970년대에 들어서면서 정책결정에서 정책집행이 점차 분리되어 발전하기 시작하였다. 결정된 정책이 온전히 집행되지 못하는 사례가 늘어가면서 정책집행에 관한 학문적 관심이 증가하였다. 정책집행에 관한 가장 고전적인 이론은 미국 오클랜드 프로젝트(Oakland project)의 실패사례를 분석한 프레스만과 윌답스키(Pressman & Wildavsky, 1973)의 연구에서 출발하였다. 오늘날에는 정책집행은 처음에 결정된 내용을 기계적으로 실행에 옮기는 것이 아니라 환경 변화에 적응해 나가는 과정으로 이해되고 있다.

(2) 정책집행의 접근방법

정책집행은 정책과정의 일부로서 정책결정과의 관계에 따라 다양하게 해석되고 있다. 정책집행의 유형은 크게 세 가지로 구분할 수 있다. 정책집행을 주어진 정책목표의 달성을 위한 수단적 행위로 보는 하향적 접근(top-down approach), 집행을 다수의 참여자들 사이에서 발생하는 상호작용으로 이해하는 상향적 접근(bottom-up approach), 문제의 성격이나 조직이 처한 상황에 따라 적절한 접근방법을 선택하는 통합적 접근(contingency approach)으로 구분된다. 구체적인 내용은 다음과 같다.

① 하향식 접근

하향식 접근은 정책결정자의 명확한 선호가 행정체계를 따라 하부로 내려감에 따라 구체화되어 수행된다고 본다. 따라서 정책결정에서 제시된 정책목표를 정해진 것으로 보고 이를 달성해 가는데 집중한다. 바람직한 집행은 정책결정의 내용을 충실히 실현시키는 과정이라고 본다. 따라서 하향적 접근의 경우 정책집행을 반대하는 입장이나 전략을 파악하기 어렵다. 이 접근은 기본적으로 정치 · 행정이원론적인 관점이며, 정책결정자의 입장에서 정책집행을 바라보는 시각이라고 할 수 있다. 정책결정자의 정책의도가 충실히 집행되기 위해서 관심을 기울여야 할 집행과정상의 요인을 정책결정자에게 알려주게 된다.

② 상향식 접근

상향적 접근은 정책결정자는 정책의 큰 방향이나 기조 정도만 설정해 놓고 업무를 수행하는 구체적인 집행방법에 대해서는 조직의 하부에 있는 일선 관료들에게 위임하는 방식이다. 따라서 정책집행을 결정의 단순한 추진 이상으로 보고, 집행문제의 해결에 초점을 둔다. 상향식 접근에서는 집행과정에 가장 큰 영향력을 행사하는 집단은 명목적인 통제만을 담당하는 정책결정권자가 아니라 정책문제 해결에 필요한 전문성과 지식을 가진 일선 집행관료라고 본다.

③ 통합적 접근

통합적 접근은 항상 하향식 접근 또는 상향식 접근으로 하지 않고 문제의 성격에 따라 두 가지 접근을 상황적으로 적용하는 방식이다. 1980년대 중반 이후 하향적 접근과 상향적 접근의 상이한 이론적 구성을 통합하려는 통합이론이 등장하였다. 정책집행의 혼합모형이라고도 한다. 하향식 접근과 상향식 접근에서는 정책목표와 집행결과의 차이가 발생하는 원인을 정책집행 과정의 구조적인 문제점과 일선 관료들의 역량 부족 등으로 설명하는 경향이 있었다. 그러나 정책집행의 실패는 목표가 모호하거나 부재한 경우, 정책대안이나 정책결과들이 고려되지 않은 경우, 정책형성과정에서 충돌하는 이해관계자들이 참여할 경우, 제한된 관심만을 갖는 참여자들이 계속 바뀌는 경우 등의 상황에서도 발생할 수 있다.

(3) 정책집행의 유형

나카무라와 스몰우드(Robert Nakamura & Frank Smallwood, 1980)는 정책결정자와 집행자가 상대적으로 얼마만큼의 권한을 가지고 있느냐에 따라 정책집행의 유형을 5가지로 분류하였다. 집행자의 재량이 가장 작은 고전적 기술자형에서부터 가장 큰 관료적 기업가형으로 구분하였다. 각 유형별 구체적인 내용은 다음과 같다.

[표 9-3] 정책집행의 유형

유형	정책결정자의 역할	정책집행자의 역할
고전적 기술자형	구체적 목표 설정	기술적 권한 소유
지시적 위임자형	구체적 목표 설정	집행적 권한 소유
협상가형	목표와 수단에 대해 상호 간 협상	
재량적 실험가형	추상적인 목표 제시	목표와 수단의 구체화
관료적 기업가형	집행자가 설정한 목표 지지	목표 설정

① 고전적 기술자형

고전적 기술자형(classical technocrats)은 정책결정자가 대부분의 권한을 가지고 있고 집행자에게는 권한을 위임해 주지 않은 경우를 말한다. 정책결정자는 명확한 목표를 제시하고, 그 목표를 달성할 기술적 능력을 갖춘 사람이 집행자가 된다. 집행유형 중에서 가장 결정자의 통제권이 크고, 정책집행의 접근방법 중에서 하향식 접근의 전형적인 유형이라고 할 수 있다. 정책집행에 차질이 생길 경우에는 그 원인을 집행자가 정책수행에 필요한 기술적 지식이 부족한 것으로 본다.

② 지시적 위임자형

지시적 위임자형(instructed delegates)은 정책결정자로부터 지시를 받은 범위 내에서 집행자가 어느 정도의 위임을 받는 경우를 말한다. 정책결정자가 정책의 기본적인 틀과 구체적인 목표를 설정해 놓고 그 범위 내에서 정책집행자가 수단을 강구하도록 약간의 재량권을 위임해 주는 정도이다. 이러한 유형의 집행에서 차질이 생길 수 있는 때는 첫째, 집행자가 필요한 전문성이나 기술적, 행정적 능력을 갖지 못한 경우, 둘째, 집행자가 복수이고 이들 상호 간에 수단에 관한 분쟁이 발생하는 경우, 셋째, 결정자가 명확한 목표를 지시하지 못한 경우이다.

③ 협상가형

협상가형(bargainers)은 정책결정자와 집행자 사이에 정책목표나 수단에 대한 합의가 존재하지 않는다. 집행과정에서 결정자와 집행자 간에 협상을 통해 조정하게 된다. 이러한 유형의 집행에서는 기술적 실패, 교섭의 실패로 인한 지연이나 집행의 불이행, 집행자가 자원을 본인의 목적을 위해서 사용하고 정책목표 달성에 노력하지 않는 경우에 차질이 생길 수 있다.

④ 재량적 실험가형

재량적 실험가형(discretionary experimenters)은 정책결정자는 추상적인 목표를 제시하는 정도이고 집행자가 광범위한 재량권을 위임받아서 정책의 목표와 수단을 구체화하는 역할을 담당한다. 정책결정자는 공공문제에 내재하는 복잡성과 자신들의 기술적 한계 등으로 불확실한 상황에서 집행자에게 권한을 대폭적으로 위임한다. 이러한 유형의 집행에서 차질이 생길 수 있는 때는 첫째, 집행자의 전문성 및 지식의 부족으로 발생하는 기술적 실패의 경우, 둘째, 모호한 정책에서 혼란이 초래되는 경우, 셋째, 집행자가 결정자를 속이거나 지원만 하는 경우, 넷째, 집행자와 결정자 양측으로 책임이 분산되어 무책임한 상태의 경우이다.

⑤ 관료적 기업가형

관료적 기업가형(bureaucratic entrepreneurs)은 정책결정자 대신 집행자가 정책과정을 주도해 나간다. 정책을 집행하는 일선 관료들이 마치 기업가처럼 매우 적극적으로 정책목표를 수립하고 필요한 수단을 얻어낸다. 이와 달리 정책결정자는 수동적으로 받아들이고 집행자를 지지하는 정도에 머문다. 관료적 기업가형은 집행유형 중에서 가장 생산적이지만, 독재적이고 권위적인 집행이 될 가능성이 많다.

(4) 정책집행에 영향을 미치는 요인

정책집행은 일선 현장에서 다양한 요인들로부터 영향을 받기 때문에 성패의 원인을 말하기는 쉽지 않다. 일반적으로 정책집행에 영향을 미치는 요인은 다음과 같다.

① 정책의 특성

집행은 정책 자체의 성격으로부터 영향을 받는다. 어떤 정책유형인지, 정책이 정확한 문제인식에 기초해서 만들어졌는지, 정책내용이 어느 정도 명확하고 일관성 있게 지속되는지 등이 집행의 성공 여부와 관련된다. 정책내용이 불명확하고 실행에 대한 구체적인 지침이 없다면, 체계적이고 정확하게 집행하기는 어려울 것이다. 또한 정책내용이 너무 자주 변경되고 일관성이 없어도 안정적인 집행을 기대하기는 어렵다.

정책결정자들이 아무리 좋게 생각하는 정책이라고 하더라도 정책집행자들이 내용 면에서 바람직스럽지 않다고 생각하는 정책일 경우는 집행에 최선을 다하지 않을 가능성이 크다. 그리고 정책목표를 달성하는데 필요한 자원이 충분히 확보되어야 집행이 성공적으로 추진될 수 있다.

② 집행주체

정책을 담당하는 주체는 주로 정부가 주된 역할을 하며, 중간집행자로 다양한 주제를 상정할 수 있다. 분권화 정도, 의사소통체계, 집행기관이 동원할 수 있는 자원, 집행절차의 표준화 정도, 기관의 문화와 규범 등 정책을 집행하는 조직의 특성은 정책집행의 성공 여부에 영향을 미친다. 이러한 집행주체의 구조와 기능뿐만 아니라 조직의 구성원들의 태도와 능력도 중요하다. 집행을 담당하는 일선 관료들의 의지와 능력은 정책집행의 성공에 영향을 미친다. 정책의 내용이 아무리 좋다고 해도 집행을 담당하는 일선 관료들이 의욕과 의지가 없다면 효과적으로 수행되기는 어려울 것이다. 설령 일선 관료들이 정책집행에 충분한 의지가 있다고 하더라도 집행에 필요한 지식과 능력이 부족하면 정책이 제대로 집행되기는 어렵다. 정책집행자는 관리적 능력[17]과 함께 정치적 능력[18]도 갖추어야 한다.

③ 대상집단의 순응

대상집단(target group)은 정책집행으로 직간접적으로 영향을 받는 대상자로 개인, 집단, 조직, 국민 전체가 여기에 해당될 수 있다. 정책집행의 성패는 대상집단의 정책수용 여부에 영향을 받기 때문에 대상집단의 반응에 관심을 두어야 한다. 이러한 대상집단의 반응과 관련된 개념이 순응(compliance)이다. 순응은 정책이나 법규에서 요구하는 기준에 부합하는 행동을 하는 것이며, 그렇지 못한 경우를 불응(non-compliance)이라고 한다. 정책집행과정에서 순응을 확보하는 대표적인 방법은 교육과 설득, 유인과 보상, 처벌과 강압 등이 있다. 이러한 방법으로 대상집단의 순응을 확보하면 정책집행이 성공할 가능성이 높아진다. 정책집행에서 나타나는 순응의 유형은 강제적 순응, 타산적 순응[19], 규범적 순응, 상황적 순응으로 구분할 수 있다.

[표 9-4] 순응의 유형

유형	내용
강제적 순응	벌금, 자격정지, 면허박탈 등 처벌과 같은 강제성에 의존
타산적 순응	합리적이고 타산적인 개인적 이익에 의존
규범적 순응	법이나 정책의 정당성 및 타당성으로 인한 동의나 의무감에 의존
상황적 순응	타인 및 환경과의 상호작용에 의한 사회적 압력에 의존

④ 환경요인

환경요인에는 외부 관련자들의 견고한 지지와 안정적인 사회경제적 상황을 말하는데, 특히 일반 대중과 여론의 지지 여부가 정책집행에 큰 영향을 미친다. 어떤 내용의 정책이건

17 관리적 능력은 재정적 문제를 처리하고, 조직의 사기를 높게 유지하고, 불만이 있는 사람이 없도록 하는 갈등관리 등과 관련된 능력이다.

18 정치적 능력은 중요한 영향을 미치는 상위기관과 원만한 관계를 유지하고, 반대자나 대상집단을 설득시키며, 관련된 다양한 조직들과 협력을 유지하고, 지지를 이끌어 내고, 대중매체를 통해 기관의 입장을 표현하는 등과 관련된 능력이다.

19 사람들은 순응하는 것이 불응하는 것보다 더 이익이 된다고 믿는 경우에 쉽게 순응하게 된다. 유인(inducement)은 개인의 순응을 확보하기 위하여 제공되는 이익이다. 유인은 실제적인 보상의 형태로 될 수도 있지만 약속으로도 한다.

다수의 국민이 반대한다면 거센 저항 때문에 시행되기가 쉽지 않다. 또한 여론을 주도해 나가는 언론매체들이 비판적인 논지를 계속 유지해 나가는 정책은 일반 대중들의 여론도 부정적으로 형성될 수 있어서 원활한 정책집행에 장애요인이 될 수 있다. 그런데 일반 국민들의 여론도 중요하지만 더 중요한 것은 그 정책과 관련된 대상집단의 지지여부라고 할 수 있다.

4) 정책평가

(1) 의미

정책평가(policy evaluation)는 정책을 집행한 이후에 원래 해결하고자 했던 공공문제가 어느 정도 해결되었는지를 분석하는 것을 말한다. 정책과정에서 말하는 정책평가는 주로 정책의 결과나 효과만을 따지는 사후평가를 의미한다. 정책은 가설과 같아서 결정을 내리는 시점에서는 그 선택이 문제를 해결할 수 있는 정답인지를 확인할 수가 없다. 모든 정책은 항상 잘못 결정될 가능성을 가지고 있기 때문이다. 그래서 정책을 집행한 이후에 반드시 그 결정이 정답에 해당되는 정책이었는지 아니면 무엇이 부족했는지를 분석할 필요가 있다. 정책의 오류, 실수, 실패를 그대로 방치한다면 공공문제도 해결하지 못할 뿐만 아니라 자원도 계속해서 낭비되기 때문이다. 정책평가를 통해 무엇이, 얼마나, 왜 잘못되었는지를 파악할 수 있다. 그리고 그 정보를 통해서 조직 관리를 개선하고, 관련된 당사자들의 책임성을 확보할 수 있다. 이런 점에서 정책평가는 정책결정의 환류장치라고 할 수 있다.

(2) 평가모형

다양한 평가방법이 발전되었으며 이를 활용하는 과정에서 평가모형들이 등장했다. 그런데 보편적인 평가모형은 있을 수 없으며 각 평가의 필요에 따라 모형이 개발될 뿐이다. 그러므로 평가목적에 따라 적절한 평가모형을 하나 또는 복합적으로 선택하여 활용하는 것이 최선의 방법이다. 대표적인 평가모형들을 살펴보면 다음과 같다.

① 목표달성 모형

목표달성 모형(goal achievement model)은 가장 고전적인 방법으로 목표달성의 측정과 영향평가의 두 요소로 이루어진다. 전자는 성취된 결과가 목표와 얼마나 일치하는지에 관한 것이고, 후자는 결과가 정책집행에 의하여 도출되었는지를 파악하는 것이다.

이 모형의 장점은 민주주의적 성격, 연구적 특성, 단순성으로 요약될 수 있다. 민주주의적 성격은 정책목표가 공식적인 의사결정 기구를 통하여 설정되고 어떤 결정이 내려지면 그 결정사항은 중요한 의미를 지니게 된다는 점이다. 연구적 특성은 평가 작업이 과학적 연구의 성격을 띤다는 점이다. 단순성은 두 가지 주요 문제만 포함하고 있는 만큼 이해하고 적용하기가 매우 쉽다는 점이다. 단점은 첫째, 목표를 달성하기 위해서는 예산, 시간, 노력 등이 필요한데 이런 투입요소들을 전혀 고려하지 않는다. 둘째, 목표가 모호해서 평가의 기준이 되기에는 부적합한 경우에 적용할 수가 없다. 셋째, 의도하지 않았던 효과를 반영하지 못한다.

② 부수효과 모형

어떤 정책이든 의도하지 않고 예측할 수 없었던 부수효과가 나타날 수 있다. 부수효과 모형(side-effects model)은 바로 이런 부수효과들을 어떻게 평가할 것인지를 고려한다. 이 모형은 공식적인 목표는 여전히 가장 중요하며, 부수효과가 보충적인 역할을 한다고 본다. 공식적인 목표에서 미리 정해 놓은 대상 분야 이외에서 나타나는 현상들을 고려하게 된다. 이러한 부수효과는 예측하지 못한 긍정적, 부정적 효과와 예측할 수 있었던 긍정적, 부정적 효과 모두를 포함하게 된다.

이 모형은 정책평가에서 목표달성 모형보다 더 적합하게 활용될 수 있다. 정책평가를 실시하는 주된 이유의 하나가 정책결과는 상당 부분 예측이 불가능할 뿐만 아니라 정책은 항상 예측하지 못했던 부수효과를 가져오기 때문이다. 이런 부수효과를 구체적으로 찾아내고 사정하는 일은 평가의 중요한 임무이다. 부수효과 평가에서 가장 큰 어려움은 어떤 기준을 적용하여 정책의 장 · 단점을 판단하느냐이다. 특히 예측이 불가능한 부수효과는 사전에 판단할 수가 없기 때문에 평가할 수 있는 기준을 만드는 것은 거의 불가능하다. 이런 문제를 해결할 수 있는 현실적인 방법은 발생할 수 있는 모든 부수효과를 최대한으로 찾아내어 그 가치를 규명하는 것이다.

③ 목표배제 모형

목표배제 모형(goal-free model)은 스크리번(Scriven, 1973)이 제안한 것으로 평가의 출발점을 목표가 아니라 정책이 가져온 결과로 한다. 이 모형은 평가자들이 사전에 결정된 목표에 지나칠 정도로 집착하는 것에 대한 비판으로 등장하였다. 평가를 할 때에 공식화된 목표에 집착하는 태도를 버리면 평가자는 정책이 유발한 여러 영향을 훨씬 개방적인 시각으로 바라볼 수 있다. 평가자의 역할은 중재 개입된 정책의 전체 내용을 파악하고 그로부터 파생된 모든 효과를 찾아내는 것이다. 평가자는 사전에 공식적인 목표에 대한 정보가 없기 때문에 의도된 효과와 의도하지 않은 효과를 구분하는 편견 없이 정책의 전체 효과를 규명할 수 있게 된다. 이렇게 보면 목표배제 모형은 최종 결과분석이라고 할 수 있다.

④ 포괄적 모형

포괄적 모형(comprehensive model)은 평가는 정책이 달성한 결과만을 대상으로 제한해서는 안 되고, 최소한 집행단계 더 나아가 기획단계까지도 포함해야 한다고 본다. 평가대상의 범위에 산출과 결과뿐만 아니라 다른 구성요소들도 포함된다. 이 모형에서는 시스템을 강조한다. 시스템은 조직 내에서 투입이 산출로 전환되며 이로써 성과가 나타나도록 되어 있다. 이를 통하여 도출되는 정보는 산출 및 성과 단계로부터 투입 및 전환 단계로 다시 환류된다. 포괄적 모형은 투입 결정과 실제적인 성과 사이의 집행과정을 특별히 중요하게 고려한다는 점에서 목표달성 모형보다 우수하다고 할 수 있다. 이 모형의 단점은 공식적으로 제시된 실제적인 목표만을 집중적으로 평가의 대상으로 삼기 때문에 부수효과를 발견하지 못하게 될 수 있다. 또한, 비용에 대하여 관심을 기울이지 않으며, 평가결과 이용자의 관점도 고려하지 않는다.

⑤ 의사결정 모형

의사결정 모형(decision-making model)은 평가는 사전에 결정된 목표나 실질적인 결과 또는 고객의 관심사 보다는 미래의 의사결정 형태나 현재 의사결정 과정이 진행 중인 사안을 중심으로 진행되어야 한다고 본다. 이 모형에서는 평가는 다가올 의사결정 형태나 더 나아가 구체적인 하나의 의사결정 상황을 염두에 두고 실시되어야 한다고 본다. 평가는 정해진 시간 내에 이루어져야 하며, 특정 의사결정이나 의사결정 상황에 적합하도록 구성되어야 한다. 이 모형에서는 평가 관련 연구의 주요 대상이 바로 현재 진행 중인 의사결정 과정이다. 그렇지만 의사결정 모형은 평가결과의 활용을 제약시킬 수 있다. 만약 관리자가 제시한 문제를 그대로 받아들이게 되면 평가가 부당하게 제약을 받게 될 수 있다. 더 나아가 의사결정 모형의 평가는 특정 상황에 따른 특정한 지식만을 도출해 낸다. 그런데 의사결정자들 역시 자기반성과 사후 정리를 위하여 어느 정도 전반적인 지식을 필요로 하는 경우가 많다. 그러나 의사결정 평가에서는 이러한 전반적인 지식이 도출되기는 어렵다.

⑥ 효율성 모형

효율성(efficiency)은 비용과 결과를 연결시키는 방법으로 비용-편익과 비용-효과로 측정될 수 있다. 비용-편익 분석은 투입과 산출을 모두 금전적인 기준으로 측정하는 반면, 비용-효과 분석은 투입은 금전적인 기준으로 측정하고 산출은 실제적인 영향의 측면에서 측정한다. 이 모형은 절차상의 공정성, 대표성, 참여의 가치, 개방성의 원칙 등을 고려하지 못하는 단점이 있다.

⑦ 고객 지향 모형

고객 지향 모형(client-oriented model)은 정책의 대상이 되는 사람들의 목표 기대, 관심사, 필요성 등을 평가의 기본 원칙 및 판단의 기준으로 한다. 고객 지향 평가의 가장 주된 요소는 해당 정책이 고객의 관심, 요구, 기대를 충족시켜 주는지를 살펴보는 것이다. 이 모형의 특징은 정책의 어떤 구성 요소가 평가대상이 되어야 하는지를 구체적으로 결정하지 않고 있다는 점이다. 이 때문에 여러 가지 다양한 형태의 사정활동이 가능해진다. 이와 함께 고객 지향 평가모형에서는 인과적 관계에 대하여 평가에 대한 논의를 제기할 수도 있다. 평가자들이 고객에게 정책의 영향에 대하여 평가해 주도록 요청할 수도 있다. 고객 지향 평가모형은 고객이 정책의 사정결과에 대하여 서로 다른 견해를 가질 수 있다는 것을 인정한다.

⑧ 동료집단 검토 모형

동료집단 검토 모형(peer review model)은 특정 전문분야에서 일단의 평가자들을 선발하여, 그 전문분야 자체의 기준과 업무성과의 질적 표준을 토대로 다른 구성원의 업무성과를 평가하도록 하는 방법이다. 평가는 전문분야의 동료들로 이루어진 합의체 집단에 의해서 수행된다. 이러한 동료집단 형태의 평가는 하나가 아니라 두 집단에 의하여 시행되기도 한다. 이들 집단은 독립적으로 작업을 하지만 최종적으로는 그들의 결과와 판단을 서로 조정하는 과정을 거치게 된다. 동료집단의 검토는 신뢰도가 떨어지는 경우가 가끔 있다. 함께 일하는 사람들이 서로 크게 다른 준거기준과 성과기준을 적용해서 쓸모없는 결론에 도달하는 경우도 있을 수 있다. 그렇지만 기술적으로 복잡한 분야에서는 동료집단 형태의 평가는 실제 도출된 질을 평가할 수 있는 유용한 방법이다.

(3) 정책평가의 유형

정책평가는 그 분류 기준에 따라 여러 유형으로 나누어진다. 평가자가 정책평가의 목적에 따라 상황에서 도움이 되는 적합한 유형을 선택하면 된다. 일반적으로 정책평가의 유형은 대상, 시기, 주체, 방법 등에 따라 구분된다. 구체적인 내용은 다음과 같다.

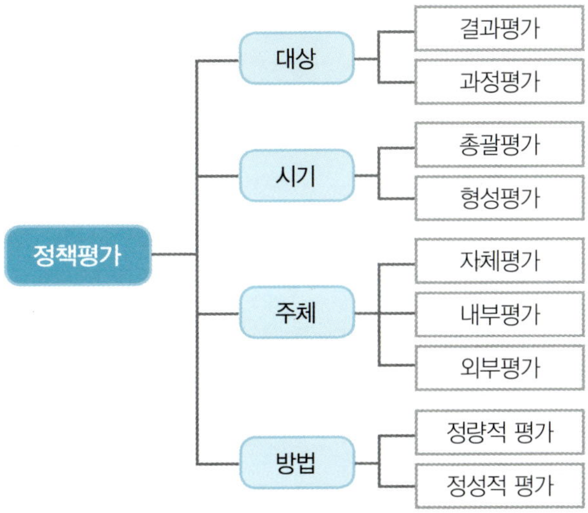

[그림 9-4] 정책평가의 유형

① 대상에 따른 분류

정책평가를 대상에 따라 분류하면 결과평가(outcome evaluation)와 과정평가(process evaluation)로 구분할 수 있다. 이러한 구분은 내용적 합리성과 절차적 합리성에 각각 대응한다고 볼 수 있다.

㉠ 결과평가

결과평가는 정책집행이 완료된 후에 정책의 결과에 초점을 맞춘다. 정책의 내용이 실제 문제해결에 얼마나 도움이 되었는지, 당초 기대했던 목표가 어느 정도 달성되었는지를 확인하는 평가이다. 결과평가에 많이 사용되는 용어에는 산출(output), 영향(impact), 성과(outcome) 등이 있다. 산출은 정책집행이 종료된 직후에 직접적인 시간적으로나 공간적으로 가까운 곳에서 바로 나타난 변화이다. 영향은 산출로 파급되어 나타나는 장기적이고 광범위한 지역에서의 변화를 말한다. 성과는 결과로 번역되기도 하는데, 산출로 인해서 나타나는 중기적인 변화라고 할 수 있다.

㉡ 과정평가

과정평가는 정책의 결정과 집행이 이루어진 과정을 중점적으로 검토한다. 정책을 입안하고 집행하는 전체적인 과정이나 절차가 제대로 지켜졌는지를 확인하는 평가이다. 과정평가는 진행 중인 정책을 개선하기 위한 것으로 정책을 집행하는 과정에서 집행절차 및 활동을 검토하고 평가한다.

② 시기에 따른 분류

정책을 평가하는 시기에 따라 총괄평가(summative evaluation)와 형성평가(formative evaluation)로 구분할 수 있다.

㉠ 총괄평가

총괄평가는 정책집행이 끝난 후에 그 정책이 제대로 운영되었는지 그리고 당초 의도했던 결과를 가져왔는지 여부를 판단하는 것이다. 일정기간 동안 실시한 정책의 효과성을 계량적으로 조사한다. 그 정책이 전반적으로 성공했는지 또는 실패했는지를 판정하게 된다. 총괄평가를 통해서 검토하는 대상이 무엇이냐에 따라 결과평가가 될 수도 있고 과정평가가 될 수도 있다.

㉡ 형성평가

형성평가는 정책집행이 진행되고 있는 중간에 정책의 형성이나 집행의 개선을 위해서 이루어진다. 정책집행 과정에서 등장하는 여러 가지 문제점을 해결해 더 나은 집행전략과 방법을 모색하기 위해 실시되는 평가를 말한다. 형성평가는 정책이 진행되고 있는 과정에서 평가를 한다고 해서 과정평가라고 부르기도 한다.

③ 주체에 따른 분류

정책평가를 시행하는 주체에 따라 자체평가(self-evaluation), 내부평가(internal evaluation), 외부평가(external evaluation)로 구분할 수 있다.

㉠ 자체평가

자체평가는 정책을 집행하는 주체가 스스로 되돌아보면서 무엇이 잘되었고, 무엇이 잘못되었는지를 따져보는 평가를 말한다. 구성원들이 스스로의 강점과 약점 등을 분석하게 된다. 자체평가는 주관적 판단에 머물 수밖에 없는 한계가 있다.

㉡ 내부평가

내부평가는 정책집행자의 위에 있는 상급기관이 정책을 평가하는 경우를 말한다. 상급기관은 집행부서와 동일한 조직 내에 있다. 또한 집행부서의 상급자가 평가한다고 해서 상부평가라고도 한다. 내부평가는 형성평가에 적합하며 평가자가 정책을 자세히 알고 있기 때문에 정확할 수는 있다. 그러나 조직구성원들과 이해관계가 얽혀 있어 객관적이고 공정한 태도로 평가하기 어려운 경우가 많다.

㉢ 외부평가

외부평가는 정책을 결정하고 집행한 부서 밖에 있는 외부 기관이나 전문가가 평가자가 되는 경우를 말한다. 외부평가는 객관적인 관점에서 평가할 수 있다. 특히 참여하는 외부평가자가 관련 분야의 전문지식을 가지고 있기 때문에 구성원들로부터 높은 신뢰감을 얻을 수 있다. 그러나 평가자가 조직의 특성이나 정책에 관해 정확히 이해하기가 어렵고, 평가할 상황을 이해하고 필요한 정보를 획득하는데 많은 시간이 소요될 수 있다.

④ 방법에 따른 분류

정책을 평가할 때 어떤 방법을 사용하느냐에 따라 정량적 평가(quantitative evaluation)와 정성적 평가(qualitative evaluation)로 구분된다.

㉠ 정량적 평가

정량적 평가는 수치화된 지표를 통해서 정책결과를 수량화하고 통계적 기법을 이용하여 분석하는 평가를 말한다. 특히 정책과 그 결과 간의 인과관계를 밝힌다. 숫자로 측정해서 평가한다고 해서 양적 평가라고 한다. 각 개별 정책의 특수성 보다는 보편적인 일반성에 관심을 두며, 평가결과는 객관성을 유지하기 위해 수량으로 나타낸다.

㉡ 정성적 평가

정성적 평가는 정책과정이나 결과에 대한 구체적이고 생생한 자료나 정보를 수집해서 심층적으로 분석하는 평가를 말한다. 현상이나 상황을 전체로서 이해할 수 있게 해주며 사실적으로 기술하고 서술한다. 주관적인 서술로 평가한다고 해서 질적 평가라고 한다. 그런데 현실적으로는 숫자화하기 어려운 평가지표라고 하더라도 3점 또는 5점 척도로 구분해서 평가하는 경우가 많다. 예를 들어, 정책목표 수립이 적절하였는지를 질적으로 평가할 때도 평가자가 매우 적절(5점), 적절(4점), 보통(3점), 부적절(2점), 매우 부적절(1점)에서 선택하도록 한다. 이런 경우 숫자로 평가결과가 제시되어서 마치 정량적 평가처럼 보일 수 있지만, 숫자는 객관적인 자료가 아니라 주관적인 판단의 결과이므로 정성적 평가가 된다.

(4) 정책평가의 기준

정책평가의 기준은 정책의 성패를 판단하기 위해서 어느 측면을 평가의 초점 혹은 대상으로 할 것인지에 대한 척도를 말한다. 평가기준이 중요한 이유는 어떤 기준을 선택하느냐에 따라 정책의 효과나 가치에 관한 판단과 평가결과가 달라지기 때문이다. 정책평가 기준은 평가자나 평가목적에 따라 결정된다. 던(Willam Dunn, 1994)은 정책분석 관점에서 효과성, 능률성, 적정성, 형평성, 대응성, 적절성을 정책평가의 기준으로 제시하였다. 구체적인 내용은 다음과 같다.

[표 9-5] 던의 정책평가 기준

기준	내용
효과성	정책목표의 달성 정도
능률성	투입비용 대비 산출된 정책효과를 의미
적정성	제기된 공공문제에 대한 해결 정도로 충족성이라고도 함
형평성	정책의 효과나 편익이 모든 사람에게 얼마나 공정하게 배분된 정도
대응성	정책성과가 정책 대상집단의 요구나 선호를 만족시켜주는 정도
적절성	정책의 목표나 그 추구하는 효과가 사회적으로 바람직한 정도

① 효과성

효과성(effectiveness)은 목표 대비 산출의 비율로 정책목표의 달성 정도를 의미한다. 비용효과성은 소요된 노력과 비용 등 투입에 대한 성과를 의미하지만, 효과성은 산출에 대한 성과에 관심을 둔다. 효과성의 측정단위는 정책이 산출한 단위서비스의 양이다. 그런데 정책목표가 양적으로 표현된 경우는 평가가 쉽지만 질적으로 표현된 경우는 평가에 어려움이 있다.

② 능률성

능률성(efficiency)은 투입비용 대비 산출된 정책효과를 의미한다. 제한된 자원과 수단을 사용하여 산출을 극대화시키는 것이다. 기대한 성과를 달성하는 데 투입비용을 파악하는 기준이다. 능률성은 설정한 목표를 최소의 비용을 투입하여 달성하는 것과 일정한 비용으로 최대의 성과를 얻는 것을 의미한다.

③ 적정성

적정성(adequacy)은 제기된 공공문제에 대한 해결 정도를 의미한다. 해결되어야 할 전체 문제 중에서 정책집행으로 실제 해결된 부분을 말한다. 충족성이라고도 한다. 적정성에 대한 정책평가를 할 때에는 정책 대상집단에게 당연히 주어져야 할 최저수준이 존재해야 한다.

④ 형평성

형평성(equity)은 정책의 효과나 편익이 모든 사람에게 얼마나 공정하게 배분된 정도를 의미한다. 건강형평성은 인구집단 간에 불공평한 건강격차가 존재하지 않는 상태로, 이를 위해서 농어촌 지역 등 취약지역에 보건의료서비스 정책을 강화하게 된다.

⑤ 대응성

대응성(responsiveness)은 정책성과가 정책 대상집단의 요구나 선호를 만족시켜주는 정도를 의미한다. 정책집행의 성과가 수혜 대상자의 요구와 기대를 얼마나 충족시켰는지를 말한다. 대응성은 수혜자의 만족도를 평가하는 기준이다. 정부가 제공하는 보건의료서비스에 대한 국민의 만족도에 따라 정부의 대응성을 평가할 수 있다. 대응성은 반응성이라고도 한다.

⑥ 적절성

적절성(appropriateness)은 정책의 목표나 그 추구하는 효과가 사회적으로 바람직한 정도를 의미한다. 적합성이라고도 하며, 어떤 정책목표나 정책결과가 어느 정도나 가치가 있는지를 말한다. 주어진 상황에서 정책목표 설정이 제대로 되었는지를 판단하는 기준이 된다.

(5) 정책평가의 한계

① 평가결과의 판정

정책평가에서는 정책을 집행한 이후의 결과에 대해서 성공 또는 실패로 판정을 하게 된다. 이때 먼저 해야 할 일은 처음 문제라고 생각했던 상황이 해결되었는지, 설정했던 정책목표가 달성되었는지를 확인하는 것이다, 정책집행의 결과를 판정하려면 정책목표와 결과를 비교해야 하기 때문이다. 당초 설정되었던 목표를 달성하지 못할 경우 정책을 통해서 얻어진 결과와 부족한 차이가 발생한다. 그런데 이 부족한 차이가 발생하였다고 정책실패로 단정할 수는 없다. 어느 정도의 차이까지는 문제로 삼지 않고 수용할 수 있기 때문이다. 당초 설정된 목표와 마찬가지로 허용수준도 평가자의 주관적인 판단에 의해 결정될 수밖에 없다. 따라서 정책결과에 대한 성패 판정은 평가자에 따라 달라질 수 있다. 최근에는 정책결과를 성공 또는 실패로 판정하지 않고, 허용수준 범위를 고려하여 목표달성 정도를 충족, 보통, 미흡 등으로 구분하여 판정하기도 한다.

② 평가결과의 판정 오류

정책평가에서 발생할 수 있는 판정의 오류에는 두 가지 유형이 있다. 제1종 오류는 실제로 실패한 정책을 평가자가 성공한 정책이라고 판정하는 것이며, 제2종 오류는 반대로 실제로 성공적인 정책을 실패한 정책으로 판정하는 것이다. 이러한 판정의 오류가 발생하는 핵심 원인은 정책평가에 참여하는 평가자의 전문지식이 부족하기 때문이다. 평가자의 전문지식과 관련해서는 두 가지 경우가 있다. 첫째는 평가자가 정책평가 사안에 대한 전문지식이 부족한 상태이다. 예를 들어, 보건의료 분야의 특성을 정확히 이해하지 못하는 행정학, 경제학 등의 전문가들이 보건의료정책을 평가하는 경우이다. 둘째는 보건의료 문제에 대해서는 전문지식이 있더라도 정책평가와 관련된 전문지식이 없는 상태이다. 특히 정책평가와 관련된 경험이 없거나 전문적인 교육훈련을 받지 않은 경우에는 판정 오류가 발생할 가능성이 높다.

그런데 평가자의 전문지식과 관련된 판정 오류 이외에 의도적인 편향이나 왜곡의 가능성도 있다. 극히 예외적인 경우이긴 하지만, 특정한 정치적 이해관계에 따라 판정의 오류가 발생한다. 똑 같은 정책결과라고 하더라도 평가에 사용되는 기준과 지표별 가중치에 따라 완전히 다른 평가결과가 나올 수도 있다. 정책평가가 본질적으로 가치 지향적 활동이기 때문에 정치적 영향력으로부터 완전히 벗어나는 것은 불가능하다고 보아야 한다. 때로는 정치적 이해관계에 영향을 받아서 평가결과가 왜곡될 수도 있다.

[표 9-6] 평가결과 판정의 유형

실제 성과 / 평가 판정	성공	실패
성공	정확한 판정	제2종 오류
실패	제1종 오류	정확한 판정

출처 : 김정수(2016)

③ 결과평가의 어려움

현실적으로 정책결과를 평가하는 데는 여러 가지 어려움들이 있다. 가장 흔히 직면하는 어려움은 정책의 성과에 대한 질적인 평가와 관련된 문제이다. 그래서 평가자는 객관적으로 측정 가능한 부분들만 가지고 계량적 지표로 정책을 평가하게 된다. 정량평가로 정성평가를 대체하는 것은 현실적으로 불가피한 측면도 있다. 그러나 계량적 지표가 정책이 추구하는 가치나 목적을 정확히 측정하지 못할 가능성이 있으므로 질적인 평가지표를 완전히 배제하는 것은 신중해야 한다. 또 다른 어려움은 정책의 성과를 정확히 파악하기 어려운 경우가 대부분이다. 그래서 평가자는 결과보다는 과정에 대한 평가에 치중하게 된다. 그런데 정책평가의 핵심은 당초 공공문제가 정책개입으로 변화된 정도를 확인하는 것이다. 사후적인 정책평가에서 실제 산출된 성과보다 과정과 절차에 치중한다면, 목적과 수단이 바뀌는 역기능을 초래할 수 있다.

3. 정부실패

전통적으로 보건의료 분야에서는 정부가 시장실패의 가능성에 개입[20]하는 것을 당연하게 생각하는 경향이 있다. 보건의료서비스의 특성 때문에 정부의 시장개입이 불가피하다고 본

20 1장 보건행정의 원리(시장실패)를 참고할 것

다. 그래서 정부의 개입이 시장기능을 왜곡시키거나 정부실패가 초래할 수 있는 사회적 비용에 대한 논의는 매우 제한적이었다. 여기에서는 보건의료정책에서 당연하게 생각하고 있는 정부의 시장개입을 정부실패라는 관점에서 살펴보려고 한다.

1) 개념

정부실패(government failure)는 시장에 대한 정부의 개입이 자원의 최적 배분 등 본래 의도한 결과를 가져오지 못하거나 기존의 상태를 오히려 더욱 악화시키는 경우를 말한다. 정부의 시장개입은 기업의 독점적 시장지배 행위와 기업 간 부당거래를 막아 공정경쟁 환경을 조성하고, 소득분배의 형평성을 실현하여 빈부격차가 심화되는 것을 방지하고, 사기업이 감당할 수 없는 공공재를 공급하려는 목적으로 이루어진다. 그렇지만 정부가 민간부문에 정책을 수립하여 적극 개입한 결과 당초에 내세운 정책의 목표와 그 성과 간에 큰 차이를 보이거나 오히려 나쁜 결과를 초래할 수 있다. 이런 상태를 정부실패라고 한다. 이 개념은 1970년대말에 등장한 개념이다. 당시 두 차례의 석유파동을 겪은 후 사회는 경기침체에 빠지게 되었고 정부는 재정적자로 힘들게 되었다. 이러한 현상으로 정부주도형 성장전략에 대한 대안을 모색하게 되었다.

2) 정부실패의 원인

시장실패의 가능성은 정부가 시장에 개입하는 근거가 되고 있다. 많은 경우 정부는 전면개입이 아닌 미세조정이라는 표현으로 시장에 개입하게 된다. 정부개입의 정당성을 확보하기 위해서는 정부의 시장개입으로 치러야 하는 비용이 그것의 효과보다 적어야 한다. 그런데 현실적으로 정부의 시장개입이 성공하기는 쉽지 않다. 그 이유는 매우 다양할 수 있을 것이다. 여기에서는 정부실패의 근본적인 원인을 살펴보려고 한다.

(1) 정치가와 관료의 속성

공공선택 이론(public choice theory)에서는 인간은 경제적 속성을 가지고 있기 때문에 개인적 이익을 먼저 생각하고 계산된 선택을 한다고 본다. 이러한 인간의 속성은 공공부문에서도 그대로 나타나기 때문에 정치가는 공공선택과 관련된 정책을 결정할 때에 사회 전체의 공익을 생각하기 보다는 소속정당의 이익이나 다음 선거의 승리 등 개인적 이해관계에 더 관심을 갖게 된다. 또한 관료는 무사안일주의에 빠지거나 국민의 요구나 기대보다는 자신의 상급자 의견을 먼저 고려하고, 승진에 도움이 되는 업무를 먼저 챙기는 경향이 있다. 이런 상황에서는 정부의 역할과 수행이 항상 국민과 국가를 위하는 공복(public servant)이라고 하기는 어렵다. 정부의 관료나 정치가들이 공복으로 근무하기 보다는 개인적 이익에 더 관심을 기울일 수밖에 없는 이유의 하나는 그들의 성과를 평가하기 어렵기 때문이다. 그래서 정치가나 관료는 자신들의 권한과 예산을 확대하는데 몰두하게 된다.

(2) 정부능력의 한계

정부정책은 기본적으로 부작용을 유발시킬 수 있다. 효율과 형평 간의 갈등처럼 정책목표들 중에는 서로 배타적인 경우가 많기 때문에 대부분의 정책수단 간에 크고 작은 충돌이 발생한다. 이러한 부작용을 최소화하기 위해서는 정책 설계과정에서부터 다양한 의견을 수렴하여야 한다. 그런데 정부가 갖고 있는 제반 정보가 민간부문에서 갖고 있는 정보보다 우월하다고 보기는 어렵다. 정부는 거대한 조직으로 양적으로나 질적으로 우월한 정보를 수집할 수 있을 것 같지만 무사안일에 빠져 있는 관료사회가 민간부문이 수집한 정보보다 우월하기는 쉽지 않다. 이러한 다양한 정보의 제한성은 올바른 정책결정을 하는데 장애요인이 될 수 있다. 특히 여러 계층의 다양한 의견을 수렴하여 정책에 반영하기는 쉽지 않다. 관료들은 의견을 수렴하기 위하여 정책에 영향을 미치는 현장 전문가, 언론기관, 학술자문단 등의 도움을 받는다. 그러나 관료들은 여러 조언들 중에서 자신이 결정한 정책을 뒷받침할 수 있는 의견만 선별하기 때문에 정책조언자들의 기능은 홍보수단이나 절차적 요식 행위가 되고 있다.

3) 정부실패의 유형

(1) 비효율성

시장거래는 생산자와 소비자의 자발적인 교환으로 이루어지지만 정부는 시민의 자발적인 세금 납부를 바라는 것이 아니라 강제로 세금을 징수한다. 시장의 소비자는 제품이 자기 마음에 들면 돈을 지불하고 구입하지만 마음에 들지 않으면 구매하지 않는다. 그런데 국민은 정부의 정책에 대한 만족과 상관없이 일정한 기준에 따라 반드시 세금을 납부해야 한다. 정부의 수입이 강제적 징수를 통해 항상 보장된다는 것은 정부 업무의 비효율성을 초래하는 원인이 된다. 정부로서는 수입이 항상 자동적으로 보장되어 있기 때문에 예산절약이나 효율적 사용에 대한 인식이 낮을 수밖에 없다. 그래서 불필요한 일들을 방만하게 확대하는 경향이 생긴다. 이것은 파킨슨의 법칙[21]과 관련된다.

(2) 내부성

내부성(internality)은 정부관료들이 국익이나 공익보다는 자기 부서 또는 개인의 이익을 우선적으로 고려하는 것을 말한다. 정부관료는 국민들을 위해 공익을 추구하는 업무를 수행하라고 세금으로 급여를 받는 국민의 공복이다. 그럼에도 불구하고 정책업무를 수행할 때, 국가 전체적인 차원에서 공익을 우선적으로 고려하지 않고 자기가 속해 있는 부서의 입장을 더 먼저 생각하는 경향이 있다. 때로는 공익보다는 관료 자신의 개인적 이해관계에 치중하여 정책을 결정하기도 한다. 이처럼 정책과정이 공익목적에서 벗어나게 되면 정부실패가 일어날 수밖에 없다.

(3) 파생적 외부효과

파생적 외부효과(derived externality)는 원래 목표로 했던 문제해결 여부와는 별개로 전혀 다른 영역에서 새로운 문제가 발생하는 경우를 말한다. 이것은 일종의 부작용이라고 할 수도 있다. 정부가 어떤 사회문제를 해결하기 위해서 정책을 만들고 집행했는데, 그 결과로 예전에는 없었던 또는 생각하지 못했던 새로운 문제들이 나타나는 상황이다. 정부가 하나의 문제를 해결하기 위해서 노력하였는데, 그 집행과정에서 또 다른 문제가 발생한 것이다. 결국 정부가 시장실패에 개입해서 문제를 해결하려다가 새로운 문제를 발생시켰다는 점에서 정부실패가 된다.

(4) 분배문제의 악화

정부가 시장실패로 인해 발생한 분배의 불평등 문제를 해결하기 위해서 소득재분배 정책으로 개입하게 된다. 그런데 정부가 개입한다고 해서 소득불평등 문제가 쉽게 해결되지는 않는다. 왜냐하면, 자본주의 경제체제에서는 정부가 분배문제에 개입한다고 해도 어떤 식으로든 소득불평등 문제는 존재할 수밖에 없기 때문이다. 정부가 개입할수록 시장구조는 흔들리면서 곳곳에 틈이 생기고, 그 틈 속에 독점적 지대가 자리를 잡게 된다. 그 독점적 지대는 대체로 시장을 흔들 수 있는 정부의 권력 근처에 있는 사람들과 시장변화에 대한 적응과 개

21 일의 분량과 일하는 공무원 사이에는 아무런 관계가 없다는 법칙이다. 일의 분량과는 관계없이 공무원의 수는 증가한다는 것을 통계로써 증명한 것이다. 그 원인은 두 가지인데, 하나는 공무원은 생리적으로 부하 직원이 늘기를 바라고, 다른 하나는 서로를 위해 일을 일부러 만들어 내기 때문이라는 것이다.

발에 능란한 사람들에게 돌아간다. 그러나 경쟁에 실패하여 어려운 삶을 사는 사람들은 대체로 시장변화에 둔감하거나, 그것을 알더라도 거기에 적응할 현실적 여건이 되지 않는다. 결국 개혁을 위한 정부개입이 시장을 더욱 혼란에 빠뜨리고 소득불평등은 더 커질 수 있다.

[표 9-7] 정부실패의 유형

유형	내용
비효율성	예산절약이나 효율적 사용에 대한 인식 낮음
내부성	자기 부서 또는 개인 이익을 우선적으로 고려
파생적 외부효과	문제를 해결하려다 새로운 문제 발생시킴
분배문제의 악화	근본적으로 소득불평등 문제는 해결되기 어려움

4) 정부실패의 해결 방안

(1) 신자유주의

신자유주의(neoliberalism)는 정부의 시장개입으로 인한 부작용을 줄이기 위해 경제적 자유방임주의를 강화하자는 사상을 말한다. 이 사상은 신공공관리론(new public management: NPM)의 행정이념이 되었으며, 자유시장, 규제완화, 재산권을 중요시한다. 신자유주의는 1970년대부터 케인즈 이론을 도입한 수정자본주의[22]의 실패를 지적하고 정부규제의 배격을 주장하면서 등장하였다. 신자유주의론자들은 정부의 시장개입을 완전히 부정하지는 않지만, 정부의 시장개입은 경제의 효율성과 형평성을 오히려 악화시킨다고 주장한다. 또한 공공복지제도를 확대하는 것은 정부의 재정을 팽창시키고, 근로의욕을 감퇴시켜 이른바 복지병을 야기한다고 주장한다.

신자유주의가 추구하는 행정의 특징은 세계화의 표방과 경쟁력 강화, 정부역할의 축소와 작은 정부론, 규제완화와 공공부문의 시장화 추구, 노동시장의 유연화 등으로 요약할 수 있다. 신자유주의는 정부의 비능률을 해소하고 경쟁시장의 효율성 및 국가 경쟁력을 강화하는 긍정적 측면이 있다. 단점은 불황과 실업, 빈부격차 확대, 시장개방 압력으로 인한 선진국과 후진국 간의 갈등을 초래할 수 있다.

22 정부가 시장에 적극적으로 개입하여 소득평준화와 완전고용을 이루어 복지국가를 만들고자 하였다.

(2) 거버넌스

① 개념

거버넌스(governance)는 정부 중심의 통제와 관리에서 벗어나 다양한 이해당사자가 주체적인 행위자로 협의와 합의 과정을 통하여 정책을 결정하고 집행하는 협력 형태를 말한다. 이것은 민관 파트너십(public-private partnership)으로 공공과 민간 간의 권력배분, 공공과 민간이 함께 일하면서 생기는 시너지 효과, 그리고 공공정책 과정을 시민사회에 개방하고 시민사회에 대한 권한부여(empowerment)를 통한 새로운 관계 형성을 의미한다.

거버넌스는 주로 파트너십을 강조하면서 다양한 행위자들 간의 새로운 협력 형태를 의미한다. 신자유주의처럼 거버넌스도 정부 관료제가 사회문제 해결에서 주도권을 행사하는 방식을 반대한다. 정부가 사회문제 해결의 유일한 주체가 되어서는 안 되고 여러 주체들 중의 하나이어야 한다는 것이다. 정부뿐만 아니라 민간부문의 각종 다양한 주체들이 서로 수평적인 관계에서 네트워크를 형성하여 공동으로 사회문제를 해결하는 것이다. 민간부문과 정부의 협업이라고 할 수 있다. 특히 정부가 주도적 역할을 할 수 없는 영역에서 협력적 행동을 필요로 하는 문제를 다루는데 유용한 조정기제로 간주되고 있다. 거버넌스 논의가 정책결정 및 집행과정에 있어 다양한 이해관계자의 참여, 협력, 네트워크를 강조하면서 2000년대 중반 이후에는 각 주체들의 협력에 초점을 둔 협력적 거버넌스(collaborative governance) 개념이 등장하였다. 협력적 거버넌스는 공공정책이나 공공사업을 실행하기 위하여 다양한 이해관계자의 참여와 상호작용 그리고 합리적 의사결정을 내리기 위한 구조와 과정이 핵심이다. 협력적 거버넌스의 특성은 공공기관 주도, 비정부기관의 참여, 이해관계자의 직접적 참여, 거버넌스 구조의 공식성, 합의에 기반한 의사결정, 공공정책에 초점 등이다.

② 등장배경

20세기에 본격화된 행정국가는 분배와 성장이라는 목표를 달성하기 위해 정부가 시장과 시민사회에 대한 개입을 강화하였다. 이를 위한 수단으로 정부의 양적 팽창과 관료의 권한을 확대하였다. 그러나 1980년대를 전후해 대부분의 국가에서 정부의 비효율성과 낮은 생산성이 사회적 문제로 대두되면서 국가 중심의 통치방식과는 다른 새로운 방식의 필요성이 제기되었다. 이런 경향은 급속하게 전개된 세계화, 정보화, 민주화는 탈집중, 분권화 요구의 증대와 함께 시민사회의 성장을 일으키는 동력이 되었다. 정부가 사회쟁점을 다루는 유일한 행위자가 아니라는 인식이 확산되었다. 이런 변화는 현대 대의민주주의의 약점을 보완하는 새로운 정책결정 방식으로서 거버넌스가 출현하는 배경이 되었다.

그런데 거버넌스의 범위와 수준은 세계적 차원에서부터 지방적 차원에 이르기까지 매우 광범위하다. 그렇지만 행정학 분야에서는 주로 국가적, 지방적 차원의 거버넌스에 관심을 두고 있다. 특히 지방정부의 역할 변화와 관련된 지방적 거버넌스에서는 시민, 시민단체, 지방정부 등이 지역사회의 공동문제에 대해 의사결정권을 공유하며, 지역시민의 참여의식을 고양시키고, 이를 통해 공공재를 개발하는 일련이 과정이 진행된다. 최근에는 지역발전, 지역축제, 환경, 보건복지 등의 문제가 지방적 거버넌스에서 중요한 관심사가 되고 있다.

③ 거버넌스 구축에서 고려할 사항

거버넌스는 조정, 조절을 통한 새로운 질서를 형성할 수 있는 운영방식이라고 할 수 있다. 오늘날 거버넌스는 시장실패나 정부실패에 효과적으로 대응할 수 있는 대안으로 고려되고 있다. 그런데 거버넌스에 대한 사회적 기대가 증가하면서 마치 모든 정책문제들에 적용 가능한 만능의 해결책이 될 수 있다는 낙관론이 만연하고 있다. 그러나 거버넌스에 참여하는 개인, 조직, 체계 간의 관심과 정체성의 불확실성은 거버넌스가 시장이나 위계적 권력을 대체하여 위기를 극복하는 것이 아니라 실패로 귀결될 가능성이 있다는 것을 의미한다. 따라서 최적의 거버넌스를 구축하기 위해서는 다음 몇 가지 사항을 고려해야 한다.

첫째, 책임성 약화에 대한 보완장치를 마련해야 한다. 민주주의는 선거상의 통제가 의미를 지니기 위해서는 권력과 책임이 반드시 동일한 주체에게 있어야 한다고 가정한다. 그런데 거버넌스는 책임이 없는 주체를 국정운영에 끌어들여 책임성을 모호하게 만들고 있다. 따라서 거버넌스의 도입과 활용은 새로운 형태의 통제수단을 전제로 해야 한다.

둘째, 거버넌스에 참여하는 다양한 행위자들의 상호의존적인 신뢰구축을 통해 협력체제를 갖추어야 한다. 이를 위해서는 각 행위자들의 독립성과 자율성이 보장되어야 한다. 다양한 행위자 간의 상호작용과 협상을 중시하며 통치의 대상을 사람이 아닌 공동의 문제로 보는 네트워크 거버넌스를 지향하여 궁극적으로 거버넌스의 문제해결 역량을 높여야 한다.

셋째, 무엇보다도 정책결정자가 리더십이 있어야 한다. 거버넌스를 구축하기 위해서는 책임 있는 결정권자의 의지가 중요하기 때문이다.

(3) 정부실패 대안의 한계

앞에서 살펴본 것처럼, 시장실패의 대안이었던 정부도 실패를 할 수 있다. 정부실패를 보완하기 위한 대안으로 신자유주의 및 거버넌스 방식이 정책결정 과정에 도입되었지만, 이것도 완벽한 문제해결 방안은 아닐 수 있다. 예를 들어, 민영화 계약이 증가할수록 정부의 공공관리 능력은 감소하게 되고 정부가 필요한 역할을 제대로 수행하지 못할 가능성은 증가한다. 이렇게 되면 도덕적 해이(moral hazard)가 발생할 수 있다. 또한 민간부문과의 협력적 거버넌스의 경우에도 한계는 있다. 능률, 경쟁, 비용절감, 성과 등을 강조하는 기업적 거버넌스는 공익, 정의, 형평을 최우선적으로 고려하는 공공조직과는 근본적으로 차이가 있다. 관료제의 비효율성을 해결하려고 기업적 거버넌스를 공공부문에 도입하게 되면 오히려 더 큰 사회적 비용이 발생할 수도 있다.

또한, 정책과정에 시민들이 참여하는 것도 항상 긍정적인 기능만 있는 것은 아니다. 시민참여가 원래의 목적과는 다르게 변질될 가능성이 있기 때문이다. 시민들은 자신과 관련이 없는 문제에 대해서는 참여 자체를 꺼릴 수 있고, 복잡하고 어려운 문제에 관해서는 일반 시민들이 충분한 지식이나 의견을 갖고 있지 않을 수도 있으며, 자신들의 특별한 이익만을 추구하는 경우도 있을 수 있다. 따라서 정부실패에 대한 새로운 대안은 시장에 기능을 넘겨버리는 것 보다는 관료부패, 능력부족 등 정부실패의 원인을 근본적으로 해결할 수 있는 다양한 방안을 계속해서 모색할 수밖에 없다. 불필요한 정부의 시장개입은 최소화시켜야 하지만, 시장실패를 예방하거나 해결하기 위해서는 정부개입이 불가피한 부분이 있기 때문이다.

제 10 장

보건의료기획

1. 보건의료기획의 이해
   1) 기획의 개념
   2) 기획의 특성
   3) 기획의 유형
   4) 기획과정

2. 보건의료기획 모형의 기획과정
   1) PRECEDE-PROCEED 모형
   2) PATCH 모형
   3) MATCH 모형
   4) MAPP 모형

3. 지역보건의료계획
   1) 경과과정
   2) 지역보건의료계획의 세부 내용
   3) 수립 범위
   4) 지역보건의료계획의 평가체계
   5) 지역보건의료계획의 의미

4. 성과관리
   1) 개념
   2) 등장배경
   3) 성과관리의 목적
   4) 성과관리의 유형
   5) 성과평가

학습목표

- 기획과 계획의 차이점 및 기획의 특성을 설명할 수 있다.
- 주요 보건의료기획 모형의 각 단계별 특성을 설명할 수 있다.
- 지역보건의료계획 수립과정을 기획과정으로 설명할 수 있다.
- 벤이 제시한 성과관리의 8가지 목적을 설명할 수 있다.
- 일반적 논리모형과 성과지표 3E 내용을 설명할 수 있다.

1. 보건의료기획의 이해

최근 우리나라 보건의료정책에서 나타나는 두드러진 특징은 정책과 관련된 중장기 계획수립과 정책집행에 대한 평가라고 할 수 있다. 국민건강증진법, 건강검진기본법, 감염병의 예방 및 관리에 관한 법률, 공공보건의료에 관한 법률 등 다수 법률에서는 관련 정책에 대한 중장기 계획 수립이 규정되어 있다. 또한 2006년 제정된 정부업무평가기본법에서는 정책을 부처 스스로 평가하여 그 결과를 자율적 정책개선과 예산, 조직, 인사관리에 의무적으로 반영하도록 하고 있다. 이와 같이 정책에 대한 계획 수립과 자체평가의 실시는 중앙정부 업무에 성과관리(performance management)가 정착될 수 있는 기틀이 되었다. 아울러 지방정부의 보건의료기획 능력은 지방자치단체가 4년마다 지역보건의료계획을 수립하여 중앙정부에 제출하면서 향상되었다.

그런데 정책의 중장기 계획수립 및 성과평가와 관련된 개념이 기획(planning)이다. 최근에 보건의료 분야에서 기획이 중요하게 고려되는 이유는 건강에 대한 국민들의 관심과 요구가 증가하여 다양한 정책 및 사업이 필요하기 때문이다. 그래서 정책수립과정 뿐만 아니라 모든 보건행정활동에서 기획의 중요성과 필요성이 부각되고 있다. 여기에서는 먼저 기획의 일반적 원리와 특성을 살펴보도록 한다.

1) 기획의 개념

기획은 정책결정과정에서 설정된 추상적인 목표를 바탕으로 구체적인 목표를 설정하고, 그 목표를 달성할 수 있는 가장 적합한 방법을 수립하는 과정을 말한다. 우리는 기획을 통해서 무엇을 해야 하는지, 얼마만큼 해야 하는지, 어떻게 해야 하는지 등을 구체화시키게 된다. 흔히 기획과 계획을 혼동하는 경우가 많다. 그런데 계획은 앞으로 할 정책에 대하여 그 방법 · 순서 · 규모 등을 구체적으로 결정해 놓은 것을 말한다. 기획은 계획을 수립하는 과정이고, 계획은 목표와 수단을 구체화시킨 기획의 결과를 말한다. 한편, 기획과정은 문제해결에 중점을 둔다는 점에서 정책결정과정과 유사한 순서로 진행된다. 그러나 기획은 정책결정보다 미래지향성이 더 강하고, 목표달성 기간이 정해져 있으며, 추구하는 가치를 중요시한다는 점에서 정책결정과 성격이 다르다.

2) 기획의 특성

기획은 보건의료정책의 구체적인 목표와 정책방법을 설정할 수 있도록 도와주며, 평가를 통해 성과나 개선해야 할 문제점을 알려준다. 그런데 기획은 정책결정과정에만 활용되는 것이 아니라 모든 보건행정활동과 직 · 간접적으로 관련된다. 보건행정활동뿐만 아니라 일상생활에서도 우리는 기획적인 사고의 영향을 받고 있다. 기획은 우리의 생각을 체계화시켜서 어떤 일을 추진할 때 효율성과 효과성을 고려하게 하고 순서에 따라 체계적으로 진행하도록 유도한다. 이와 같은 기획의 본질적 특성은 다음과 같다.

(1) 미래 지향성

기획은 미래를 우리가 의도하는 방향으로 변화시키려는 노력이라고 할 수 있다. 기본적으로 미래에 대한 행동과 관련된다. 기획은 과거에 수행했던 내용을 진술하거나 이미 결정된 정책을 정당화하는 과정이 아니라 과거의 경험과 현실분석을 근거로 미래에 수행해야 할 행동 방향을 결정한다. 이 과정에서 과학적 근거를 바탕으로 예측과 판단을 하게 된다. 그러나 미래는 본질적으로 불확실하고 가변적이어서 정확하게 예측한다는 것은 사실상 불가능다고 보아야 한다. 그럼에도 불구하고 기획은 불확실한 미래에서 우리가 달성하려는 목표를 구체적으로 제시해 주는 역할을 한다.

(2) 합리성 추구

기획은 정책결정과정에서 설정된 목표를 달성하기 위하여 가장 효율적이고 가장 적용 가능한 수단과 방안을 모색한다. 이를 위하여 기획은 자료의 수집과 종합적인 분석 등 합리적인 방법과 체계적인 절차를 활용한다. 미래에 대한 예측과 합리적인 정책결정을 위해서는 축척된 통계자료 및 연구결과 분석이 뒷받침되어야 한다. 정확한 정보는 미래를 예측하는데 결정적인 역할을 한다. 이를 위해서 예측 통계기법을 이용하거나 신뢰할 수 없는 자료를 제거하고 불완전한 자료를 보완하는 방법을 사용한다.

(3) 실행 지향성

기획은 계획을 준비하는 과정으로 완성된 계획을 실행하는 것은 별개의 기능이라고 할 수 있다. 그러나 기획은 문제해결이나 현실의 개선에 목적이 있기 때문에 실행을 전제로 한다. 바람직한 목표를 달성하기 위해 설계된 미래의 계획은 기본적으로 실행된다고 본다. 따라서 전혀 실행되지 않을 계획을 만드는 과정은 기획이라고 할 수 없다. 아울러 기획은 한번으로 끝나지 않고 그 실행결과를 평가해서 다음 기획과정에 수정사항을 반영하는 연속적인 과정이다.

(4) 통제성

기획은 의도된 수정과 통제를 통하여 보다 바람직한 상태로 미래를 바꾸려는 노력이기 때문에 기본적으로 통제적 성격을 갖는다. 특히 기획은 조직의 목표와 실행전략을 구체적으로 제시하기 때문에 조직을 통제하는 수단이 될 수 있다. 관리자는 설정된 목표를 고려하여 의사결정을 하여야 하므로 업무 범위와 내용이 집중될 수 있다. 효과적인 기획은 즉흥적인 의사결정을 통제시키고 계획적인 행동을 보장해 준다. 아울러 조직의 모든 활동이 목표를 중심으로 움직여 나가도록 조직구성원을 통제할 수 있다.

3) 기획의 유형

기획은 기간, 지역, 수단, 범위 등 다양한 기준으로 분류할 수 있다. 이러한 유형 분류는 보건의료기획을 구분할 때 활용될 수 있다. 예를 들어, 각종 법률에서 수립을 규정한 중장기 계획을 작성하기 위해서 진행된 기획은 중기기획, 국가기획, 배분기획, 전략기획에 해당된다. 기획의 유형이 갖는 의미는 기획은 수행하는 목적에 따라 다양한 형태가 있다는 것이다. 일반적으로 분류되는 기획의 유형은 다음과 같다.

(1) 일반적 유형

① 기간에 따른 분류

기간에 따라 단기기획, 중기기획, 장기기획으로 분류된다. 단기기획은 1년 이내 기간을 대상으로 한다. 단기기획은 현실을 근거로 진행되기 때문에 실현성이 높다. 그러나 구조적인 변동이나 획기적인 발전을 기대하기는 힘들다. 중기기획은 4~5년을 기간으로 한다. 일반적으로 중기기획이 가장 많이 이용된다. 장기기획은 대체로 10년 이상을 기간으로 한다. 미래에 대한 전망이라는 성격이 강하기 때문에 구체적인 계획으로서 의미보다는 기본 방향을 제시하는 것이다.

② 지역에 따른 분류

지역에 따라 지방기획, 지역기획, 국가기획, 국제기획으로 분류된다. 지방기획(local planning)은 지역사회 단위의 기획이다. 지역기획(regional planning)은 여러 개의 권역을 설정하고 각 권역을 대상으로 한 기획이다. 지역기획은 특정지역의 전략적인 개발 등을 목적으로 하는 국가기획의 하위기획이라고 할 수 있다. 국가기획(national planning)은 국가 전체의 목표를 설정하여 경제개발, 사회개발, 국토개발 등과 같이 국가의 전체 기능을 대상으로 한다.

③ 수단에 따른 분류

수단에 따라 규제기획, 배분기획, 예시기획으로 분류된다. 규제기획은 바람직한 상태를 기술하고, 환경에 대한 규제, 소비자 보호를 위한 규제 등과 같이 승인된 범위나 한계를 벗어나지 못하도록 유도한다. 배분기획은 바람직한 목표나 활동을 자원공급을 통해 유도한다. 직접적인 규제가 아니라 혜택을 제공하여 유인한다. 예시기획은 확실한 정보와 분석, 미래에 대한 정확한 추계, 대안 등을 통해 유도한다.

⑤ 범위에 따른 분류

범위에 따라 전략기획, 사업기획, 실행기획으로 분류된다. 전략기획(strategic planning)은 조직의 비전과 목표에 따라 총괄적이고 장기적 대책을 강구한다. 사업별로 우선순위를 정하고 가용자원의 범위 내에서 사업을 조정하게 된다. 사업기획(program planning)은 단위사업별로 작성되는 사업 활동에 대한 내용이다. 각 사업이 조직의 비전과 목표를 고려하지 않고 제시될 수 있기 때문에 전략기획과 연계해서 작성하는 것이 바람직하다. 실행기획(operational planning)은 사업을 실행하기 위한 예산, 일정, 담당자의 역할에 대한 구체적인 내용이다.

(2) 보건의료기획의 유형

보건의료기획은 기본적으로 기획의 일반적 분류에 따라 유형을 구분할 수 있다. 그런데 보건의료기획은 기본적으로 인구집단의 건강문제를 대상으로 하기 때문에 건강문제와 관련된 보건의료체계, 보건의료서비스 등의 내용에 따라 분류할 수도 있다. 기획의 대상을 좀 더 세부적으로 구분할 경우 보건의료기획의 유형은 훨씬 다양하게 분류될 수 있다.

4) 기획과정

기획과정을 이해하기 위해서는 앞에서 설명한 기획의 개념을 다시 살펴볼 필요가 있다. 앞에서 기획은 구체적인 목표를 설정하고, 그 목표를 달성할 수 있는 가장 적합한 방법을 수립하는 과정이라고 하였다. 이 개념은 기획을 좁은 의미로 해석하여 계획수립으로 제한하고 있다. 그러나 넓은 의미의 기획의 개념은 계획을 수립하는 것뿐만 아니라 수립된 계획을 실행하고, 그 결과를 평가하여 다음 계획에 반영하는 순환과정을 말한다. 이처럼 넓은 의미의 기획의 개념을 기획과정이라고 표현한다. 그런데 기획과정은 순서가 확정되어 있는 것은 아니며 내용이나 상황에 따라 결정될 수 있다. 일반적으로 진행되는 기획과정을 각 단계별로 살펴보면 다음과 같다.

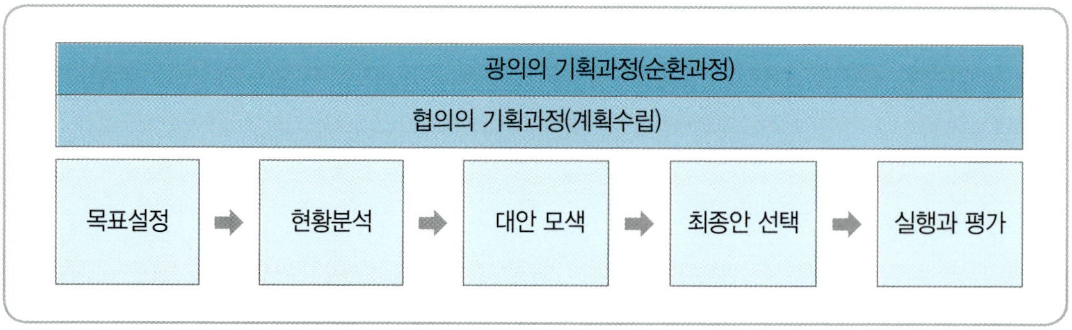

[그림 10-1] 기획과정

(1) 목표설정

목표설정은 궁극적으로 달성하려는 목적을 구체화하는 것이다. 기획의 목표는 현실에 대한 불만이나 장래에 대한 희망에서 도출되는 것이 일반적이다. 목표의 요건으로는 표방된 목표와 실제목표 사이에 차이가 없어야 하고, 목표설정에 있어서 타당성과 내적 일관성, 그리고 실제적이고 현실가능성이 있어야 한다. 전통적으로 보건의료분야의 목표는 건강수준의 향상, 보건의료서비스의 접근성 향상, 의료비 절감, 보건의료서비스의 질 향상 등이었다.

(2) 현황분석

현황분석을 통해서 기존의 문제점 및 예상되는 문제점, 그리고 목표를 달성하는데 관련되는 여러 요인을 찾게 된다. 현황분석 방법으로 가장 먼저 수행해야 할 것은 관련 정보 및 자료수집으로 통계자료집, 간행물, 연구문헌 등에 게재된 과거의 현황, 미래의 전망에 관한 전반적인 지식과 통계, 연구결과를 분석하는 것이다. 보건의료기획을 효과적으로 수립하기 위해서는 정확한 자료가 필수적으로 뒷받침 되어야 한다. 현황분석 과정에서 관심을 기울여야 할 대상은 크게 인구, 건강상태, 환경요인, 보건의료자원 등이다.

(3) 대안 모색

대부분의 경우 어떤 목표를 달성하는 데 필요한 활동은 여러 가지 대안으로 존재한다. 대안을 도출하는 데는 개인적인 경험이나 유사한 상황에서 선택했던 방안을 모방하는 방법이 있다. 그러나 이러한 방법에는 한계가 있기 때문에 새로운 대안을 창출하기 위해서는 집단지성, 전문가 조언, 개인 아이디어 등을 활용하게 된다. 기획은 미래를 대상으로 하는 정책결정이기 때문에 각 대안의 장 · 단점보다는 그 대안을 선택했을 때에 나타날 수 있는 영향을 예측하여 비교하는 것이 중요하다. 대안을 선택할 때에는 현실성과 합리성 이외에도 효율성을 중요하게 고려하게 된다. 가능한 적은 자원을 투입하고 최대한으로 좋은 결과를 도출할 수 있는 대안이 이상적이기 때문이다.

(4) 최종안 선택

기획수립과정의 최종 단계는 비교 분석된 결과를 근거로 최선의 대안을 찾는 것이다. 기획은 단일한 결정과정이 아니라 복합적인 기준과 절차를 따른다. 비록 대안이 과학적 통계기법을 적용하여 선택되었다고 하더라도 선택과정에서는 정책결정권자의 주관성과 가치관이 개입하게 된다.

(5) 실행과 평가

기획과정을 통하여 수립된 계획에 따라 문제를 해결하기 위하여 노력하고, 그 실행결과를 평가하여 설정한 목표를 달성하였는지를 판정한다. 목표달성에 실패하였다면 그 원인을 밝혀 다음 기획과정에 반영될 수 있도록 환류하게 된다.

2. 보건의료기획 모형의 기획과정

기획모형은 기획을 체계적으로 진행할 수 있도록 각 단계별로 수행해야 할 내용을 제시한 틀을 말한다. 일반적으로 기획모형은 각 해당 분야에서 축적된 경험을 근거로 만들어지며 수정 · 보완 과정을 통하여 발전되어 간다.

지금까지 보건의료 분야에 많이 활용되는 기획모형으로는 PRECEDE-PROCEED, PATCH, MATCH, MAPP 등이 있다. 각 이론모형은 그 나름의 장점과 단점을 가지고 있어서 어느 기획모형이 가장 적합하다고 단정할 수는 없다. 보건의료기획의 목적이나 필요한 상황에 따라 기회모형을 적절하게 변형시켜 사용하면 된다. 우리나라 보건의료기획에서 많이 활용되는 기획모형[1]을 살펴보면 다음과 같다.

[표 10-1] 주요 보건의료기획 모형의 기획과정

단계	PRECEDE-PROCEED 모형	PATCH 모형	MATCH 모형	MAPP 모형
1	사회적 사정	지역사회 자원의 동원	목적설정	기획의 성공을 위한 조직화와 협력체계 개발
2	역학적 사정	자료수집 및 분석	중재기획	비전 설정
3	교육적 및 생태학적 사정	건강 우선순위 결정과 대상집단 선정	사업개발	4개 영역의 지역사회 현황 분석
4	행정적 및 정책적 사정, 중재조정	중재의 선택과 실행	실행준비	전략적 과제의 선정
5	실행	평가	평가	목적과 전략의 설정
6	과정평가			순환적 수행(계획–실행–평가)
7	영향평가			
8	결과평가			

1 이 책의 내용은 '이주열(2021), 보건프로그램 개발 및 평가(5판), 계축문화사'의 해당 부분을 발췌하여 기획과정 중심으로 재구성하였다. 자세한 내용은 해당 도서를 참고할 것

1) PRECEDE-PROCEED 모형

PRECEDE-PROCEED 모형[2]은 중재대상의 상황과 요구를 다단계 기법을 통해 파악한 후에 사업을 기획(planning) 및 실행(implementation)하고, 그 실행이 얼마나 목적을 달성하였는지를 평가(evaluation)하는 단계로 구성되어 있다. 이 모형은 기본적으로 최종결과를 먼저 결정한 후에 그 결과를 결정하는 원인을 역방향으로 파악하고, 원하는 결과(desired outcome)를 얻을 수 있도록 개입을 설계하는 것이다. 이 모형은 계획 수립의 순서를 각 요소가 다른 요소에 영향을 미치는 방향과 반대 방향으로 진행시킨다. 각 요소의 영향은 왼쪽에서 오른쪽으로 화살표 방향으로 진행되나 기획은 오른쪽에서 왼쪽으로 화살표와 반대방향으로 진행된다.

이 모형은 건강과 건강행동에 영향을 미치는 다양한 변수들의 상호작용을 보여준다. 특히 사회적 맥락(social context)이 개인의 건강과 건강행동에 미치는 영향을 강조하면서 조직, 법규와 제도 그리고 공공정책의 변화를 중요한 부분으로 부각시키고 있다. 이 모형은 투입(input)보다는 결과(output) 즉, 삶의 질(quality of life)을 강조한다. PRECEDE-PROCEED 모형에서는 기획과정을 8단계로 나누어 설명한다.

(1) 사회적 사정

1단계는 건강과 삶의 연계성을 확보하는 사회적 사정(social assessment)이다. 건강을 목적으로 한 사업이 주민의 삶과 연계될 수 없다면 그 사업은 목적을 달성할 수 없기 때문이다. 따라서 기획은 가장 먼저 대상자들이 현재 누리고 있는 삶의 질에 대해서 파악하게 된다. 삶의 질을 판단하는 지표로는 빈곤, 안정, 범죄, 인구밀도, 차별, 행복감, 적대감, 불법성, 실업, 복지, 안정 등이 있다. 기존 자료를 이용하는 것이 좋지만 필요한 자료가 없을 경우에는 사회조사, 면담, 주민회의 등에 참석하여 의견을 듣거나 직접 관찰하는 방법을 선택한다.

(2) 역학적 사정

2단계에서는 사회적 사정에서 밝혀진 문제점과 관련된 건강문제를 파악하게 된다. 역학적 사정(epidemiological assessment)에서 관찰하는 내용은 신체적합성, 이환, 사망, 장애, 기

2 PRECEDE-PROCEED 모형은 그린과 크루터(Green & Kreuter)가 제안하였다. 1970년대에 PRECEDE (Predisposing, Reinforcing and Enabling Construct in Educational Diagnosis and Evaluation) 진단모형으로 출발하여 1980년대에 PROCEED(Policy, Regulatory and Organizational Constructs in Educational and Environmental Development)가 추가되어 확장된 모형이다.

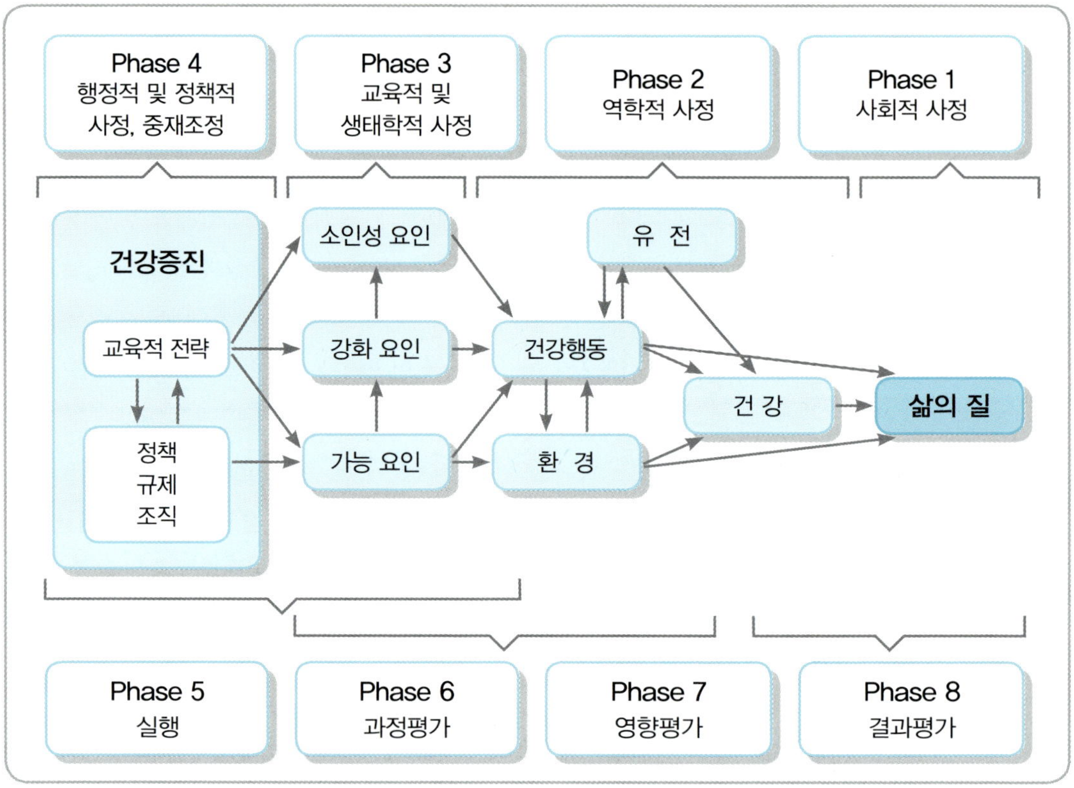

[그림 10-2] PRECEDE-PROCEDE 기획모형

능적 수준, 발생, 유병 등이다. 역학적 사정에서는 건강지표의 관찰뿐만 아니라 건강지표로 관찰된 주요 건강문제의 원인과 위험요인에 대한 진단도 이루어져야 한다. 또한 이 단계에서는 건강문제와 관련이 있는 행동적 요인과 환경적 요인을 관찰하는 과정도 포함한다. 중요한 것은 그 지역사회에서 진단된 사회문제 및 건강문제와 관련된 행동을 설명하고 찾아내는 것이다.

(3) 교육적 및 생태학적 사정

교육적 및 생태학적 사정(educational and ecological assessment)은 앞 단계에서 건강 및 삶의 질에 영향을 미치는 것으로 파악된 요인들을 변화시킬 수 있는 교육적 방법을 구체적으로 개발하는 과정이다. 특히 건강행동에 영향을 줄 수 있는 요인 중에서 변화시킬 수 있는 요인들을 파악하고 분류한다. 이 단계에서는 소인성 요인(pre-disposing factor)[3], 강화

3 소인성 요인은 성향 요인이라고도 한다. 소인성 요인은 건강행동을 결정하는 요인 중에서 개인이 가지고

요인(reinforcing factor)[4], 가능 요인(enabling factor)[5]으로 나누어 관련 요인을 관찰한다.

(4) 행정적 및 정책적 사정, 중재조정

4단계는 행정적 및 정책적 사정(administrative and policy assessment)과 중재조정(intervention alignment)으로 구성된다. 이 단계를 거치면서 최종적인 운영계획이 만들어진다. 행정적 및 정책적 사정은 실행하고 발전시키는데 필요한 조직과 행정적 능력과 자원을 검토하고 평가하는 과정이다. 이 단계에서 고려해야 하는 중요한 것은 예산과 가능한 자원, 실행의 장애요인, 현재의 관련 정책과 앞으로의 정책 개선점 등이다. 한편, 중재조정은 사회 · 생태학적 전제에 따라 우선순위 결정요인을 구성요소에 연계시키는 것이다. 이것은 목적달성을 위해 적절한 개입과 전략을 만드는 과정이라고 할 수 있다. 중재조정은 조합(matching)[6], 배치(mapping)[7], 공유(pooling)[8], 조화(patching)[9]의 과정으로 이루어진다.

(5) 실행

5단계에서는 자원의 제약, 시간적 장애, 실행을 담당할 인력의 자질 등을 확인한다. 성공적으로 실행하기 위해서는 중재방법 검토, 행정적 문제 파악, 자원의 배분상태 점검 등을 어떻게 처리할 것인지를 결정해야 한다. 그런데, 4단계와 5단계 시점에서 PRECEDE의 진단부분이 끝나고 PROCEED의 실행과 평가부분으로 넘어간다. 두 단계는 같이 진행되므로 5단계가 명확히 어느 지점인지를 구분하기는 쉽지 않다.

(6) 평가

6~8단계는 평가로 앞의 진단단계에서 설정한 목표를 달성했는지를 지속적으로 확인한다. 6단계는 과정평가, 7단계는 영향평가, 8단계는 결과평가로 진행한다. 과정평가는 실행하는 과정에서 평가를 실시하여 문제를 발견하여 수정하는 것이고, 영향평가는 실행의 단기적 효

있는 특성으로 지식, 태도, 믿음, 가치, 인식 등이다.

4 강화 요인은 건강행동이 지속되거나 그만두게 하는 요인이다. 건강행동을 실천할 때에 주변 사람들의 태도나 행동을 통해 얻게 되는 이득과 실천하지 않을 때의 불이익과 관련된다.

5 가능 요인은 촉진 요인이라고도 한다. 가능 요인은 개인이나 조직이 건강행동을 실천할 수 있도록 도와주는 것이다.

6 사업목표들을 사회·생태학적 수준에 따라 구분하고 각 차원별 목표에 중재활동을 조합하는 과정이다.

7 중재활동과 관련 목표 간의 이론적 연계를 명확히 하고 사업의 논리를 구성하는 작업이다.

8 과거로부터 현재까지 공존하는 사업에 대한 파악과 이해를 통해 효과와 효율을 추구하는 것이다.

9 기획된 중재사업을 검토하고 정교하게 수정하는 과정이다.

과를 평가한다. 결과평가는 실행의 장기적인 결과인 건강과 삶의 질을 평가한다.

2) PATCH 모형

PATCH(Planned Approach to Community Health) 모형은 1980년대 미국의 질병관리 통제센터(CDC)가 개발하였다. 이 모형은 지역사회의 건강증진 및 질병예방 사업을 기획할 때에 주로 사용된다. PATCH 모형에서는 지역사회 단위에서 기획을 담당할 실무팀을 구성하고, 이들이 지역사회의 자료수집과 건강문제의 우선순위 설정, 중재계획, 효과평가 등을 할 수 있도록 도와준다.

(1) 지역사회 자원의 동원

추진위원회(steering committee)를 조직하고 지역사회 회의를 개최하며, 실무 작업팀을 구성한다. 구성되는 조직은 지역사회의 건강문제 우선순위를 파악하기 위한 작업부터 시작하며, 이 단계의 일부 내용은 PATCH 모형의 전체 과정에서 지속된다. 이 단계에서 충분한 지원을 받을 수 있도록 지역사회 전체를 대상으로 PATCH에 대해서 홍보를 실시한다. 특히 지역사회 지도자의 지원이 필수적이다.

(2) 자료수집 및 분석

2단계는 사망과 이환, 지역주민의 의식, 건강행동 등의 자료를 수집한다. 지역사회의 주요 보건문제가 무엇인지를 결정하기 위한 기초자료가 된다. 이 자료는 실무 작업팀이 분석하여 2단계 기간 중의 지역사회 회의에서 발표된다. 자료 분석결과에 따라 추가자료 수집의 필요성이 제기되기도 한다. 이 단계에서 수집된 건강행동 자료는 행동이 건강에 미치는 영향에 대한 토의가 이루어지는 3단계 기간 중의 지역사회 회의에서 발표된다. 2단계 기간 중의 PATCH 참여자는 자료 분석결과를 지역사회와 함께 공유하는 방법을 습득하게 된다.

(3) 건강 우선순위 결정과 대상집단 선정

3단계에서는 건강행동 자료나 기타 추가적인 자료가 검토되고 지역사회 집단에 제공된다. 지역사회 집단은 질병이나 조기사망을 할 위험에 있는 사람들의 행동에 영향을 미치는 사회경제적, 정치적, 환경적 요인을 분석하며 그 결과에 따라 건강 우선순위를 결정하고 대상집단을 선정한다. 위험행동과 대상집단에 초점을 맞추어 적합한 자원, 정책, 사업을 확인하고,

사정하며, 행동적 중재를 위한 목표를 세우고 건강증진 전략을 계획한다. 이 단계에서는 어떤 중재가 선택되고 실행되어야 하는지를 결정한다.

(4) 중재의 선택과 실행

4단계에서는 3단계에서 선택된 중재의 목표설정, 중재 및 평가계획 개발, 주요 활동에 대한 일정표 준비, 자원봉사자의 모집과 훈련, 중재의 홍보와 실행, 중재결과의 지역사회 통보 등이 포함된다. 이 단계에서는 대상집단을 계속해서 참여시켜야 한다.

(5) 평가

평가는 PATCH 모형의 전체 과정에서 지속된다. 평가는 각 단계에서 이루어지는 일련의 과정이 지역사회에 미치는 영향과 중재활동으로 인한 지역사회의 변화 등에 대해서 진행된다. 처음부터 평가실무진이 구성되어 PATCH 과정과 PATCH가 지역사회에 미치는 영향에 대한 모니터링과 평가를 돕는다. 평가결과를 환류시켜서 PATCH 모형 진행과정 중에도 개선이 이루어질 수 있도록 한다.

3) MATCH 모형

MATCH(Multilevel Approach to Community Health) 모형은 실행을 강조한다. 이를 위해 중재 활동의 대상(target of the intervention actions)을 설정한다. 중재 활동의 대상은 건강행동 목적 달성을 위한 개입 당사자나 이들과 관련된 환경을 제공하는 사람들을 의미한다. MATCH 모형은 중재전략을 생태학적인 여러 수준으로 나누어 다양한 접근법을 채택한다. 개인의 행동과 환경에 영향을 주는 요인들을 개인에서부터 조직, 지역사회, 국가 등의 여러 수준으로 나누어 기획한다. 다단계 접근법은 여러 수준에서 이루어지는 중재 전략적인 특징을 반영한 것이다. MATCH 모형은 질병이나 사고에 대한 위험요인과 예방방법이 알려져 있고, 우선순위가 정해져 있을 때에 실제 실행을 위한 사업을 개발할 때에 적합한 방법이다. MATCH 모형은 중재 활동의 대상을 파악한 후에 다음과 같은 5단계로 진행된다.

(1) 목적설정

1단계에서는 유병률과 변화가능성을 고려하여 건강상태 목적을 설정한다. 그 후에 중재 활동의 대상을 선택하고, 행동요인 및 환경요인과 관련된 목적을 설정한다. 건강행동요인 목적설정에서는 건강상태에 영향을 미치는 위험요인 중에서 행동요인을 파악하고, 환경요인과 관련된 목적설정에서는 건강행동실천을 유도할 수 있는 접근성, 이용가능성, 장애요인 등을 파악한다.

(2) 중재기획

중재기획(intervention planning)은 중재목표, 중재대상, 중재 접근방법과 활동을 모두 알맞게 조합하는 것이다. 중재기획은 중재활동의 대상을 확인하는 것에서 시작한다. 중재활동의 대상을 확인한 이후에는 생태학적 여러 수준으로 나누어 중재전략을 선정한다. 중재목표의 수준에 맞게 중재활동의 종류를 선택하게 되는 것이다.

(3) 사업개발

사업개발과 관련된 구체적인 절차는 다음과 같다. 첫째, 사업 단위 또는 구성요소를 결정한다. 둘째, 각 구성요소들을 대상의 하위집단, 주제, 생활공간, 교육 단위와 전달방법 등으로 나누어 기술한다. 셋째, 기존의 사업을 선택하거나 새롭게 개발한다. 넷째, 각 단위사업별로 계획안을 세운다. 다섯째, 사업에 필요한 여러 자료를 수집하고 필요한 자원을 준비한다.

(4) 실행준비

효과적으로 사업을 실행하기 위해서 다음의 내용을 준비한다. 첫째, 변화를 위한 계획안을 작성하고 지원활동을 준비한다. 둘째, 변화를 위한 요구, 준비 정도, 환경적인 지지조건 등에 대한 사안을 개발한다. 셋째, 중재가 효과적이라는 증거를 수집한다. 넷째, 중재를 통한 변화를 지지하여 줄 수 있는 사회적인 지도자나 기관 단체를 파악하여 이를 알린다. 다섯째, 사회적인 의사결정권이 있는 사람들과 협조관계를 유지한다. 여섯째, 실행자들을 모집하고 업무를 훈련시키며, 실행업무를 모니터링하고 지지할 수 있는 시스템을 개발한다.

(5) 평가

과정평가, 영향평가, 결과평가를 실시한다. 과정평가는 중재 기획과 과정에 대한 유용성, 실제 수행에 대한 정도와 질, 실행 후에 즉시 나타난 교육적 효과 등을 다룬다. 영향평가는 사업의 단기적인 결과로 지식, 태도, 기술을 포함한 중간 효과와 행동변화 또는 환경적인 변화를 포함한다. 결과평가는 장기적인 사업효과를 측정한다.

4) MAPP 모형

MAPP(Mobilizing for Action through Planning and Partnership) 모형은 지역사회를 중심으로 구성된 보건의료체계가 총체적 체계사고(systems thinking)를 통해 해당 지역사회의 보건의료현황을 파악하고, 보건의료문제에 대응하는 역량개발에 초점을 맞추고 있다. 이 모형은 특정 기관 단독으로 보건의료기획을 수행하는 것이 아니라 지역사회 보건의료사업에 참여하는 모든 기관들이 연계하여 기획을 진행하는 특징이 있다. 이런 이유로 MAPP 모형은 지역사회 보건의료문제 해결을 위한 전략적 기획[10]으로 인정받고 있다.

전체 과정은 해당 지역사회의 특성을 반영한 보건의료체계의 구성과 운영의 활성화가 핵심이라고 할 수 있다. 지역보건체계 진단은 외부전문가나 기획모형에 따라 지역사회 보건의료문제를 진단하고 해결 방안을 모색하는 것이 아니라 지역사회가 가지고 있는 경험, 역량, 변화의 힘과 같은 내재된 특성을 이용하여 지역사회 자체적인 문제해결을 목표로 한다는 점

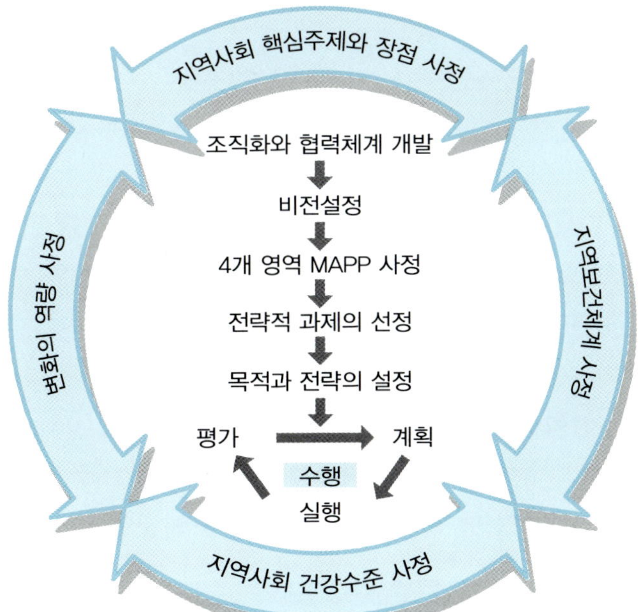

[그림 10-3] MAPP 모형(NACCHO, 2004)

10 전략적 기획은 미래의 변화를 예측하여 전략을 수립하게 하며, 조직의 강·약점을 전략수립에 반영함으로써 조직이 경쟁과 급변하는 환경에 효과적으로 대응하도록 해준다.

에서 중요하다. MAPP 모형은 6단계 과정이 MAPP의 4개 영역 사정 내용에 기반을 두고 진행되며, 4개 영역 사정내용은 서로 연계되어 있고 수행 부분도 순환연결로 표시되어 있다.

(1) 기획의 성공을 위한 조직화와 협력체계 개발

지역사회 요구진단에서 시작하는 다른 모형들과 달리 MAPP은 기획과정에 참여할 조직 및 단체들을 파악하여 협력체계를 만드는 것에서 시작한다. 이들은 지역사회가 지금까지 경험한 것을 이해하고 MAPP의 필요성을 공감하며 기획과정에서 주도적 역할을 담당한다.

(2) 비전 설정

MAPP은 지역사회가 공유할 수 있는 비전(vision)을 세운다. 지역사회가 공유하는 비전과 가치를 문장으로 구성한다. 비전에는 건강한 지역사회의 의미와 특성이 포함되어야 하고, 5~10년 후의 변화될 모습이 포함되어야 한다.

(3) 4개 영역의 지역사회 현황 분석

MAPP 모형에서 지역사회 현황 분석은 단순히 요구조사에 국한되는 것이 아니라 지역사회 건강수준 사정(community health status assessment)[11], 지역사회 핵심주제와 장점 사정(community themes & strengths assessment)[12], 지역보건체계 사정(local public health system assessment)[13], 변화의 역량 사정(forces of assessment)[14]에 대해서 포괄적이고 심층적으로 이루어진다. 4개 영역의 지역사회 현황 분석은 정해진 순서가 있는 것은 아니고, 지역사회에 대해서 종합적으로 판단하기 위하여 4개 영역을 모두 파악해야 한다는 것이 MAPP 진단의 특징이다.

(4) 전략적 과제의 선정

전략적 과제는 지역사회가 비전 달성을 위해서 추진해야 할 기본 정책이나 주요 사업으로 4개 영역 MAPP 사정을 고려할 때에 가장 우선순위가 높은 것이다. 전략적 과제를 선정하기 위해서는 4단계 이전까지의 MAPP 과정을 검토한 후에 브레인스토밍으로 전략적 과제 후보를 뽑고, 선정 기준을 근거로 각 후보 과제별로 검토과정을 거쳐서 결정한다.

---

11 지역사회의 건강과 삶의 질과 관련된 주요 쟁점을 확인한다.

12 지역사회 주민이 느끼는 핵심 이슈를 확인한다.

13 지역사회 주민의 건강에 기여하는 모든 보건조직과 활동에 대해서 포괄적으로 확인한다.

14 지역사회의 건강문제와 보건체계에 영향을 미칠 수 있는 법적, 기술적, 기타 문제들을 확인한다.

(5) 목적과 전략의 설정

전략적 과제를 해결하기 위한 방향이 목적이고 그 목적을 달성하기 위한 구체적인 방법이 전략이다. 목적을 설정하기 위해서는 앞 단계에서 선정한 전략적 과제와 지역사회의 비전을 검토하여야 한다. 목적을 설정한 후에는 각 목적별로 지역사회가 합의한 전략을 개발한다.

(6) 순환적 수행(계획–실행–평가)

순환적 수행은 계획–실행–평가로 구성된다. 계획은 앞 단계에서 개발한 각 전략에 세부 목표를 설정하고 수행 담당자와 조직을 정하여 구체적인 실행계획을 작성한다. 실행과정에서는 수립한 계획을 조율하고, 수행하며, 모니터링하게 된다. 평가는 평가팀 구성 및 평가틀을 개발하는 것에서 시작하여 자료를 수집하고 평가결과를 지역사회 보건의료사업에 참여하는 모든 기관에 공유하는 것으로 마무리된다.

3. 지역보건의료계획

지역보건의료계획은 시 · 도 및 시 · 군 · 구에서 4년마다 수립되는 보건의료자원 및 보건의료사업에 대한 포괄적 계획을 말한다. 이 계획의 목적은 광역 및 기초 자치단체의 지역사회 여건에 적합한 보건의료계획을 수립하여 지역주민의 건강수준을 향상시키는 것이다. 1997년 제1기 지역보건의료계획을 시작으로 현재 제7기(2019~2022년) 계획이 진행되고 있다. 지역보건의료계획 수립과정은 보건의료기획 관련 이론이 보건행정에 적용된 것이라고 할 수 있다. 그 동안 시 · 도 및 시 · 군 · 구의 보건의료조직은 지역보건의료계획 수립과정을 통하여 기획 능력이 크게 향상되었다. 여기에서는 지역보건의료계획이 보건의료기획으로서 갖는 의미를 살펴보려고 한다.

1) 경과과정

1995년 보건소법이 지역보건법으로 개정되었다. 이 지역보건법은 시 · 도지사 또는 시장 · 군수 · 구청장이 지역보건의료계획을 4년마다 수립하고, 그 계획에 따라 매년 연차별 시행계획을 수립하도록 규정하였다. 이에 따라 1996년에 2년간의 지역보건의료계획이 처음 수립되었다. 4년간의 계획이 수립되기 시작한 것은 1998년 제2기부터이다. 제3기 계획부터는 업무 수행 과정을 중점적으로 평가하였다. 매년 연차별 시행계획의 시행결과를 평가하여 모니터링하였다. 제4기 계획에서는 과거 각 사업별로 작성하던 사업계획을 지역보건의료계획에 통합하여 수립하도록 하였다. 제5기 계획에서는 지역사회의 보건의료 관련 비전 및 목표와 보건소가 운영하는 각 세부사업별로 4년간 성과목표를 제시하였다. 각 지역별로 중점과제를 선정하여 추진계획을 수립하였다.

제6기 계획에서는 제5기 계획의 시행결과를 자체평가하고, 그 평가결과를 각 세부사업 계획에 반영하였다. 또한 지역사회를 특성별로 3~5개 권역으로 구분하고 각 해당 지역에 필요한 특화사업을 개발하였다. 제7기 계획의 수립과정에서는 중앙정부와 지방자치단체 간에 정책목표 및 전략, 평가계획 등을 공유하였다. 중앙정부에서는 4년간의 지역보건의료 정책방향을 제시하고, 광역자치단체에서는 이를 참고하여 광역의 정책방향을 수립한 후 시 · 군 · 구에 공유하였다. 특히 광역자치단체의 역할을 강화하여 기초자치단체의 수립과정에 참여하여 계획을 조정 및 환류할 수 있도록 하였다.

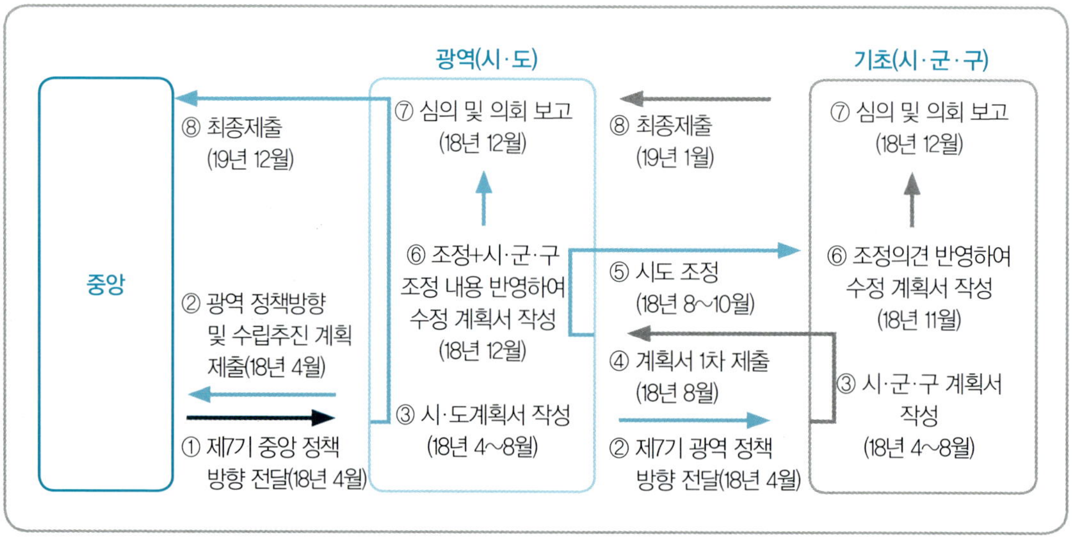

[그림 10-4] 제7기 지역보건의료계획 수립절차

출처 : 보건복지부(2018). 제7기 지역보건의료계획 수립 안내

[표 10-2] 지역보건의료계획의 경과과정

순서	작성 년도	해당 기간	특성
제1기	1996년	1997 – 1998년	2년 계획 수립
제2기	1998년	1999 – 2002년	4년 계획 수립 시작
제3기	2002년	2003 – 2006년	지역보건의료계획에 따른 연차별 시행계획 수립 강화
제4기	2007년	2007 – 2010년	개별 사업계획을 지역보건의료계획으로 통합
제5기	2010년	2011 – 2014년	비전 및 목표, 사업별 성과목표 제시
제6기	2014년	2015 – 2018년	지역사회 특성별로 권역을 구분하여 사업계획 수립
제7기	2018년	2019 – 2022년	정책방향 공유 및 광역자치단체의 역할 강화

2) 지역보건의료계획의 세부 내용

지역보건의료계획에 포함되어야 하는 사항은 보건의료 수요의 측정, 지역보건의료서비스에 관한 장기 · 단기 공급대책, 인력 · 조직 · 재정 등 보건의료자원의 조달 및 관리, 지역보건의료서비스의 제공을 위한 전달체계 구성 방안, 지역보건의료에 관련된 통계의 수집 및 정리이다. 지역보건의료계획은 지역 내 보건의료에 관한 전반적인 사항을 포함하게 된다.

[표 10-3] 시 · 도 및 시 · 군 · 구 지역보건의료계획의 세부 내용

<table>
<tr><th>기관</th><th colspan="2">지역보건의료계획의 세부 내용</th></tr>
<tr><td>시 · 도</td><td rowspan="2">• 지역보건의료계획의 달성 목표
• 지역현황과 전망
• 지역보건의료기관과 보건의료 관련기관 · 단체 간의 기능 분담 및 발전 방향
• 보건소의 기능 및 업무의 추진계획과 추진현황
• 지역보건의료기관의 인력 · 시설 등 자원 확충 및 정비 계획
• 취약계층의 건강관리 및 지역주민의 건강 상태 격차 해소를 위한 추진계획
• 지역보건의료와 사회복지사업 사이의 연계성 확보 계획</td><td>• 의료기관의 병상의 수요 · 공급
• 정신질환 등의 치료를 위한 전문치료시설의 수요 · 공급
• 지역보건의료기관의 설치 · 운영 지원
• 시 · 군 · 구 지역보건의료기관 인력의 교육훈련
• 지역보건의료기관과 보건의료 관련기관 · 단체 간의 협력 · 연계</td></tr>
<tr><td>시 · 군 · 구</td><td>–</td></tr>
</table>

3) 수립 범위

지역보건의료계획은 4년간 계획과 이를 근거로 매년 작성되는 연차별 시행계획으로 구성된다. 지역보건의료계획에 따라 매년 연차별 시행계획을 수립하고, 매년 시행결과를 평가하게 된다. 연차별 시행계획의 수립 범위는 전년도 지역보건의료계획의 시행계획에 따른 시행결과 및 당해 연도 사업수행을 위한 세부 실행계획 등이 포함된다. 4년마다 수립하는 지역보건의료계획과 매년 수립하는 시행계획과 그 시행결과의 특성을 비교하면 다음과 같다.

[표 10-4] 지역보건의료계획, 시행계획, 시행결과의 비교

구분	지역보건의료계획	시행계획	시행결과
수립주체	• 시 · 도 및 시 · 군 · 구		
수립시기	• 4년마다	• 1년	• 1년
수립절차	• 의회보고 • 지역보건의료심의위원회 심의 • 지역주민 의견 수렴 • 지역 내 보건의료실태와 지역주민의 보건의료의식 • 행동양상 등 조사 및 자료수집	• 의회보고 • 지역보건의료심의위원회 심의	• 의회보고 • 지역보건의료심의위원회 심의 • 지역보건의료계획의 연차별 시행계획에 따른 시행
수립내용	• 4년간의 중장기 총괄계획	• 지역보건의료계획을 근거로 당해 연도 사업 수행을 위한 세부 시행계획	• 지역보건의료계획의 연차별 시행계획에 따른 시행결과

출처 : 보건복지부(2019). 2018 보건복지백서

4) 지역보건의료계획의 평가체계

중앙정부 및 시 · 도는 시 · 군 · 구의 연차별 시행결과를 평가하여 그 결과가 차기 연차별 시행계획 수립에 반영될 수 있도록 환류하고 있다. 지역보건의료계획의 평가와 관련해서는 지역보건법시행령(제7조)에 계획의 시행결과에 대한 평가기준이 규정되어 있다. 지역보건의료계획 내용의 충실성, 지역보건의료계획 시행결과의 목표달성도, 보건의료자원의 협력 정도, 지역주민의 참여도와 만족도 등이 평가기준으로 규정되어 있다. 이러한 지역보건의료계획의 평가체계는 보건의료사업에 대한 성과관리를 정착시키고, 담당인력의 기획능력 향상에도 크게 기여하였다.

지역보건의료계획의 평가체계 발전 과정을 살펴보면, 제1기 및 제2기 지역보건의료계획의 평가는 일부 농촌지역을 대상으로 서류평가로 시행되었다. 농어촌 의료서비스 개선사업[15] 평가의 일부로 편입되어 농어촌 보건소 지원 순위를 선정하는 평가영역의 일부로 시행된 것이다. 2001년에 지역보건의료계획의 시행결과에 대하여 서류평가와 현지평가를 병행하는 평가체계를 구축하고, 2002년에 전국 40개 보건소를 대상으로 시범사업을 실시하였으며, 제3기(2003~2006년)부터는 매년 전국 보건소 중에서 일부를 선정[16]하여 지역보건의료계획의 연차별 시행계획의 시행결과를 평가하였다. 2007년에 제3기 계획에 대한 종합평가회를 개최하여 4년간의 평가결과를 발표하고 우수기관을 시상하였다. 2008년에 지방자치단체의 업무 경감과 효율성 향상을 위해 평가방식을 변경하였다. 개별적으로 수행하던 보건사업평가를 보건의료사업 통합평가로 변경하였다. 2009년에 지역보건의료계획, 연차별 시행계획 및 시행결과를 진단하고 그 결과를 환류할 수 있는 온라인시스템을 구축하였다. 이를 통해 중앙정부에서 지방자치단체별 보건의료자원 실태와 보건의료사업 실적 등에 관한 모니터링이 가능하게 되었다.

5) 지역보건의료계획의 의미

지역보건의료계획은 지방자치단체가 주도적으로 지역의 계획을 수립하고 시행결과에 대해서 자체평가를 실시하여 다음 계획에 평가결과를 반영하여 사업운영을 개선하는데 크게 기여하였다. 이러한 지역보건의료계획 수립과 시행과정을 통하여 보건소의 기획 능력이 향상되었다고 할 수 있다. 또한 계획 수립과정에 지역사회 주민들과 다양한 단체 및 기관들이 함께 참여함으로써 단순한 사업계획의 범위를 넘어서 지역사회의 보건의료에 대한 포괄적인 계획이 되고 있다.

이러한 성과에도 불구하고 여전히 지역보건의료계획 수립과정에서 개선해야 할 부분은 있다. 특히 지역보건의료계획을 작성한지 20년이 지났음에도 불구하고, 아직까지 중앙정부에서 계획서의 기본 틀까지 결정해서 내려주는 행정방식은 개선이 시급하다. 초창기에는 불가피한 부분이 있었다고 하더라도, 여전히 지역단위의 보건의료계획의 수립절차와 작성형식에까지 중앙정부가 지나치게 개입하는 것은 보건의료기획의 원리와 목적에도 부합되지 않는다.

15 1994년 우루과이라운드 타결 이후 농어촌 발전과 보호를 위한 농어촌 의료서비스 개선 대책으로 진행되었다.

16 2003년 40개소, 2004년 68개소, 2005년 69개소, 2006년 69개소를 선정하여 평가하였다.

4. 성과관리

1) 개념

민간부문뿐만 아니라 공공부문에서도 서비스의 질 개선과 효율적인 조직운영을 위한 노력은 일반적인 현상이다. 특히 공공조직들은 성과라는 측면에서 서비스의 산출과 결과에 초점을 두고 있다. 이러한 접근을 성과관리(performance management)라고 한다. 오늘날 성과관리는 공공부문에서 핵심적인 조직의 관리기법으로 활용되고 있다. 성과관리는 기관의 목표와 전략을 수립하고, 궁극적으로 계획이 추구하는 최종목표가 달성될 수 있도록 유도하는 모든 수단과 활동을 의미한다.

우리나라 정부업무평가기본법에서는 성과관리를 정부업무를 추진함에 있어서 기관의 임무, 중 · 장기 목표, 연도별 목표 및 성과지표를 수립하고, 그 집행과정 및 결과를 경제성 · 능률성 · 효과성 등의 관점에서 관리하는 일련의 활동이라고 규정하고 있다. 이처럼 성과관리는 사업 수행을 관리하는 활동이라고 할 수 있다. 성과관리는 조직의 전반적인 성과를 높이기 위한 체계적인 노력, 계획 및 절차들로 이루어진 하나의 틀이라고 할 수 있다.

2) 등장배경

우리나라에서 체계적인 성과관리가 시작된 것은 2006년 정부업무평가기본법이 제정된 이후부터라고 할 수 있다. 그전에도 심사분석, 심사평가, 정부기관평가 등의 형태로 업무 성과관리제도가 운영되었지만 실효성이 낮았다. 정부업무평가기본법에서는 개별적 · 중복적으로 실시되던 각종 평가제도를 통합하여 운영할 수 있도록 하였을 뿐만 아니라, 자체평가 중심으로 실시하여 자율적 정책 개선이 이루어지도록 하였다. 그리고 평가결과는 예산, 조직 및 인사관리에 의무적으로 반영하도록 함으로써 실효성 있는 성과관리제도로 정착되는 기반이 되었다.

공공부문에서 성과관리제도의 확산은 신공공관리론(new public management)으로부터 영향을 받았다. 1980년대에 영국에서 시작된 신공공관리론은 공공부문의 비효율성 문제를 시장과 연계해서 해결하고자 하는 것이었다. 민간조직의 관리이론이나 운영방식을 공공조직에 적용하려는 시도가 이루어졌다. 그런데 민간부문에서는 단지 능률성을 강조하지만 공공부문에서는 능률성뿐만 아니라 효과성, 경제성, 형평성, 재정의 안정성 등 폭넓은 기준들이 고려되었다. 신공공관리론적 성과관리에서는 논리모형을 성과관리에 응용하고, 설정된 목표를 달성하기 위한 조직 및 사업 관리가 중요하게 고려된다. 이것은 조직을 사전통제하지 않고 사후적인 성과평가를 통해서 관리하는 방식으로 능률성을 강조한다.

3) 성과관리의 목적

성과관리는 조직의 각종 계획들이 수행되는 과정을 점검하고 어느 부분에서 문제가 있고, 어떻게 개선될 수 있는지를 결정하기 위하여 실시된다. 성과관리의 목적은 조직의 목표를 달성하고 성과를 향상시키는 것이라고 할 수 있다. 그런데 민간부문과 달리 공공부문에 추가되어야 할 성과관리의 중요한 목적은 책임성(accountability) 제고라고 할 수 있다. 공공조직들은 법적 기초 위에 존재하고 있으므로 고유의 목적을 반드시 달성해야 한다. 성과관리는 공공조직들이 얼마나 좋은 성과를 내고 있는지에 대하여 관리자, 정치가, 일반 시민들이 판단할 수 있도록 정보를 제공하는 역할을 한다. 이러한 성과관리과정을 통하여 공공조직의 책임성을 높일 수 있는 것이다. 공공부문에서 성과관리의 궁극적 목적은 성과의 향상과 책임성 제고라고 할 수 있다. 이러한 목적을 달성하기 위하여 어떤 하위 목적을 갖느냐 하는 것은 조직이나 관리자의 특성에 따라 달라질 수 있다.

[표 10-5] 성과관리의 목적

목적	성과관리가 답을 줄 수 있는 질문
평가	우리 공공조직이 얼마나 성과를 내고 있는가?
통제	직원들이 일을 올바르게 수행하도록 어떻게 확실하게 할 것인가?
예산	어떤 사업에, 누구에게, 무슨 계획에 재원을 사용하는가?
동기부여	일반 직원, 중간관리자, 영리 및 비영리 조직의 관계자, 일반시민들이 성과를 향상시키는데 필요한 일들을 하도록 동기부여가 되고 있는가?
홍보	정치지도자, 의회의원, 이해관계자, 언론인, 일반시민들에게 우리 공공조직이 잘하고 있다고 어떻게 확신시켜갈 수 있을까?
격려	무슨 업적을 냈을 때 기관의 중요한 행사를 통해 그 성공에 대해 축하할 것인가?
학습	왜 어떤 일은 잘 되고, 어떤 일은 잘 되지 않는 것인가?
개선	누가 무슨 일을 다르게 하면 성과가 개선될까?

출처 : Ben(2003), 이광희 외(2006)에서 재구성

벤(Robert D. Ben, 2003)은 성과관리를 하는 8가지 목적을 제시하였다. 공공관리자는 전체적인 경영전략의 한 부분으로 성과관리를 활용하여, 업무를 평가(evaluate)하고, 예산(budget)을 편성하며, 조직구성원을 통제(control)하고, 동기부여(motivate)시키며, 조직에 영향력을 행사할 수 있는 사람들에게 조직이 잘하고 있다고 홍보(promote)하고, 정례적인 행사를 통해 성과에 대해 격려(celebrate)하며, 조직목표 달성을 위해 요구되는 행동을 학습(learn)하고, 최종적으로는 일곱 가지 목적을 달성하는 과정을 통해 조직의 성과를 개선(improve)하는 것이다.

4) 성과관리의 유형

논리모형을 적용시켜서 성과관리를 3가지 유형으로 구분할 수 있다. 성과관리가 논리모형 구성요소 중에서 어디에 성과의 초점을 두느냐에 따라 전통적 성과관리, 결과 지향적 성과관리, 통합적 성과관리로 분류할 수 있다. 구체적인 내용은 다음과 같다.

(1) 전통적 성과관리

전통적 성과관리에서는 성과의 초점을 투입이나 과정에 둔다. 이것은 투입이나 과정이 적절히 이루어지면 바람직한 성과가 될 것이라는 가정에 근거한다. 그래서 성과를 수행기관의 역량과 동일시하는 경향이 있다.

(2) 결과 지향적 성과관리

결과 지향적 성과관리에서는 성과의 초점을 산출이나 결과가 목표 또는 계획에 대하여 얻은 효과에 둔다. 산출이나 효과만을 성과로 간주한다. 결과가 입증되면 그 결과가 어떻게 도출되었는지는 문제가 되지 않는다.

(3) 통합적 성과관리

통합적 성과관리에서는 성과의 초점을 투입, 과정, 산출, 결과를 계획 또는 목표에 대하여 통합적으로 추진한 정도에 둔다. 이것은 성과를 투입, 과정, 산출, 결과를 포괄하는 개념으로 보고, 성과의 요인을 규명하려고 한다. 여기에서 투입은 경제성, 과정은 모니터링, 투입과 산출은 능률성, 결과는 영향을 포함하는 효과성으로 측정된다.

5) 성과평가

공공조직의 성과를 개선하기 위해서는 먼저 성과평가가 실시되어야 한다. 성과평가는 성과관리에 필요한 정보를 획득하는데 초점을 둔다. 성과관리는 성과정보를 획득하기 위하여 성과평가를 사전에 필수적으로 실행해야 한다. 이렇게 본다면 성과평가는 성과관리에서 핵심이라고 할 수 있다. 일반적으로 성과평가는 네 단계로 진행된다. 첫째, 평가목적을 명확히 설정, 둘째, 성과지표 개발, 셋째, 자료수집, 넷째, 자료를 분석하여 성과보고서를 작성하고 그 성과정보를 활용한다.

(1) 성과평가를 위한 논리모형

성과평가는 계획된 장단기 목표가 얼마나 경제성, 능률성, 효과성을 달성했는지를 확인하는 과정이라고 할 수 있다. 모든 활동이 의도된 결과를 산출해 낼 수 있도록 서비스 전달의 절차나 과정을 논리적으로 계획하게 된다. 성과평가에 활용되는 가장 단순하고 기본적인 논리모형은 투입(input), 처리(process), 산출(output), 결과(outcome)로 구성된다. 이것은 생산모형(production model) 또는 IPOO모형(input–process–output–outcome)이라고 한다.

이러한 논리모형을 개발하는 목적은 조직이나 사업에서 무엇이 진행되고 있는지, 누가 고객인지, 어떤 서비스나 산출이 제공되고 있는지, 어떤 결과가 생산될 것인지를 규명하려는 것이다. 이러한 논리가 구성되면 산출, 능률성, 효과성, 서비스의 질, 고객 만족 등을 평가하는데 적합한 성과지표를 파악할 수 있게 된다. 이와 관련하여 포이스터(Theodore H. Poister, 2003)는 공공조직에 대한 성과평가를 위한 일반적 논리모형을 제시하였다. 구체적인 내용은 다음과 같다.

① 투입

투입은 서비스 공급에 필요한 자원을 의미한다. 인력, 예산, 시설, 장비, 시간 등이 여기에 해당된다,

② 자원

자원은 활동을 수행하거나 산출물이나 서비스를 생산하는데 사용된다. 기본적인 자원으로는 인적자원, 물리적 시설, 장비, 재료 등이 포함된다.

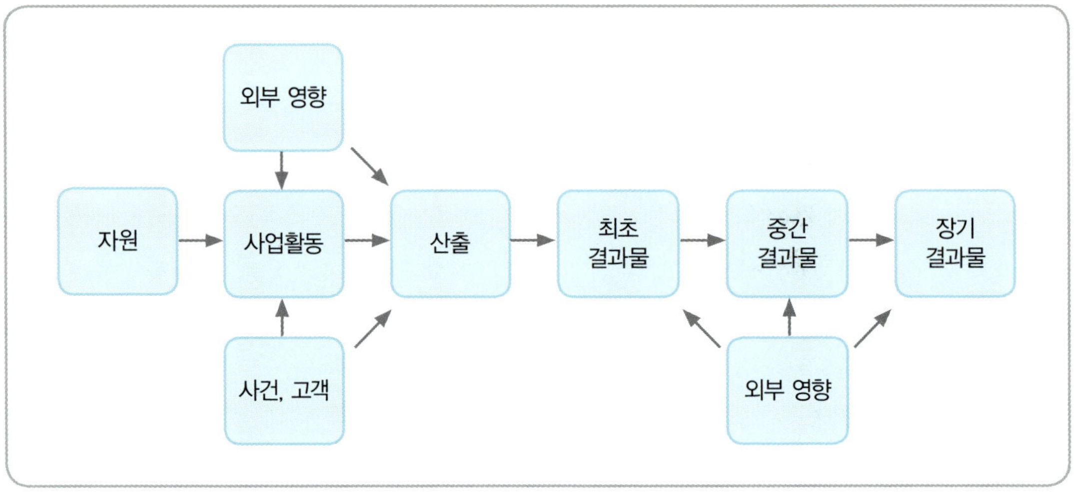

[그림 10-5] 성과평가의 일반적 논리모형

출처 : Poister(2003), 이동옥(2013) 재인용

③ 처리

처리는 산출물이 만들어지는 과정이거나 서비스가 전달되는 방식이다. 고객 불만 등 서비스 질에 대해서 평가할 때 관련된다.

④ 산출

산출은 조직의 활동이나 조직이 공급하는 서비스를 의미한다. 산출은 사업이 실제 생산한 직접적이고 즉각적인 생산물이나 생산된 서비스라고 할 수 있다.

⑤ 결과물

결과물은 산출이 만들어내는 최종적인 결과이다. 사업으로부터 초래될 것으로 예정된 실체적인 변화, 개선 또는 혜택과 같은 것이다. 서비스나 활동의 최종적인 영향이라고 할 수 있다. 결과물은 초기, 중기, 장기로 순차적으로 발생한다. 결과물은 사업관리자의 통제를 벗어난 광범위한 외부 요인으로부터 영향을 받는다. 이것은 산출이 결과물을 반드시 가져올 것이라는 보장을 할 수 없다는 것을 의미한다.

⑥ 고객, 외부 영향

서비스를 받는 고객, 외부 환경요인, 조직의 활동과 관련한 여건 등은 성과에 영향을 미칠 수 있다. 그리고 외부 영향(external influences)이 성공을 촉진하거나 저해하는 중대한 요소일 수도 있으므로 이를 규명하는 것이 필요하다.

(2) 성과지표

분명한 목표로부터 실질적으로 측정 가능한 하위목표인 목표치가 제시된다. 유용한 하위목표를 설정하기 위해서는 결과(outcome)와 산출(output) 사이의 차이를 이해할 수 있어야 한다. 결과는 서비스나 사업이 의도한 대로 바람직한 영향을 달성하는 정도이고, 산출은 생산된 단위의 수, 서비스를 받는 사람의 수 등 특정한 측정치이다. 하위목표는 주어진 시간 내에서 서비스 또는 사업이 달성하기를 기대하는 목표치이다. 하위목표가 결정되고 나면 조직은 하위목표 달성여부를 판단할 수 있는 수단이 필요하게 된다. 이처럼 하위목표의 달성여부를 측정할 수 있는 계량화된 척도를 성과지표라고 한다, 공공부문에서 가장 일반적으로 사용되는 성과지표는 경제성(economy), 능률성(efficiency), 효과성(effectiveness)이다. 이 성과지표 내용은 정부업무평가기본법에 규정된 성과관리의 개념에도 포함되어 있다. 3E 평가모형은 투입, 처리, 산출, 결과의 기본 논리모형(basic logic model)에 기초하고 있다.

① 경제성

경제성은 적정한 품질을 유지하면서 자원투입 비용을 최소화하는 것을 말한다. 이것은 처음 계획된 또는 예상된 비용과 실제로 투입된 비용을 비교하여 얼마나 차이가 발생했는지를 확인한다. 경제성을 측정하는 성과지표는 자원을 획득하는데 소요되는 비용을 반영한다.

② 능률성

능률성은 조직이 의도한 산출을 달성하기 위하여 얼마나 자원을 잘 이용하고 있는지와 관련된다. 산출과 이를 생산하는데 소요된 자원과의 관계로 투입이 산출로 전환되는 비율이다. 이에 따라 능률성은 주어진 투입으로 산출을 극대화하거나, 주어진 산출에서 투입을 최소화하는 것을 의미한다. 최저수준의 자원 소비를 능률성이라고 한다.

③ 효과성

효과성은 산출이 성공적으로 정책목표 또는 의도된 효과를 달성한 정도를 말한다. 따라서 효과성은 어떤 계획이나 사업 또는 다른 여타 활동들의 의도된 결과와 실제 결과 간의 관계로 나타낼 수 있다. 효과성을 측정하는 성과지표는 산출과 서비스의 효과를 파악하게 된다.

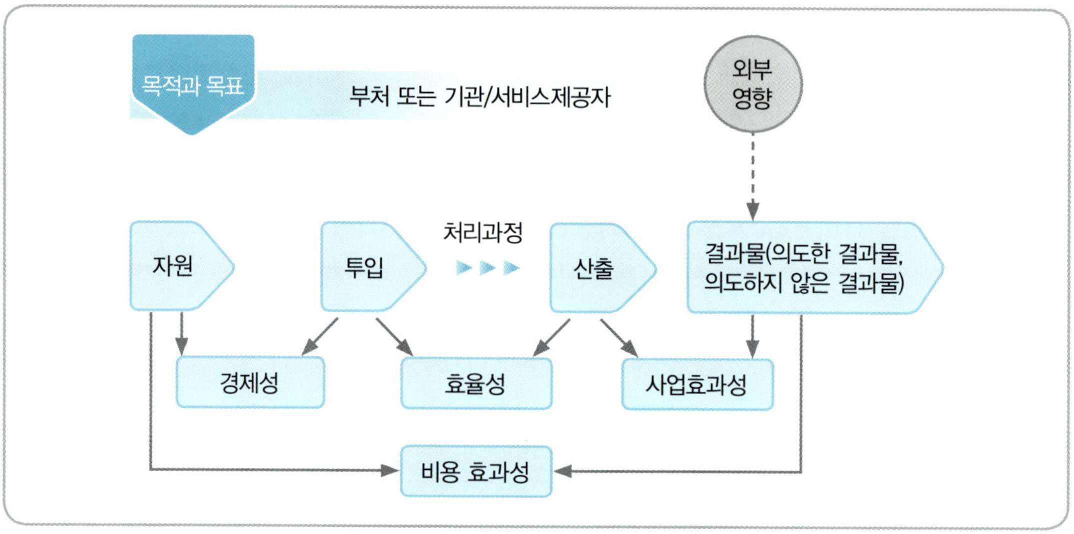

[그림 10-6] 투입, 산출, 성과 그리고 3E

출처 : NAO(2001), 이동옥(2013) 재인용

제 11 장

건강보장

1. 사회보장제도의 이해
   1) 개념
   2) 사회보장제도 시작
   3) 사회보장의 종류

2. 의료보장제도
   1) 국민건강보험제도
   2) 의료급여제도
   3) 노인장기요양보험제도

HEALTH ADMINISTRATION

학습목표

- 우리나라 사회보장의 종류에 대해서 설명할 수 있다.
- 우리나라 진료비 지불방식을 설명할 수 있다.
- 우리나라 건강보험의 본인부담금에 대해서 설명할 수 있다.
- 우리나라 의료급여의 특성을 건강보험과 비교하여 설명할 수 있다.
- 우리나라 노인장기요양보험의 등급판정 절차를 설명할 수 있다.

1. 사회보장제도의 이해

1) 개념

사회보장(social security)은 사회적 불안을 제거하고 평온한 삶을 사회가 보장한다는 의미이다. 질병이나 분만 · 실업 · 폐질 · 직업상의 상해 · 노령 및 사망으로 인한 소득의 상실이나 감소 등으로 인한 경제적 곤궁에서 유래하는 근심과 불안을 제거하여 사회평화를 도모하는 것이다. 우리나라 사회보장기본법에서는 사회보장을 출산, 양육, 실업, 노령, 장애, 질병, 빈곤 및 사망 등의 사회적 위험으로부터 모든 국민을 보호하고 국민 삶의 질을 향상시키는 데 필요한 소득 · 서비스를 보장하는 사회보험, 공공부조, 사회서비스로 규정하고 있다.

사회보장은 경제생활에 위협을 받고 있는 구성원의 생활을 사회가 공동으로 보호하기 위하여 국가가 사회정책으로 추진하는 복지제도라고 할 수 있다. 사회보장의 목적은 사회질서 유지, 최저생활의 보장, 소득 재분배 효과, 사회통합 등을 실현하는 것이다.

2) 사회보장제도 시작

(1) 국외

역사적으로 1883년 비스마르크(Bismark)에 의하여 시작된 독일의 질병보험법이 최초의 사회보장제도라고 할 수 있다. 1884년 산업재해보상보험, 1889년 폐질 및 노령보험이 실시되었다. 그러나 구체적인 용어로서 사회보장 개념은 1934년 미국 루즈벨트 대통령이 의회에서 뉴딜정책을 설명하면서 처음 사용하였다. 1935년 미국에서 최초의 사회보장법이 제정되었다. 1942년 국제노동기구(ILO)가 발간한 보고서[1], 영국의 베버리지(Beveridge)보고서, 프랑스의 사회보장계획의 영향으로 세계 각국에서 사회보장을 정책으로 채택하기 시작하였다.

(2) 국내

우리나라의 사회보장제도는 일제 말기인 1944년에 조선구호령이 제정되어 1961년에 생활보호법이 제정되기 전까지 공공부조사업의 기본법인 동시에 사회복지사업의 근간이 되었다. 이 기간에 극빈자에 대한 구호사업과 양로 및 고아보호사업이 주로 실시되었다.

근로자 보호를 제도화하기 위하여 1953년 근로기준법이 제정되었는데, 퇴직금 제도를 명시하고 고용주 책임제를 도입하여 사회보장의 기틀을 마련하였다.

우리나라는 1962년 제5차 개정헌법에서 국가 의무로서 사회보장을 천명하였고, 이에 따라 1963년 11월에 사회보장에 관한 법률을 제정하였다. 사회보장제도는 공무원연금보험제도(1960년 1월)의 도입을 시작으로 선원보험법(1962년 1월), 군인연금법(1963년 1월), 산업재해보상보험법(1963년 11월), 의료보험법(1963년 12월), 의료보호사업법(1977년 1월), 사회보장기본법(1995년 12월), 노인장기요양보험(2008년 7월) 등으로 발전되었다. 우리나라 사회보장제도 발전의 특징은 전반적인 사회보장정책의 목적과 합리적인 계획 아래 발전되어 온 것이 아니라 각종의 방안별로 필요에 따라 다양한 분립의 형태로 발전하여 왔기 때문에 제도 간의 마찰과 모순이 발생하고 있다. 이런 문제점을 해결하기 위해서는 우리나라 사회보장제도 전체를 재정비할 필요성이 있다.

3) 사회보장의 종류

국제노동기구(ILO)는 사회보장을 보호하고자 하는 위험이나 사고내용에 따라 노령, 장애, 유족 급여(old age, invalidity, survivors' benefit), 질병, 출산급여(sickness, maternity benefit), 노동재해급여(injury benefit), 실업급여(unemployment benefit), 가족급여(family benefit) 등으로 분류하고 있다. 우리나라는 사회보장을 사회보험, 공공부조, 사회서비스로 분류하고 있다.

---

1 Approaches to social security

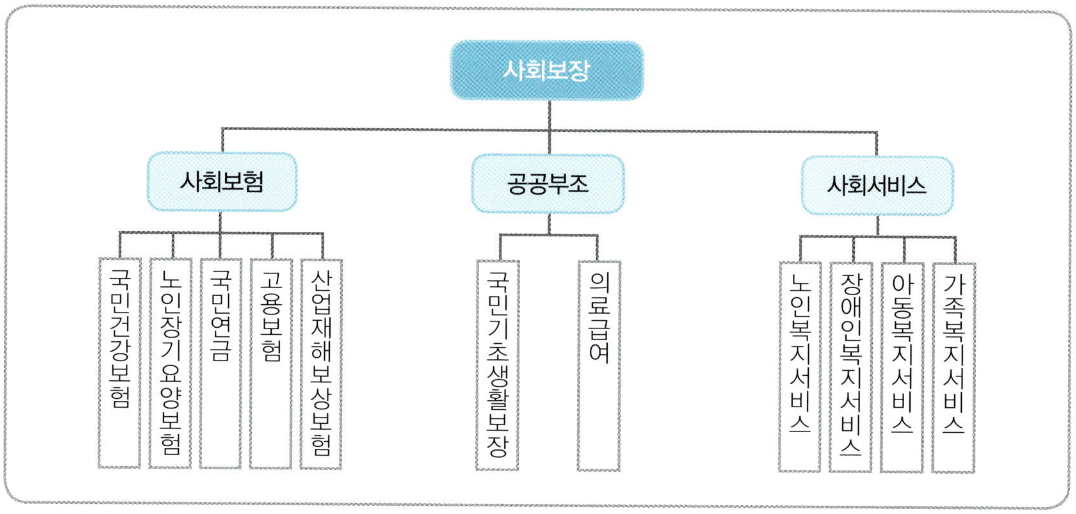

[그림 11-1] 사회보장의 종류

(1) 사회보험

사회보험(social insurance)은 국민들이 질병, 사망, 노령, 실업, 신체장애 등의 원인으로 활동 능력의 상실과 소득 감소가 발생하였을 때 보험방식에 의하여 그것을 보장하는 제도이다. 우리나라 사회보장기본법에서는 사회보험을 국민에게 발생하는 사회적 위험을 보험의 방식으로 대처함으로써 국민의 건강과 소득을 보장하는 제도로 규정하고 있다.

우리나라 5대 사회보험제도는 산업재해보상보험(1964년 7월), 국민건강보험(1977년 7월), 국민연금(1988년 1월), 고용보험(1995년 7월), 노인장기요양보험(2008년 7월)의 순서로 시작되었다. 사회보험은 미래에 직면할 수 있는 질병, 사망, 노령, 실업, 신체장애 등 사회적 위험에 대비하여 평소 경제활동을 통하여 소득이 있을 때 그 소득의 일부를 강제로 갹출하여 사전에 대비하는 제도라고 할 수 있다. 그럼에도 불구하고 사회보험이 갖는 제도적 한계는 첫째, 개개인의 생활 전체를 보장하는 것이 아니라 특정한 보험사고만 단편적으로 급여가 이루어지고 있다. 둘째, 보험원리가 적용되기 때문에 급여 내용에 있어서 일정한 제한을 받게 된다. 셋째, 사회보험제도는 보험사고의 발생원인 자체를 예방할 수는 없다. 넷째, 적용대상이 제한된다는 것이다. 사회보험은 민간보험과 마찬가지로 가입자의 기여금을 재원으로 가입자에게 발생하는 위험을 분산하는 보험원리를 이용한다. 그러나 사회보험은 법에 의하여 강제 실시되기 때문에 의무적으로 가입된다는 점에서 영리를 목적으로 하는 민간보험과는 큰 차이가 있다.

[표 11-1] 우리나라 사회보험 운영체계

종류		급여형태	재원조달	중앙정부
4대 공적 연금	국민연금	현금	사회보험방식(기금)	보건복지부
	공무원연금		사회보험방식(기금) + 적자국고보전	인사혁신처
	군인연금			국방부
	사학연금		사회보험방식(기금)	교육부
고용보험		현금/현물	사회보험방식(기금)	고용노동부
산업재해보상보험			사회보험방식(기금)	
국민건강보험		현물	사회보험방식(국가재정 외로 운용) + 예산범위 내에서 보험료 예상수입액의 20% 국고지원	보건복지부
노인장기요양보험				

(2) 공공부조

공공부조(public assistance)[2]는 국가 또는 지방자치단체가 국민의 최저생활을 보장하고 자립을 지원하는 사회안전망(social safety net)이다. 우리나라 사회보장기본법에서는 공공부조를 국가와 지방자치단체의 책임 하에 생활 유지 능력이 없거나 생활이 어려운 국민의 최저생활을 보장하고 자립을 지원하는 제도로 규정하고 있다. 극빈자, 불구자, 실업자 또는 저소득계층과 같이 자력으로 생계유지가 어려운 사람들의 생활을 그들이 자력으로 생활할 수 있을 때까지 국가가 재정기금으로 보호하는 일종의 구빈제도라고 할 수 있다. 공공부조는 기여금을 지불하지 않는다는 점에서 사회보험과는 구별된다. 자산조사에 의하여 빈곤사실을 판명하고 수혜자를 결정하게 된다. 우리나라는 2001년 10월부터 시행된 국민기초생활보장법에 의거하여 생계급여, 의료급여, 교육급여, 자활급여, 해산급여, 장제급여, 주거급여 등 7종이 제공되고 있다.

(3) 사회서비스

사회서비스(social services)는 사회적 취약계층의 자립과 생활능력 향상을 지원하는 제도이다. 우리나라 사회보장기본법에서는 사회서비스를 국가 · 지방자치단체 및 민간부문의 도움이 필요한 모든 국민에게 복지, 보건의료, 교육, 고용, 주거, 문화, 환경 등의 분야에서 인간다운 생활을 보장하고 상담, 재활, 돌봄, 정보의 제공, 관련 시설의 이용, 역량 개발, 사회참여 지원 등을 통하여 국민의 삶의 질이 향상되도록 지원하는 제도로 규정하고 있다.

2 종래에는 공적부조라는 용어를 사용하였으나 1995년 12월 제정된 사회보장기본법부터는 공공부조라는 용어를 사용하고 있다.

사회서비스는 현금급여와 함께 현물급여의 형태로 지급되며 개별차원의 서비스를 제공한다는 점에서 공공부조와 구분된다. 기여금을 지불하지 않았으나 일정한 소득 및 자산조사를 거쳐 그 조건에 해당하는 사람들에게 급여를 제공하고 있으며, 아동 및 장애인 등 특정한 인구학적 기준만 충족되면 기여금은 물론 소득 및 자산 조사 없이도 급여를 제공한다. 사회서비스의 재원은 주로 국가의 일반조세에 의해 충당되나 일부는 본인부담에 의해 충당되는 경우도 있다. 사회서비스에는 고용, 교육, 주거, 보건의료, 복지서비스 등이 광범위하게 포함된다.

[표 11-2] 우리나라 사회서비스의 특징

종류		주요 기능	보장 범위	재원조달
고용지원		취업지원, 직업훈련	선별적	조세
교육복지		교육서비스	보편적 · 선별적	
주거복지		주거서비스	선별적	
보건의료		보건의료서비스	선별적	
복지서비스	노인	돌봄 · 생활서비스	선별적	
	장애인	돌봄 · 생활서비스	선별적	
	아동	돌봄서비스	보편적(보육)	
	가족	지원서비스	선별적	

2. 의료보장제도

의료보장제도는 국민의 건강권을 보호하기 위하여 국가나 사회가 필요한 보건의료서비스를 제도적으로 제공하는 것을 말한다. 최소한의 경제적 부담으로 보건의료에 대한 접근성(accessibility)을 보장하기 위한 제도로 특별히 질병으로 인한 의료비 부담으로부터 국민을 보호하는데 목표를 둔다, 최근에는 질병치료뿐만 아니라 질병을 예방하고 건강을 증진시키는 건강보장이라는 넓은 의미로 사용되고 있다.

우리나라는 1989년 7월 1일부터 전국민의료보험이 실시되어 모든 국민은 건강보험제도 또는 의료급여제도에 속하여 의료보장을 받고 있다. 의료보장제도는 국민건강보험제도와 의료급여제도가 대표적이며, 그 외에 고용노동부의 산업재해보상보험이 제한적으로 의료보장의 역할을 하고 노인장기요양보험제도가 관련성이 있다. 이 책에서는 국민건강보험제도, 의료급여제도, 노인장기요양보험제도에 대해서 살펴보려고 한다.

1) 국민건강보험제도

(1) 발전과정

국민의 건강권을 보호하고 사회보장을 증진하기 위하여 국민건강보험제도를 시행하고 있다. 우리나라 건강보험제도는 1977년 7월 1일 500인 이상의 사업장을 시작으로 1989년 전국민의료보험이 실시되었다. 그동안 건강보험은 핵심 사회보장제도로 성장하였으며, 현재 전국민의 97%가 직장 및 지역 가입자에 해당된다. 우리나라 국민건강보험제도의 발전과정을 크게 3단계로 구분하여 살펴보도록 한다.

① 건강보험 도입

우리나라 의료보장의 출발은 1963년 제정된 의료보험법이라고 할 수 있다. 당시의 우리나라 경제여건으로 사회보험 방식의 의료보험제도를 도입하는 것은 어렵다고 판단되어 희망자를 의료보험에 가입시키는 임의적용 방식을 채택하였다. 그럼에도 불구하고 의료보험에 대한 부정적 인식으로 보험료 부담을 기피하여 사업장에 적용이 쉽지 않았다. 1969년 부산청십자의료보험조합이 설립되면서 자영자 의료보험시범기관으로 지정받았다. 비록 임의보험 형태를 벗어나지 못하였지만 의료보험 시대가 시작되었다고 볼 수 있다. 1970년 8월 정부는 피용자, 군인, 공무원 등에 대하여 의료보험에 강제 가입하도록 의료보험법을 개정하였다. 그러나 세부 규정 미비와 보험재정이 확보되지 못하면서 실시되지는 못하였다.

② 전국민의료보험 실시

1976년 제4차 경제사회개발 5개년 계획에서 의료보험제도 실시를 공식적으로 제시하였다. 1976년 12월 의료보험법을 전면 개정하여 전국적 의료보험 실시의 근거를 마련하였다. 고용 인력 규모에 따라 순차적으로 사업장이 강제가입하도록 하였으며, 공무원, 군인, 사립학교교직원을 적용대상에서 제외하였다. 1977년 1월부터 저소득층, 무능력자, 무의탁자들을 위한 의료보호사업을 실시하였다. 의료보험제도가 실시되기 전에 의료보호사업을 먼저 실시하게 된 것이다. 1977년 12월에 공무원 및 사립학교 교직원 의료보험법을 별도로 제정하였다. 1981년 4월 의료보험법을 개정하여 지역주민에 대해서도 의료보험을 당연 적용토록 하였다. 이를 위해서 지역의료보험 1차 시범사업을 3개 지역에서 실시하였다. 그러나 여러 정치 · 경제적 상황으로 지역의료보험 확대가 순탄스럽지 않았다. 의료보험 가입자와 미가입자 간에 의료비 부담에 큰 차이가 발생하면서 지역의료보험에 대한 사회적 요구는 높아졌다. 1986년 9월 정부는 전국민의료보험 실시를 확정지었다. 농어촌 주민은 1988년 1월부터 도시자영업자는 1989년 7월부터 의료보험에 가입하도록 계획을 수립하였다.

③ 보험자 일원화

사업장 단위의 의료보험조합을 통폐합시키기 시작하여 1981년에는 185개로 통합시켰다. 1997년 12월에 국민의료보험법이 제정되어 지역조합과 공무원 및 사립학교 교직원 의료보험이 국민의료보험공단으로 통합되었다. 1999년 2월 국민건강보험법의 제정으로 의료보장에서 건강보장으로 개념이 확대되었다. 2000년 7월 단일보험자로 국민건강보험공단이 설립되었으나 한시적으로 지역과 직장의 재정을 분리 · 운영하였다. 그러다가 2003년 7월부터 보험재정도 통합되었다. 2016년 국민건강보험법 개정으로 국민건강보험종합계획 수립이 의무화되었다.

(2) 특성

건강보험제도는 질병이나 부상으로 인해 발생한 고액의 진료비로 가계에 과도한 부담이 되는 것을 방지하기 위하여, 국민들이 평소에 보험료를 내고 보험자인 국민건강보험공단이 이를 관리 · 운영하다가 필요시 보험급여를 제공함으로써 국민 상호간 위험을 분담하고 필요한 의료서비스를 받을 수 있도록 하는 사회보장제도이다. 건강보험은 각 개인의 경제적 능력에 따른 일정한 부담으로 재원을 조성하고 개별부담과 관계없이 필요에 따라 균등한 급여를 제공하여 질병의 치료부담을 경감시키는 소득재분배 기능을 수행하고 있다. 우리나라 건강보험제도의 특성은 다음과 같다.

첫째, 건강보험은 가입이 강제되며 보험료 납부의무가 부여된다. 보험가입을 기피할 수 있도록 제도화될 경우 질병위험이 큰 사람만 보험에 가입하여 국민 상호간 위험분담 및 의료비 공동해결이라는 건강보험제도의 목적을 실현할 수 없기 때문에 일정한 법적 요건이 충족되면 본인의 의사와 상관관계 없이 가입 및 보험료 납부의무가 강제된다.

둘째, 소득수준 등 보험료부담 능력에 따라 보험료를 차등 부과한다. 민간보험은 보장의 범위, 질병위험의 정도, 계약의 내용 등에 따라 보험료를 부담하지만, 건강보험은 사회적 연대[3]를 기초로 하기 때문에 소득수준 등 보험료부담 능력에 따라 보험료가 결정된다.

3 건강에 대한 사회공동의 책임을 강조하여 보험료 부담은 소득과 능력에 따라 부담하고 가입자 모두에게

셋째, 보험료 부담수준과 관계없이 균등한 의료를 제공한다. 민간보험은 보험료 수준과 계약내용에 따라 개인별로 다르게 보장되지만, 건강보험은 보험료 부담수준과 관계없이 관계법령에 의하여 피보험대상자 모두에게 적정수준의 급여를 균등하게 제공한다.

(3) 적용대상

건강보험은 직장가입자와 지역가입자로 적용대상을 구분하는데, 직장가입자는 사업장의 근로자 및 사용자와 공무원 및 교직원, 그리고 그 피부양자로 구성되고 지역가입자는 직장가입자를 제외한 자를 대상으로 한다. 건강보험대상자 중 피부양자는 직장가입자에 의하여 주로 생계를 유지하는 자로서 보수 또는 소득이 없는 자를 의미하며, 직장가입자의 배우자, 직계존속(배우자의 직계존속 포함), 직계비속(배우자의 직계비속 포함) 및 그 배우자, 형제 · 자매를 포함한다.

(4) 보험방식

우리나라의 급여제공방식은 간접지불방식인 제3자 지불방식이다. 의료기관을 이용한 피보험자는 급여대상 의료서비스 비용의 본인일부부담금과 비급여 비용을 부담한다. 의료공급자는 급여대상 의료서비스의 비용 중에서 환자의 본인일부부담금을 제외한 나머지 진료비를 보험자에게 청구한다.

(5) 운영체계

국민건강보험은 보건복지부, 국민건강보험공단, 건강보험심사평가원 등에 의해서 운영되고 있다. 보건복지부는 건강보험 관련 정책결정과 건강보험 업무 전반을 총괄하며, 국민건강보험공단은 건강보험의 보험자로 가입자 자격관리, 보험료의 부과 · 징수, 보험급여비용 지급 등의 업무를 수행한다. 건강보험심사평가원은 요양기관으로부터 청구된 요양급여 비용을 심사하고, 요양급여의 적정성을 평가한다.

① 국민건강보험공단

초기에는 다수 보험자로 운영되었으나 두 차례의 통합과정을 거쳐 2000년 7월 1일 국민건강보험공단이 설립되었다. 공단 본부는 강원도 원주시에 소재하고 있으며, 6개 지역본부와 178개 지사 및 54개 출장소로 구성되어 있다. 국민건강보험공단은 가입자 및 피부양

균등한 급여를 제공하여 사회통합을 이루는 기능을 가지고 있다.

자의 자격 관리, 보험료의 부과 · 징수, 보험급여 비용의 지급 및 사후 관리, 건강증진 및 예방사업, 건강보험에 관한 교육 훈련 및 홍보와 조사 연구 · 국제 협력, 기타 건강보험과 관련하여 보건복지부장관이 필요하다고 인정하는 업무를 수행하고 있다.

보험재정과 관련된 사항을 결정하기 위해 공단에 재정운영위원회를 설치하여 요양 급여 비용의 계약 체결, 직장가입자의 보수월액 산정 방법 및 지역가입자의 보험료 부과 점수 산정 방법, 보험료 등의 결손 처분 등 보험 재정과 관련된 주요 사항을 심의 · 의결하고 있다. 다만, 요양급여 기준 및 보험료 등에 관한 사항은 건강보험정책심의위원회에서 심의 · 의결한다.

② 건강보험심사평가원

2000년 7월 1일 보험자로부터 독립된 기구로 건강보험심사평가원이 설립되었다. 심사평가원 본원은 강원도 원주시에 소재하고 있으며, 전국에 10개 지원을 두고 있다. 건강보험심사평가원은 요양급여비용 심사 및 요양급여 적정성 평가, 심사 및 평가기준 개발, 업무와 관련된 조사연구 및 국제협력, 다른 법률에 따라 지급되는 급여 비용의 심사 또는 의료의 적정성 평가에 관하여 위탁받은 업무, 건강보험과 관련하여 보건복지부장관이 필요하다고

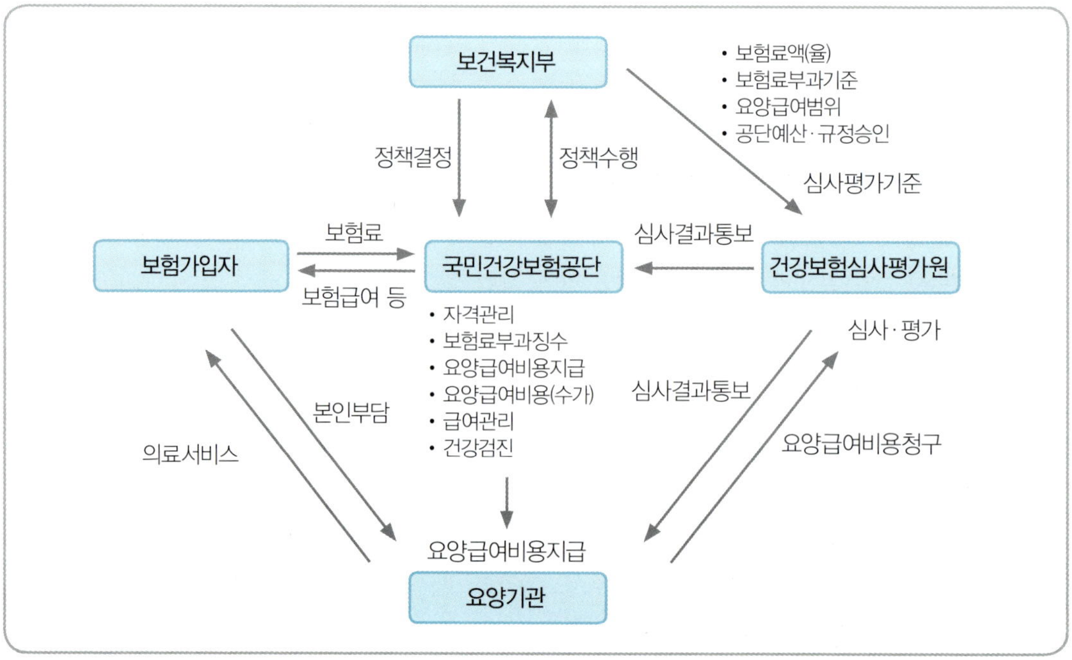

[그림 11-2] 국민건강보험의 운영체계

인정한 업무, 그 밖에 보험급여 비용의 심사와 보험급여의 적정성 평가와 관련하여 대통령령으로 정하는 업무 등을 수행하고 있다. 건강보험심사평가원 업무의 효율적 수행을 위하여 진료심사평가위원회(상근 90명, 비상근 1,000명)를 두고 심사 및 평가 기준 개발, 심사 · 평가 관련 사항을 심의하고 있다.

건강보험심사평가원은 진료비 심사를 통해 요양기관의 적정한 비용청구와 요양급여의 내용과 적정성을 평가하고 있다. 아울러 의료급여비용, 국가보훈대상자 진료비, 소외계층 무료진료비, 응급진료비, 자동차 보험 진료비 등 건강보험이 아닌 타 법령 규정에 따른 진료비용에 대해서도 심사 및 평가를 위탁 수행하고 있다.

(6) 보험급여

보험급여는 보험자가 가입자 및 피부양자의 질병과 부상에 대한 예방, 진단, 치료, 재활, 출산, 사망 및 건강증진에 대하여 법령이 정하는 바에 따라 현물 또는 현금의 형태로 제공하는 서비스를 말한다. 법률적으로 보험자에게 강제하는 법정급여와 강제성이 없는 임의급여로 구분된다. 급여형태에 따라 현물급여와 현금급여로 구분된다. 현물급여에는 가입자 및 피부양자의 질병, 부상, 출산 등에 대한 요양급여 및 건강검진[4]이 있고, 현금급여에는 요양비, 장애인보장구, 본인부담상한액 초과금액[5], 임신 · 출산 진료비 등이 있다.

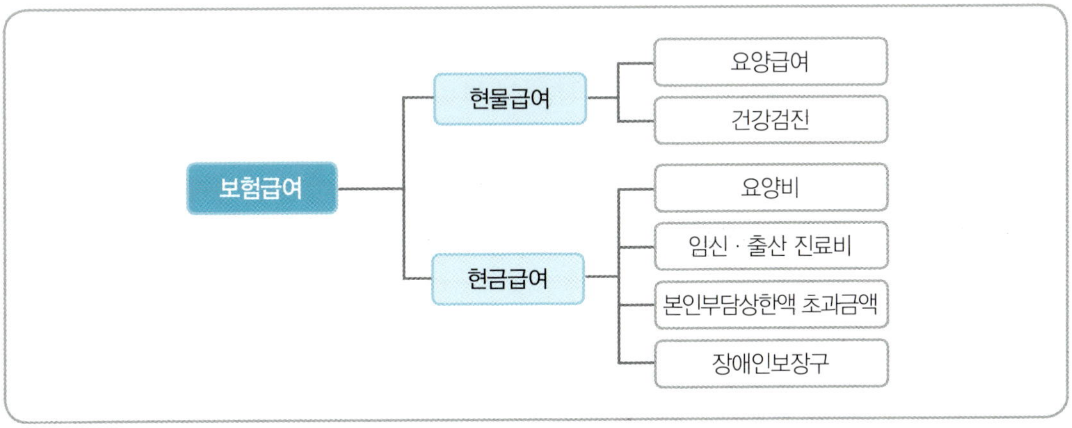

[그림 11-3] 보험급여 종류

4 건강보험가입자들의 건강을 유지·증진하고, 사전 질병예방을 통하여 장기적으로 보험급여비의 지출을 줄이고자 1980년에 시작되었다. 영유아건강검진 등 생애주기별로 다양한 건강검진체계를 운영하고 있다.

5 연간 환자가 부담한 본인부담액이 연도별 상한액 기준을 초과할 경우 초과분을 가입자에게 환급하는 제도이다.

(7) 진료비 지불제도[6]

우리나라 건강보험에서 채택하고 있는 진료비 지불제도는 기본적으로 행위별수가제이며, 부분적으로 포괄수가제 및 신포괄수가제가 적용되고 있다. 구체적인 내용은 다음과 같다.

① 행위별수가제

우리나라는 건강보험 도입 초기부터 입원과 외래 모두 기본적으로 행위별수가제를 채택하고 있다. 의료행위뿐 아니라 약품이나 치료재료에 대해서도 각 항목별로 보상을 하고 있다. 역사적으로 1977년 우리나라에 건강보험이 도입되면서 수가 수준에 대한 충분한 검토가 부족한 상태에서 진료비 지불제도가 결정되었다. 그 당시 수가 수준은 관행수가의 75% 수준으로 보험수가를 결정하였으며, 의료기관들은 급여 부분에서 보상받지 못하는 비용을 비급여 부분을 통해 보충하는 수가 구조를 갖게 되었다. 특히 행위 간 상대가치가 불완전하여 진료과 간 수입 불균형을 초래하였다. 이런 문제를 해결하기 위하여 우리나라는 2000년부터 급여 대상 행위들의 수가를 상대적인 업무 강도를 비교하여 산정하는 자원기준상대가치점수(resource-based relative value scale: RBRVS)를 도입하여 사용하고 있다. 이에 따라 행위수가에 대해 매년 국민건강보험공단과 의료계가 수가 수준을 결정하는 환산지수를 계약하고 있다.

② 포괄수가제

우리나라에서는 7개 질병군 입원환자의 치료에 필요한 의료행위, 치료재료, 약제비용에 대해 포괄수가제가 적용되고 있다. 환자가 입원해서 퇴원할 때까지 발생하는 진료에 대하여 질병마다 미리 정해진 금액을 지불한다. 2013년 7월부터 전국 모든 의료기관에서 실시되고 있으며, 현재는 4개 진료과(안과, 이비인후과, 외과, 산부인과)의 7개 질병군[7]을 대상으로 한다.

③ 신포괄수가제

신포괄수가제는 기존의 포괄수가제에 행위별수가제적인 성격을 반영한 혼합 지불방식이다. 입원기간 동안 발생한 입원료, 처치 등 진료에 필요한 기본적인 서비스는 포괄수가로 묶고, 의사의 수술, 시술 등은 행위별수가로 별도 보상한다. 진료에 필수적인 비보험 검사 등

---

6 진료비 지불제도에 대한 구체적인 내용은 이 책의 3장 보건의료체계를 참고할 것

7 안과는 백내장수술(수정체 수술), 이비인후과는 편도수술 및 아데노이드 수술, 외과는 항문수술(치질 등), 탈장수술(서혜 및 대퇴부), 맹장수술(충수절제술), 산부인과는 제왕절개분만, 자궁 및 자궁부속기(난소, 난관 등) 수술(악성종양 제외)이 해당된다.

에도 보험이 적용된다. 급여대상자는 포괄수가제가 적용되는 7개 질병군에 4대 중증질환(암 · 뇌 · 심장 · 희귀난치성질환) 관련 입원환자가 추가되었다.

[표 11-3] 우리나라의 포괄수가제와 신포괄수가제 비교

	7개 질병군 포괄수가제	신포괄수가제
대상기관	모든 의료기관	국민건강보험 일산병원, 국립중앙의료원, 지역거점공공병원 등 총 98개 기관
적용환자	7개 질병군 입원환자(백내장수술, 편도수술, 맹장수술, 항문수술, 탈장수술, 제왕절개분만, 자궁수술)	567개 질병군 입원환자

(8) 본인부담금

과잉진료 및 과잉수진의 부작용의 문제를 보완하기 위해 우리나라 건강보험은 의료기관 이용 시 발생하는 진료비의 일부를 이용자가 부담하도록 하고 있다. 의료기관을 이용할 때에 환자가 부담하는 금액은 건강보험이 급여대상으로 하지 않는 서비스에 대한 비용(비급여 진료비)과 급여대상서비스 비용의 일부를 환자가 부담하는 금액(법정 본인부담금)이 포함된다. 법정 본인부담금의 부담률 및 부담액은 국민건강보험법 시행령(제19조)에 구체적으로 규정되어 있다. 요양기관을 이용할 때에 발생하는 총진료비 중에서 법정 본인부담금과 비급여 본인부담금을 뺀 금액(건강보험부담금)이 차지하는 비중을 건강보험 보장률이라고 한다.

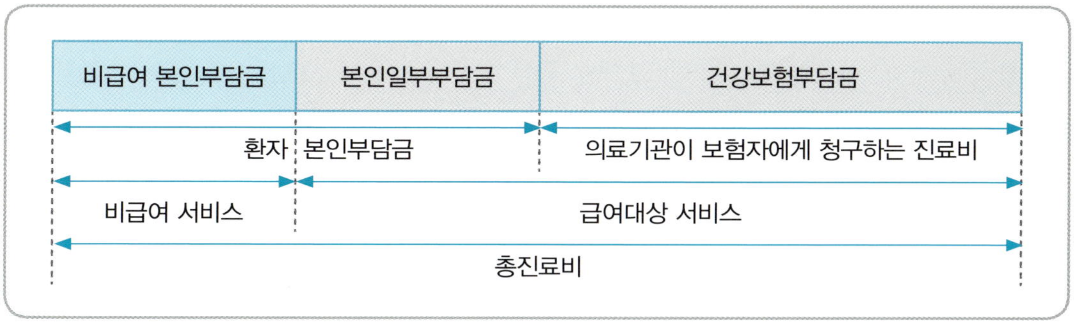

[그림 11-4] 건강보험의 진료비 구성

(8) 진료비 청구와 심사

건강보험 피보험자를 진료한 요양기관은 급여대상 서비스 진료비 중 환자 본인일부부담금을 제외한 비용을 공단으로부터 받는다. 국민건강보험공단으로부터 진료비를 지급받기 위해서는 건강보험심사평가원에 진료비를 청구하여야 하며, 청구된 진료비를 심사한 건강보험심사평가원은 요양기관에게 지급할 진료비를 국민건강보험공단에 통보하고 공단은 의료기관에 진료비를 지급한다.

2) 의료급여제도

(1) 발전과정

의료급여제도는 기본적으로 생활유지 능력이 없거나 경제능력을 상실한 사람들을 대상으로 정부가 의료서비스를 제공하는 공공부조이다. 의료급여 수급권자는 국민기초생활보장법뿐만 아니라 다른 법률에 의한 수급자로 범위가 확대되고 있기 때문에 단순히 저소득층이라고 간주할 수는 없다. 의료급여는 최소한 의료보장을 위한 사회보장제도라고 할 수 있다. 지금까지 우리나라 의료급여제도의 발전과정은 크게 3단계로 구분할 수 있다.

① 의료보호법 제정

의료보호사업은 1976년까지 생활보호법에 의거하여 생활무능력자에 대한 무상의료, 즉 구호사업으로 실시되었다. 그 후 의료보호는 의료비의 지불 능력이 없는 저소득 계층에게도 확대할 필요성이 인정되어 1977년 1월에 의료보호에 관한 규칙을 제정하였고, 그 해 12월에는 생활보호법으로부터 의료보호를 분리시켜 의료보호법을 제정하였다. 이에 따라 1978년부터 생활보호자에 대한 실질적인 의료보호가 실시되었다. 그러나 의료보호대상에 대한 진료지역, 진료일수, 지정 의료기관 등이 제한되어서 건강보험에 비하여 보호수준이 낮았다. 1989년 전국민건강보험 시대가 시작된 이후 의료보호제도는 독립된 공공부조 성격의 의료보장제도로 구축되었으며, 국민기초생활보장법이 아닌 다른 법률에 의한 수급자에게도 의료급여를 확대하기 시작하였다.

② 의료급여로 전환

1999년 9월 시혜적 성격의 생활보호사업이 권리적 성격의 국민기초생활보장사업으로 전환됨에 따라 의료보호법도 2001년 5월 의료급여법으로 전면 개정되었다. 이에 따라 기존의 의료보호라는 명칭은 의료급여로 변경되었다. 진료비 지급업무를 국민건강보험공단으로 이관하고, 지방자치단체가 예산수립 전이라도 국고보조금을 우선 지급할 수 있도록 하였다. 또한 의료급여를 받을 수 있는 기간제한을 폐지하여 수급권자가 연중 상시적으로 급여를 받을 수 있으며, 급여 내용 측면에서도 예방과 재활을 추가하여 수급자의 권리를 강화하는 계기가 되었다. 의료급여로의 전환은 공공부조로서의 의료보장 원리를 실현할 수 있는 계기가 되었다.

③ 제도 발전기

2006년에는 의료급여제도 운영의 효율성을 높이기 위하여 1종 수급권자의 외래진료에 본인부담제 도입 및 선택병의원제를 실시하였다. 본인부담제 도입에 따라 1종 수급권자에게 월 6천원의 건강생활유지비를 지급하여 의료이용을 월 4~5회 정도로 조절하도록 유도하였다. 의료기관 중복방문, 약물오남용 등으로 건강상의 위해가 발생할 위험이 높은 수급권자 및 급여상한일수 초과자에 대해서는 선택의료급여기관을 지정하여 이용하도록 하고 있다. 의료급여 진료비가 급증하고, 수급권자의 적정한 건강관리가 이루어지지 못하는 제도상의 한계를 보완하기 위하여 2006년 7월 의료급여혁신종합대책을 수립하였다. 이에 따라 2007년 7월부터 1종 수급권자에 대한 건강생활유지비 지원 및 본인부담금 신설, 선택병의원제와 자격관리시스템 도입 등 제도개선이 이루어졌다. 2008년에는 차상위 수급권자를 건강보험 가입자로 전환하여 의료급여수급률이 감소하게 되었다. 2015년부터 수급권자가 종합병원 이상급 기관에 경증질환으로 내원하는 경우에 발생하는 약제비 본인부담을 정액제(500원)에서 정률제(3%)로 변경하였다. 의료급여제도 운영 실태를 점검 및 평가하여 2017년에 의료급여 3개년 기본계획(2018~2020)을 수립하였다.

(2) 특성

의료급여는 생활유지 능력이 없거나 생활이 어려운 저소득 국민들에게 발생하는 질병, 부상, 출산 등 의료문제에 대해 국가가 의료서비스를 제공하는 공공부조제도이다. 의료급여는 급여대상 항목에 대한 의료비 중 수급권자 본인이 부담해야 하는 금액을 제외한 전액을 지원한다. 아울러 본인부담금에 대한 부담을 줄여주기 위하여 보상제 및 본인부담 상한제를 적용하여 일정 금액을 초과하는 경우 초과금액을 국가가 지원하고 있다.

건강보험과 함께 국민 건강보장의 중요한 수단이 되는 사회보장제도라고 할 수 있다. 우리나라 건강보험제도는 사회보험방식을 채택하고 있기 때문에 수혜자 비용 부담, 강제 가입, 수지균등 원칙[8] 등의 특성을 갖는 것과 달리 의료급여제도는 공공부조방식으로 건강보험과

8 지출은 보험료로 각출된 수입을 바탕으로 재정의 안정을 이루어야만 한다. 따라서 보험급여의 설계에 있

는 구분되는 특성이 있다. 건강보험과 구분되는 의료급여제도의 특성은 다음과 같다.

첫째, 의료급여의 수혜자가 저소득층이거나 빈곤층으로 한정되고 있으며 본인의 신청에 의하여 수혜가 결정된다. 의료급여는 본인의 신청을 조건으로 하고 있다.

둘째, 급여는 수혜자에 대한 자산조사와 동시에 필요도 조사를 한 후에 주어진다. 일정한 자산이 있는 계층이 무상 혜택 받는 것을 방지하기 위하여 반드시 자산조사가 실시된다.

셋째, 급여수준은 자산 및 필요도 조사결과에 따라 차등을 둔다. 수혜자의 필요도를 본인의 능력으로 충족시키지 못하는 부분만 공공부조에서 제공하고 있다.

넷째, 재원은 중앙정부 및 지방자치단체의 일반재정에서 조달된다.

[표 11-4] 건강보험과 의료급여 비교

구분	건강보험	의료급여
특성	사회보험	공공부조
대상	모든 국민(강제가입)	저소득층 등 일부계층(본인 신청 필요)
자산조사	불필요	필요
급여수준	균등급여(수지균등원칙)	자산 및 필요도에 따라 차등
재원	보험료, 국가지원금 등	일반조세(중앙과 지방 부담)
보험료	소득 수준에 따른 차등 부과	없음

(3) 의료급여 수급권자

의료급여 수급권자는 평균적으로 전체 인구의 3~5% 정도를 차지한다. 의료급여 지원대상은 국민기초생활보장법[9], 의료급여법[10], 타법에 의한 수급권자로 구분할 수 있다. 의료급여 수급권자는 의료급여법과 동법 시행령 규정에 의하여 1종 및 2종으로 구분된다. 근로능력 유무에 따라 구분되는데 국민기초생활보장수급권자 중 근로능력이 없는 가구의 구성원은 1종, 근로능력이 있는 가구의 구성원은 2종이 된다. 의료급여법에 규정된 의료급여 수급권자의 구체적 내용은 [표 11-5]와 같다.

어서 유의해야 할 점은 무작정 급여범위를 넓히고 급여수준을 높이는 것이 중요한 것이 아니라 보험수입 범위 내에서 보험급여를 결정하는 것이 중요하다. 만약 대상자들이 보험료를 증가시키는데 동의하지 않고 국고지원과 같은 다른 재정 수입도 확보하지 못하면 급여범위를 넓히고 급여수준을 높일 수 없을 것이다.

9 국민기초생활보장법에 의한 수급권자는 부양의무자가 없거나 부양의무자가 있어도 부양능력이 없거나 또는 부양을 받을 수 없는 자로서 소득인정액이 선정기준 이하인 사람

10 의료급여법에 의한 수급권자는 행려환자

[표 11-5] 의료급여 수급권자

<table>
<tr><th>구분</th><th>국민기초생활보장법에 의한 수급권자</th><th colspan="2">타법에 의한 수급권자</th></tr>
<tr><td rowspan="10">1종</td><td rowspan="10">• 국민기초생활보장 수급권자 중 근로능력이 없는 자만으로 구성된 가구
– 18세 미만, 65세 이상
– 4급 이내 장애인
– 임산부, 병역의무이행자 등</td><td>이재민</td><td>재해구호법</td></tr>
<tr><td>의상자 및 의사자의 유족</td><td>의사상자 예우 및 지원에 관한 법률</td></tr>
<tr><td>국내 입양된 18세 미만 아동</td><td>입양특례법</td></tr>
<tr><td>국가유공자 및 그 유족 · 가족</td><td>• 독립유공자 예우에 관한 법률
• 국가유공자 등 예우 및 지원에 관한 법률
• 보훈보상대상자 지원에 관한 법률</td></tr>
<tr><td>국가무형문화재 보유자 및 그 가족</td><td>문화재보호법</td></tr>
<tr><td>북한이탈주민과 그 가족</td><td>북한이탈주민의 보호와 정착 지원에 관한 법률</td></tr>
<tr><td>5 · 18 민주화운동 관련자 및 그 유가족</td><td>5 · 18민주화운동 관련자 보상 등에 관한 법률</td></tr>
<tr><td>노숙인</td><td>노숙인 등의 복지 및 자립지원에 관한 법률</td></tr>
<tr><td>행려환자</td><td>의료급여법 시행령</td></tr>
<tr><td></td><td></td></tr>
<tr><td>2종</td><td>국민기초생활보장 수급권자 중 근로능력이 있는 가구</td><td colspan="2">–</td></tr>
</table>

① 본인부담금

의료급여수급권자의 본인부담금은 의료기관 종별과 의료급여 종별에 따라 차이가 있다. 아울러 본인부담금에 대한 수급권자들의 부담을 줄여주기 위해서 대지급금제도, 본인부담보상제, 본인부담상한제를 운영하고 있다. 대지급금제도는 2종 수급권자에게만 적용된다. 2종 수급권자가 최저생계비 이하의 계층이라는 점을 고려하여 입원진료를 받게 될 때에 본인부담금이 20만원 이상인 경우에는 20만원 초과분은 의료급여기금에서 대지급해 주고 무이자로 분할 상환하는 제도이다.

본인부담보상제는 일정 기간 동안 본인부담금이 법령에서 정한 금액을 초과하는 경우에 초과금액의 50%를 되돌려 주는 제도이다. 적용기준은 1종은 매30일간 2만원, 2종은 매30일간 20만원이다. 한편, 본인부담상한제는 일정 기간 동안 본인부담금이 법령에서 정한 금액을 초과할 경우에 초과금액의 전부를 되돌려 주는 제도이다. 1종은 매30일간 5만원, 2종은 연간 80만원을 초과할 경우에 초과금의 전액을 사후에 보상한다.

[표 11-6] 의료급여 본인부담금 기준(2018년 기준)

구분		본인부담금
1종	외래	• 보건소 · 보건지소 및 보건진료소에서 진료하는 경우 : 없음 • 1차 의료급여기관(1,000원), 2차 의료급여기관(1,500원), 3차 의료급여기관(2,000원) • PET, MRI, CT 등 : 급여비용의 5%
	입원	무료
	약국	500원(단, 경증질환으로 종합병원 이상급 기관에서 원외처방전 발급받아 약국에서 조제받는 경우 : 급여비용의 3%)
2종	외래	• 보건소 · 보건지소 및 보건진료소에서 진료하는 경우 : 없음 • 1차 의료급여기관(1,000원), 2차 및 3차 의료급여기관(급여비용의 15%) • PET, MRI, CT 등 : 급여비용의 15%
	입원	의료급여기관의 입원 진료 : 급여비용의 10%
	약국	500원(단, 경증질환으로 종합병원 이상급 기관에서 원외처방전 발급받아 약국에서 조제받는 경우 : 급여비용의 3%)

(4) 의료급여기금

의료급여기금의 관리를 위해 의료급여법은 시 · 도에 의료급여기금으로 특별회계를 설치하여 광역자치단체가 관리하도록 규정하고 있다. 기금의 재원은 국고 보조금과 지방자치단체의 출연금 등으로 구성된다. 시 · 도에 따라 중앙정부와 지방자치단체 간에 재원의 분담비율이 다르다. 서울특별시는 국비 50%, 시비 50%의 분담 비율을 갖고 있는 반면, 광역시는 국비 80%, 시비 20%의 분담비율을 갖고 있다. 도의 경우는 국비 80%, 도비 14~16%, 기초자치단체인 군 · 시비 4~6%의 분담비율을 갖고 있다. 그러나 서울시와 광역시의 기초자치단체는 분담을 하지 않는다.

[표 11-7] 의료급여기금 국고보조 비율

구 분	서울특별시		광역시		도		
	시	자치구	시	자치구	도	시	군
지방비	50%	없음	20%	없음	14~16%	6%	4%
국 비	50%		80%		80%		
합 계	100%		100%		100%		

(5) 관리운영 체계

의료급여제도의 주요 관리운영 주체는 보건복지부, 시 · 도 및 시 · 군 · 구 자치단체, 건강보험공단, 건강보험심사평가원이다. 보건복지부에 설치된 중앙의료급여심의위원회가 의료급여사업의 기본방향 및 대책 수립, 의료급여기준 및 수가에 관한 사항 등을 심의하며, 시 · 도 및 시 · 군 · 구 의료급여위원회는 각 자치단체 수준에서의 의료급여사업 조정에 관한 사항을 심의한다.

의료급여 수급권자 선정과 관리는 시 · 군 · 구(보장기관)가 담당하며, 건강보험심사평가원은 진료비 심사 및 급여 적정성 평가를 담당하고, 국민건강보험공단은 진료비 지급업무, 수급권자 자격 및 개인별 급여내역의 전산 관리 등의 업무를 수행하고 있다.

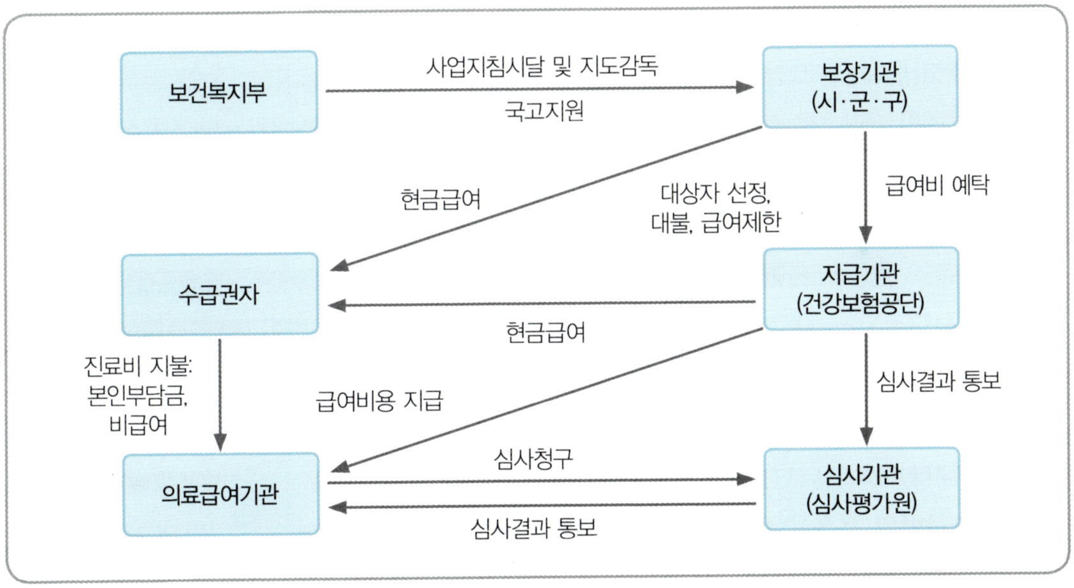

[그림 11-5] 의료급여 관리 운영체계

3) 노인장기요양보험제도

(1) 도입과정

인구 고령화에 따라 거동이 불편하거나 혼자 힘으로 일상생활을 영위하기 어려운 노인인구가 증가하여 장기요양제도의 필요성이 제기되었다. 1995년 독일, 2000년 일본에서 장기요양제도가 시작되었으며, 우리나라에서도 2001년 8월 15일 노인요양보장제도 도입계획을 공식적으로 발표하였다. 이에 따라 2003년 3월 공적노인요양보장추진기획단을 설치하고, 2004년 공적노인요양보장제도 실행위원회에서 구체적인 방안을 마련하여 2005년 7월부터 2008년 6월까지 3차에 걸친 시범사업을 실시하였다. 시범사업 과정에서 2007년 4월 노인장기요양보험법이 제정되고, 하위법령을 준비하여 2008년 2월부터 요양보호사를 양성하였으며, 7월부터 제5의 사회보험으로서 장기요양보험(long-term care insurance)이 서비스를 제공하기 시작하였다. 아쉬운 점은 노인장기요양보험은 재가급여 우선원칙으로 제도가 설계되었음에도 불구하고, 초기부터 민간분야 시설중심으로 운영되어 지역사회 중심의 돌봄체계에서는 점차 멀어지게 되었다. 특히 공공사회서비스 개발보다는 민간 요양시설 확충에 집중하여 수급자 확보를 위한 과다 경쟁, 급여서비스의 질 하락 등의 문제가 발생하였다.

(2) 특성

노인장기요양보험은 고령이나 노인성 질병 등의 원인으로 6개월 이상 동안 혼자서 일상생활을 수행하기 어려운 노인 등에게 신체활동 또는 가사지원 등의 장기요양급여를 제공하는 사회보험제도이다. 장기요양보험은 노후의 건강증진 및 생활안정을 도모하고 그 가족의 부담을 덜어주는 것을 목적으로 한다. 전통적으로 가족의 일차적 책임이었던 노부모에 대한 수발을 사회적 돌봄으로 전환했다는 점에서 큰 의미를 갖는다.

장기요양보험은 건강보험제도와는 별개로 운영되고 있다. 그렇지만 관리 · 운영은 국민건강보험법에 의하여 설립된 기존의 국민건강보험공단이 담당하고 있다. 건강보험이 질환의 진단, 입원 및 외래 치료, 재활치료 등을 목적으로 주로 병의원 및 약국에서 제공하는 서비스를 급여대상으로 한다면, 장기요양보험은 요양시설이나 재가 장기요양기관을 통해 신체활동 또는 가사지원 등의 서비스를 제공한다. 수급자에게 배설, 목욕, 식사, 취사, 조리, 세탁, 청소, 간호, 진료의 보조 또는 요양상의 상담 등을 다양한 방식으로 제공한다. 그런데 기존의 노인복지서비스가 주로 국민기초생활보장 수급자 등 저소득층을 대상으로 선별적으로 제공된 것과는 달리, 장기요양보험은 소득에 관계없이 보편적으로 신청하고 인정절차를 거쳐서 서비스를 제공한다.

(3) 운영방법

① 적용대상

장기요양보험제도의 적용대상은 전 국민이다. 법률상 가입이 강제되어 있으며, 건강보험 가입자는 장기요양보험의 가입자가 된다. 공공부조의 영역에 속하는 의료급여수급권자의 경우 건강보험과 장기요양보험의 가입자에서는 제외되지만, 국가 및 지방자치단체의 부담으로 장기요양보험의 적용대상이 된다.

② 수급대상자

장기요양보험은 65세 이상의 노인 또는 65세 미만의 자로서 치매 · 뇌혈관성 질환 등 노인성 질병을 가진 자 중 6개월 이상 혼자서 일상생활을 수행하기 어렵다고 인정되는 자를 그 수급대상으로 한다. 여기에는 65세 미만자의 노인성 질병이 없는 일반적인 장애인은 제외된다. 장기요양을 인정받기 위해서는 장기요양인정신청서를 국민건강보험공단에 제출해야 한다. 장기요양 신청자 및 인정자가 계속 증가하고 있으며, 2019년 12월 말 현재 전체 노인인구의 9.7% 약 77만명이 장기요양보험을 받고 있다.

[표 11-8] 노인장기요양보험 인정 현황

	2008년	2010년	2012년	2014년	2016년	2019년
노인인구(A)	5,086,195	5,448,984	5,921,977	6,462,740	6,940,396	8,003,418
신청자	355,526	622,346	643,409	736,879	848,829	1,113,093
인정(수급)자(B)	214,480	315,994	341,788	424,572	519,850	772,206
비율(B/A)	4.2%	5.8%	5.8%	6.6%	7.5%	9.7%

출처 : 보건복지부(2020). 2019 보건복지백서

③ 등급판정

장기요양보험 가입자 및 그 피부양자나 의료급여수급권자 누구나 장기요양급여를 받을 수 있는 것은 아니다. 일정한 절차에 따라 장기요양급여를 받을 수 있는 수급권이 부여되는데, 이를 장기요양인정이라고 한다. 장기요양인정 절차는 신청으로 시작하여 장기요양 신청인에 대한 인정조사 결과와 의사소견서, 그 밖의 심의에 필요한 자료를 바탕으로 지역별로 설치된 장기요양등급판정위원회[11]에서 결정한다. 인정신청을 하게 되면 간호사, 사회복지사, 물리치료사 등으로 구성된 공단 소속장기요양 직원이 직접 방문하여 신체기능, 인지기능, 행동변화, 간호처치, 재활에 대한 조사를 실시한다. 신청인의 요양필요도가 등급판정 기준에 적합한지를 판단하여 최종적으로 장기요양 등급, 유효기간, 장기요양급여의

11 장기요양등급판정위원회는 시·군·구청장이 위촉한 위원장 포함하여 15인으로 구성되며, 이 가운데 의사 또는 한의사가 각각 1인 이상 포함되어야 한다. 등급판정 기준에 따라 장기요양인정신청자의 등급을 결정함으로써 수급자여부를 판정한다.

종류 및 내용 등을 결정하는 것으로 등급판정이라고 한다. 심신의 상태를 지표화한 장기요양인정점수를 기준으로 6개 등급으로 판정된다. 등급에 따라 급여종류, 급여비용, 등급 유효기간 등에 차이가 있다. 기본적으로 1, 2등급은 요양시설에 입소가 가능하며 3-5등급은 가정에서 생활하면서 재가급여를 받을 수 있다.

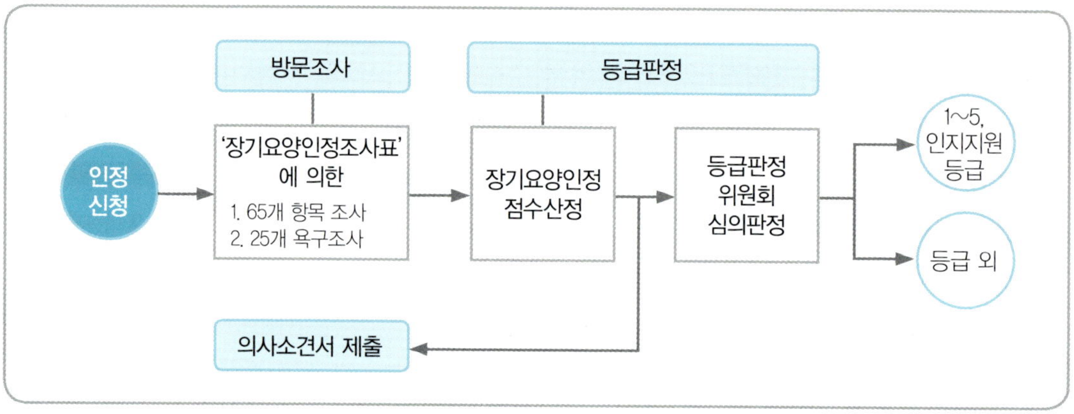

[그림 11-6] 등급판정 절차

출처 : 국민건강보험공단 홈페이지(2020)

[표 11-9] 장기요양등급별 기능상태

등급	심신의 기능상태
1등급	일상생활에서 전적으로 다른 사람의 도움이 필요한 상태
2등급	일상생활에서 상당 부분 다른 사람의 도움이 필요한 상태
3등급	일상생활에서 부분적으로 다른 사람의 도움이 필요한 상태
4등급	심신의 기능상태 장애로 일상생활에서 일정부분 다른 사람의 도움이 필요한 상태
5등급	치매(노인장기요양보험법 시행령 제2조의 노인성질병으로 한정)환자
인지지원등급	치매(노인장기요양보험법 시행령 제2조의 노인성질병으로 한정)환자

⑤ 급여종류

장기요양 급여종류에는 재가급여, 시설급여, 특별현금급여가 있다. 재가급여는 요양보호사, 간호사 등이 수급자의 가정을 방문하여 신체활동 및 가사활동 등을 지원하는 서비스를 말한다. 방문요양, 방문목욕, 방문간호, 주야간보호, 단기보호, 기타 복지용구 서비스 등이 여기에 해당된다. 시설급여는 수급자가 노인요양시설 등에 장기간 동안 입소하여 신체활동 지원 등의 서비스를 제공받는 것을 말한다. 특별현금급여[12]에는 가족요양비 등이 있다.

⑥ 재원조달

우리나라 장기요양보장제도는 사회보험방식을 근간으로 하며, 일부는 공공부조방식을 적용한 형태로 운영되고 있다. 장기요양보험 운영에 소요되는 재원은 가입자가 납부하는 장기요양보험료 및 국가 지방자치단체 부담금, 장기요양급여 이용자가 부담하는 본인일부 부담금으로 조달된다. 건강보험료와 구분하여 통합 징수하며, 각각의 독립회계로 관리 운영되고 있다. 국가지원은 장기요양보험료 예상 수입액의 20%와 의료급여수급권자 장기요양급여 비용부담 및 공무원 · 교원 등 장기요양보험료 국가부담을 내용으로 한다. 본인일부 부담금은 본인도 급여비용 일부를 부담하는 제도로 시설급여는 20%, 재가급여는 15% 부담하도록 되어 있다. 그러나 의료급여수급권자 중 국민기초생활수급권자는 전액무료이며, 그외 기타 의료급여수급자와 소득 · 재산이 일정금액 이하인 저소득층은 각각 1/2로 한다.

이와 달리 전액 본인이 부담해야 하는 급여비용은 장기요양 인정서에 기재된 장기요양 급여의 종류 및 내용과 다르게 선택하여 장기요양급여를 받은 경우, 월 한도액을 초과하는 급여비용, 식사재료비, 상급침실 이용에 따른 추가비용, 이 · 미용비 등 비급여 항목비용 등이다. 그런데 전액 본인부담 항목에 따른 비용은 국민기초생활수급권자 및 의료급여수급권자의 경우에도 본인이 전액 부담해야 한다.

12 특별현금급여 중에서 특례요양비, 요양병원 간병비는 아직 실시되지 않고 있다.

제 12 장

보건의료사업관리

1. 보건의료사업의 이해
   1) 개념
   2) 보건의료사업의 특성
   3) 보건의료사업의 분류

2. 보건의료사업의 유형
   1) 생애주기별 보건의료사업
   2) 질병별 보건의료사업
   3) 예방수준별 보건의료사업
   4) 분야별 보건의료사업
   5) 인구집단별 보건의료사업

3. 보건의료사업의 실행
   1) 실행의 의미
   2) 실행의 원리
   3) 실행 전략
   4) 실행계획 수립
   5) 실행 단계별 처리 사항

4. 보건의료사업의 관리기법
   1) 목표달성에 대한 관리기법
   2) 문제발견 및 예측에 대한 관리기법
   3) 진행에 대한 관리기법

HEALTH ADMINISTRATION

학습목표

- 보건행정에서 보건의료사업관리가 갖는 의미를 설명할 수 있다.
- 생애주기별 건강관리의 목표와 주요 보건의료사업 내용을 설명할 수 있다.
- 질병별 및 예방수준별 보건의료사업의 특성을 설명할 수 있다.
- 분야별 보건의료사업의 유형별 특성을 설명할 수 있다.
- 보건의료사업의 3가지 관리기법을 설명할 수 있다.

1. 보건의료사업의 이해

보건행정활동은 조직 및 인력과 관련된 조직관리, 정책 및 기획과 관련된 행정관리, 보건의료사업과 관련된 사업관리로 구성된다. 앞에서는 주로 조직관리 및 행정관리와 관련된 내용을 다루었다. 여기에서는 사업관리(program management)와 관련된 내용을 다루려고 한다. 먼저 보건의료사업관리의 개념, 보건의료사업의 특성 및 유형을 살펴보도록 한다.

1) 개념

보건의료사업관리(health program management)는 사업(program)을 실행하는데 필요한 보건의료자원을 관리 · 운영하고 여건에 적합한 방법을 활용하여 사업목표가 달성될 수 있도록 지원하는 활동이라고 할 수 있다. 이렇게 본다면 사업관리에는 보건의료사업에 대한 관리뿐만 아니라 조직 및 인력의 운영에 대한 조직관리 영역의 일부가 포함될 수밖에 없다. 그런데 제기될 수 있는 의문점은 사업관리는 개발된 프로그램을 실행만 하느냐는 것이다. 프로그램 개발과정은 엄밀한 의미에서 사업관리 영역과는 구분된다. 사업관리는 사업이 결정된 이후부터 실행계획을 수립하고, 필요한 인적, 물적 자원을 동원하고 예산을 확보하고 정보를 관리하는 활동과 관련된다. 실행과정과 관련해서는 사업홍보, 지역사회 네트워크 구축, 주민참여 등 다양한 접근방법이 모색되어야 한다. 이 부분은 실행계획에 포함되어야 할 세부내용이라고 할 수 있다. 아울러 매년 반복되는 계속사업의 경우에는 그 실행결과를 평가하여 그 다음 사업계획 및 실행계획에 반영하여야 한다. 따라서 사업관리에서는 성과평가 이외에 실행에 대한 과정평가가 중요하게 다루어진다.

2) 보건의료사업의 특성

보건의료사업은 기본적으로 인구집단을 대상으로 한다. 때로는 의료적 접근방법을 활용하기도 하지만 보건학적 접근을 기본으로 한다. 따라서 보건의료사업은 인구집단의 건강문제를 해결하기 위하여 건강관리서비스 제공과 관련 활동으로 구성된다. 보건의료사업은 인구집단의 건강문제를 해결하기 위해서 목표를 설정하고 이를 달성하는데 효과적이고 효율적인 수단들을 동원하게 된다. 이를 위해서 사전에 철저히 계획을 수립하고 실행하게 된다. 또한 단순히 전문가의 지식과 기술만 활용하는 것이 아니라 인구집단의 건강문제 해결에 필요한 모든 보건의료자원을 동원하게 된다.

3) 보건의료사업의 분류

보건의료사업은 구분기준에 따라 다양한 유형으로 분류될 수 있다. 지역보건법, 국민건강증진법 등에 일부 보건의료사업의 대상자가 제시되어 있지만 사업을 구분한 기준을 규정한 법률은 없다. 그 동안 중앙정부에서 발간한 보건의료사업 안내서에서는 사업대상자를 생애주기별, 건강영역별, 생활공간(setting)별, 취약계층별 등의 기준으로 분류하였다. 이 책에서는 현재 우리나라에서 중점적으로 추진 중인 보건의료사업을 분류하기 위하여 구분기준으로 생애주기별, 질병별, 예방수준별, 분야별, 인구집단별을 적용하였다. 구분기준에 따른 세부사업들은 현재 중앙정부 차원에서 추진 중인 사업을 중심으로 제시하였다.

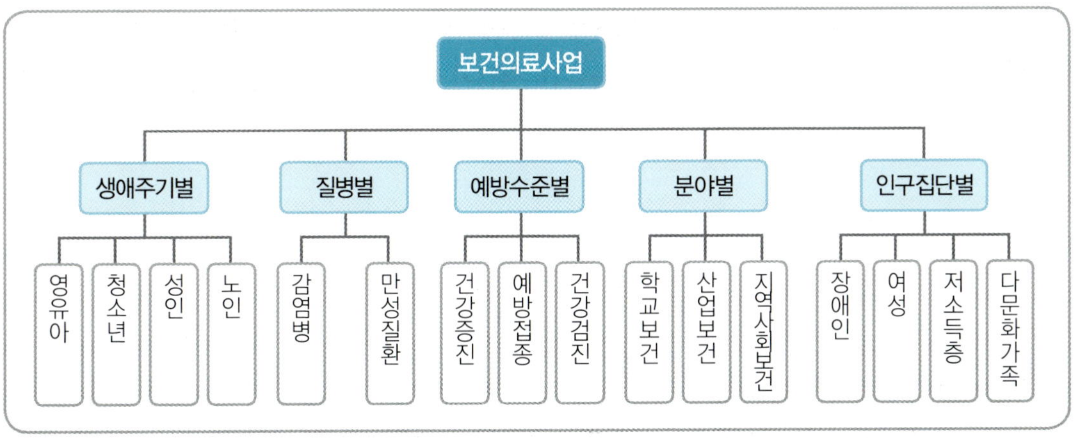

[그림 12-1] 보건의료사업의 분류

2. 보건의료사업의 유형

1) 생애주기별 보건의료사업

생애주기별 보건의료사업은 개인의 발달 단계에 따라 발생하는 건강문제가 다르다는 것과 제공되어야 하는 보건의료서비스도 각 생애주기(life cycle)에 적합하게 구성되어야 한다는 것을 전제로 한다. 그런데 생애주기는 이해관계에 따라 매우 다양하게 구분된다. 보건의료 분야에서 통일된 생애주기 분류 방식은 없다. 일반적으로 연령을 기준으로 5세 또는 10세 간격으로 구분하거나 성장단계에 따라 영유아기(0~6세), 학령기(7~12세), 청소년기(13~18세), 청년기(19~39세), 장년기(40~64세), 노년기(65세 이상) 등으로 세분화한다.

(1) 생애주기별 건강관리의 목표

생애주기별로 다양한 건강문제가 발생하며, 이를 해결하기 위해서는 각 생애주기의 특성 및 건강관리 목표를 고려하여 건강관리서비스를 제공해야 한다. 보건의료사업도 사업대상자의 생애주기별 특성에 따라 서비스내용과 접근방법이 달라진다. 성장단계에 따라 각 생애주기별 건강관리의 목표를 정리하면 다음과 같다.

[표 12-1] 생애주기별 건강관리의 목표

생애주기	건강관리 목표
영유아기	• 선천성 기형의 조기발견 · 치료 • 정상적인 성장과 발달유지 • 감염병 예방을 위한 예방접종 실시 • 건강한 생활습관 유도
학령기	• 올바른 식습관, 규칙적인 운동 등 건강한 생활습관 유도 • 학교생활과 사회적응을 위한 지속적인 성장과 발달 • 원활한 학교생활과 교외활동 촉진
청소년기	• 급속한 신체 변화에 적응 • 금연, 금주 등 건강한 생활습관 유도 • 올바른 성의식 고취
청년기	• 스트레스 관리, 올바른 식습관, 규칙적인 운동 등 유도 • 건강생활실천으로 질병예방 및 건강증진 • 질병의 조기발견 및 치료 강화

장년기	• 갱년기, 폐경기 등 신체 변화에 적응 • 건강행동 지속적 실천으로 만성질환 예방 • 조기발견 및 치료를 통한 만성질환의 최소화
노년기	• 신체 변화에 대한 적응 • 우울증 극복으로 정신건강 향상 • 건강행동 지속적 실천으로 만성질환 발생 최소화 • 만성질환에 의한 장애 발생 최소화

출처: 이주열(2021). 보건교육학(제3판). 319p. 계축문화사

(2) 생애주기별 보건의료사업 구분

이론적으로는 생애주기 분류 방식을 적용하여 보건의료사업을 개발할 수도 있지만, 현실적으로 사업을 너무 세분화시키면 운영하기 어렵다는 한계 때문에 보건의료사업을 개발할 때에는 좀 더 포괄적으로 분류하게 된다. 또한 대부분의 보건의료사업은 법률적 근거에 따라 개발 · 운영되기 때문에 이론적 구분이 그대로 적용되기는 어렵다. 우리나라 보건의료사업 내용을 생애주기별로 구분하여 살펴보면 다음과 같다.

① 영유아

우리나라 영유아보육법과 모자보건법에서는 6세 미만의 아동을 영유아라고 한다. 영아는 출생 후 24개월까지를 말하며, 유아는 6세까지를 말한다. 영유아 관련 보건의료사업은 모자보건사업에 포함된다. 모자보건법에서는 모자보건사업을 모성[1]과 영유아에게 전문적인 보건의료서비스 및 그와 관련된 정보를 제공하고, 모성의 생식건강 관리와 임신 · 출산 · 양육 지원을 통하여 이들이 신체적 · 정신적 · 사회적으로 건강을 유지하게 하는 사업으로 규정하고 있다. 아울러 국가와 지방자치단체는 모성과 영유아의 건강을 유지 · 증진하기 위해 필요한 조치를 하여야 한다고 명시하고 있다.

영유아는 정상적인 발달을 관찰하고 이상여부를 확인할 수 있도록 정기적인 검진이 필요하다. 일반적으로 성장과 발달에 대한 스크리닝 검사를 실시하는데, 이 검사는 영유아의 성장발달 지연이나 이상이 의심되는 고위험 요인을 조기에 발견하고, 이를 교정 및 치료하여 발생 가능성이 있는 장애를 예방 또는 최소화하려는 것이다. 영유아보육법에서는 보육시설에서 보육하는 영유아에 대한 건강검진을 1년에 한 번 이상 하도록 규정하고 있으며, 유치원 아동의 경우에도 신체발달상황과 건강검진을 포함하는 건강검사를 하도록 규정하

1 모자보건법에서 모성을 임산부와 가임기 여성으로 규정하고 있다. 여기서 임산부는 임신 중이거나 분만 후 6개월 미만인 여성을 말한다.

고 있다. 특히 영유아에는 각종 감염병을 예방하기 위한 예방접종이 필요한 시기이다. 또한 이 시기에는 개인위생, 식생활, 구강관리 등의 생활습관을 습득하기 때문에 보건교육사업이 필요한 시기이다.

② 청소년

청소년(adolescent)의 기준에 대해서는 각 법률별로 차이가 있다, 현재 청소년이라는 용어가 규정된 우리나라 법률은 5개이다. 청소년기본법에서는 9세 이상 24세 이하로, 청소년보호법에서는 만 19세 미만으로, 게임산업진흥에 관한 법률, 음악산업진흥에 관한 법률, 영화 및 비디오물의 진흥에 관한 법률에서는 18세 미만으로 규정하고 있다.

청소년 보건의료사업은 학교보건사업과 관련된다고 할 수 있다. 청소년기는 급속한 신체적 변화에 따라 정서, 자아, 대인관계, 이성에 대한 태도와 행동에 변화를 갖는 발달단계이다. 친구들과 또래집단을 형성하면서 사회성이 더욱 발달하기 시작하고, 운동 기술이 발달하며 논리적 사고가 가능해진다. 이 시기에는 체계적인 학습이 가능하고, 추상적 개념에 대한 이해력도 증가된다. 이 시기에는 각종 사고의 위험이 큰 시기이며, 주요 질병으로는 감염병, 폐렴 및 기관지염, 결핵 등이 있으며 선천성이상으로 인한 질병 및 장애가 발생하기도 한다. 청소년기에 접어들면 신장이 성장되고 근육이 발달하여 전체적으로 어른의 신체적 형태로 체형이 변화된다. 정신적으로는 기존의 가치에 대해서 의문을 갖기 시작하고, 문제제기 및 독서를 통해 새로운 정보를 습득하게 된다. 이러한 학습을 통해 청소년들은 사상들 간의 연관성을 이해할 수 있게 된다. 이 시기에는 또래집단을 통해 흡연, 음주, 약물남용, 폭력, 성문제, 각종 중독 등의 문제에 노출되고, 이때 형성된 생활습관은 성인기 건강에 중요한 영향을 미치게 된다.

③ 성인

성인기(adulthood)는 생리적 기능을 기준으로 청년기(19세~39세)와 장년기(40세~64세)로 구분할 수 있다. 성인 보건의료사업은 건강검진사업 및 사업장 보건의료사업과 관련된다. 청년기는 일생 중 가장 활력이 넘치고 활동적인 시기이다. 가정과 사회에서 중추적인 역할을 하게 되면서 스트레스와 불규칙한 식사, 운동 부족 등으로 체지방이 증가하기 쉽다. 또한, 부모로부터 독립, 결혼을 하게 되면 부부와 부모의 역할 등 새로운 역할에 대한 적응이 필요한 시기이다. 이런 상황들로 술, 담배, 약물 등의 건강하지 못한 행동이 발생할 수 있고, 이전 시기에 형성된 건강생활습관에 따라 건강위험요인에 노출이 심해진다.

청년기는 신체적으로는 발달의 최대치를 20대에 경험하고 이후 점차 저하되기 시작한다.

장년기부터 신체적 능력과 건강이 감퇴되기 시작하는데, 신진대사 활동이 둔화되고 허리둘레와 체중이 증가하며, 질병에 대한 저항력이 약해질 뿐만이 아니라 질병에서 회복되는데 소요되는 시간도 늘어난다. 감각 능력의 감소로 지각 능력이 약화되고 기억력도 감소하며 여성의 폐경기와 남성의 갱년기 같은 중년의 위기가 나타나기도 한다. 젊음, 가족, 친구 등에 대한 상실감은 우울증을 발생시키기도 한다. 사회적으로도 성취감보다는 신체의 노화와 은퇴에 대한 불안감에 무기력해지기 쉬운 시기로 경제적 압박, 소외감 등 사회심리적 변화를 겪게 된다. 장년기부터 사망률 및 의료이용률이 서서히 증가하기 시작하는데, 40세 중반을 기점으로 체력과 운동능력이 감소하고, 암, 당뇨병, 고혈압, 심뇌혈관질환 등 만성질환이 나타나기 시작한다. 중년기 후반의 사람들은 건강이 나빠지고 죽음이 갑자기 다가올 수도 있다는 사실을 깨닫고, 그에 따라 의식적이든 무의식적이든 자신의 생활을 변화시키게 된다.

④ 노인

일반적으로 65세[2] 이상을 노인으로 분류한다. 현재 기초연금, 노인장기요양보험, 노인돌봄서비스, 공익형 노인일자리사업 등 노인대상 사회보장제도에서는 65세를 노인기준 연령으로 적용하고 있다. 보건의료사업에서도 65세 이상 대상자에게 그 특성을 고려한 건강관리서비스를 제공하고 있다. 노년기는 신체 능력과 감각 · 지각 능력이 쇠퇴하여 의존성이 증가한다. 특히 건강 상실의 결과로 질병발생이 증가하고 식사하기, 옷 입기 및 앉기 등의 기본적인 일상생활수행(ADL)에 제한을 받게 된다.

노년기의 특성은 2개 이상의 만성질환을 가지고 있고, 우울증 등 정신질환의 발생 가능성이 증가한다. 성장한 자녀가 곁을 떠나고, 신체적 노화와 질병을 경험하고, 배우자를 포함하여 주변 사람들의 죽음 등으로 소외와 고립감을 느끼면서 우울감이 발생한다. 이로 인한 노인의 자살이 증가하고 있다. 노인의 건강문제는 노인 혼자서 해결하기 어려운 경우가 많기 때문에 가족이나 보호자도 사업대상에 포함시키는 것이 필요하다. 노년 대상 보건의료사업의 일차적 목적은 현재의 건강상태를 유지하게 하는 것이다. 이를 위해서는 정기적으로 건강수준을 파악하여 질병이 발생하였다면 개인별 맞춤형 서비스를 제공하여 더 심각해지지 않도록 하거나 재발되지 않도록 해야 한다.

---

2 1950년 국제연합(UN)이 고령지표를 산출하면서 독일의 노령연금 개시 연령을 참고해서 정한 것이 기원이 되었다. 우리나라는 국제연합 기준에 따라 일반적으로 65세를 노인기준 연령으로 적용한다. 그러나 65세 이상이 노인이라고 규정한 법률은 없다.

2) 질병별 보건의료사업

질병은 크게 감염성질환과 비감염성질환(Non-communicable Disease: NCD)으로 구분할 수 있다. 비감염성질환은 흔히 만성질환이라고 부른다. 감염병(infectious disease)은 쉽게 전파되어 치명적인 건강문제를 유발하기 때문에 집단적 대응이 필요하다. 최근에는 생물학적 요인에 의해서 발생하는 감염성질환 보다는 사회, 경제, 문화 및 심리적 요인에 의하여 발생하는 만성질환이 크게 증가하고 있다. 생활수준이 향상되고 환경이 개선되어 감염병은 감소되고 있는 반면에 노인인구 증가와 더불어 만성질환이 증가하고 있다. 이에 따라 우리나라에서는 2016년 심뇌혈관질환의 예방 및 관리에 관한 법률을 제정하고 2018년 제1차 심뇌혈관질환관리종합계획을 수립하였다. 여기에서는 질병별 보건의료사업을 감염병과 만성질환으로 구분하여 살펴보도록 한다.

(1) 감염병

① 특성

감염된 사람 또는 동물 등의 병원소(reservoir)로부터 감수성이 있는 새로운 숙주로 병원체 또는 병원체의 산물이 전파되어 발생하는 것을 감염병이라고 한다. 병원체에 의한 감염(infection)은 음식 섭취, 호흡에 의한 병원체 흡입, 다른 사람과의 접촉 등 다양한 경로를 통해서 발생한다. 공중보건의 발전으로 인류의 건강을 위협했던 많은 감염병을 효과적으로 관리할 수 있게 되었다. 그러나 기존 감염병뿐만 아니라 사스(SARS), 조류독감, 중동호흡기증후군(MERS), 코로나바이러스감염증-19(COVID-19) 등 신종감염병(emerging infectious diseases: EIDs)이 계속해서 발생하고 있다. 특정 집단에 감염병 또는 병원체가 연중 계속해서 감염을 일으키는 것을 풍토병(endemic disease)이라고 한다. 이와 달리 유행병(epidemic disease)은 특정 집단에 정상적인 상황에 예상되는 것보다 더 많이 발생하는 것을 말한다. 질병유행의 여부는 반드시 과거의 발생수준과 비교해서 결정하여야 한다. 유행이 넓은 지역에 걸쳐 많은 사람들에게 발생할 때 이것을 범유행(pandemic)[3]

3 범유행 또는 팬데믹은 전염병이나 감염병이 범지구적으로 유행하는 것이다. 세계보건기구에서는 범유행이 되기까지를 6단계로 나누고 있다. 1단계는 동물에 한정된 감염, 2단계는 동물 간 전염을 넘어 소수 사람에게 감염된 상태, 3단계는 사람들 사이에서 감염이 증가된 상태, 4단계는 사람들 간 감염이 급속히 확산되면서 세계적 유행병이 발생할 초기 상태, 5단계는 감염이 확산되어 최소 2개국에서 질병이 유행하는 상태, 6단계 팬데믹은 다른 대륙의 국가에까지 추가 감염이 발생한 상태이다.

이라고 한다. 감염병은 여전히 우리의 생명을 위협하고 있으며 빠른 전파속도로 전 세계적으로 건강위험요인이 되고 있다.

우리나라에서 감염병관리사업은 법정감염병[4] 예방관리와 신종 감염병 대비를 중심으로 진행되고 있다. 감염병의 예방 및 관리에 관한 법률에 따라 중앙정부는 감염병 예방관리를 위하여 5년마다 기본계획을 수립하고, 이를 바탕으로 지방정부에서 시행계획을 수립하고 있다. 다만, 광역 및 기초 자치단체에서는 지역보건의료계획에 포함시켜서 작성하고 있다.

② 감염병 감시

감염병 감시는 감염병 발생과 관련된 정보를 체계적으로 수집, 분석, 해석하여 그 결과를 바로 감염병 예방 및 관리에 사용하도록 하는 모든 활동을 말한다. 감염병의 예방 및 관리에 관한 법률에 의하여 추진된다. 감염병 감시체계는 전수감시, 표본감시, 보완감시로 구분된다. 구체적인 내용은 다음과 같다.

㉠ 전수감시

전수감시(infectious disease surveillance)는 모든 의사, 치과의사, 한의사, 의료기관의 장, 부대장(군의관), 감염병병원체 확인기관의 장이 신고 의무를 갖는 감시체계를 말한다.

㉡ 표본감시

표본감시(sentinel surveillance)는 감염병의 예방 및 관리에 관한 법률에 의하여 표본감시기관을 지정하고, 지정된 기관에 한하여 신고를 받아 운영하는 감시체계를 말한다.

㉢ 보완감시

보완감시(supplementary surveillance)는 법정감염병에 속하지 않으나 발생상황과 추이에 대한 모니터링이 필요한 감염병에 대하여 능동적으로 신속하게 대처하기 위한 감시체계를 말한다. 감염병 감시체계를 보완하는 역할을 한다.

---

4 법정감염병은 공중보건학적으로 관리할 필요가 있어 감염병의 예방 및 관리에 관한 법률 제2조에서 규정하고 있는 감염병이다. 국가가 개입하여 사회적 파급력이 큰 감염병에 걸린 환자를 격리 또는 수용하고 적절한 방역 조치를 할 뿐만 아니라 환자가 발생하였을 때 의무적으로 신고하도록 하고 있다.

③ 법정감염병의 신고 및 보고 체계

감염병환자는 감염병의 병원체가 인체에 침입하여 증상을 나타내는 사람으로 의사, 치과의사 또는 한의사의 진단이나 보건복지부령으로 정하는 기관의 실험실 검사를 통하여 확인된 사람이다. 이와 달리 감염병의사환자는 감염병병원체가 인체에 침입한 것으로 의심이 되나 감염병환자로 확인되기 전 단계에 있는 사람을 말한다. 의사, 치과의사나 한의사는 감염병환자 등을 진단하거나 그 사체를 검안한 경우, 예방접종 후 이상반응자를 진단하거나 그 사체를 검안한 경우, 감염병환자 등이 제1급감염병부터 제3급감염병까지에 해당하는 감염병으로 사망한 경우 등의 사실이 있으면 소속 의료기관의 장에게 보고하여야 한다. 다만, 의료기관에 소속되지 아니한 의사, 치과의사 또는 한의사는 그 사실을 관할 보건소장에게 신고하여야 한다. 보고를 받은 의료기관의 장은 제1급감염병의 경우에는 즉시, 제2급감염병 및 제3급감염병의 경우에는 24시간 이내에, 제4급감염병은 7일 이내에 관할 보건소장에게 신고하여야 한다. 신고 받은 자료는 보건소에서 감염병감시정보시스템에 등록하며, 시 · 도를 경유하여 질병관리청에 보고된다.

[표 12-2] 법정감염병의 신고 및 보고 체계

<table>
<tr><th>구분</th><th>제1급감염병(17종)</th><th>제2급감염병(21종)</th><th>제3급감염병(26종)</th><th>제4급감염병(23종)</th></tr>
<tr><td>특성</td><td>생물테러감염병 또는 치명률이 높거나 집단 발생의 우려가 커서 발생 또는 유행 즉시 신고. 음압격리와 같은 높은 수준의 격리가 필요한 감염병</td><td>전파가능성을 고려하여 발생 또는 유행 시 24시간 이내에 신고. 격리가 필요한 감염병</td><td>발생을 계속 감시할 필요가 있어 발생 또는 유행 시 24시간 이내 신고하여야 하는 감염병</td><td>유행 여부를 조사하기 위하여 표본감시 활동이 필요한 감염병</td></tr>
<tr><td>감시방법</td><td colspan="3">전수감시</td><td>표본감시</td></tr>
<tr><td>신고</td><td>즉시</td><td colspan="2">24시간 이내</td><td>7일 이내</td></tr>
<tr><td>신고대상</td><td colspan="3">발생, 사망, 병원체 검사결과</td><td>발생, 사망</td></tr>
<tr><td>격리수준</td><td>음압격리와 같은 높은 수준의 격리</td><td>격리 필요</td><td colspan="2">격리 불필요</td></tr>
</table>

(2) 만성질환

① 특성

만성질환(chronic disease)은 호전과 악화를 반복하면서 결국 점점 나빠지는 방향으로 기능장애를 동반하는 질병을 말한다. 일반적으로 만성질환의 이환기준은 만성상태(chronic conditions)가 3개월 이상 지속되는 경우이다. 만성질환은 환경적 원인뿐만 아니라 유전적 원인, 신체의 생리적 기전의 변화 등 복합적인 원인으로 발생한다. 그런데 만성질환 발생에도 유전적 요인이 영향을 미치고 있지만 우리가 그것을 통제할 수 없다는 점 때문에 만성질환을 사전 예방하기 위하여 건강행동과 관련된 생활습관에 더 많은 관심을 두게 된다. 세계보건기구(2003)는 고혈압, 고콜레스테롤혈증, 비만, 신체활동 부족, 과일과 야채섭취 부족, 음주, 흡연을 만성질환의 주요 위험요인으로 제시하였다. 만성질환의 특성은 다음과 같다.

첫째, 직접적인 원인이 존재하지 않는다. 감염병은 각각의 원인균이 있으며, 물리적인 환경에 의한 것은 직접적인 요인이 규명될 수 있다. 그러나 대부분의 만성질환은 하나의 직접적인 원인이 되는 요인이 없고, 이를 조기 진단하기도 어렵다.

둘째, 원인이 복합적이다. 만성질환은 원인과 관련되어 있는 요인들이 감염병보다 훨씬 복잡하게 얽혀 있다. 이러한 요인들은 대개 환경적인 것뿐만 아니라 인체의 생물학적인 특성과도 관계가 있는 경우가 많다.

셋째, 잠재기간[5](latent period)이 길다. 대부분 만성질환은 질병발생 전에 위험요인에 상당기간 노출된다. 원인이 되는 요소에 노출되고 즉시 질병에 이환될 경우는 그 원인을 파악하기 쉽지만 일반적으로 만성질환은 잠재기간이 수십 년간 소요되기 때문에 원인을 밝히기가 쉽지 않다.

넷째, 질병 발생시점이 불분명하다. 대부분의 만성질환은 이환시점을 정확하게 알 수 없다. 증상이 나타날 때는 이미 질병이 어느 정도 진행된 이후이다. 따라서 정확한 발생률을 산출하기 어렵다.

② 만성질환관리 방법

만성질환의 일차예방은 현재까지 알려진 위험요인을 파악하고 이러한 위험요인을 제거하는 방법이다. 그러나 만성질환은 뚜렷한 원인이 존재하지 않는 경우가 많고, 또한 여러 가지 위험요인과 관련되어 있는 경우가 많으므로 일차예방에 어려움이 많은 실정이다. 만성질환은 병리적 변화가 일단 시작된 후에도 증상발현까지 서서히 진행되기 때문에 무증상기가 존재하는 경우가 많다. 이 시기에 이차예방을 통한 조기발견, 조기치료의 가능성을

5 잠재기간은 감염병의 잠복기(incubation period)라고 할 수 있는데, 기간이 길다는 점에서 두 개념에 차이가 있다.

찾을 수 있다. 이 시기를 놓쳐 이미 증상발현이 시작된 후에는 적절한 치료를 통한 삼차예방으로 후유증을 피하고 장애를 최소화하며 조기사망을 예방하는 것이 필요하다. 그런데 급성질환과 달리 만성질환에서는 무엇보다도 환자 스스로의 관리가 중요하기 때문에 만성질환자들을 대상으로 한 포괄적인 보건의료중재 및 의사소통이 필요하다. 기존의 보건의료체계는 급성질환 및 치료서비스 중심으로 관리에서 실제 환자의 역할이 과소평가되고 있고, 산발적으로 추구관리되며 지역사회 서비스의 중요성이 인정받지 못하고 있다.

③ 심뇌혈관질환관리종합계획

심뇌혈관질환[6]은 우리나라 전체 사망원인의 약 25%를 차지하고, 진료비와 사회경제적 비용이 계속 증가하는 추세이다. 특히 심뇌혈관질환은 노년층에서 많이 발생하는 질환으로 인구고령화에 따른 사회적 부담이 커질 것으로 예상된다. 이에 따라 큰 질병으로 발전하기 전의 예방관리와 함께 가까운 곳에서 적정 의료기관을 이용할 수 있는 기반을 구축하고, 급성기 진료 후 후유증 · 재발을 최소화할 수 있는 사후관리가 이루어져야 한다. 심뇌혈관질환을 체계적으로 예방, 관리하기 위한 법적 근거로 2016년 5월에 심뇌혈관질환의 예방 및 관리에 관한 법률이 제정되었다. 이에 따라 보건복지부는 5년마다 심뇌혈관질환 관리종합계획을 수립하고, 세부집행계획을 지역보건의료계획에 포함하여야 한다. 2018년 9월에 심뇌혈관질환 분야 최초의 법정 계획으로서 제1차 심뇌혈관질환관리 종합계획(2018년~2022)을 발표하였다. '심뇌혈관질환 걱정 없는 건강한 사회'를 비전으로 제시하고 심뇌혈관질환을 예방-치료-관리한다는 전주기적인 관점에서 5개 추진전략 및 14개 중점과제를 수립하였다. 종합계획의 주요 내용은 [표 12-3]과 같다.

[표 12-3] 심뇌혈관질환관리 종합계획의 추진전략 및 중점과제

5대 추진전략	14개 중점과제
대국민 인식개선과 건강생활 실천	• 심뇌혈관질환 위험요인 대국민 인식 개선
	• 급성심근경색증 · 뇌졸중 증상 인지 및 대처 능력 향상
	• 심뇌혈관질환 종합정보포털사이트 구축
고위험군 및 선행질환 관리 강화	• 심뇌혈관질환 고위험군 관리 강화
	• 고혈압 · 당뇨병 관리 강화

6 심뇌혈관질환에는 심근경색 등 허혈성 심장질환, 심장정지, 뇌졸중 등 뇌혈관질환, 고혈압, 당뇨병, 이상지질혈증이 포함된다.

지역사회 응급대응 및 치료역량 강화	• 권역 심뇌혈관질환센터 기능 정비 등 운영 활성화
	• 지역 생활권 중심 지역(일차) 심뇌혈관질환센터 지정 · 운영
	• 권역 · 지역(일차) 심뇌혈관질환센터 기반 조기재활서비스 제공
환자 지속관리체계 구축	• 급성심근경색증 · 뇌졸중 환자 퇴원 후 지역 연계 관리체계 구축
	• 급성기 퇴원 후 회복기와 유지기 재활서비스 제공체계 구축
관리 인프라와 조사 · R&D 강화	• 국가통계 생산체계 구축
	• 심뇌혈관질환 연구개발(R&D) 강화
	• 전문인력 수요평가와 역량 강화
	• 심뇌혈관질환 적정 치료와 관리를 위한 지원대책 마련

출처 : 보건복지부(2018). 제1차 심뇌혈관질환관리 종합계획(2018-2022)

3) 예방수준별 보건의료사업

공중보건에서는 질병의 자연사(natural history of disease)와 예방서비스 개입 시점에 따라 예방을 일차예방, 이차예방, 삼차예방 단계[7]로 구분한다. 여기에서는 일차예방 보건의료사업으로 건강증진과 예방접종을 살펴보았으며, 이차예방사업으로 건강검진을 살펴보았다. 삼차예방은 재활치료와 관련된 영역으로 보건행정의 사업관리에서 다룰 수 있는 부분이 아니라고 생각하여 제외하였다.

(1) 건강증진

① 특성

세계보건기구의 제1차 국제건강증진회의에서 채택한 오타와 헌장(Ottawa Charter, 1986)에서는 건강증진을 사람들이 자기의 건강에 대한 관리를 증가시켜 건강을 개선할 수 있도록 하는 과정[8]이라고 정의하였다. 건강증진의 목표는 주민생활 환경을 건강친화적으로 조성하고, 건강정보 및 생활기술, 기회 등을 형평성 있게 제도화하는 것이다. 따라서 건강증진은 보건부문(health sector)을 뛰어넘어 폭 넓은 영역을 다루게 되며, 모든 건강결정요인을 건강친화적 환경으로 변화시키는 포괄적으로 접근한다.

7 예방서비스 유형에 관한 자세한 내용은 2장 보건의료서비스를 참고할 것

8 health promotion is the process of enabling people to increase control over, and to improve their health

② 우리나라 건강증진사업 발전과정

우리나라는 1995년에 국민건강증진법을 제정하고 건강증진기금을 조성하면서 국가 차원의 건강증진사업을 추진할 수 있는 제도적 기틀을 마련하였다. 1986년 이후 세계적으로 보건의료정책이 건강증진 중심으로 크게 변화되었다는 점을 고려하면, 우리나라 건강증진사업은 출발이 늦었다고 할 수 있다. 1996년에 국가건강증진 목표와 전략이 발표되었고, 1998년 9월부터 18개 건강증진거점보건소 시범사업을 2001년까지 실시하였다. 그 이후 2002년 10월부터 2003년 12월까지 전국 100개 보건소를 시범보건소로 선정하여 기존 보건사업과 차별화되는 사업영역으로 금연, 절주, 운동, 영양 등 4대 건강생활실천사업을 선택적으로 운영하도록 하였다. 2004년부터는 전국 156개 보건소에서 건강증진 필수사업으로 4대 건강생활실천사업을 추진하였으며, 2005년에 전국 모든 보건소로 사업을 확대하였다.

보건복지부는 2002년 제1차 국민건강증진종합계획2010을 수립한 이후 2021년 제5차 국민건강증진종합계획2030으로 발전시키면서 각 분야별로 다양한 건강증진사업을 추진하고 있다. 보건소는 지방자치단체가 자체적으로 계획한 건강증진사업뿐만 아니라 중앙정부의 건강증진정책을 지역사회에 실현하는 핵심역할을 담당하고 있다. 중앙정부에서 예산을 지원하고 있는 보건소 건강증진사업의 명칭은 2005년 건강생활실천사업으로 시작해서 2008년 지역특화 건강행태개선사업, 2012년 건강생활실천 통합서비스사업으로 변경되었으며, 2013년부터는 지역사회 통합건강증진사업으로 진행되고 있다.

[표 12-4] 보건소 건강증진사업의 변천 과정

시작 시기	사업 명칭	비고
2005	건강생활실천사업	금연, 절주, 운동, 영양을 필수사업으로 추진
2008	지역특화 건강행태개선사업	금연, 절주, 운동, 영양, 비만 중에서 지역 여건에 따라 선택적으로 사업추진
2012	건강생활실천 통합서비스사업	개인별로 통합된 서비스 제공
2013	지역사회 통합건강증진사업	17개 세부사업을 13개 세부분야로 통합하고 8개 필수사업 지정

출처 : 이주열(2021). 공중보건학(제2판). 335p. 계축문화사

③ 지역사회 통합건강증진사업

지역사회 통합건강증진사업은 중앙정부에서 17개 개별사업에 지원되던 국고보조방식의 예산을 1개 사업예산으로 통합하여 사업 영역 간 경계를 없애고, 예산을 좀 더 유연하게 사용할 수 있도록 하였다. 각 사업별로 지원되던 예산을 포괄보조방식으로 지원하여 각 사업

간의 연계와 통합을 유도하려는 것이다. 사업 영역은 음주폐해예방(절주), 신체활동, 영양, 비만예방관리, 구강보건, 심뇌혈관 질환예방관리, 한의약건강증진, 아토피 · 천식 예방관리, 여성어린이특화, 지역사회중심재활, 금연, 방문건강관리, 치매관리로 구성되었다. 2005년 이후 학계에서는 보건소에서 금연, 절주, 신체활동, 영양 등 건강생활실천사업을 통합적으로 운영해야 한다고 제안하였고, 그 결과로 2012년 건강생활실천 통합서비스사업이 시작되었다. 그런데, 지역사회 통합건강증진사업은 예산구조를 변경시켜서 17개 세부사업을 하나로 묶었기 때문에 건강생활실천 통합서비스사업 보다 더 발전된 방식이라고 할 수 있다. 그런데 필수사업을 제시하여 예산통합에도 불구하고 보건소의 자율성을 크게 제한시켰다. 왜냐하면, 필수사업은 지역사회에서 건강문제 우선순위가 낮거나 주민의 요구가 없더라도 추진해야 하기 때문이다. 특히 2017년도에는 13개 세부사업 중에 8개를 필수사업으로 지정하여 각 세부사업의 개별 운영을 가속화시키고 사업 간의 연계 또는 통합은 더 어려워지게 된다. 필수사업이 증가할 경우에 포괄적인 건강증진 접근은 감소되고, 각 세부사업별로 추진이 강화될 수밖에 없다. 이러한 문제점에도 불구하고, 지역사회 통합건강증진사업이 갖는 특징은 보건소에서 추진하는 건강증진사업을 국민건강증진종합계획 및 지역보건의료계획에 부합하도록 사업을 건강영역별 또는 생애주기별로 통합 구성하였다는 점과 지역사회 건강문제 및 특성에 따라 사업영역 선택의 자율성을 높였다는 점이다.

기존 국고보조사업		지역사회 통합건강증진사업
• 사업내용 및 방법 지정 지침	➡	• 사업범위 및 원칙 중심 지침
• 중앙집중식 · 하향식		• 지방분권식 · 상향식
• 지역여건에 무방한 사업		• 지역여건과 연계된 사업
• 산출중심의 사업평가		• 과정, 성과중심의 평가
• 분절적 사업수행으로 비효율		• 보건소 내외 사업 통합 · 연계 활성화

[그림 12-2] 지역사회 통합건강증진사업의 특성

출처 : 보건복지부(2020). 지역사회 통합건강증진사업 안내

④ 건강도시

㉠ 개념

세계보건기구는 건강 지원적 환경조성이라는 접근방법으로 건강도시(healthy city)를 제안하였다. 건강도시는 도시의 물리적, 사회적 환경을 지속적으로 개선하고, 시

민들이 개인의 잠재능력을 최대한 발휘하여 최상의 삶을 누릴 수 있도록 지역사회 자원을 확장해 나가는 도시를 말한다. 건강도시 개념은 도시화에 따른 시민들의 건강문제를 통합적으로 해결하는 방법으로 1986년 유럽 지역을 중심으로 시작되었으며, 건강에 대한 관심을 높이기 위한 노력과 지속발전이 가능한 건강공동체를 건설하는데 목적을 두고 있다.

건강도시가 지향하는 핵심 가치는 건강증진과 건강형평성이다. 건강증진을 실행하려면 모든 일상생활 환경이 건강지향적으로 구성되어 건강행동을 실천할 수 있어야 하는데, 이를 실현할 수 있는 정책이 건강도시라고 할 수 있다. 건강도시의 특성은 과정 지향성과 지방정부의 적극적 참여라고 할 수 있다. 건강도시 개념은 특정한 수준의 건강이나 제반 여건을 달성하는 기준이 아니라 건강에 영향을 미치는 지역사회의 다양한 요인들을 건강에 도움이 되는 방향으로 개선해 나가는 활동을 중요시한다. 건강도시의 목표는 지방정부의 모든 정책에서 건강을 고려(HiAp)하고, 공공과 민간 부문 간에 강력한 파트너십을 형성하여 건강과 관련된 모든 활동에 시민들이 쉽게 참여할 수 있도록 하는 것이다. 건강도시는 지방정부가 건강증진사업을 포괄적으로 추진할 수 있는 중요한 방법이라고 할 수 있다.

㉡ 발전과정

건강도시는 1980년대 초반 캐나다의 토론토가 처음 선언하였으며, 1984년 건강한 토론토 2000(Heathy Toronto 2000) 워크숍에서 한콕(Trevor Hancock)이 처음으로 운영 방안을 제시하였다. 1986년 세계보건기구의 유럽사무국이 건강도시 프로젝트를 제안하여 11개 도시가 참여하면서 본격화 되었으며, 유럽을 시작으로 오스트레일리아, 캐나다, 미국, 서태평양지역 등에서 건강도시 네트워크가 결성되었다.

1991년 세계보건기구 총회에서 건강도시를 도시의 건강문제를 해결할 수 있는 수단으로 강조하였고, 1996년 세계보건의 날 주제로 더 나은 삶을 위한 건강도시(Healthy cities for better life)가 선정된 이후 전 세계로 확산되고 있다. 서태평양지역은 1980년대 이후 호주, 일본, 뉴질랜드를 중심으로 건강도시 프로젝트가 100여개 도시에서 도입되었고, 2003년 10월에는 세계보건기구와 협력하고 있는 서태평양 건강도시연맹(Alliance for Healthy Cities; AFHC)이 발족되어 건강도시헌장을 발표하였다. 서태평양 건강도시연맹 총회는 2004년 10월 말레이시아 쿠칭시에서 처음 개최된 이후 2006년에는 중국 소주, 2008년에는 일본 이치가와시, 2012년에는 호주로건시, 2014년에는 홍콩에서 개최되었고, 2016년에는 대한민국 원주시에서 개최되었다. 서태평양 건강도시 연맹(AFHC)에는 2021년 1월 기준으로 11개국 244개 도시 및 기관이 회원이다.

우리나라에서 건강도시는 1996년 과천시 시범사업으로 시작되었고, 2004년 창원시, 서울 특별시, 원주시와 부산진구가 서태평양 건강도시연맹에 가입하면서 건강도시사업이 빠르게 확산되었다. 2006년 국내 건강도시 네트워크를 위한 대한민국 건강도시협의회를 결성하여, 매년 총회를 개최하고 있다. 2021년 1월 현재 정회원 102개 도시, 준회원 12개 기관이 대한민국 건강도시협의회에 가입되어 있다.

(2) 예방접종

① 특성

예방접종사업은 1882년 종두법이 도입된 이래 우리나라에서 가장 긴 역사를 가진 보건의료사업이다. 예방접종은 감염병을 예방하기 위한 가장 효과적이고 비용-편익적인 방법으로 확인되고 있다. 특히 예방접종은 한 개체를 보호할 뿐만 아니라 예방접종률을 일정수준 유지하는 경우 집단면역효과에 의해 감염성 병원체의 전파를 차단하여 유행을 예방함으로써 지역사회를 보호하는 역할을 한다. 1950년 전염병예방법을 제정한 이후 지속적으로 국가예방 접종사업을 감염병 관리를 위한 핵심 공공보건의료정책으로 추진하고 있다. 그런데 우리나라에서 예방접종사업은 감염병 관리보다는 모자보건사업의 일환으로 실시되다가 2002년 예방접종업무가 국립보건원 방역과로 이관되었고, 2003년 12월 질병관리본부 예방접종관리과가 신설되면서 본격적으로 예방접종사업을 감염병 관리로 다루게 되었다. 현재는 지역사회 인구의 집단면역 수준을 높이고자 국가필수예방접종을 실시하고 있다.

② 국가예방접종사업

만 12세 이하 어린이에게 국가예방접종을 지원하고 있다. 예방접종 비용으로 인한 육아부담 경감 및 예방접종률 향상을 위하여 국가예방접종의 보장 범위를 보건소뿐 아니라 의료기관 이용자로 확대하는 시범사업을 2005년부터 2007년까지 추진하고, 어린이 국가예방접종을 지원하기 위한 제도를 정비하였다. 국가예방접종사업 무료대상자는 만 12세 이하 어린이(17종 백신), 만 65세 이상 어르신(인플루엔자, 폐렴구균), 임신부(인플루엔자), 중학교 1학년(인플루엔자), 고위험군(장티푸스, 신증후군출혈열)이다.

[표 12-5] 어린이 필수예방접종 표준일정표

대상감염병	횟수	출생	1개월	2개월	4개월	6개월	12개월	15개월	18개월	24개월	36개월	만4세	만6세	만11세	만12세
결핵	1	1회(출생~1개월 이내)													
B형간염	3	1차	2차			3차									
디프테리아 · 파상풍 · 백일해	5			1차	2차	3차		4차				5차			
	1													6차	
폴리오	4			1차	2차	3차						4차			
b형헤모필루스 인플루엔자	4			1차	2차	3차	4차								
폐렴구균	4			1차	2차	3차	4차								
	–									고위험군에 한하여 접종					
홍역 · 유행성 이하선염 · 풍진	2						1차					2차			
수두	1						1회								
A형간염	2						1~2차								
일본뇌염	5						1~2차			3차			4차		5차
	2						1차				2차				
사람유두종 바이러스감염증	2													1~2차	
인플루엔자	–					매년 접종									

출처 : 질병관리본부(2020). 감염병관리 사업지침

[표 12-6] 성인 예방접종 일정표

대상감염병	만 19–29세	만 30–39세	만 40–49세	만 50–59세	만 60–64세	만 65세 이상
인플루엔자	위험군에 대해 매년 1회			매년 1회		
파상풍 · 디프테리아 · 백일해	1회 접종 이후 매 10년마다 1회					
폐렴구균	위험군에 대해 1회 또는 2회					1회
	위험군 중 면역저하자, 무비증, 뇌척수액누출, 인공와우 이식 환자에 대해 1회					
A형간염	2회		항체검사후 2회	위험군에 대해 항체검사 후 2회		
B형간염	위험군 또는 3회 접종/감염력이 없을 경우 검사 후 3회 접종					
수두	위험군 또는 접종력/감염력이 없을 경우 항체검사후 2회 접종					
홍역 · 유행성이하선염 · 풍진	위험군 또는 접종력/감염력이 없을 경우 1회 또는 2회접종(가임 여성은 풍진 항체 검사 후 접종)					
사람유두종바이러스감염증	만 25세–26세 이하 여성 총 3회					
대상포진					1회	

수막구균	위험군에 대해 1회 또는 2회
b형헤모필루스인플루엔자	위험군에 대해 1회 또는 3회

출처 : 질병관리본부(2020). 감염병관리 사업지침

(3) 건강검진[9]

① 특성

건강검진은 질병이 있는지를 조기에 판단하기 위해서 실시되는 이차예방이다. 모든 검사항목이 포함된 것은 아니며, 검진결과는 현재의 건강상태를 반영할 뿐이지 건강검진 이후 질병발생까지 예측할 수는 없다. 우리나라는 건강검진기본법에서 국가건강검진체계[10]를 제시하고 있는데, 국가건강검진은 건강상태확인과 질병예방 및 조기발견의 목적으로 검진기관을 통해 진찰 및 상담, 이학적 검사, 진단검사, 병리검사, 영상의학 검사 등을 수행하는 선별검사와 사후관리이다. 선별검사(screening test)는 질병증상이 없는 사람들을 대상으로 질병 및 위험요인을 가지고 있을 가능성이 큰 사람들을 구분하기 위해 실시하는 검사이며, 사후관리(follow-up procedure)는 질병의 선별검사 결과 추가적인 조치가 필요한 사람들을 대상으로 확진, 치료, 교육상담 등을 연계하는 추가적인 개입조치를 의미한다.

건강검진의 목적은 심근경색, 뇌졸중, 협심증 등 심뇌혈관 질환예방과 5대 암 조기발견과 치료를 통해 국민건강 수준 및 삶의 질 향상을 위해 실시하며, 영유아 검진에서 생애전환기 진단까지 생애주기별 맞춤형 건강서비스 제공을 통해 국민들의 만족도를 높이기 위해 실시한다. 건강검진 검사비용은 검진항목별 요양급여비용을 반영하고 일반검진, 생애전환기진단, 영유아 검진은 국민건강보험공단에서 전액부담하며, 암 검진의 경우에는 건강보험공단 90%, 수검자 10% 부담을 원칙으로 실시하고 있으며, 자궁경부암은 국민건강보험공단에서 전액 부담하고 있다. 또한 국가암대상자는 수검자 부담액 10%를 국가와 지방자치단체에서 부담하고 있다.

건강검진 항목 선정원칙은 중요한 건강문제로 조기에 발견하여 치료가 가능한 질병이어야 한다. 이때 질병을 조기에 진단할 수 있는 정확한 선별검사방법과 검사주기가 존재하고

9 이주열(2021). 보건교육학(제3판). 계축문화사. p270-272의 내용을 인용하였음.

10 국가건강검진에 해당하는 것은 「모자보건법」에 따른 영유아에 대한 건강검진, 「영유아보육법」에 따른 영유아에 대한 건강검진, 「학교보건법」에 따른 초·중·고등학교 학생의 건강검사, 「청소년복지지원법」에 따른 청소년 건강진단, 「국민건강보험법」에 따른 건강검진, 「산업안전보건법」에 따른 일반건강진단, 「의료급여법」에 따른 건강검진, 「암관리법」에 따른 암검진, 「노인복지법」에 따른 건강진단, 그 밖에 보건복지부령으로 정하는 건강검진 등이다.

조기발견에 따른 근거 있는 치료 및 관리방법이 있어야 한다. 검진방법이 수용성이 있어야 하고 수검자가 쉽게 받아들일 수 있는 방법으로 인프라(검진기관, 시설, 장비, 인력(임상병리사, 방사선사 등)가 구축되어 있는 곳에서 실시해야 한다.

② 건강검진 종류

건강검진의 종류는 일반건강검진, 암검진, 영유아검진이 있으며 해당하는 연령을 기준으로 수검대상자가 분류된다.

㉠ 일반건강검진

일반건강검진은 고혈압, 당뇨병, 신장질환, 이상지질혈증 등 생활습관과 관련된 질환의 조기발견과 치료, 생활습관을 개선하기 위해서 실시한다. 일반건강검진은 국가건강검진으로 불려진다. 일반건강검진 대상자는 지역세대주, 직장가입자, 만 20세 이상 세대원과 피부양자, 만 19세~64세 의료급여수급권자이다. 일반건강검진 주기는 2년마다 출생년도에 따라 짝 · 홀수 년도를 구분하여 실시하는데, 2022년 경우에는 짝수년도 출생자를 대상으로 실시한다. 다만, 직장가입자 중에서 비사무직으로 등록된 경우에는 매년 실시한다. 일반건강검진 결과 고혈압 · 당뇨병 질환의심자는 일반건강검진 결과표와 신분증을 지참하고 가까운 병 · 의원에서 확진 검사 및 진료를 실시한다. 일반건강검진의 해당되는 검진비는 국민건강보험공단에서 전액 부담한다. 만 40세 및 66세 대상자에게 실시되던 생애전환기 건강검진은 2018년 일반건강검진으로 통합되었다.

㉡ 암검진

암검진은 국내 발병률이 높고 조기 진단하여 치료할 수 있는 5대 암(위암, 대장암, 간암, 유방암, 자궁경부암)에 대하여 실시한다. 암검진은 일반적으로 신체적 이상이나 증상이 없고 스스로 건강하다고 생각될 때 검사를 받아 병을 조기에 발견하여 치료하려는 것이다. 검진을 통하여 암을 조기에 발견하여 치료하면 완치율을 높일 수 있기 때문이다.

암검진은 증상이 없는 사람들을 대상으로 진찰, 검사 또는 여러 가지 시술 등을 통하여 인지하지 못한 암이나 전암병변(precancerous lesion)이 있는지 확인하여 확률적으로 암 발생의 위험이 높은 사람을 찾아내는 것이며, 암을 확실하게 진단하기 위한 보다 정밀한 확진 검사와는 구분된다. 암검진에서 암 의심 또는 치료대상으로 판정 받은 경우에는 반드시 암 판정을 받기 위한 추가적인 검사가 필요하다. 위암검진은 2년마다 위내시경 검사 또는 위장조영검사 중 원하는 한 가지 방법으로 선택하여 검진가능하다. 간암검진은 만 40세 이상 고위험군에서 6개월마다 초음파 검사와 혈청알파태아단백 검사(혈액검사)를 실시한다. 대장암검진은 만 50세 이상에서 1년마다 분변잠혈검사(대변검사)를 통해 진행하고 소견이 있을 경우에는 대장내시경 또는 대장이중조영검사를 실시한다. 유방암검진은 만 40세 이상 여성에서 2년마다 실시하며 유방촬영검사(촉진권장)는 유방질환의 진단에 있어 무증상 조기유방암을 발견하는 가장 필수 기본적인 방법이다. 자궁경부암검진은 만 20세 이상 여성을 대상으로 2년마다 자궁경부세포검사를 실시한다.

㉣ 영유아 건강검진

영유아의 건강을 관리하기 위하여 6세 이하(71개월까지) 모든 영유아를 대상으로 영유아건강검진 제도를 만들어 2007년 11월 15일부터 시행하고 있다. 60개월 이하(5세) 대상이었지만 2012년 4월 1일부터 71개월 이하(6세)로 확대시행 되었다. 국민건강보험공단에서 실시하는 영유아 건강검진은 영유아의 가장 중요한 건강문제인 성장 · 발달 사항을 평가하는 것에 중점을 두고 있다. 영유아 건강검진은 검진시기별로 12차례(구강검진 4회 포함) 받을 수 있으며, 개인이 부담하는 비용이 전혀 없다.

[표 12-7] 영유아 건강검진 시기 및 검진항목

회수	시기	문진/진찰	신체계측	발달평가/상담	구강검진	보건교육						
						안전사고예방	영양	수면	구강	개인위생	취학준비	간접흡연
1차	14~35일	○	○			○	○	○				
2차	4~6개월	○	○			○	○	○				
3차	9~12개월	○	○	○		○	○		○			
4차	18~24개월	○	○	○	○	○	○					
5차	30~36개월	○	○	○	○	○	○					
6차	42~48개월	○	○	○	○	○	○			○		
7차	54~60개월	○	○	○	○	○	○				○	
8차	66~71개월	○	○	○		○	○					○

4) 분야별 보건의료사업

공중보건학이 적용되는 분야(field)는 크게 학교, 사업장, 지역사회, 보건의료기관으로 구분할 수 있다. 학교, 사업장, 지역사회는 그 자체의 본래 목적이 있는 것과 달리 보건의료기관은 보건의료서비스를 생산하는 것이 목적이기 때문에 분야로써 갖는 의미에는 차이가 있다. 여기에서는 3개 분야에 공중보건학이 적용된 학교보건, 산업보건, 지역사회보건을 살펴보도록 한다.

(1) 학교보건

① 특성

학교보건(school health)은 학교라는 공간에서 학생과 교직원을 대상으로 전개하는 보건활동을 말한다. 특히 학교보건은 학생들이 건강한 생활을 통하여 행복을 느끼고, 학습능률을 최대한 높이며, 평생건강의 기틀을 마련할 수 있도록 지원하는데 중점을 둔다. 학교보건사업은 기존 교육과정과 연계하여 추진된다. 아동 · 청소년기는 일생 중 사망이나 질병발생이 가장 적은 시기이지만, 학령기의 건강행동이 성인기의 고혈압, 당뇨병, 암 등 주요 만성질환 발생에 영향을 미치는 것으로 밝혀지고 있기 때문에 이 시기의 건강생활습관은 다른 생애주기보다 더 중요한 의미를 갖는다. 청소년들에게 건강한 생활습관을 갖도록 유도하는 것은 그들이 성인이 된 후에 불건강한 행동을 변화시키는 것보다 더 효과적이다.

② 학교보건사업의 내용

학교보건사업은 크게 건강서비스, 보건교육, 환경관리, 학교급식으로 구분할 수 있다. 건강서비스는 체력검사, 건강검사, 건강상담, 감염병 관리로 구분된다. 이중에서 체력검사는 학교보건법에 제시된 신체능력검사를 의미하며, 현재 대부분의 학교에서는 학생건강체력평가로 실시되고 있다. 보건교육은 학생 스스로 자신의 건강을 관리할 수 있는 자기건강관리 능력을 개발하기 위하여 학생들에게 제공하는 학습경험 과정이다. 학생들이 건강위험행동을 감소시키는 등 자신의 건강에 영향을 미치는 요인에 대한 통제력을 갖도록 지원하는 것이다. 2013년 학교보건법 개정으로 모든 학생들은 의무적으로 심폐소생술 등 응급처치에 관한 보건교육을 받아야 한다.

학교의 환경은 학생들의 건강뿐만 아니라 학습 분위기 조성에도 영향을 미친다. 따라서 학교 환경은 청결하고, 편리하며, 학습능률 향상에 도움이 되도록 관리되어야 한다. 또한 학생 생활공간은 학교 울타리 안에만 국한되지 않으며 등 · 하교 길에 학교주변을 이용하게 된다. 그래서 학교 밖 환경관리도 학생들의 올바른 성장에 매우 중요하다. 한편, 학교급식은 학교에서 일정한 목표를 설정하여 계획적으로 실시하는 집단급식이다. 학교급식의 목적은 성장기 학생들에게 필요한 영양을 균형 있게 공급하여 심신의 건전한 발달을 도모하고, 편식교정 등 올바른 식습관을 형성하는데 있다.

[표 12-8] 학교보건사업의 내용

구분	세부 내용
건강서비스	체력검사
	건강검사
	건강상담
	감염병 관리
보건교육	학교보건교육
환경관리	학교 내 환경관리
	학교 밖 환경관리(교육환경보호구역)
학교급식	학교급식 관리

출처 : 이주열(2021). 공중보건학(제2판). 357p. 계축문화사

(2) 산업보건

① 특성

산업보건(occupational health)은 근로자의 건강을 보호하기 위하여 노동환경과 관련된 건강문제를 다루는 분야이다. 최근에는 산업보건을 대체하는 용어로 직업환경의학이 사용되기도 한다. 세계보건기구(2010)는 산업보건은 물리적으로 건강하고 안전한 근로환경, 근로조직과 근로문화를 포함한 사회심리학적으로 건강하고 안전한 환경, 안녕한 사업장, 개인의 권리가 보장되는 사업장, 근로자와 그 가족 또는 사회 구성원의 건강을 향상시키기 위한 지역사회 참여를 고려한다고 하였다. 산업보건의 대상은 사업장에서 일하는 근로자들이 1차 대상이고, 다음은 농업인과 상업인을 포함한 직업을 가진 모든 사람들, 마지막으로는 사업장과 관련된 환경으로부터 영향을 받을 수 있는 일반 주민들이다.

② 산업보건사업의 내용

산업보건과 관련된 사업은 고용노동부에서 담당하고 있으며, 근거가 되는 법은 산업안전보건법이다. 산업안전보건법에서는 산업보건사업을 작업환경관리, 건강관리, 작업 및 보건관리로 구분하고 있다. 작업환경관리는 작업환경 중 여러 가지 유해요인을 예측, 인식, 평가하고 개선하여 궁극적으로 유해인자로부터 근로자의 건강을 보호하고, 일하기에 적합한 작업환경을 유지하는 것이다. 건강관리는 작업자 개개인의 건강이 작업장의 여러 가지 유해인자로 부터 손상을 받지 않도록 예방, 치료, 재활시키는 모든 과정을 포함한다. 작업 및 보건관리는 작업환경관리를 보완하기 위한 목적으로 직업병이나 작업관련성 질환을 예방한다는 관점에서 작업 자체를 관리하는 것과 산업보건교육을 실시한다. 물리적 환경의 관리보다는 작업을 작업자의 작업 적성이나 능력에 따라 분석하여, 각 작업 업무마다 적절한 작업시간, 작업부하, 작업절차, 자세로부터 작업부담을 검토하고 관리한다. 특히 산업보건교육은 안전교육과 같이 실시한다.

[표 12-9] 산업보건사업의 내용

구분	작업환경관리	건강관리	작업 및 보건관리
내용	• 작업환경측정 • 화학물질 유해성 조사 • 물질안전보건자료 비치 • 개인보호구 관련제도 • 작업장 정밀진단	• 각종 건강진단 • 질병예방 및 건강증진사업	• 직업병 발생 원인조사 및 대책수립 • 역학조사 • 보건안전교육

출처 : 이주열(2021). 공중보건학(제2판). 210p. 계축문화사

(3) 지역사회보건

① 특성

지역사회보건(community health)은 지역사회의 인구집단을 대상으로 수행하는 보건사업을 말한다. 여기서 보건사업은 인구집단의 건강증진, 질병예방, 수명연장을 달성하기 위해 여러 자원을 활용하는 조직적인 활동을 의미한다. 지역사회보건은 건강에 대한 사회결정요인에 기반을 두고 있으며 개인이 소속된 지역사회 전체를 보건사업의 단위로 본다. 지역사회보건은 인구집단의 건강문제를 해결하기 위해서 목표를 설정하고 이를 달성하는데 효과적이고 효율성이 높은 수단들을 검토하여 계획에 따라 실행 가능한 수단을 동원한다. 지역사회의 인구집단을 대상으로 보건사업이 수행되기 때문에 공중보건 개념과 혼용되기

도 하는데, 지역사회보건은 인구집단 그 자체뿐만 아니라 지역사회 체계 개선에도 관심을 기울이기 때문에 사회개발에 더 가깝다고 할 수 있다.

지역사회보건에서는 어떤 인구집단의 건강문제는 특정한 사회 환경, 개인이 속한 집단, 집단과 관련되는 개인의 여러 요인 등이 상호작용하여 일어나는 결과로 본다. 지역사회의 보건수준은 그 지역사회가 지니고 있는 생물학적, 사회적, 문화적 특징과 환경 및 물질적 자원에 영향을 받지만, 반대로 인구집단의 건강상태도 사회구조와 기능을 결정하고 환경에 영향을 미친다. 지역사회 구성원의 건강을 향상시키기 위해서는 건강에 영향을 미치는 환경을 위생적으로 관리하고 구성원이 건강생활을 실천하여 질병을 예방할 수 있도록 지원하는 것뿐만 아니라 질병에 걸린 사람들을 치료하고 보호하는 임상활동도 필요하다. 지역사회에서는 지역사회보건과 치료의학 모두를 필요하게 된다. 지역사회보건은 농구나 핸드볼 경기의 지역방어 공격방법에 해당되고, 치료의학은 개인방어에 해당된다고 볼 수 있다.

② 지역사회보건사업의 내용

우리나라에서 지역사회보건사업을 수행하는 핵심 주체는 보건소라고 할 수 있다. 지역보건법(제11조)에 보건소의 기능 및 업무가 명시되어 있고, 지역보건법 시행규칙(제3조)에 보건소에서 수행할 수 있는 업무의 예시가 별도로 제시되어 있다. 보건소에서는 예시된 내용을 중심으로 보건사업을 수행하고 있다. 구체적인 내용은 다음과 같다.

㉠ 국민건강증진 · 구강건강 · 영양관리사업 및 보건교육

ⓐ 국민건강증진

- 건강증진프로그램의 개발 및 실시
- 주민건강의 증진에 관한 세부계획의 수립 및 시행
- 담배자판기 설치 단속 등 금연을 위한 조치
- 금연구역 관리
- 질병의 조기발견을 위한 검진 등

ⓑ 구강보건

- 구강건강에 관한 교육사업
- 수돗물에 대한 불소화사업
- 충치예방을 위한 치아홈메우기 사업

- 불소용액 양치사업

ⓒ 영양관리사업

- 영유아 · 임산부 · 수유부 · 노인 · 환자 및 성인 등의 영양관리사업
- 영양 및 식생활 교육 · 홍보
- 집단급식시설에 대한 현황 파악 및 급식업무 지도
- 그 밖에 영양과 식생활개선에 관한 사항

ⓓ 개인 또는 집단에 대한 보건교육 실시

- 금연 · 절주 · 신체활동 등 건강증진에 관한 사항
- 구강건강에 관한 사항
- 영양 및 식생활에 관한 사항
- 만성질환 등 질병의 예방에 관한 사항
- 공중위생 및 식품위생에 관한 사항 등

㉡ **감염병의 예방 및 관리**

ⓐ 감염병의 예방·관리

- 감염병 예방을 위한 교육 · 홍보
- 감염병의 신고 수리 · 보고
- 관할구역에 거주하는 감염병 환자 또는 의사 환자에 관한 환자 명부의 작성 · 관리 및 상황 보고
- 디프테리아 · 회색질척수염(polio) · 백일해 · 홍역 · 파상풍 · 결핵 · B형간염 등 기타 보건복지부장관이 지정하는 감염병에 관한 정기 · 임시 예방접종 실시
- 예방접종의 공고 및 완료 여부의 확인
- 예방접종 기록의 보존 및 보고
- 예방접종 증명서의 교부
- 감염병관리기관의 지정 · 관리, 감염병 위기 시 감염병 관리기관의 설치
- 감염병 환자 등의 파악 · 관리 및 입원통지
- 감염병 유행에 대한 방역 조치 및 감염병 예방을 위한 소독 등
- 소독업 개시 · 휴업 · 대행에 대한 신고 접수 및 시정명령 · 영업정지 등

- 예방위원의 임명 또는 위촉

ⓑ 후천성면역결핍증 관리

- 후천성면역결핍증의 진단 · 검안사실 및 감염인 사망 등에 대한 신고 수리 · 보고
- 후천성면역결핍증에 관한 정기 또는 수시검진
- 후천성면역결핍증에 관한 역학조사
- 감염인의 전문진료기관 또는 요양시설의 치료 및 요양 권고
- 후천성면역결핍증검사확인서 발급
- 감염자관리명부 작성 및 관리

ⓒ 결핵관리

- 결핵환자 진단 · 사망 및 시신 검안에 관한 신고 수리
- 신고된 결핵환자에 대한 검진 및 잠복결핵감염자에 대한 치료 등의 조치
- 결핵 집단발생이 의심되는 경우 역학조사 · 검진 · 치료 등의 조치
- 결핵조기발견을 위한 결핵검진
- 신생아 등에 대한 결핵예방접종 실시
- 전염성결핵환자에 대한 접객업 등의 업무종사 정지 · 금지 명령 및 전염성소실 시 정지 · 금지 명령 취소
- 결핵환자에 대한 입원명령
- 전염성결핵환자 접촉자에 대한 결핵검진 및 관리

㉢ 모성과 영유아의 건강유지 · 증진

- 임산부의 신고 접수 및 보고
- 모자보건수첩의 발급
- 미숙아 등에 대한 등록카드 작성 · 관리
- 임산부 · 영유아 · 미숙아 등의 건강관리 등
- 피임약제 등의 보급
- 산후조리업의 개설 · 승계 · 폐업 · 휴업 및 재개에 대한 신고 접수
- 산후조리원의 보고 · 출입 · 검사 및 시정명령, 폐쇄 등 행정조치 등

㉣ 여성 · 노인 · 장애인의 건강유지 · 증진
- 노인에 대한 건강진단 · 상담 및 보건교육
- 홀로 사는 노인에 대한 방문요양서비스 등의 서비스와 안전 확인 등의 보호조치
- 치매검진 및 치매관리사업
- 치매상담센터 설치 및 운영
- 장애인의 검진 · 재활상담 및 재활서비스 등

㉤ 정신건강증진 및 생명존중에 관한 사항

ⓐ 정신건강증진
- 정신질환자의 발견 · 상담 · 진료 및 만성 정신질환자의 관리
- 정신보건센터 설치
- 사회복귀시설의 설치 · 운영
- 사회복귀시설의 폐지 · 휴지 · 재개신고 수리
- 사회복귀시설 폐쇄 또는 정지 명령
- 정신질환자의 입원 · 퇴원 및 통지 등에 관한 사항
- 정신의료기관 입원환자의 퇴원 또는 처우개선 청구 수리, 기초정신보건심의위원회 회부 및 퇴원 또는 처우개선 조치 명령

ⓑ 생명존중에 관한 사항
- 자살예방센터 및 자살예방용 긴급전화의 설치 · 운영
- 자살위험자 조기 발견, 상담 및 치료 등 지원에 관한 사항
- 자살예방 상담 · 교육 · 홍보 등에 관한 사항

㉥ 지역주민에 대한 진료, 건강검진 및 만성질환 등의 질병관리에 관한 사항
- 일반진료
- 치과진료
- 한방진료
- 만성질환 예방 및 관리 프로그램 개발 · 운영
- 희귀난치성질환자 의료비 지원 사업
- 암환자 의료비 지원 사업

5) 인구집단별 보건의료사업

인구집단별 보건의료사업은 생애주기별 분류와는 별도로 건강 취약계층을 사업대상 단위로 구분하는 방식이다. 기준에 따라 다양한 건강 취약계층 또는 특수인구집단으로 분류될 수 있다. 이 책에서는 인구집단으로 장애인, 여성, 저소득층, 다문화가족을 제시하였지만, 생애주기별과 연계시켜서 더 세부적으로 분류할 수도 있을 것이다.

(1) 장애인

장애인 건강권 및 의료접근성 보장에 관한 법률(제4조)에서는 국가와 지방자치단체는 장애인의 건강권을 존중하고 보호하며 실현할 의무를 갖는다고 규정하고 있다. 장애인의 개념은 장애인복지법(제2조)에서 신체적 · 정신적 장애로 오랫동안 일상생활이나 사회생활에서 상당한 제약을 받는 자로 규정하고 있다. 아울러 신체적 장애는 주요 외부 신체 기능의 장애, 내부기관의 장애 등을 말하고, 정신적 장애는 발달장애 또는 정신질환으로 발생하는 장애라고 정의하고 있다. 정신건강증진 및 정신질환자 복지서비스 지원에 관한 법률(제3조)에서는 정신질환자를 망상, 환각, 사고(思考)나 기분의 장애 등으로 인하여 독립적으로 일상생활을 영위하는 데 중대한 제약이 있는 사람이라고 정의하고 있다.

장애인은 일반인과 동일한 건강문제를 갖기도 하지만 장애의 특성에 따라 장애 그 자체와 관련된 보건의료서비스를 이용하게 된다. 보건의료서비스에는 치료서비스, 재활서비스, 건강증진서비스 등이 포함된다. 신체장애인의 경우에는 특히 재활서비스가 강조된다. 대표적인 재활 관련 보건의료사업은 1993년부터 국립재활원에서 추진하고 있는 지역사회중심 재활사업(community-based rehabilitation: CBR)이다. 이 재활사업은 장애인의 재활과 사회통합을 달성하기 위하여 장애인 자신과 그 가족의 능동적 참여를 기반으로 지역사회에서 활용 가능한 모든 자원을 활용하게 된다. 정신장애인의 경우는 전문가와 함께 정신건강증진사업이 추진되어야 한다.

(2) 여성

생애주기별로 보건의료사업을 분류할 경우에는 성별 특성을 충분히 반영하기 어려운 점이 있다. 그 동안 우리나라에서는 가임기 여성건강에 관심을 두고 모자보건사업으로 추진하여 왔다. 이러한 이유로 성별 건강상태의 차이점을 인식하고 여성에 초점을 둔 보건의료사업이 본격적으로 시작된 것은 비교적 최근의 일이다. 건강 취약계층으로 여성이 분류되기 시작하였고, 건강형평성 차원에서 여성건강에 관심을 기울이고 있다.

(3) 저소득층

일반적으로 저소득층 구분은 국민기초생활보장법에 따른 최저생계비를 기준으로 한다. 통상적으로 기초생활보장 수급권자를 저소득층으로 분류한다. 국가적으로 저소득층을 위한 대표적인 보건의료사업은 의료급여라고 할 수 있다. 의료급여는 기초생활보장 수급자에게 건강한 생활을 유지하는 데 필요한 각종 검사 및 치료 등을 공공부조 방식으로 지급하고 있다. 이러한 공공부조뿐만 아니라 전통적으로 보건소에서는 전체 주민보다는 취약계층 및 저소득층을 보건의료사업의 우선 대상으로 추진하였다. 최근에는 저소득층 가정을 방문보건 인력이 직접 방문하여 건강문제를 가진 가족 및 가구원에게 필요한 보건의료서비스를 제공하거나 서비스를 연계하고 있다.

(4) 다문화가족

다문화가족지원법에서는 다문화가족을 결혼이민자와 대한민국 국적을 취득한 자로 이루어진 가족이라고 규정하고 있다. 다문화가족을 대상으로 하는 보건의료사업의 주요 내용은 영양 · 건강에 대한 교육, 산전 · 산후 도우미 파견, 건강검진 등이다. 국내 대부분의 다문화가족 형태는 외국여성 결혼이민자와 한국 남성의 결합이다. 그래서 국가와 지방자치단체는 다문화가족 여성과 아동에 대한 보건의료서비스 제공에 많은 관심을 두고 있다. 보건소 및 지방공공병원에서 결혼이주여성에 대한 임신, 출산, 모성건강과 관련된 건강관리서비스 제공을 강화하고 있다.

3. 보건의료사업의 실행

1) 실행의 의미

보건의료사업을 실행(implementation)한다는 것은 사업목표를 달성하기 위해서 계획된 내용을 실제로 수행(execute)하는 것을 말한다. 실행은 설계된 사업을 계획에 따라 대상자에게 활동을 전개하여 의도한 목표를 달성하는 과정이다. 광의 개념의 보건의료사업의 실행은 계획된 사업을 실행할 수 있는 운영조직을 편성하는 것에서부터 참가자를 모집하기 위한 홍보, 활동내용의 실행, 활동결과의 정리, 실행 후의 평가, 결과보고서의 작성까지를 포함한다. 이와 달리 협의 개념의 보건의료사업 실행은 활동이 직접 전개되는 과정만을 의미한다. 보건의료사업의 내용을 매개로 제공자와 참가자 간에 상호작용이 이루어지는 과정이다. 보건의료사업의 실행은 사업이 지향하는 가치와 조직의 역량, 준비 정도 등에 영향을 받는다. 이런 요소들은 사업의 효과성과 효율성에 직접적으로 영향을 미친다. 이런 점 때문에 실행단계에서 사업담당자는 자원 확보, 조직구조 개발, 직원능력 개발 등에 관심을 기울여야 한다. 또한 실행과정에서는 인적 및 물적 자원에 대한 관리도 필요하다.

2) 실행의 원리

보건의료사업의 실행과정에서 여러 요인들로부터 영향을 받게 된다. 보건의료사업을 실행할 때에 고려해야 될 기본 원리는 자발성, 통합성, 목적성 등이다. 구체적인 내용을 살펴보면 다음과 같다.

(1) 자발성

보건의료사업의 활동에 사업대상자가 자발적으로 참여할 수 있도록 해야 한다. 대상자의 행동변화는 스스로 노력을 통해서 이루어질 때에 지속될 수 있다. 자발적 참여를 유도하기 위해서는 첫째, 사업내용이 대상자의 특성을 고려해야 하며, 둘째, 사업내용이 실제 생활과 관련되어야 하며, 셋째, 참여 동기 및 흥미를 유발할 수 있어야 하며, 넷째, 참여를 통하여 달성하게 될 목표를 명확히 제시하며, 다섯째, 대상자에게 적합한 물리적 환경을 조성해 주어야 한다.

대상자 또는 집단을 의도한 방향으로 변화시키거나 변화를 촉진하기 위해서는 상당한 투입요소가 필요하다. 사업담당자는 대상자의 참여가 지속될 수 있도록 지원해야 한다. 또한 대상자의 활동에 대하여 보상, 변화정도 알려주기 등의 피드백 활동을 적극적으로 추진해야 자발적 참여가 지속될 수 있다. 대상자의 반응에 따라 실행과정에서 적절하게 대응해야 참여가 지속될 수 있다.

(2) 통합성

보건의료사업 활동은 개별요소로 분리되지 않고 통합적인 전체사업으로 실행되어야 한다.

보건의료사업 활동으로 대상자의 지식과 기능이 분산적이고 단편적으로 변화된다면 충분한 효과를 거둘 수가 없다. 이러한 지식과 기능이 서로 연계되고 통합될 때에 효과적으로 활용될 수 있기 때문에 통합적인 활동은 매우 중요하다. 활동이 실제 생활과 거리가 멀고 내용들 사이에 횡적으로 유기적인 연관성이 없으며, 통합성이 없는 단편적인 내용으로는 사업대상자의 흥미를 유발시킬 수 없을 뿐만 아니라 의도하는 목표를 달성할 수도 없다.

(3) 목적성

보건의료사업 활동은 특정 의도를 가진 계획된 행동으로 사업대상자가 목표를 효율적으로 달성하도록 돕는 과정이다. 활동에 있어서 목적의 원리는 대상자의 입장과 사업담당자의 입장으로 구분할 수 있다. 대상자의 입장에서 보면 사업의 목적과 목표가 분명하게 인식되었을 때에 자발적이고 적극적으로 활동에 참여하게 된다. 목적이 없는 행동은 의미가 없는 활동이며 적극적인 참여를 기대하기 어렵다. 성취해야 하는 목적과 목표가 있을 때에 대상자는 행동을 자발적으로 통제하고 스스로 평가하여 행동을 수정하게 된다.

사업담당자의 입장에서 보면, 목적과 목표는 일련의 활동을 안내하고 그 결과를 평가하는 기준이 된다. 그러므로 합리적이고 효과적인 활동을 전개하기 위해서는 담당자도 명확한 목적의식을 가져야 한다. 업무목표가 담당자에게 분명하게 구체적으로 인식되고 받아들여질 때에 지도활동은 보다 효과적인 결과를 산출할 수 있게 된다.

3) 실행 전략

보건의료사업을 실행하는 구체적인 방법은 사업을 설계할 때에 고려되어야 하고, 실행 단계에서는 계획된 실행 전략을 그대로 추진하면 된다. 여기에서 실행 전략을 자세히 설명하는 이유는 실행 단계에서 예상하지 못한 상황변화가 발생하여 새로운 전략을 추가하거나 기존 전략을 수정할 경우가 발생할 수 있기 때문이다. 이런 경우를 대비하기 위하여 프로그램 설계 담당자뿐만 아니라 실행 담당자도 실행 전략을 이해하고 있어야 한다.

보건프로그램 실행 전략에는 보건커뮤니케이션(health communication), 보건교육(health education), 보건정책/강화(health policy/enforcement), 환경변화(environmental change), 지역사회 건강서비스(health related community service), 지역사회 동원(community mobilization) 등이 있다. 구체적 내용은 다음과 같다.

(1) 보건커뮤니케이션 전략

보건커뮤니케이션 전략은 개인 또는 지역사회가 건강을 향상하려고 할 때에 영향을 미치거나 정보를 제공하는데 활용된다. 커뮤니케이션 전략이 유용하게 활용될 수 있는 경우는 첫째, 위험인식을 높일 때, 둘째, 행동단서와 동기를 부여할 때, 셋째, 태도를 강화시킬 때, 넷째, 간단한 기술을 보여줄 때, 다섯째, 건강서비스에 대한 수요와 지원을 증가시킬 때, 여섯째, 개인 행동변화의 수행능력 인식을 증가시킬 때, 일곱째, 행동을 강화시킬 때, 여덟째, 사회규범을 구축할 때 등이다. 커뮤니케이션 전략은 다른 개입 전략들보다 전파력이 높을 뿐만 아니라 비용 효과적이다. 사업담당자는 표적대상 인구의 특성에 적합한 커뮤니케이션 채널을 선정한다. 커뮤니케이션 채널은 표적대상 인구가 메시지를 전달받는 경로이며 개인, 개인 간, 조직 및 지역사회, 대중매체 등이 있다.

개인의 커뮤니케이션 채널은 건강관리 분야에서 서비스 제공자가 환자와 접촉할 때에 주로 사용되어 왔다. 이것은 효과적인 커뮤니케이션 채널로 알려져 있지만, 많은 사람들에게 정보를 전달하기에는 시간과 예산이 많이 소요된다. 개인 간 커뮤니케이션 채널은 가족, 친구, 이웃 등의 사회적 관계망을 통해서 사회적 지지를 받게 된다. 개인 간 커뮤니케이션은 개인과 유사하지만 작은 예산으로 보다 많은 사람들에게 정보를 전달할 수 있다. 많은 사람들은 주로 기관 및 조직을 통해서 정보를 얻게 된다. 조직 및 지역사회 커뮤니케이션 채널은 표적대상 인구와 접촉하고 정보를 전달하는데 좋은 방법이다. 교회 게시판, 사보, 지역사회 게시판, 지역사회 활동 등이 커뮤니케이션 채널로 이용된다. 마지막으로 대중매체 커뮤니케이션 채널은 인쇄 및 전자매체 형식들을 포함하며 언론 보도, 토크 쇼, 공익광고, 언론의 독자 투고, 신문 칼럼 등이 여기에 해당된다.

(2) 보건교육 전략

보건교육 전략은 표적대상 인구가 특정한 건강주제에 대해서 깊이 있는 지식을 획득할 수 있도록 기회를 제공한다. 예를 들어, 흡연예방교육, 청소년과 의사소통할 수 있는 방법을 배우는 부모 워크숍, 응급처치 및 심폐소생술 단기 교육과정 등이 있다. 보건교육 전략을 잘 설계하기 위해서는 교육과정과 관련된 기본 용어들을 충분히 이해하고 있어야 한다. 보건교육 전략방법에는 강의, 세미나, 워크숍, 그룹과제, 시청각 자료, 컴퓨터 교육, 실험, 실습 및 서면자료 등이 있다.

(3) 보건정책/강화 전략

보건정책/강화 전략은 행정명령, 법령, 정책, 규정, 공식 및 비공식 규칙 등을 포함한다. 이 전략은 입법기관이나 행정기관이 개인 또는 집단의 행동을 유도하려는 것이기 때문에 위임활동이나 규제활동으로 볼 수 있다. 예를 들어, 안전벨트 착용, 오토바이 헬멧 착용, 담배값 인상, 공공장소 금연 등은 법률에 근거해서 개인 또는 단체의 활동을 제한한다. 보건정책/강화 전략은 강제적으로 추진되기 때문에 관련된 규정을 만들 때에는 좋은 판단을 해야하고 반대 의견을 제시하는 사람들도 존중해야 한다.

(4) 환경변화 전략

환경변화 전략은 서비스 유형이나 구조 또는 건강관리체계를 변화시키는 것이다. 예를 들어, 아이들이 많은 장소에 과속방지턱 설치, 화재비상문 설치, 자동차에 에어백 설치 등이 있다. 이 전략은 개인의 인식, 지식, 태도, 기술, 행동 등에 영향을 미칠 수 있는 주위의 환경을 변화시키는 것이다. 환경변화 전략은 표적대상 인구에게 어떤 행동을 유도하는 메시지와 환경적 단서를 제공하기도 한다. 예를 들어, 금연표시판 설치, 제떨이 제거, 사물함과 샤워시설 제공, 작업영역에서 부드러운 음악연주, 교통시스템 정리, 노인들을 위한 대중교통 시스템 등이 행동유도와 관련된 메시지와 환경적 단서에 해당된다. 그런데, 환경변화 전략은 다른 실행 전략들과 함께 추진될 때에 더욱 효과적이다. 자동차에 안전벨트를 의무적으로 설치하는 것도 중요하지만, 안전벨트 착용을 의무화하거나 미착용시 과태료를 부과하는 법률 제정이 함께 추진될 때에 안전벨트 착용과 관련된 행동변화가 더 강화될 수 있다.

(5) 지역사회 건강서비스 전략

건강 관련 지역사회 서비스 전략은 표적대상 인구의 건강을 향상시키기 위한 서비스, 임상검사, 치료 등을 포함한다. 예를 들어, 저비용의 독감 예방접종 및 어린이 무료 예방접종, 당뇨병, 혈압 또는 고지혈증에 대한 임상검사, 건강검진 등을 제공하는 것이다. 그런데 이러한 건강서비스 전략이 성공하기 위해서는 표적대상 인구의 참여가 필수적이기 때문에 대상인구가 건강서비스를 쉽게 이용할 수 있도록 불편한 점을 감소시켜 주어야 한다.

(6) 지역사회 동원 전략

지역사회 동원 전략은 지역사회 주민들이 참여해서 의사결정을 할 수 있도록 역량 강화를 도와주는 것이다. 지역사회 동원 전략에는 지역사회 조직과 구축(community organization and community building)과 지역사회 옹호(community advocacy)가 있다. 지역사회 조직은 지역사회 단체가 일반적인 문제, 목표, 동원자원을 식별할 수 있도록 도움을 주고 전략을 구현하여 공동으로 설정한 목표를 달성하기 위한 것이다. 지역사회 구축은 필요한 것을 채우기 보다는 지역사회의 기반을 견고하게 만드는 것이다.

지역사회 옹호는 지역사회 주민들이 자신들의 삶에 영향을 미치는 조직 및 의사결정에 참여하는 과정이다. 이 과정에서 지역사회를 위한 더 많은 지지가 형성되고, 사람들이 정보제공을 받으며, 지역사회 의사결정에 영향을 미쳐서 서비스 질을 향상시킬 수 있다. 지역사회 옹호 중에 건강문제를 다루는 것을 건강옹호라고 한다. 건강옹호는 개인 또는 집단이 특정한 건강목표, 서비스, 보건의료사업을 위하여 사회 또는 조직의 변화를 시도하는 과정을 말한다. 건강옹호 방법에는 투표 참여, 선거, 직접 로비, 인터넷 사용, 미디어 활동, 자료제공 활동 등이 있다.

4) 실행계획 수립

보건의료사업을 구체적으로 실행하기 위해서는 먼저 적절한 계획을 수립해야 한다. 예를 들어, 모성건강을 위하여 영유아와 임산부 가운데 고위험 집단에 초점을 맞추어 산전관리, 예방접종, 성장측정 등의 서비스를 제공하는 사업을 개발하고, 그 다음 단계에서 고려해야 될 내용은 서비스를 어떻게 제공할 것인가를 구체적으로 결정해야 한다. 여기에는 누가, 어떻게, 어디에서, 이 활동을 실제로 실천할 것인지 등이 포함되어야 한다. 각 활동별로 세부계획을 수립하는 것이다. 각 활동을 수행하는데 있어서 어떤 형태의 자원이, 얼마나, 언제 요구되며, 이들 자원을 어떻게 조달할 것인지 함께 제시되어야 한다.

일반적으로 보건의료사업 계획안이 조직의 관리자로부터 승인되고, 그 다음에 사업담당자가 세부계획을 작성하여 실행한다. 세부계획에는 사업의 목적 및 목표 달성에 필요한 여러 요소들이 포함되어야 한다. 보건의료사업 실행계획을 수립할 때에 고려해야 할 여섯 가지 내용은 다음과 같다.

첫째, 누가(Who) 보건프로그램을 실행하는가?

- 보건프로그램의 주최자와 주관자
- 보건프로그램 실행을 준비한 사람
- 보건프로그램 담당자, 외부 전문가, 자원봉사자

둘째, 언제(When) 보건프로그램을 실행하는가?

- 보건프로그램 실행 일시
- 보건프로그램 실행 기간

셋째, 어디서(Where) 보건프로그램을 실행하는가?

- 가장 적합한 장소
- 차선으로 고려할 수 있는 장소

넷째, 무엇을(Whatt) 실행하는가?

- 보건프로그램 형태와 제목
- 보건프로그램의 핵심 요소

다섯째, 왜(Why) 보건프로그램을 실행하는가?

- 보건프로그램의 목적
- 보건프로그램의 주제
- 보건프로그램의 강조점

여섯째, 어떻게(How) 보건프로그램이 실행되는가?

- 보건프로그램의 구조와 절차
- 예산과 인력의 준비
- 홍보와 보건프로그램 수단

5) 실행 단계별 처리 사항

보건의료사업 실행을 광의의 개념으로 이해하고, 실행과정을 준비단계, 실시단계, 정리단계로 구분하여 각 단계별로 처리할 사항들을 살펴보면 다음과 같다.

(1) 준비단계

보건의료사업이 처음 계획대로 원만하게 시작될 수 있느냐는 준비단계의 점검, 정비, 확인 등의 노력에 달려있다. 점검은 사업 활동과 관련하여 사전에 필요한 여러 사항들을 확인하는 것이고. 정비는 보통 점검과 동시에 이루어지는 경우가 많은데 흐트러진 것을 바로 잡는 것이며, 확인은 각 준비상황에 대하여 재차 점검을 하고 확정하는 것이다. 준비단계에서는 사전에 일정표와 체크리스트(checklist)를 작성하고 그것에 의거하여 구체적인 항목을 점검 · 확인하면서 활동하는 것이 바람직하다.

(2) 실시단계

실시단계는 설계된 사업을 실제 행동으로 옮기는 과정이다. 이 단계는 보건의료사업의 목표를 실현하는 과정으로 중점적으로 처리해야 할 사항은 담당자 역할 확인, 사업수행, 상황변화에 대응 등이다. 담당자의 역할 확인은 준비단계와 일부분 중복될 수 있으나 핵심은 프로그램이 원활하게 진행될 수 있도록 하는 것이다. 상황변화에 대응은 사업을 설계할 때에 예상하지 못한 상황이 발생하더라도 적절하게 대처하는 것이다.

(3) 정리단계

정리단계에서는 이미 실시한 사업 활동의 과정과 결과에 대해서 기록, 정리, 평가가 이루어진다. 흔히 활동을 실시하면 그것으로 사업이 종료된 것으로 생각하지만, 실시한 내용을 정확하게 정리하여 체계적인 평가가 이루어지고 결과보고서가 작성될 수 있도록 해야 한다. 결과보고서에는 참여자 수, 실시횟수, 시간, 경비 등을 양적으로 정리하고, 실행된 내용과 참여자들의 반응이 포함되어야 한다.

4. 보건의료사업의 관리기법

사업대상자의 요구를 충족시키고 특정의 건강문제를 예방하거나 해결하기 위해서는 보건의료사업에 대한 기획도 중요하지만, 계획된 내용이 실행될 수 있도록 보건의료사업에 대한 관리가 이루어져야 한다. 보건의료사업이 계획대로 잘 실행되고 있는지, 그리고 예상하지 못한 상황들이 발생했을 때에 그 해결을 위한 합리적인 조치를 모색하면서 계속적으로 실행해야 한다. 보건의료사업을 효과적, 효율적으로 운영하기 위해서는 모든 가능한 관리기법을 활용해야 한다. 일반적인 사업관리의 기법은 첫째, 목표달성에 대한 관리기법, 둘째, 문제발견 및 예측에 대한 관리기법, 셋째, 프로그램 진행에 대한 관리기법 등이 있다. 구체적인 내용은 다음과 같다.

1) 목표달성에 대한 관리기법

보건의료사업의 기획과정에서 설정한 목적 및 목표의 달성이 어느 정도 이루어지고 있으며, 그 목적 및 목표의 달성에 영향을 미치는 요인들이 무엇인지를 파악하여 적절한 조치를 취하기 위한 기법이다. 목표달성을 위한 체크시트(check sheet), 영향력 분석(forced field analysis), 계통도법(tree diagram) 등이 여기에 해당된다.

가장 많이 활용되는 계통도법은 보건의료사업이 진행되는 상황을 나뭇가지 모양으로 나타내는 방식이다. 그런데 계통도에는 크게 사업의 구성요소를 목적-수단의 관계로 나타내는 구성요소 전개형과 문제해결이나 목적 및 목표를 달성하기 위한 수단-대책의 관계를 계통적으로 나타내는 대책 전개형이 있다. 계통도법의 일반적인 절차는 첫째, 최종적인 목적 및 목표를 설정한다. 둘째, 그 목적 및 목표를 달성하기 위한 수단을 탐색하여, 그 결과를 적고 선으로 연결한다. 셋째, 앞 단계에서 탐색한 수단을 목적 및 목표와 관련지어, 그것을 달성하기 위해 무엇을 해야 하는가를 탐색하여, 그것을 도식으로 나타낸다. 넷째, 실현가능한 구체적인 수단으로서의 활동에 도달할 때까지 이와 같은 과정을 계속 밟는다. 다섯째, 전체 그림이 완성되면 탐색한 대로 되었는지를 확인하여 필요한 조치를 한다.

2) 문제발견 및 예측에 대한 관리기법

5W1H 체크리스트기법은 보건의료사업 실행과정에서 발생하는 문제를 발견하는데 일반적으로 이용된다. 이 기법은 보건의료사업의 실행주체(Who), 실행시기 및 기간(When), 실행장소 및 여건(Where), 실행내용(What), 실행목적(Why), 실행방법(How)의 관점에서 보건의료사업의 실행과정을 체크하여 문제점이나 미비점을 발견 또는 예방하기 위한 기법이다. 5W1H 체크리스트기법은 다양한 관점에서 문제나 미비점들을 확인할 수 있는 반면, 단순한 일상적인 점검으로 끝나거나 형식적인 대책만을 마련하고 끝내버릴 가능성도 많다. 체크리스트기법의 구체적인 내용은 다음과 같다.

첫째, 실행 주체

- 현재 누가 실행하고 있는가?

- 정말 누가 실행하는 것이 좋은가?
- 이 보건프로그램을 실행할 수 있는 사람은 그 이외에 없는가?
- 이 보건프로그램을 실행해야 할 사람은 그 이외에 없는가?
- 3무(쓸데없고, 무리하고, 한결같지 않음)를 하고 있는 사람은 없는가?

둘째, 실행 시기 및 기간

- 언제 실행하는가?
- 정말 언제 실행하는 것이 좋은가?
- 그 이외에 실행할 수 있는 시간은 없는가?
- 그 이외에 실행해야 되는 시간은 없는가?
- 실행시간이 있어 3무를 하고 있지 않는가?

셋째, 실행 장소 및 여건

- 현재 어디에서 실행하고 있는가?
- 어디에서 실행하는 것이 좋은가?
- 현재의 실행 장소 외에 할 수 있는 곳은 없는가?
- 현재의 실행 장소 외에 해야 되는 곳은 없는가?
- 실행 장소나 여건에 있어서의 3무는 없는가?

넷째, 실행 내용

- 현재 어떤 활동을 실행하고 있는가?
- 정말 무엇을 실행하는 것이 좋은가?
- 이 활동 이외에 실행할 수 있는 활동은 없는가?
- 이 활동 이외에 실행해야 할 활동은 없는가?
- 3무에 해당되는 실행 활동은 없는가?

다섯째, 실행 목적

- 왜 그 사람이 그 활동을 실행하고 있는가?
- 왜 그 방법으로 실행하는가?
- 왜 그 시간에 실행하는가?

- 왜 그 장소에서 실행하는가?
- 목적달성 과정에 있어 3무는 없는가?

여섯째, 실행 방법

- 현재 어떤 방법으로 실행하고 있는가?
- 어떤 방법으로 실행하는 것이 좋은가?
- 그 실행 방법 이외에는 방법은 없는가?
- 그 실행 방법 이외에 할 수 있는 방법은 없는가?
- 실행 방법에서 3무는 없는가?

3) 진행에 대한 관리기법

계획한 보건의료사업을 잘 실행하기 위해서는 진행과정에 대한 관리가 중요하다. 보건의료사업의 진행상황 검토, 보고, 사업완료를 위한 각 과정별로 구체적인 실행계획이 마련되어야 한다. 이렇게 수립된 실행계획은 사업이 활동적이고 능률적으로 운영되는데 도움을 준다. 보건의료사업의 실행을 효율적이고 효과적으로 관리하는 방법으로는 사업평가 검토기법, 활동별 진행계획 도표, 월별 진행계획 카드, 총괄진행도 등이 있다. 특히 총괄진행도는 보건의료사업의 실행 전체 과정에서 수행해야 할 업무를 일목요연하게 그림으로 보여준다.

참고문헌

강명근 외.(2007). 보건의료관리. 보문각

고운영.(2007). 국가필수예방접종 보장범위 확대사업. 대한의사협회지. 50(8). 660-661.

구인회 외.(2018). 미국의 사회보장제도. 한국보건사회연구원

김명수, 공병천.(2016). 정책평가론. 대명문화사

김미곤 외.(2018). 한국의 사회보장제도. 한국보건사회연구원

김성옥, 김유리, 정희정.(2014). 주요국의 건강보장제도 현황과 개혁동향(독일). 건강보험정책연구원

김정수.(2016). 정책학 입문. 문우사

김항규.(2018). 행정철학(제4판). 대영문화사

남기범.(2015). 현대정책학 개론. 조명문화사

노화준.(2017). 정책분석론(제5전정판). 박영사

대한예방의학회.(2018). 예방의학과 공중보건학. 계축문화사

명성준, 주상현.(2015). 정책집행의 영향요인 분석; 농촌진흥청 정부3.0사업을 중심으로, 한국자치행정학보, 29(3), 429-453.

문상식, 최만규, 정민수.(2015). 보건행정학(제6판). 보문각

문재우, 김승언, 이윤현, 이창은, 최경연.(2017). 보건행정학(제7판). 계축문화사

박경선 외.(2019). 주요국의 건강보장제도 현황과 개혁동향(영국). 건강보험정책연구원

백종환 외.(2019). 주요국의 건강보장제도 현황과 개혁동향(미국). 건강보험정책연구원

보건복지부.(2021). 2020 보건복지백서

송건섭, 이곤수, 윤종갑.(2005). 공공서비스 성과평가와 측정. 대명

송지영.(2009). 재무관리의 이해. 청목출판사

신무섭.(2015). 재무행정학(제7판). 대영문화사

신영수, 김용익 외.(2017). 의료관리(개정판). 서울대학교출판부

신유근.(2006). 경영학원론. 다산출판사

오석홍.(2009). 조직이론. 박영사
유호룡.(2008). 조직관리이해. 대명
윤석준 외.(2012). 예방접종 사업 평가를 통한 예방접종 질 향상 방안 개발. 질병관리본부
이광희 외.(2006). 정책평가와 성과관리. 대명문화사
이동옥.(2013). 공공부문 성과평가론. 박영사
이상일.(2003). 진료지침의 개념적 이해. 한국의료QA학회지, 10(2), 232-237.
이윤식 외.(2006). 정부성과관리와 평가제도. 대명문화사
이종수.(2009). 행정학사전. 대영문화사
이주열, 이무식, 유광수, 이진용.(2011). 보건사업관리. 군자출판사
이주열 외(2005). 지역단위 건강증진사업 추진체계 구축, 건강증진기금사업지원단
이주열, 양순옥 외(2007). 의료급여 수급권자 중심의 보건복지 연계 지침서. 보건복지부
이주열, 이용표 외(2005). 지역사회 보건복지연계사업 방안 개발. 보건복지부
이주열.(2021). 공중보건학(제2판). 계축문화사
이주열.(2021). 보건교육학(제3판). 계축문화사
이주열.(2021). 보건프로그램 개발 및 평가(제5판). 계축문화사
이주열 외(2020). 지역보건의료기관 최소 설치기준 마련. 보건복지부
이한륭.(2007). 인적자원관리. 대명
임창희.(2008). 인적자원관리. 비앤엠북스
조영복.(2003). 조직이론과 관리. 삼영사
지헌열.(2009). 재무관리원론. 명진
최병호, 신윤정.(2003). 국민건강보험총액예산제 도입방안 연구. 한국보건사회연구원
최복천 외.(2018). 영국의 사회보장제도. 한국보건사회연구원
최임광.(2015). 정책결정이 정책집행에 미치는 요인에 관한 연구; 청계천복원사업과 한강르네상스사업을 중심으로. 정책개발연구, 15(1), 133-159.
하동석, 유종해.(2010). 행정학용어사전. 새정보미디어
허순임, 이혜재.(2016). 미충족 의료 경험과 보건의료체계에 대한 인식. 보건경제와 정책연구, 22(1), 59-89.
황규진.(2010). 재무관리. 두남
황안숙.(2004). 인적자원 개발과 관리. 양서원
법제처 국가법령정보센터(http://www.law.go.kr/)

Arah, OA. Westert, GP. Hurst, J. Klazinga, NS.(2006). A conceptual framework for the OECD health care quality indicators project. Int J Qual Health Care, 18(1), 5-13.

Chassin, MR. Galvin, RW. (1998). The urgent need to improve health care quality. Institute of Medicine National roundtable on health care quality. JAMA, 280(11), 1000-1005.

Committee on Quality of Health Care in America, Institute of Medicine.(2001). Crossing the quality chasm. National Academies Press.

Donabedian, A.(1980). Explorations in quality assessment and monitoring, 1. The definitions of quality and approaches to its assessment. Health Administration Press.

Healy, J. Braithwaite, J.(2006). Designing safer health care through responsive regulation. Med J Aust, 184(10), s56-59.

Kingdon, John W.(1984). Agendas, Alternatives, and Public policies, Boston: Little, Brown and Company.

Kleczkowski, Bogdan M., Roemer, Milton I. & Werff, Albert Van.(1984). National health systems and their reorientation towards health for all, guidance for policy making, WHO.

Lowi, Theodore J.(1972). Four systems of policy. politics, and choice. Public Administration Review, 32(4), 298-310.

Nakamura, Robert and Smallwood, Frank.(1980). The politics of policy implementation, New York: St.Martin's Press.

OECD(2011). A new look at OECD health care system: typology, efficiency and policies, in economic policy reforms 2011: going for growth.

Poister, Theodore H.(2003). Measuring performance in public and nonprofit organizations. Jossey-Bass. San Francisco.

Roemer, Milton I.(1991). National health systems of the world. Oxford University Press.

Roger Cobb, Jennie-Keith Ross and Marc Howard Ross.(1976). Agenda Building as a Comparative Political Process. American Political Science Review, 70(1), 126-138.

Steinbruner, John D.(1974). The Cybernetic Theory of Decision. Princeton University Press, Princeton, NJ.

Vuori, HV.(1982). Quality assurance of health services: concepts and methodology. WHO Regional Office for Europe.

WHO(2009). Milestones in Health Promotions : Statements for Global Conferences. WHO.

WHO(2010) Adelaide Statement on Health in All Policies : moving towards a shared governance for health and well-being. International Meeting on Health in All Policies. Adelaide: WHO.

WHO(2010). Healthy workplace framework and model : background document and supporting literature and practices. WHO.

WHO(2011). Rio Political Declaration on Social Determinants of Health. World Conference on Social Determinants of Health. Rio de Janeiro. Brazil: WHO.

찾아보기

ㅇ

C

D

E

보건행정학〈제2판〉 값 27,000원

2020년 7월 30일 제1판 1쇄 발행
2021년 11월 30일 제2판 1쇄 발행
2025년 8월 20일 제2판 3쇄 발행

저 자 : 이 주 열
발행인 : 주 영 일
발행처 : **계 축 문 화 사**

서울특별시 종로구 통일로12길 16-17
우편번호 : 03029
TEL : 735-2257 · 738-9746
FAX : 723-9025
E-mail : gyechuk@hanmail.net
홈페이지 : http://gyechuk.co.kr
1973. 10. 31 등록번호 제300-1973-8호
ISBN 978-89-5629-657-9 93510